阎小萍临证百案按

第二辑

主审 阎小萍

主编 任志雄

中国健康传媒集团

中国医药科技出版社

内容提要

阎小萍教授从医近半个世纪，师承名家，博采众长，形成了独具特色的学术思想，在中医风湿病领域内卓有建树。本书是阎小萍教授诸多弟子近6年从师的真实医案记录，全书共107例，病种以风湿病为主，既有常见病、多发病的中医优势病种，又有罕见病和部分其他疑难病例。所收集的医案均是复诊3次以上，作者从阎小萍教授对于风湿病和其他疑难病病因病机的认识、临床辨证的思路、处方用药的特点等方面进行了细微深入的分析，并加入了作者的体会和感悟，将阎小萍教授辨治风湿病和其他疑难病的特色理论和独到方法毫无保留地展现给大家。本书可为内科、中医科、风湿免疫科医师提供临床诊疗参考，也可作为中医传承辅助读物。

图书在版编目（CIP）数据

阎小萍临证百案按. 第二辑 / 任志雄主编. —北京：中国医药科技出版社，2020.12

ISBN 978-7-5214-2187-3

Ⅰ.①阎… Ⅱ.①任… Ⅲ.①医案–汇编–中国–现代 Ⅳ.①R249.7

中国版本图书馆CIP数据核字（2020）第229491号

美术编辑	陈君杞
版式设计	南博文化

出版　**中国健康传媒集团** | 中国医药科技出版社
地址　北京市海淀区文慧园北路甲 22 号
邮编　100082
电话　发行：010-62227427　邮购：010-62236938
网址　www.cmstp.com
规格　880×1230mm $^1/_{32}$
印张　18 $^1/_4$
字数　540 千字
版次　2020 年 12 月第 1 版
印次　2020 年 12 月第 1 次印刷
印刷　三河市万龙印装有限公司
经销　全国各地新华书店
书号　ISBN 978-7-5214-2187-3
定价　68.00 元

获取新书信息、投稿、为图书纠错，请扫码联系我们。

《阎小萍临证百案按》
第二辑
编委会

◎ 主审简介

阎小萍，女，主任医师，教授，博士研究生导师。现任：中国民族医药学会风湿病分会会长，世界中医药学会联合会骨质疏松专业委员会会长，北京中西医结合学会风湿病专业委员会名誉主任委员，仲景书院仲景国医导师，世界中医药学会联合会风湿病专业委员会顾问，海峡两岸医药卫生交流协会风湿免疫病学专家委员会高级顾问，中国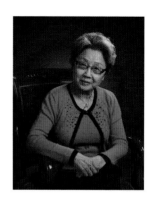中西医结合学会风湿病专业委员会华北地区中西医结合防治风湿病协作委员会主任委员，中国医师协会风湿免疫科医师分会委员，中国老年学学会骨质疏松委员会常务委员，北京市中医住院医师规范化培训中医内科专科委员会委员，《中医杂志》《中国临床医生》《河北中医》《中华中医药杂志》《中国骨质疏松杂志》等杂志编委或特约审稿专家。曾任：中华中医药学会风湿病专业委员会副主任委员，中国中西医结合学会风湿病专业委员会副主任委员，中国中西医结合风湿病联盟副主席，北京中西医结合学会风湿病专业委员会主任委员，北京中医药学会风湿病专业委员会副主任委员，中华中医药学会理事，中国医师协会理事，卫健委高级技术职称评审委员会委员，原国家发展和改革委员会药品价格评审专家，中央保健会诊专家，北京市医学会医疗事故技术鉴定专家库成员，北京市朝阳区医疗事故评审委员会委员，中日友好医院学术委员会副主任委员、学位评定委员会委员、职称聘任委员会委员。

学习经历（含海外学习经历）：1970年毕业于天津中医药大学医疗系六年制，获学士学位；1983年至1985年师从国医大师颜德馨教授；1992年至1995年师从全国首批名老中医药专家焦树德教授学习，成为焦树德教授学术继承人。

工作经历：1987年起，历任中日友好医院中医内科主治医师、副主任医师、主任医师、科副主任及科主任。2000年创建中日友好医院中医风湿病科，2000年至2014年任中日友好医院中医风湿病科主任医师、科主任。2014年至今任中日友好医院中医风湿病科主任医师。2009年至2012年任第四批全国老中医药专家学术经验指导老师。2012年至2015年任第五批全国老中医药专家学术经验指导老师。2015年至今任第六批全国老中医药专家学术经验指导老师。

专业特长：擅长诊疗风湿病疑难重症及常见风湿病，如强直性脊柱炎、类风湿关节炎、骨关节炎、干燥综合征、系统性红斑狼疮、多发性肌炎、皮肌炎、硬皮病、复发性风湿症等。创立强直性脊柱炎中医病名"大偻"及"寒热为纲"的辨治体系。创立复发性风湿症中医病名"周痹"。提出风湿病"五连环""综合强化序贯治疗"的特色疗法，包括健康教育、医疗体育、中药为主、内外兼治、中西合璧等。创立了多种风湿病的特色治疗药物、验方，临床疗效显著。如治疗强直性脊柱炎的"补肾强督方""补肾舒脊颗粒"；治疗骨关节炎的"骨痹通方"；治疗干燥综合征的"补肾清热育阴方"等。

科研成果：曾长期作为国家临床重点学科、国家中医药管理局重点学科、国家中医重点专科风湿病协作组组长单位负责人。带领团队承担主持强直性脊柱炎、类风湿关节炎、干燥综合征等相关国家级、省部级、院级课题共16项。获得国家发明专利2项。

发表论文情况：在 Modern Rheumatology《中华中医药杂志》《中国中西医结合杂志》等医学期刊发表论文150余篇，作为主编及副主编，编写著作10余部，代表著作有《强直性脊柱炎》《焦树德临证百案按》《常用风湿病诊治手册》《类风湿关节炎与强直性脊柱炎合理用药300问》《从师实录与心悟》《常见风湿病及相关骨科疾病中西医结合诊治》《骨科常见疾病整合诊疗学》等。

教学情况：承担北京大学医学部、北京中医药大学本科生教学及研究生、留学生教学工作，培养博士研究生17人、硕士研究生19人、中国中医科学院师承博士生3人、北京市"125工程"拔尖人才1人、带教全国中医临床优秀人才研修项目3人、河北省中医临床优秀人才研修项目1人、中日友好医院青年科技英才2人。

表彰奖励情况：获中国医师协会第三届"中国医师奖"、原卫生部"巾帼英雄奖"、中华中医药学会"郭春园式的好医生"及首都国医名师等荣誉称号。以第一完成人获中国中西医结合学会科学技术一等奖1项、北京市科学技术进步奖三等奖1项、中国老年学会课题研究创新奖1项、中华中医药学会科学技术奖三等奖2项、中国老年学学会骨质疏松委员会第十三届国际骨质疏松研讨会暨第十一届国际骨矿研究学术会议创新团队奖1项、中日友好医院科技进步奖二等奖3项等多项表彰奖励。多次荣获原卫生部先进党员、优秀党支部（书记）、中日友好医院先进个人、优秀教师等称号。

◎ 主编简介

任志雄，医学博士，博士后，主任医师，中国医科大学航空总医院中医科主任。

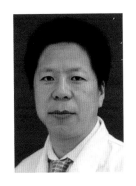

1994年本科毕业于甘肃中医药大学，1999年硕士研究生毕业于北京中医药大学，2004年博士研究生毕业于北京中医药大学，2016年博士后出站于中国中医科学院，临床工作二十余年，曾先后师从北京中医药大学东直门医院孙颖立、陈淑长教授，中国中医科学院广安门医院林兰教授，2016年拜阎小萍教授为师。

现任北京中医药薪火传承"3+3"工程阎小萍名医传承工作站航空总医院分站负责人，中国民族医药学会风湿病分会常务委员，北京市中西医结合学会风湿病专业委员会常务委员，中华中医药学会风湿病专业委员会委员，世界中医药学会联合会骨质疏松专业委员会常务委员，中华中医药学会周围血管分会常务委员，北京中医药学会周围血管病专业委员会副主任委员，中国中西医结合学会内分泌专业委员会委员。先后发表论文30余篇。

◎ 娄序

阎小萍教授是我国风湿大家焦树德教授的学术继承人，且博学名家之长，先后向国医大师颜德馨教授、朱良春教授、路志正教授学习。她得名师真传，业已成就，尊师重道，不但继承焦师衣钵，著《焦树德学术思想和临床经验综论》《焦树德临证百案按》《从师实录与心悟》等，而且发扬光大，提出强直性脊柱炎的中医"大偻"病名及相应证治，创建"大偻"辨证论治的理论体系，并以此为基础广泛开展"大偻"的临床与科研，先后研制风湿病相关药物数种；她率先提出风湿病"五连环"（患者教育、体育医疗、中药为主、内外兼治、中西合璧）及"综合强化序贯治疗"临床理念和方法；针对干燥综合征提出了五液辨证理论——辨五液调五脏，执简驭繁，指导临床。她始终耕耘在临床第一线，并注重培养后学，桃李芬芳，培养博士研究生17人、硕士研究生19人、师承博士生3人、北京市"125工程"拔尖人才1人、国家青年优秀人才3人。作为第四、第五、第六批全国老中医药专家学术经验指导老师带教学术继承人5人。近几年，为了更好地推进中医风湿病学科的建设和传承，她不辞辛苦，奔波于全国各地讲学并建立传承工作站，先后在北京、天津、河北、内蒙古、新疆、湖南、山西、浙江等地建立了15个分站，既进行学术思想与临床经验传承，更是把焦老的医术美德传给弟子，培养了一批优秀的硕士、博士生导师，作为全国名老中医出类拔萃，成就斐然。

她执着研究岐黄之术，熟读《内经》《难经》，精研仲景之学，潜心临床，阐发蕴奥，隶著方书；她心系患者，解风湿之难，挽回造化，立起沉疴；弟子门人追随左右，辛勤耕耘在临床第一线。本书主编任志雄主任是阎小萍教授得力弟子之一，任志雄主任虽已为博士后，但"敏而求学"，勤学、勤思、勤悟，率领阎师门下弟子将阎师临证经验一一认真总结，细心揣摩，撰写按语，阐述心得，梳理成册。复呈阎师审阅并请阎师执笔修研，终使《阎小萍临证百案按》出版问世。该《百案》集多个分站的弟子跟师门诊、侍诊师旁临证病人，亲睹阎氏辨治之疗效，而录下病案并加按语，阐述心得；《百案》集阎氏辨治常见风湿病及疑难重症之验案，细学深悟而写出斑斑体会。

　　阎小萍教授50余年的学术思想和临床经验以《百案》而得显，以窥中医传承有望矣，故愿为此而序。

2020年5月

◎ 王序

　　阎小萍教授是近代中医风湿大家焦树德教授的学术继承人，首都名医，她在中医风湿界独树一帜，著述颇丰。她坚持守正创新，创建"大偻"辨证论治理论与燥痹的五液辨证理论体系，提出风湿病"五连环"及"综合强化序贯治疗"的理论。阎小萍教授治学严谨，孜孜不倦，在传承工作中出类拔萃，成绩斐然。她始终奋斗在临床第一线，不衿名，不计利，心系患者，解风湿之难，挽回造化，立起沉疴；弟子门人追随众多，桃李芬芳，学术远播。

　　本书主编任志雄主任率阎氏各分站门人弟子，整理从师阎教授的各类有效的真实案例，共107例，按照不同疾病分为十五篇，其中，按语是学生门人对从师期间的记、学、思、悟心得的总结，也是从弟子笔下展现阎教授诊治学术精髓点滴。每一案例都通过阎教授的亲自批阅，一方面是教其门徒解己真学，一方面使后学者取法观摩。可谓运古法以全规，化新奇以中矩。这部《阎小萍教授临证百案按》能集中体现阎氏中医风湿学术之大成，同时附有8例杂病以展现阎氏中医整体之实力。

　　《百案》中常见风湿病及疑难重症的验案，有益于后学者或从事风湿病的专业人员开启学习阎氏辨治风湿病学术思想的捷径与载体，不仅形象生动、真实直观，也是传承之作的典范。故乐为之序！

2020 年 9 月

◎ 前言

  阎小萍教授是首都国医名师，焦树德学术经验继承人，第四、第五、第六批全国老中医药专家学术经验指导老师，临床50余年，不但继承了焦树德的学术思想，还在中医风湿学科里不断创新，提出了诸多新的理论与见解，阎师尊《内经》，精读《伤寒杂病论》，经常尊其义，创新方，尊古而不拘泥于古。如她重视先天之肾，但在补肾温阳时很少用到有毒之品，乌头、附子燥热而有毒，更不宜久服，阎师常用补肾温阳之狗脊、仙灵脾等之类以代之。她常言风湿疾病在中医内科属于杂病类，因病变损其皮、肌、筋、骨，伤及五脏六腑，常常虚实夹杂，是一个慢病过程，很难速效，需慢慢图之。阎氏辨证论治中多应用脏腑辨证，还经常用到寒热辨证、六经辨证、循经辨证、卫气营血辨证等。逐渐形成的阎氏风湿病学，其中突出的创新理论如"大偻"辨证论治的理论体系、燥痹五液辨证理论体系、风湿病"五连环"（患者教育、体育医疗、中药为主、内外兼治、中西合璧）及"综合强化序贯治疗"等经典阎氏理论。

  《阎小萍教授临证百案按》是阎氏风湿病学学术传承的载体之一，是阎师学术理论在临床的具体应用过程，是阎师对患者疾病诊治过程的真实记录，也是后学者学习和研究阎氏风湿病的工具。本书是阎小萍教授诸多弟子近6年来从师的真实医案记录，全书共107例，按照现代风湿疾病分类分为十五篇，便于读者查阅学习。即使同一种疾病，每个医案从不同角度体现阎师辨治风湿病之特点，每一按语也是从不同角度给读者介绍阎氏风湿学术特点，如阎师辨证思路、拟法选方，用药特色、理论指导、临证技巧特点等，从不同角度来体现阎师的学术思想，尽可能避免了重复与雷同。

在本书编写过程中也花费了阎师的大量时间，感谢她毫无保留地指导。阎师经常秉烛长明，深夜笔耕，为弟子稿件进行审阅、修误，每一篇章均倾注了阎师的大量心血和辛勤汗水。

感谢阎师对弟子垂青和厚爱！也感谢中日友好医院阎小萍名医传承工作站陶庆文主任和孔维萍主任、航空总医院领导给予的大力支持！感谢各阎小萍名医传承工作站分站站长与阎氏弟子在本书写作中给予的支持！感谢王琬茹主治医师从著作设计，及医案的收集、整理、编排等方面的全程参与，付出了大量的时间与精力！感谢陈璐、白雯、赵超群三位主治医师在书稿整理过程中给予的帮助！

最后，希望本书能对同道、后学者有所裨益，由于本人学识水平有限，误漏或不妥之处在所难免，恳请大家批评指正。

任志雄

2020 年 9 月

◎ 目录

第一篇　干燥综合征（燥痹）

第二篇　脊柱关节病（大偻）

第三篇　类风湿关节炎（尪痹）

第四篇　骨关节炎（骨痹）

第五篇　回纹型风湿症（周痹）

第六篇　痛风

第七篇　银屑病关节炎与反应性关节炎

第八篇　产后痹

第九篇　血管炎疾病

第十篇　炎性肌病

第十一篇　系统性红斑狼疮与系统性硬化症

第十二篇　儿童风湿病

第十三篇　混合性结缔组织病

第十四篇　其他风湿性疾病

第十五篇　其他疾病

第一篇 干燥综合征
（燥痹）

干燥综合征（Sjogren syndrome，SS）是一种主要累及外分泌腺体的慢性炎症性自身免疫疾病。由于其免疫性炎症反应主要表现在外分泌腺体的上皮细胞，故又名自身免疫性外分泌腺体上皮细胞炎或自身免疫性外分泌病。临床除有涎腺和泪腺受损、功能下降而出现口干、眼干外，尚有其他外分泌腺及腺体外其他器官的受累而出现多系统损害的症状。其血清中则有多种自身抗体和高免疫球蛋白血症。

本病分为原发性和继发性两类，前者指不具另一诊断明确的结缔组织病（CTD）的SS。后者是指发生于另一诊断明确的CTD，如系统性红斑狼疮（SLE）、类风湿关节炎（RA）等的SS。本章节重点讨论原发性干燥综合征（Primary Sjogren syndrome，pSS）。

pSS在我国人群的患病率为0.29%~0.77%，在老年人群中可高达3%~4%，女性患者明显多于男性，男女比为1：（9~20），发病年龄多在40~50岁。

pSS的确切原因及发病机制尚不明确，一般认为是在遗传、病毒感染和性激素异常等多种因素相互作用下，导致机体细胞免疫和体液免疫的异常反应，致使唾液腺和泪腺等组织发生炎症和破环性病变。病毒感染和pSS的发病虽然缺乏直接的证据，但目前一致认为病毒感染是自身免疫性疾病的发病原因之一。与本病关系密切的病毒主要有EB病毒（EBV）、丙型肝炎病毒（HCV）、巨细胞病毒（CMV）、反转录病毒等。

本病起病多隐匿，大多数患者很难说出确切起病时间，临床表现多样，病情轻重差异较大，其疾病谱系可以从器官特异性自身免疫性疾病扩展到有多种腺外表现的系统性疾病。浅表外分泌腺病变主要有口干燥症、干燥性角结膜炎及其他浅表外分泌腺病变等；pSS同时累及各系统和器官并出现相应的临床症状，称之为腺体外表现，近年来pSS的多系统损害越来越受到重视，常见有皮肤黏膜、关节和肌肉、呼吸系统、消化系统、神经系统、泌尿系统、血液系统等的损害。

实验室检查中，血常规可有红细胞、白细胞和血小板减少，或偶有溶血性贫血，红细胞沉降率增快。免疫学检查中高球蛋白血症是本病的特点之一，本病可有多种自身抗体出现，以抗SSA（Ro）抗体、抗SSB（La）抗体的阳性率最高，类风湿因子阳性率仅次于类风湿关节炎。此外，常用的检查还包括泪腺检查、唾液腺检查等。

干燥综合征在中医文献中无相似的病名记载，1989年全国中医痹病专业委员会将其明确命名为"燥痹"。阎小萍教授从医数十年，擅长中西医结合治疗多种风湿疾病，对于燥痹形成了自己独特的治疗理论。认为干燥综合征的病机以阴虚为本、燥热为标，五脏之阴不足，导致五液乏源，气血运行涩而不畅，故而临证应重视脏腑辨证。提出"辨五液，调五脏"论治干燥综合征，将干燥综合征辨为燥伤肺阴、肺气痹阻证，燥伤心阴、心脉痹阻证，燥伤脾胃、阴虚肌痹证，燥伤肝阴、筋脉痹阻证，燥伤肾阴、肢节痹阻证。并创制补肾清热育阴汤，结合各脏不同证型论治。临证时重视祛邪利节，并将活血通络贯穿治疗始终。

干燥综合征医案 1

患者： 林某　女　45岁

初诊： 2015年6月16日

主诉： 口干、眼干4年余。

现病史： 患者4年前出现口干咽干，鼻燥不适，眼睛干涩无泪，沙砾感，伴视物模糊，进干食时必须用水送下，牙齿小片状脱落，有的呈猖獗龋。1年前出现双手指关节疼痛，晨僵，活动半小时可缓解，皮肤干涩，有脱屑，双手遇冷变苍白、发绀和潮红，大便干结，2~3日一行，小便可。现为求进一步诊治来诊。

现症： 口干咽干，外出需携带水瓶，频频饮水，鼻腔干燥，眼干、异物感，需每日使用人工泪液，双手指关节僵痛不舒，双手雷诺现象。舌红少津，苔薄，脉弦细略沉。

既往史： 既往体健，否认高血压、冠心病、糖尿病病史；否认乙肝、结核等传染病史；否认外伤史。

过敏史： 否认药物过敏史。

家族史： 否认家族遗传性疾病史。

辅助检查： ESR：36mm/h（0~20mm/h）；CRP：8.13mg/L（0~10.00mg/L）；RF：26.92IU/ml（0~20.00IU/ml）；IgG：120.6g/L（7~16g/L）；ANA：1∶320（<1∶100）；抗SSA（+）；抗SSB（+）；双眼角膜荧光染色（+）；唇腺活检组织学检查（+）。

诊断： 中医：燥痹

　　　　西医：干燥综合征

辨证：燥伤肺阴，肝肾亏虚

治法：滋阴清热，补益肝肾

处方：

生地黄15g	山茱萸20g	生山药30g	茯苓30g
牡丹皮10g	泽泻10g	霜桑叶10g	麦冬12g
白芍10g	百合10g	川断20g	桑寄生20g
骨碎补20g	补骨脂15g	知母20g	青风藤20g
元参10g	鸡血藤30g	炙穿山甲10g	石斛10g
玉竹12g			

14剂，水煎服，日一剂，早晚两次分服

方解：方中生地、山萸肉、山药、茯苓、丹皮、泽泻，三补三泻益肝肾之阴为君；川断、桑寄生、骨碎补、补骨脂温补肝肾助动力为臣；百合、麦冬、知母、元参、石斛、玉竹、桑叶滋阴益液，清热润燥，青风藤清热利节，共为佐药；使以炙穿山甲，祛风湿，舒筋挛，引药直达病所。

二诊：2015年7月7日

患者诉口干鼻干症状较前缓解，双手指关节僵硬疼痛，晨僵，活动十余分钟可缓解，双手遇冷皮色改变，乏力，大便干燥2日一行，略有腹胀，舌脉同前。上方改生地黄25g，元参15g，加强养阴生津之功；患者仍觉乏力，略有腹胀，加白术15g以健脾益气，患者上肢病变较著，加伸筋草30g、桑枝30g以舒筋活络。

诊治同前，守方加减。

处方：

生地黄25g	山茱萸20g	生山药30g	茯苓30g
牡丹皮10g	泽泻10g	霜桑叶10g	麦冬12g
白芍10g	百合10g	川断20g	桑寄生20g

骨碎补 20g	补骨脂 15g	知母 20g	青风藤 20g
元参 15g	鸡血藤 30g	炙穿山甲 10g	石斛 10g
玉竹 12g	白术 15g	伸筋草 30g	桑枝 30g

14剂，水煎服，日一剂，早晚两次分服

三诊： 2015年8月5日

患者现口干较前稍缓解，夜间无干醒，进食干物需伴水送服，眼干稍缓解，手指关节疼痛减轻，受寒后症状加重，晨僵，活动10分钟可缓解，雷诺现象减轻，腹胀消失，大便日行1次，舌淡红略暗，苔白，脉沉略弦细。上方改生地黄30g，元参20g，增强滋阴益液之功，去白术、青风藤，加海风藤20g，千年健20g以加强温经散寒，强健筋骨之效。

处方：

生地黄 30g	山茱萸 20g	生山药 30g	茯苓 30g
牡丹皮 10g	泽泻 10g	霜桑叶 10g	麦冬 12g
白芍 10g	百合 10g	川断 20g	桑寄生 20g
骨碎补 20g	补骨脂 15g	知母 20g	海风藤 20g
元参 20g	鸡血藤 30g	炙穿山甲 10g	石斛 10g
玉竹 12g	千年健 20g	伸筋草 30g	桑枝 30g

30剂，水煎服，日一剂，早晚两次分服

四诊： 2015年9月8日

患者诉口眼干燥已明显好转，干性食物已无需汤水送下，近1周未再滴人工泪液，雷诺现象与关节畏寒不适症状消失，大便1日一行，舌淡红，苔白，脉沉细。关节疼痛缓解，上方去千年健、海风藤。

处方：

生地黄 30g	山茱萸 20g	生山药 30g	茯苓 30g
牡丹皮 10g	泽泻 10g	霜桑叶 10g	麦冬 12g

白芍10g	百合10g	川断20g	桑寄生20g
骨碎补20g	补骨脂15g	知母20g	桑枝30g
元参20g	鸡血藤30g	炙穿山甲10g	石斛10g
玉竹12g	伸筋草30g		

30剂，水煎服，日一剂，早晚两次分服

五诊：2015年10月13日

患者坚持服药4个月后，口干咽干较前明显缓解，无鼻腔干燥，无明显眼干，皮肤干燥脱屑好转，双手关节已无明显疼痛，无明显畏寒怕冷，纳眠可，二便调。复查：血常规、尿常规、肝功能、肾功能正　常，RF：18IU/ml（0~20.00IU/ml）；CRP：8mg/L（0~10.00mg/L）；ESR：15mm/h（0~20mm/h）；ANA：<1：100（<1：100）；抗SSA（+）；抗SSB（－），IgG：11.99g/L（7~16g/L）。嘱患者中药两日一剂，继服上方巩固疗效。

【按】患者为中年女性，原发性干燥综合征诊断明确，予中药口服治疗4月余，症状基本消失，炎性指标（ESR、CRP）恢复正常，IgG降至正常，疗效显著。中医辨证为燥伤肺阴、肝肾不足，使得津枯液少，又肝主筋开窍于目，肾开窍于耳，精不上承则又见双目干涩，甚而视力模糊；肾藏精，精生骨髓，骨髓充实，骨骼强壮，肾精衰退，骨节疼痛。"肺在液为涕，在体合皮，其华在毛"。肺津不足故常见咽痒干咳、痰少黏稠不易咯出、鼻干少涕、皮肤干燥瘙痒等。方中以六味地黄丸滋补肝肾，共为君药，川断、桑寄生、骨碎补、补骨脂温补脾肾之阳，行血、祛骨风，共为臣药，配麦冬以润肺清热、金水相生，配元参以滋肾降火，配白芍以酸甘化阴，使久亏之阴得以自复，配合百合、玉竹、霜桑叶养阴润燥清热，以石斛补胃、肾之阴为佐药，且燥邪非独伤阴，亦伤营血，故青风藤强筋骨，行血脉，使补而不滞。炙穿山甲因性善走窜，内达脏腑，外通经络，活血祛瘀力强，能通利经络、透达关节，而为使药，以推动生成之阴液濡润五脏，滋养五窍，使燥去津存，燥痹得缓。全方药专力宏，取药直指病所，在有效缓解症状之余，也改善了炎性指标，高球蛋白血症等西医检查指标也下降。用现代医学解释本方具有免疫调节作用，实则是中医辨证准确、论治精妙的体现。

阎师提出"辨五液，调五脏"治疗干燥综合征，临证重视脏腑辨证。本例患者咽干咽痛，鼻腔干涩，皮肤干燥脱屑，故阎师认为肾阴亏虚以致肺阴不足，阴液亏乏，不能化涕润鼻腔气道，亦不能输津于皮毛；且"肺为娇脏，喜润恶燥"，而燥邪易伤肺，耗伤肺阴，久则上源之水乏，必殃及下焦肾水，故治疗时加入桑叶、麦冬、芦根、百合、石斛等，甘而微寒，入肺达养阴、润燥、清热之效。阎师诊治该例患者的经验充分体现了审症求因、辨证施治的学术思想，值得我等后辈医家学习借鉴。

（王琬茹，任志雄）

干燥综合征医案2

患者： 白某　女　50岁

初诊： 2013年5月25日

主诉： 口干、眼干5年余，加重半年。

现病史： 患者诉5年前无明显诱因出现口干、眼干，无关节疼痛，无皮疹，于协和医院就诊，查RF、抗SSA抗体、抗SSB抗体均（+），ESR 52mm/h，诊断为干燥综合征，予羟氯喹0.1g，每日2次，口服半年后停药，后未规律诊治。半年前病情反复，又继续服用羟氯喹0.1g、每日2次，帕夫林0.6g、每日3次，口干逐渐加重，夜间可干醒，近期出现牙齿片状脱落，眼干，无泪液分泌，现为求进一步诊治就诊于阎师门诊。

现症： 口干眼干，多发龋齿，无皮疹及光过敏，无口腔溃疡，无发热，无关节肿痛，皮肤干燥不明显，胃脘嘈杂不适，纳差不欲饮食，倦怠乏力，大便质干，不易排出，2~3日一行，无明显畏寒怕冷，饮食可，睡眠欠佳，小便调。舌淡红，有裂纹，苔白糙苔，脉沉细涩。

既往史： 慢性萎缩性胃炎病史2年，否认高血压、冠心病、糖尿病病史；否认乙肝、结核等传染病史；否认外伤史。

过敏史： 否认药物过敏史。

家族史： 否认家族遗传性疾病史。

辅助检查： SSA、SSB（+），RF 130IU/ml，Schimer试验：左1mm、右1mm，唇腺活检示：唇腺组织腺泡未见明显萎缩，间质内较多淋

巴细胞，浆细胞散在浸润及灶性聚集（多灶浸润细胞数>50个/灶），
ESR35mm/h，CRP1.38mg/dl。

诊断： 中医：燥痹

西医：干燥综合征

辨证： 肝肾亏虚，燥伤脾胃证

治法： 滋养肝肾，滋阴清热，益气建中

处方：

生地黄15g	山萸肉15g	生山药12g	茯苓12g
牡丹皮10g	泽泻20g	麦冬10g	天冬10g
元参10g	砂仁10g	连翘15g	百合20g
芦根25g	天花粉15g	桂枝6g	赤芍10g
白芍10g	知母12g	玉竹12g	黄芪15g

14剂，水煎服，早中晚三次饭后半小时温服

方解： 方中生地、山萸肉、山药、茯苓、丹皮、泽泻，三补三泻益肝肾之阴为君；黄芪、桂枝、芍药温中补气，和里缓急为臣；百合、麦冬、知母、元参、石斛、玉竹、桑叶滋阴益液，清热润燥，共为佐药，诸药合用，共奏滋养肝肾，滋阴清热，益气建中之效。

二诊： 2013年6月14日

患者诉口干眼干较前稍好转，夜间仍可干醒，近1周口腔黏膜溃疡，红肿疼痛，胃脘嘈杂，自觉灼热感，乏力明显，无明显关节肿痛，其余无明显不适，纳眠可，大便2日一行，排便费力稍缓解，小便调。舌暗红有裂纹，苔白，脉弦细。患者口腔黏膜溃疡，红肿疼痛，上方改连翘加至20g，《素问·至真要大论》曰："诸痛痒疮，皆属于心"，故加量连翘入心经，以泻心火，百合加至25g，增强养阴清心之效，改芦根至30g以清热生津。

诊治同前，守方加减。

处方：

生地黄15g	山萸肉15g	生山药12g	茯苓12g
牡丹皮10g	泽泻20g	麦冬10g	天冬10g
元参10g	砂仁10g	连翘20g	百合25g
芦根30g	天花粉15g	桂枝6g	赤芍10g
白芍15g	知母12g	玉竹12g	黄芪15g

28剂，水煎服，早中晚三次饭后半小时温服

三诊： 2013年7月16日

患者诉服药后口干较前明显缓解，近1周无夜间干醒，外出不需频频饮水，牙齿近日无脱落，眼干，白睛稍红，未再出现口腔溃疡，胃脘嘈杂感缓解，偶有灼热感，自觉烦躁，乏力较前缓解，纳可，眠安，二便调。舌淡红略暗，苔白，脉沉略弦细。上方改百合至30g增加滋阴清心除烦之力，改山药、茯苓至15g，加大补益脾肾之效，患者白睛稍红，眼睛干涩，加桑白皮15g、地骨皮12g以泻肺热，去泽泻、元参。

处方：

生地黄15g	山萸肉15g	生山药15g	茯苓15g
牡丹皮10g	地骨皮12g	麦冬10g	天冬10g
桑白皮15g	砂仁10g	连翘20g	百合30g
芦根30g	天花粉15g	桂枝6g	赤芍10g
白芍15g	知母12g	玉竹12g	黄芪15g

28剂，水煎服，早中晚三次饭后半小时温服

四诊： 2013年10月8日

患者诉服上方后口干缓解明显，长时间说话后自觉口干，欲饮水，无明显眼干，白睛不红，进食油腻、辛辣刺激之品后胃脘不适，可自行缓解，无关节痛，无畏寒乏力，纳眠可，大便稍干，每日一行，小

便可。舌淡红略暗，苔薄白，脉沉略弦细。上方改麦冬、玉竹加至15g，天冬、赤芍加至12g，增强滋阴生津之效。

处方：

生地黄15g	山萸肉15g	生山药15g	茯苓15g
牡丹皮10g	地骨皮12g	麦冬15g	天冬12g
桑白皮15g	砂仁10g	连翘20g	百合30g
芦根30g	天花粉15g	桂枝6g	赤芍12g
白芍15g	知母12g	玉竹15g	黄芪15g

28剂，水煎服，早中晚三次饭后半小时温服

五诊： 2013年11月25日

患者诉长时间说话后有口干，无夜间干醒，平日外出无需频频饮水，无明显眼干，近日无明显胃脘不适，乏力不明显，纳眠可，二便调。舌淡红略暗，苔薄白，脉沉细。复查ESR15mm/h，CRP<0.1mg/dl，均降至正常。建议患者继续在老师门诊治疗，半年后随访，病情无反复。

【按】 患者为中年女性，干燥综合征诊断明确。本患者以唾、涎、泪三液减少为主，故知乃肾、脾、肝三脏虚损为甚。而肾阴乃一身之元阴，欲补五脏之阴，首当补肾。此外五液乃水谷精微所化生，故与后天脾胃关系亦十分密切。因此治疗也需注重调补后天脾胃。脾在液为涎。涎为口津，具有保护口腔黏膜、润泽口腔的作用，于进食时分泌较多有助于食品的吞咽和消化。涎为脾精，由脾气化生并转输布散。另外，"牙龈为胃之络"，乃胃阴所养，若脾胃之阴亏损，则易见口干、舌燥、舌裂、牙龈萎缩等症。方中以六味地黄丸滋阴补肾为君，黄芪建中汤加减以健脾益气为臣，元参滋肾水，且清热凉血，芦根、天花粉、玉竹同入肺、胃，养阴生津，百合益心肺之阴，佐连翘清热、砂仁顾护脾胃。全方补肾益阴为主，而兼顾五脏之阴，注重养护中焦脾胃，使气血生化有源。

干燥综合征常可伴发胃肠道黏膜层外分泌腺体病变，会导致胃酸减少、消化不良等非特异性症状，有文献报道称发生率为5%~35%。临床上表现一般为非特异性，常见恶心、纳差、腹胀、肝区不适、肝脾大等。阎师提出"辨五液，调五脏"治疗干燥综合征，临证重视脏腑辨证。本例患者辨证属肝肾亏虚，燥伤脾胃证，治以滋养肝肾，滋阴清热，益气建中之法，取得良效。阎师诊治该例患者的经验充分体现了审证求因、辨证施治的学术思想，值得我等后辈医家学习借鉴。

（王琬茹，任志雄）

干燥综合征医案3

患者：于某　女　65岁

初诊：2014年6月5日

主诉：口干、眼干13年，伴左膝关节痛2年。

现病史：患者13年前无明显诱因出现口干、眼干，无发热恶寒等不适，就诊于当地医院给予滴眼液等对症治疗，眼干症状较前缓解，平素喜饮水，饮水后口干减轻，未系统诊治，近2年来症状呈进行性加重，进食干性食物需要水送，牙齿斑块状脱落，鼻腔干燥不明显，偶见双手指关节疼痛。就诊于某医院查抗SSA抗体阳性、抗SSB抗体阳性、抗核抗体（antinuclear antibody，ANA）阳性，唇腺活检等诊断为原发性干燥综合征。曾口服甲氨蝶呤、泼尼松、硫酸羟氯喹、来氟米特等西药，症状未见明显改善，为求进一步诊治来院就诊。

现症：口干、口渴，进食干性食物需水送下，眼睛干涩，无眼泪，鼻腔干燥，猖獗性龋齿，现为假牙，无明显皮肤干痒，左膝关节疼痛、不红、不肿、不热，无明显畏寒或怕热，头部颤动明显，饮食睡眠尚可，大小便正常。舌淡红略暗，白薄苔，少津，脉沉细略涩。

既往史：既往体检，否认高血压、冠心病、糖尿病病史；否认乙肝、结核等传染病史；否认外伤史。

过敏史：无食物及药物过敏史。

家族史：否认家族性遗传病史。

体格检查：四肢关节未见明显肿胀。

诊断：中医：燥痹

西医：干燥综合征

辨证：肝肾不足，阴虚燥热

治法：补益肝肾，育阴清热

处方：

生地黄15g	砂仁10g	生山药15g	山萸肉20g
茯苓15g	丹皮12g	泽泻20g	泽兰15g
元参12g	玉竹15g	沙参10g	麦冬12g
天冬10g	青风藤25g	天花粉15g	川断25g
桑寄生25g	生杜仲20g	徐长卿15g	桑枝25g

28剂，水煎服，日一剂，早晚两次温服

方解：方中以六味地黄汤通补开合为君药，滋补肝肾之阴；元参、天花粉、连翘清热育阴为臣，玉竹、沙参、麦冬、天冬、砂仁、元胡、泽兰等双调脾肺，活血通络；川断、桑寄生、生杜仲滋补肝肾，以补肾阳为主，助肾阴生化有源；青风藤、威灵仙、桑枝、徐长卿舒经通络，祛邪利节；全方共奏补益肝肾、清热育阴、活血通络之效。

二诊：2014年7月4日

服上药28剂后，患者诉口干眼干症状轻度缓解，左膝关节仍有疼痛，无发热，无明显畏寒怕冷，纳眠可，二便调，舌淡红略暗，白薄苔少津，脉沉细略涩。方中生地黄加量，加强清热生津滋阴的功效，加威灵仙、制元胡加强祛风除湿通络止痛之效，威灵仙偏于祛风湿止痛，元胡偏于行气止痛，二者配伍促进气血流通，加速祛除体内寒湿之邪；青风藤加量旨在加强利节清热通络，使气血阴液达于周身；舌质较前改善，故减泽兰。

诊治同前，守方加减。

处方：

生地20g	砂仁10g	生山药15g	山萸肉20g
茯苓15g	丹皮12g	泽泻20g	元参12g
玉竹15g	沙参10g	麦冬12g	天冬10g
青风藤30g	天花粉15g	川断25g	桑寄生30g
生杜仲20g	徐长卿15g	桑枝30g	威灵仙15g
制元胡20g			

30剂，水煎服，日一剂，早晚两次温服

三诊：2014年7月31日

患者诉口干较前好转，但吃干性食物仍需水送服，眼睛干涩，使用人工泪液，视物模糊，膝关节困重感，无明显乏力，无畏寒怕冷，纳眠可，二便调，舌淡红略暗，少薄白苔，脉沉弦细。于上方加补骨脂补肾壮阳，补脾健胃，《药性论》：补骨脂"主男子腰疼，膝冷囊湿，逐诸冷痹顽，止小便利，腹中冷"，既可以补肾壮阳，逐诸痹证，又可以补脾健胃，促进脾胃运化功能；佐以桑白皮、地骨皮清泻肺中虚热，调节宣发肃降功能；连翘入心经，清热解毒。

诊治同前，守方加减。

处方：

生地20g	砂仁10g	生山药15g	茯苓15g
丹皮12g	泽泻15g	元参15g	玉竹15g
沙参10g	麦冬12g	天冬10g	青风藤30g
天花粉15g	川断25g	桑寄生30g	生杜仲20g
徐长卿15g	桑枝30g	制元胡20g	补骨脂15g
连翘20g	地骨皮10g	蜜桑皮10g	

30剂，水煎服，日一剂，早晚两次温服

四诊：2014年8月29日

患者诉口干较前好转，口中有唾液，仍有眼干，鼻干，但较前好转，膝关节疼痛明显减轻，患者为求进一步治疗，继续在老师门诊治疗。

【按】患者为老年女性，主因口干眼干13年，伴左膝关节疼痛2年，进食需水送，牙齿呈斑片状脱落，查SSA、SSB、ANA抗体阳性，唇腺活检均支持干燥综合征诊断，结合舌脉，中医辨证为燥痹，辨证属肝肾不足，阴虚燥热。阎老师认为燥痹的基本病机是阴虚燥热，阴虚为本，燥热为标，此病机贯穿疾病发展的始终；基于此提出"补肾清热育阴法"治疗原发性干燥综合征（燥痹）；在治疗时当以补肾育阴为主，佐以温补肾阳之品，方以六味地黄汤加补骨脂、川断、桑寄生等达到阳中求阴的功效，使阴得阳生则泉源不竭；同配伍清热育阴之品，佐以生津润燥，在清热育阴当中慎用苦寒之品，当选甘寒之品清热生津润燥，以防苦寒之品化燥伤阴；在临证中，更是注重脏腑辨证，强调以补益肝肾为主，不忘双调脾肺，兼以活血通络，既要培护中焦后天之本，同时要兼顾上焦肺宣发肃降、通调水道之功，使机体阴液生化有源，周流全身。本病患者年过六旬，脏腑功能衰退，肝肾亏损，精血不足，形体官窍失养；病愈久则阴愈亏，日久阴津明显亏损，正气亏虚，复感外邪引动则生燥热，发为本病，结合其病及特点治疗当以补益肝肾，育阴清热为主，佐以活血通络之法，在补肾清热育阴方基础上随证加减化裁，3个月后患者口干、眼干症状明显好转，疗效显著。

（白雯，乔树斌）

干燥综合征医案4

患者： 张某　女　64岁

就诊： 2013年4月25日

主诉： 口干、眼干13年，左膝关节痛2年。

现病史： 2000年无明显诱因出现口干、眼干，逐渐加重，食用干食时需饮水送下，牙齿斑块状脱落，未予重视。2004年就诊于山西医科大学第二医院，查ANA：1：80，唾液流率0.1ml/min，诊断为原发性干燥综合征，给予泼尼松10mg qd，甲氨蝶呤10mg qw（后改用来氟米特10mg qd）治疗，规律服用并逐渐减少泼尼松剂量，1年后症状好转后停药，改用中药治疗。2008年出现双下肢紫癜，全身关节痛，于山大二院治疗，予萘丁美酮1.0g qd，泼尼松5mg qd，来氟米特10mg qd，用药1个月后症状好转停药，停药2天后出现发热，体温最高38.8℃，眼睑肿胀，结膜充血，于山大二院住院治疗，诊为原发性干燥综合征伴2型肾小管酸中毒，予地塞米松、泼尼松、来氟米特、环磷酰胺治疗后（具体剂量不详）好转出院。出院后规律服用来氟米特10mg qd，泼尼松30mg（早20mg，晚10mg），同年就诊于协和医院，加用羟氯喹0.2g bid，泼尼松规律减量共服用2年，来氟米特于1年前减至10mg每周4次、羟氯喹0.2g qd。2年前出现左膝关节疼痛，曾于当地行针灸治疗，症状反复发作，未系统诊治，现患者为求进一步治疗就诊于阎师门诊。

现症： 眼干，无眼泪，口干，进食仍需伴水送下，鼻干，猲獬齿脱落后用假牙，无明显皮肤干痒，左膝关节疼痛、无红肿，活动后加重，休息时减轻，无晨僵，天冷加重，无明显畏寒或怕冷，头部颤动明显，纳眠可，二便调。舌：暗红略暗，白苔，脉沉略弦细。

既往史：既往体健，否认高血压、冠心病、糖尿病病史；否认乙肝、结核等传染病史；否认外伤史。

过敏史：否认药物过敏史。

家族史：否认家族遗传性疾病史。

体格检查：口腔黏膜干燥，义齿。

诊断：西医：干燥综合征

　　　　中医：燥痹

辨证：阴虚燥热

分析：先天禀赋不足，素属阴虚体质，易生内热内燥，阴亏血虚、经血不畅、瘀滞艰行。燥邪伤及五脏，燥邪伤肝，肝开窍于目，其液为泪，故见眼干；燥邪伤脾，脾开窍于口，其液为涎，故见口干，进食需水送服；燥邪伤肾，肾主开窍于二阴，其液在唾，其华在齿，故可见龋齿，猖獗齿等，甚至可导致肾小管损害，且肾主骨生髓，故可见关节疼痛等症状。结合舌脉，可知本病病因病机阴虚为本，病位主在肾、肝，兼及肺、脾、胃等多脏腑。

治法：补肾壮骨育阴清热

建议：

帕夫林胶囊 0.6g tid。

处方：

生地15g	砂仁10g	山萸肉20g	生山药15g
茯苓15g	丹皮12g	泽兰15g	泽泻20g
元参12g	玉竹15g	沙参10g	麦冬12g
天冬10g	青风藤25g	天花粉15g	川断25g
桑寄生25g	生杜仲20g	徐长卿15g	桑枝25g

14剂，水煎服，早晚分服

方解：方中以六味地黄为君，三补三泻；砂仁、茯苓以健脾和胃；元参清热又可滋阴，与生地相伍，滋阴之效更强；玉竹、沙参、麦冬、天冬滋养阴液；川断、桑寄生、生杜仲补肾壮骨；徐长卿、桑枝养肝荣筋。诸药相合，共奏补肾壮骨，育阴清热之功。

二诊：2013年5月6日

患者仍觉口干眼干鼻干，左膝关节疼痛，左手麻木，面部不自主运动，无发热，纳眠可，二便调。舌淡红暗，薄白苔少津，脉沉细。中药上方加减：生地15g加至20g，青风藤25g加至30g，桑寄生25g加至30g，桑枝25g加至30g，去泽兰，加制元胡20g，威灵仙15g，二诊中患者症状未见明显缓解，故阎师在处方中加重滋阴清热之品的运用，并加强补肾壮骨之品，同时加用元胡以活血止痛。具体如下：

诊治同前，守方加减。

处方：

生地20g	砂仁10g	山萸肉20g	生山药15g
茯苓15g	丹皮12g	威灵仙15g	泽泻20g
元参12g	玉竹15g	沙参10g	麦冬12g
天冬10g	青风藤30g	天花粉15g	川断25g
桑寄生30g	生杜仲20g	徐长卿15g	桑枝30g
制元胡20g			

14剂，水煎服，早晚分服

患者此次复诊后住院治疗，给予阎氏五连环疗法及综合强化序贯治疗。

三诊：2013年6月24日

患者诉仍口眼干，吃干食需水送下，现使用人工泪液。查体腮腺无肿大，无淋巴结肿大，无皮疹，全身关节无明显肿胀压痛。无明显乏力，无畏寒，无脱发。纳眠可，二便调。舌淡红少津薄白苔，脉沉细。

处方：

山药15g	杜仲25g	桑寄生30g	徐长卿15g
砂仁10g	麦冬15g	玉竹15g	泽泻20g
制元胡20g	天花粉15g	桑枝30g	天冬12g
丹皮10g	青风藤25g	补骨脂25g	川断30g
元参10g	茯苓15g	生地20g	

30剂，水煎服，早晚分服

四诊： 2013年7月22日

患者口干较前好转，仍眼干，视物模糊，左膝关节困重感，无明显畏寒，纳眠可，二便调。舌淡红略暗，少薄白苔，脉沉弦细。中药上方加减，泽泻20g减至15g，天冬12g加至15g，元参10g加至12g，加白蒺藜12g，复诊中患者口干好转，但仍眼干，治疗上主要加用白蒺藜以疏肝解郁，祛风明目。

处方：

山药15g	杜仲25g	桑寄生30g	徐长卿15g
砂仁10g	麦冬15g	玉竹15g	泽泻15g
制元胡20g	天花粉15g	桑枝30g	天冬15g
丹皮10g	青风藤25g	补骨脂25g	川断30g
元参12g	茯苓15g	生地20g	白蒺藜12g

30剂，水煎服，早晚分服

五诊： 2013年8月19日

服上药后症状减轻，纳可，自觉眼干，咽部略痛，大便时干时稀，1次/日，自觉口中津液可润之，舌淡红暗，薄白苔，较前有津液，脉沉略弦细。

中药上方加减：元参12g加至15g，补骨脂25g加至30g，去天冬、白蒺藜，加连翘20g，地骨皮10g，蜜桑皮12g，复诊中患者症状较前缓解，自觉口中已有津液，但患者出现咽痛，已有热象，恐热及肺胃，故方药中加用桑皮、地骨皮，取"泻白"之义，以泄肺胃之火，并加用连翘以清心经之火。

处方：

山药 15g	杜仲 25g	桑寄生 30g	徐长卿 15g
砂仁 10g	麦冬 15g	玉竹 15g	泽泻 15g
制元胡 20g	天花粉 15g	桑枝 30g	连翘 20g
丹皮 10g	青风藤 25g	补骨脂 30g	川断 30g
元参 15g	茯苓 15g	生地 20g	蜜桑皮 12g
地骨皮 10g			

45剂，水煎服，早晚分服

六诊： 2013年10月10日

复诊： 口干较前明显好转，口中有唾液，仍有眼干鼻干，但较前好转，纳眠可，二便调。舌淡红略暗，白薄苔，脉沉细弦。上方加减：杜仲25g加至30g，生地20g加至25g，连翘20g加至25g，泽泻15g减至12g，青风藤25g加至30g，山药15g加至20g，密桑皮12g加至15g，此次复诊中，在方药中老师并无加减药物，仅在原方中适当进行调整，加强补肾健脾、滋阴清热之品的运用。

处方：

山药 20g	杜仲 30g	桑寄生 30g	徐长卿 15g
砂仁 10g	麦冬 15g	玉竹 15g	泽泻 12g
制元胡 20g	天花粉 15g	桑枝 30g	连翘 25g
丹皮 10g	青风藤 30g	补骨脂 30g	川断 30g
元参 15g	茯苓 15g	生地 25g	蜜桑皮 15g
地骨皮 10g			

60剂，水煎服，早晚分服

此后患者规律复诊，病情稳定。

【按】《素问·宣明五气》云："五脏化液，心为汗，肺为涕，肝为泪，脾为涎，肾为唾。"肝肾的阴精不足，化生泪液、唾液乏源，故口干、眼干症状明显，此亦为干燥综合征（燥痹）的最常见最主要之症状；再有"疯狂龋齿"亦为常见的症状，而齿为骨之余，亦为肾主，肾精亏虚，不能养齿、荣齿，则牙齿片状剥脱，龋齿生矣；还有本病易发病年龄为40~60岁女性，《内经》云"人生四十，阴气自半……"且云"……六七，三阳脉衰于上……七七，天癸竭，地道不通……"正值肾之阴精衰而枯竭之时。燥痹其本为阴虚，病位主要在肝肾，故阎师认为辨治干燥综合征（燥痹）必须要抓住"补益肝肾"为根本，本例患者为老年女性，病史较长，病期较晚，病位在肾，累及肝、脾等脏器，肾为其主要累及的脏器，在临证中更应当注重补肾，肾为水脏，主津液，主五液，赖肾阳之温煦、化生，肾中阴阳共济，互根互用，相互依存。肾阴亏虚日久，则阴损及阳，且补阴过之亦可损阳，均可致阳虚，因此"温补肾阳"在老师的处方中处处得到体现，临证时酌情选用骨碎补、补骨脂、川断、杜仲、狗脊、仙灵脾、巴戟天、沙苑蒺藜等，笔者在跟诊的过程中，常常见到老师骨碎补、补骨脂合用，以补肾壮骨，在此例患者的处方中，仅见到补骨脂，是因为老师强调补骨脂、骨碎补皆能补肾，但补骨脂偏用于温补肾阳，治五更泄泻，而骨碎补偏用于祛骨中毒风，治痿痹骨折，同时补骨脂又可暖脾胃，止泄泻，温补脾肾之阳，故虽然在诊治风湿病中两者常合用，但两药之间的区别是值得注意的，这也体现了阎老师用药之"精"，识药之"彻"。此外在补肾阳方面老师强调要温补，故慎用、少用或尽量不用附、桂等辛热之品，以防燥热之品助热生火、损液伤津。

（赵超群，靖卫霞）

干燥综合征合并肺间质纤维化医案5

患者： 刘某　女　70岁

初诊： 2013年1月

主诉： 口干、眼干4年，伴胸闷、憋气、咳嗽2个月。

现病史： 20年前患者出现双手小关节肿痛，逐渐波及双膝关节，后在某医院确诊为类风湿关节炎，先后服用过尪痹颗粒、益肾蠲痹颗粒、风湿骨痛胶囊、帕夫林等药物，病情较稳定。4年前患者无明显诱因出现口、眼、鼻腔干燥，进食需用水送。就诊于某医院行唇腺活检提示腺体萎缩，间质大灶状淋巴样细胞浸润。查SSA、SSB均为阳性，ANA 1：300，诊断为干燥综合征，予甲氨蝶呤、帕夫林等治疗4年，症状未有明显缓解。2个月前出现咳嗽、胸闷、憋气、无痰，就诊于某医院查胸片提示：肺间质病变。查ESR 31mm/h，IgG 2090mg/dl，IgM 51.1mg/dl，血常规、肝肾功、IgA、C3、C4、ASO、RF、CRP均正常，诊断为肺间质纤维化，予金水宝胶囊、红霉素胶囊等。现为求中医治疗，来我院诊治。

现症： 口干、口渴，进食需用水送，眼干、鼻腔干不明显，咳嗽，胸闷，憋气，无痰，双手多个小关节肿痛、皮温略高，双膝关节、腰骶部两髋关节痛，晨僵（双手小关节、腰背），活动10分钟可缓解，偶感胆区胀痛，乏力，眠差，纳可，大便干，小便正常。舌淡红，边有瘀斑，黄白薄苔，脉沉略弦涩。

既往史： 结石病史20年。

过敏史： 对索密痛、安乃近过敏。

家族史： 否认。

诊断：中医：燥痹

西医：1.干燥综合征　2.类风湿关节炎？　3.肺间质病变

辨证：肺肾阴虚证

治法：补肾宣肺，清热育阴，活血通络止痛

处方：

山茱萸20g	生地30g	泽泻12g	盐补骨脂25g
牡丹皮10g	泽兰20g	茯苓20g	山药15g
烫骨碎补20g	甘草10g	元参20g	桂枝8g
青风藤30g	麦冬15g	白芍20g	知母20g
独活12g	防风15g	海桐皮15g	芦根30g
黄连10g			

日一剂，水煎服，早晚两次温服

方解：本方以六味地黄汤为君，补益肝肾之阴，重用地黄，味甘纯阴，入肾经，滋阴补肾、填精益髓；山萸肉主入肝经，以养肝阴；《景岳全书》言：山药"健脾补肾，涩精固肾"，补后天以养先天；另有丹皮、茯苓、泽泻清泄相火、利湿泄浊。方中骨碎补、补骨脂温肾阳；元参、麦冬、泽兰、芦根等清热育阴；青风藤、海桐皮、独活疏通经络、祛风除湿。佐以知母、黄连清热，还可制温热药之性及燥热伤阴之弊。

二诊：2013年3月4日

患者诉20天来未干咳，无痰，无发热，仍视物模糊，左侧锁骨下部疼痛，双膝肿痛，痛处皮温正常，双手腕肿痛，晨僵1小时，纳食少，反酸，眠欠佳，眼干、鼻干减轻，无怕冷，大便1天2次，小便调。舌淡红略暗，白苔，脉沉略弦细。患者诉多关节疼较明显，尤以双手及腕关节明显，伴肿胀皮温升高，故加用连翘疏散上焦风热，清心火，加威灵仙、桑枝等祛风除湿、疏通经络，止痛。患者纳食较少，时有反酸，故去性寒凉之黄连，加入味辛性温，入脾胃之经之砂仁化湿和胃。2013年1月中药方加减：去泽兰、黄连，加威灵仙15g，桑枝

25g，砂仁10g，连翘20g，改山茱萸25g，甘草6g。

诊治同前，守方加减。

处方：

山茱萸25g	生地30g	泽泻12g	盐补骨脂25g
牡丹皮10g	威灵仙15g	茯苓20g	山药15g
烫骨碎补20g	甘草6g	元参20g	桂枝8g
青风藤30g	麦冬15g	白芍20g	知母20g
独活12g	防风15g	海桐皮15g	芦根30g
桑枝25g	砂仁10g	连翘20g	

日一剂，水煎服，早晚两次温服

三诊：2013年4月

患者近日口干明显，进食干食需用水送下，唇干，双膝仍肿痛，双腕疼痛减轻，纳差，反酸减轻，大便1次/日，小便调。舌淡红略暗白苔少津，脉沉细略涩。患者口干、唇干等阴虚之象明显，故增加山茱萸、牡丹皮、茯苓用量以增强六味地黄汤补肝肾之阴、清虚火之功效，2013年3月中药方加减：去威灵仙，加徐长卿15g，改山茱萸30g，牡丹皮12g，茯苓15g，甘草8g，白芍25g，连翘25g。

处方：

山茱萸30g	生地30g	泽泻12g	盐补骨脂25g
牡丹皮12g	徐长卿15g	茯苓15g	山药15g
烫骨碎补20g	甘草8g	元参20g	桂枝8g
青风藤30g	麦冬15g	白芍25g	知母20g
独活12g	防风15g	海桐皮15g	芦根30g
桑枝25g	砂仁10g	连翘25g	

日一剂，水煎服，早晚两次温服

患者诉服用后口干减轻，目前双膝关节肿痛及双手腕及指间关节疼痛较前缓解，但右手关节仍有屈伸不利，乏力，心悸，时有胸痛，汗多，近日寐差，食可，二便调。舌淡红略暗，白薄苔，脉沉略弦细。继续门诊随诊，中药治疗。

【按】患者为老年女性，70岁，4年前患者出现口眼鼻腔干燥，进食需用水送。于友谊医院行唇腺活检提示腺体萎缩，间质大灶状淋巴样细胞浸润，查SSA、SSB（+），ANA 1：300，胸部CT示：肺间质病变。西医诊断为干燥综合征合并肺间质病变，中医诊断为燥痹，辨证属肺肾阴虚证。患者年过七旬，脏腑功能衰退，天癸已竭，肝肾精气亏虚日久，精血不足，脏腑官窍失养，肺为娇脏，喜润恶燥，金水相生，子病及母，若肾阴亏虚亦会导致肺阴的亏虚，且"肺在液为涕，在体合皮，其华在毛"，肺津不足、肺气虚弱不能化涕润鼻腔气道，亦不能输津于皮毛，故常见咽痒干咳、痰少黏稠不易咯出、鼻干少涕、皮肤干燥瘙痒等。临证常用桑叶、麦冬、天冬、芦根、石斛等，甘而微寒，入肺达养阴、润燥、清热之效。

（陈璐，任志雄）

干燥综合征医案6

患者：蔡某　女　40岁

初诊：2017年4月26日

主诉：间断口干、眼干3年余。

现病史：患者3年前无明显诱因出现口干、眼干，无关节疼痛，无龋齿，无皮疹，当地医院诊断为干眼症，未给予特殊诊治，后患者口干、眼干无明显缓解，并伴有腹泻，大便5~8次/日，就诊于北京协和医院查ANA 1∶160，抗SSA（+++），抗Ro52（+++），ANCA（－），RF 49.7IU/ml，诊断为干燥综合征，予硫酸羟氯喹200mg 2次/日、白芍总苷胶囊0.3g 3次/日治疗，症状无明显缓解，现为求进一步诊治而请阎老师辨治。

现症：口干、眼干，左眼有砂磨感，吞咽干性食物不需要用水帮助，时有咳嗽咳痰，无胸闷气短，无关节疼痛，无龋齿，无皮疹，平素自觉怕冷，汗出较多，乏力，纳可，入睡难，大便5~8次/日，质稀，小便调。舌淡红苔白，脉沉弦细。

既往史：否认。

过敏史：否认药物过敏史。

家族史：否认家族遗传性疾病史。

体格检查：心肺（－），无龋齿，舌面干燥，全身关节无肿胀、压痛，无皮疹，未触及肿大淋巴结。

诊断：中医：燥痹

　　　　西医：干燥综合征

辨证： 肝肾不足，脾胃不和证

治法： 补益肝肾，健脾和胃，生津润燥

处方：

生地12g	山萸肉20g	山药20g	茯苓20g
丹皮10g	青风藤25g	秦艽20g	泽兰25g
泽泻15g	黄芪15g	豨莶草15g	桑寄生30g
麦冬15g	天花粉12g	玉竹12g	芦根20g
百合20g	炒薏苡仁30g	补骨脂15g	

14剂，日一剂，水煎服，早晚两次温服

方解： 方中以熟地黄滋阴补肾，填精益髓为君药；山萸肉补养肝肾、山药补益脾阴且固肾为臣药。泽泻利湿而泄肾浊，并能减熟地黄之滋腻；茯苓淡渗脾湿，并助山药之健运，与泽泻共泻肾浊；丹皮清泄虚热，并制山萸肉之温涩；麦冬、玉竹、天花粉、芦根、百合养阴润燥，生津止渴；黄芪、补骨脂、炒薏苡仁健脾止泻；青风藤、豨莶草、秦艽祛风除湿，共为佐药。诸药合用，共奏补益肝肾，健脾和胃，生津润燥之效。

二诊： 2017年5月17日

服用上药14剂后，患者诉口干眼干未见明显缓解，左眼仍有砂磨感，大便次数减少到3~4次/日，仍质稀，咳嗽稍缓解，仍有白痰，质黏稠，不易咯出，无胸闷气短，无关节疼痛，纳食可，夜寐差，舌淡红苔白，脉沉弦细。患者大便次数多，质稀，上方加党参15g，炒白术15g，茯苓改为30g，炒薏苡仁改为35g以增强益气健脾渗湿止泻之力；改泽兰30g，加车前子15g以利小便实大便，利水湿而不伤阴；改补骨脂18g，以补肾温脾止泻；改百合25g以增强养阴润肺之力。

诊治同前，守方加减。

处方：

生地12g	山萸肉20g	山药20g	茯苓30g

丹皮 10g	青风藤 25g	秦艽 25g	泽兰 30g
泽泻 15g	黄芪 15g	豨莶草 15g	桑寄生 30g
麦冬 15g	天花粉 12g	芦根 25g	百合 25g
炒薏苡仁 35g	补骨脂 18g	党参 15g	炒白术 15g
车前子 15g			

14剂，日一剂，水煎服，早晚两次温服

三诊： 2017年6月7日

患者诉近半月口干眼干有所缓解，左眼砂磨感减轻，大便次数进一步减少到2次/日，可见成形软便，咳嗽减轻，咳痰易出，无胸闷气短，无关节疼痛，纳食可，夜寐尚可，舌淡红苔白，脉沉弦细。患者症状减轻，上方补骨脂改为20g，加白豆蔻10g继续增强温脾止泻之力，改芦根30g，加玉竹15g以加强养阴润燥之力。

处方：

生地 12g	山萸肉 20g	山药 20g	茯苓 30g
丹皮 10g	青风藤 25g	秦艽 25g	泽兰 30g
泽泻 15g	黄芪 15g	豨莶草 15g	桑寄生 30g
麦冬 15g	天花粉 12g	芦根 30g	百合 25g
炒薏苡仁 35g	补骨脂 20g	党参 15g	炒白术 15g
车前子 15g	白豆蔻 10g	玉竹 15g	

14剂，日一剂，水煎服，早晚两次，饭后0.5~1小时温服

患者坚持随诊服药半年后，病情好转，口干眼干明显缓解，左眼偶有砂磨感，大便成形，1次/日，无咳嗽咳痰，无胸闷气短，无关节疼痛，纳眠可。继服中药以维持巩固疗效。

【按】 患者为中年女性，40岁，于3年前即出现间断口干眼干，时有咳嗽咳痰，无胸闷气短，无关节疼痛，无龋齿，无皮疹，平素自觉怕冷，汗出较多，乏力，腹泻较重，于北京协和医院查ANA1∶160，

抗SSA（+++），抗Ro52（+++），ANCA（−），RF 49.7IU/ml。请阎师诊治，西医诊断为干燥综合征，中医诊断为燥痹，辨证属肝肾不足、脾胃不和证。方药以补肾清热育阴方加减滋补肝肾，健脾和胃，生津润燥。肾藏精，为先天之本，肝为藏血之脏，精血互可转化，肝肾阴血不足又常可相互影响。阴虚生内热，虚火上炎，故口干、眼干。熟地黄滋阴补肾，填精益髓；山萸肉补养肝肾，取"肝肾同源"之说；山药补益脾阴，亦能固肾。三药配合，肾肝脾三阴并补。泽泻利湿而泄肾浊，并能减熟地黄之滋腻；茯苓淡渗脾湿，并助山药之健运，与泽泻共泻肾浊；丹皮清泄虚热，并制山萸肉之温涩。麦冬清养肺胃；玉竹、天花粉、芦根养阴润燥，生津止渴；百合养阴润肺；麦冬、玉竹、天花粉、芦根、百合双调脾肺。黄芪、补骨脂、炒薏苡仁健脾渗湿止泻；青风藤、豨莶草、秦艽祛风除湿为使药。诸药合用，共奏补益肝肾、健脾和胃、生津润燥之效。

李东垣在《脾胃论·脾胃盛衰论》中提到："百病皆由脾胃衰而生也。"脾主运化，津液的生成有赖于脾胃及相关脏腑对饮食水谷的运化及吸收，脾将胃腐熟的饮食水谷转化为水谷精微津液，津液的运化依赖脾脏将其转输到全身脏腑，以营养五脏六腑、四肢百骸，从而发挥正常生理功能。脾在液为涎，涎为口津，具有保护口腔黏膜，濡润口腔的作用，若脾失健运致使水液代谢异常，津液不能上承于口和输布于全身外达至皮肤，故而造成口干、眼干、皮肤干等一系列干燥症状，而虚邪舍于肠胃，水潴为湿，谷滞为积，水谷精华之气不能输布，清阳之气不升反下陷，分利无权而水湿并入大肠，遂致泄泻。阎师临证重视脏腑辨证，正如《温病条辨·燥气论》中提出："经谓粗工治病，湿证未已，燥证复起，盖谓此也"，故湿邪中阻者当予燥湿化湿，然湿性重着黏腻不易祛除，故祛湿的同时也要着重健脾。故阎师在补益肝肾之余，加入健脾渗湿止泻之品，获得良效。

（刘赛，任志雄）

干燥综合征医案7

患者：史某　女　53岁

初诊：2015年8月9日

主诉：眼干口干4月余。

现病史：4月前无明显诱因出现眼干口干，就诊于中日友好医院中医风湿免疫科，查：ESR：32mm/h, RF：10.6IU/ml, CRP：5.28（0~3）mg/dl。血常规，肝肾功大致正常，抗ccp（-），抗AFP（-），抗SSA（+），抗SSB（+），AKA（-），ANA：1：320，诊断：干燥综合征。予口服中药及帕夫林胶囊，服药后自觉胃脘部胀痛，满闷，无吞酸嘈杂。

现症：口干，眼干，胃脘满闷，无吞酸嘈杂，矢气频，纳欠，大便日行一次，正常细软便，小便调，纳可。舌暗红白苔，脉沉弦细。

既往史：体健。

过敏史：否认。

辅助检查：ESR：32mm/h, RF：10.6IU/ml, CRP：5.28（0~3）mg/dl。血常规，肝肾功大致正常，抗ccp（-），抗AFP（-），抗SSA（+），抗SSB（+），AKA（-），ANA：1：320

诊断：中医：燥痹

西医：干燥综合征

辨证：脾肾亏虚证

治法：补肾壮骨，滋阴清热，健脾化湿

处方：

生地15g　　　　砂仁10g　　　　山萸肉20g　　　　生山药20g

茯苓20g	牡丹皮10g	泽兰20g	泽泻15g
天花粉15g	陈皮15g	麦冬12g	夜交藤20g
远志12g	芦根20g	百合20g	伸筋草25g
葛根25g	羌活12g	桂枝10g	赤芍12g
炮山甲6g			

10剂，日一剂，早晚分服

二诊：2015年8月23日

服药后眼干减轻，口干不明显，纳可，大便1~2天行1次，溏便不爽，夜寐欠佳，舌淡红，白苔，脉沉细略弦。患者大便溏不爽，1~2次/日，为脾虚湿盛所致，改茯苓25g，《本草纲目》：茯苓气味淡而渗，其性上行，生津液，开腠理，滋水源而下降，利小便，故张洁古谓其属阳，浮而升，言其性也；东垣谓其为阳中之阴，降而下，言其功也。泽泻20g：利水，渗湿，泄热。芦根25g，甘，寒。归肺经、胃经。清热生津，除烦，止呕，利尿。伸筋草30g祛风除湿，舒筋活络，葛根30g解肌退热，透疹，生津止渴，升阳止泻。患者脾湿加强健脾利湿之茯苓，配葛根即健脾利湿又生津止泻，二药合用共奏健脾利湿之效。

诊治同前，守方加减。

处方：

生地15g	砂仁10g	山萸肉20g	生山药20g
茯苓25g	牡丹皮10g	泽兰20g	泽泻20g
天花粉15g	陈皮15g	麦冬12g	夜交藤20g
远志12g	芦根25g	百合20g	伸筋草30g
葛根30g	羌活12g	桂枝10g	赤芍12g
炮山甲6g			

7剂，日一剂，早晚分服

三诊：2015年9月20日

服药后精力改善，后背凉感减轻，口干不明显，眼睛乃有干涩，鼻稍干，二便调，大便软细，眠欠易醒，纳差，易饱易饥，感冒后头疼，舌淡红白苔，脉沉弦细。患者感冒加化橘红15g止咳化痰，眠差加酸枣仁30g，去远志、陈皮、夜交藤。患者脾湿症状减轻，改泽泻15g，麦冬15g。

处方：

生地15g	砂仁10g	山萸肉20g	生山药20g
茯苓30g	牡丹皮10g	泽兰20g	泽泻15g
天花粉15g	化橘红15g	麦冬15g	赤芍12g
酸枣仁30g	芦根25g	百合20g	伸筋草30g
葛根30g	羌活15g	桂枝10g	炮山甲6g

28剂，日一剂，早晚分服

四诊：2015年11月22日

服药后症状缓解，口干已解，眼睛，鼻稍有干涩。四肢畏寒，需穿厚衣服御寒，腰部胀痛，纳可，大便调，四肢无力，小便调，眠差，易醒，舌淡红白苔，脉沉弦细。患者症状减轻，感冒情况缓解，仍口干，为肾虚之表现，加强健脾补肾药物治疗。改山萸肉25g，泽泻12g，百合25g，桂枝12g，芦根30g，去化橘红、酸枣仁，加当归10g，肉苁蓉25g。

处方：

生地15g	砂仁10g	山萸肉25g	生山药20g
茯苓30g	牡丹皮10g	泽兰20g	泽泻12g
天花粉15g	麦冬15g	赤芍12g	芦根30g
百合25g	伸筋草30g	葛根30g	羌活15g
桂枝12g	当归10g	肉苁蓉25g	炮山甲6g

28剂，日一剂，早晚分服

【按】干燥综合征为燥邪伤肾，津液生成和输布障碍，且燥为阳邪易伤阴，致使阴虚阳亢，出现口干，眼干，期间脾虚运化、生化失职，水津不布，胃失和降。经云"饮入于胃，游溢精气，上输于脾，脾气散精，上归于肺，通调水道，下输膀胱，水精四布，五经并行"。故治宜补肾壮骨，滋阴清热，健脾化湿。运化不利可生湿生痰，可出现大便溏泄，故阎老用六味地黄丸滋补肾阴为主，常加用健脾和胃、燮理气机之对药。方中以白术配山药，合用以调补脾肾，相互制约，以山药之补肾，白术燥肾中之湿，使之补而不腻，润而不燥。山药配砂仁，可脾肾双调，理气和胃，以苏其脾胃之气，则补药尤能消化。白术配砂仁，使燥湿与健脾互为促进；生地与砂仁配合应用，既能有效地发挥生地的滋补作用，又能克服其碍胃滞脾之弊；茯苓补益心脾，与泽泻合用加强渗利水湿之效，渗去其湿，则热亦随去。

（刘权）

干燥综合征医案8

患者：宋某　女　49岁

初诊：2015年7月18日

主诉：口干、咽干8年，加重1年。

现病史：患者诉8年前不明原因出现口干、咽干、鼻干，偶干咳，喜饮水但不解渴，每日饮水量大约2000ml，吃干性食物需用水送服，咽干，吞咽时干涩不利。口有异味，全身乏力，胸闷，心慌，眠差，口服氯硝西泮片1片，双上肢、双下肢走窜疼痛、酸胀，左手为甚，双手麻木，两侧坐骨神经痛，无红肿热痛。自觉舌头发麻，夜间偶有盗汗。2015年1月在人民医院查免疫系统，在当地医院查唇腺活检，去乌鲁木齐总院就诊为干燥综合征，口服白芍总苷胶囊等药物，未见缓解，皮肤干，纳一般，眠欠佳，大便干，3~4天1次，小便黄。

现症：口干、咽干、偶有干咳，咽部有梗阻感，喜饮水但不解渴，食干性食物需水送服，自觉皮肤干痒，双上肢、双下肢走窜疼痛、酸胀，左手为甚，双手麻木，两侧坐骨神经痛。自觉舌头发麻，夜间偶有盗汗。睡眠欠佳。大便干，3~4天1次，小便黄。舌红，苔薄白有裂痕。

既往病史：荨麻疹病史4年，腰椎、颈椎间盘突出；否认肝炎、结核、伤寒病史，否认食物、药物过敏史。

个人史：月经初潮16岁，4天/28天，月经量少，色红，有血块，末次月经2015年2月14日。

家族史：否认。

体格检查：皮肤干，背部有抓痕，略微红，双肩关节、双肘、双膝关节偶有疼痛。

辅助检查：

大生化、淋巴细胞免疫分析、肿瘤系列、风湿系列、CRP、ESR、RF。

甲状旁腺素监测均正常；

血常规示： RWC：5.42×10^{12}/L；HGB：171g/L；

凝血功能： 凝血酶原活动度（PTA）125%；

活化部分凝血活酶时间23.6秒；

心电图示正常；

抗核抗体IgG检测、抗双链DNA抗体IgG检测，抗核抗体谱IgG检测均正常；抗CCP抗体、抗AKA均正常。

唇腺组织活检提示： 腺小叶结构存在，局部导管扩张，腺泡间可见少量散在淋巴细胞、浆细胞浸润，查见≥50个淋巴细胞浸润3灶。

眼底检查：双眼视网膜未见异常。角膜荧光染色（－）；眼部滤纸试验：≤5mm/5min。

诊断： 中医：燥痹

西医：干燥综合征

辨证： 燥伤肝肾之阴，筋脉痹阻证

治法： 滋养肝肾，滋阴润燥，荣经通络

处方：

生地15g	山萸肉15g	山药20g	茯苓20g
丹皮12g	泽兰20g	泽泻12g	麦冬15g
天冬15g	天花粉15g	芦根25g	苏梗12g
杏仁10g	青风藤20g	鸡血藤30g	秦艽25g
防风15g	片姜黄12g	桑枝25g	元胡20g
桑寄生30g	羌活15g	独活15g	

14剂，日一剂，水煎服，早晚分服

方解： 方中以六味地黄汤为君调补肾阴，臣以麦冬、天冬、天花粉、芦根、苏梗滋阴润燥，天冬与麦冬，既能滋肺阴，润肺燥，清肺

热，又可养胃阴，清胃热，生津止渴。对于热病伤津之肠燥便秘，还可增液润肠以通便。二药相须为用。芦根、苏梗助麦冬、天冬清热生津除烦之功，佐以青风藤、鸡血藤、秦艽、桑枝、羌活、独活祛风湿止痛、活络利节。使以泽兰配泽泻，泽兰活血化瘀兼利水，泽泻善于利湿热，两药血瘀水湿同治。共奏滋养肝肾，滋阴润燥，荣经通络之功。

建议：

1.建议完善 ANA、ENA 四项检查。

2.建议完善泪膜破碎时间测定。

3.干燥综合征伴随脏器损害，故建议患者检查胸部 CT 查看间质性病变，心脏彩超查看肺动脉高压。并定期完善肿瘤标记物检查。

4.口服白芍总苷胶囊 0.6g tid；加服中药治疗。

二诊：2016 年 11 月 21 日

患者自觉口服中药后口干、眼干、咽干及吞咽干涩较前稍好转，但仍有晨起口干，咽干不适，眼干，自觉眼泪较少，仍喜饮水但不解渴，自觉肩颈部不适，双上肢麻木，纳少，睡眠欠佳，大便干，3 天 1 次。小便正常。故去天冬、苏梗，患者双上肢麻木，肩颈部不适，故泽兰增至 25g，配郁金，元胡祛瘀通络活血。阎师将青风藤、鸡血藤加量至 25g 通利关节而达四肢，其善走经络，通其所滞。鸡血藤还具养血活血之功。增玉竹至 12g，玉竹补而不腻，不寒不燥，故有"清热润肺，养阴息风，补益五脏，滋养气血，平补而润，兼除风热"之功。

辅助检查回报：抗核抗体谱：抗 SSA、SSB 均呈阴性；dsDNA、AMA-M2 等均呈阴性；肿瘤标记物在正常范围。

胸部 CT 提示：肺间质改变；心脏彩超提示正常。

建议：

1.复诊见患者自觉症状明显改善，故继续口服中药改善病情。

2.**处方：**

生地15g	山萸肉20g	山药20g	茯苓25g
丹皮10g	泽兰25g	泽泻15g	麦冬15g

天花粉15g	芦根25g	青风藤25g	鸡血藤25g
秦艽30g	防风15g	片姜黄12g	桑枝30g
元胡25g	桑寄生30g	羌活15g	独活12g
郁金15g	玉竹12g		

14剂，日一剂，水煎服，早晚分服

三诊：2017年9月11日

患者自觉口干、眼干、咽干较前好转，因天气热，仍有口干，自觉烦躁，咽干及吞咽时干涩均较前好转，自觉双上肢偶有麻木，自觉双肩关节疼痛较前好转，劳累后肩颈部不适，纳一般，睡眠欠佳，大便干结，2~3日一行，小便正常；患者仍觉口干，偶有烦躁故给予天冬、芦根清热生津，除烦，因患者仍有肩颈部不适，双上肢麻木。《纲目》记载：姜黄、郁金，形状功用皆相近，但郁金入心治血，而姜黄兼入脾，兼治气，为不同尔。古方五痹汤，用片子姜黄治风寒湿气手臂痛。戴原礼《要诀》云，片子姜黄能入手臂治痛，其兼理血中之气。探其原理故阎师将片姜黄加量15g以上行治手臂疼痛。

建议：

1.针灸条口配承山改善肩部不适症状，配合物理理疗加中药外治；
2.酌情调整方药，继续口服中药如下。

生地15g	山萸肉20g	山药20g	茯苓25g
丹皮10g	泽兰25g	泽泻15g	麦冬15g
天花粉15g	芦根30g	天冬12g	青风藤25g
鸡血藤25g	秦艽30g	防风15g	片姜黄15g
桑枝30g	元胡25g	桑寄生30g	羌活15g
独活12g	郁金15g	玉竹12g	

14剂，日一剂，水煎服，早晚分服

患者后反复随诊复诊，自觉肩部症状明显缓解，口干，眼干、咽干自觉好转，冬日自觉皮肤干燥，复查肝肾功、炎性指标均无异常。

患者要求继续间断口服中药。

【按】本患者通过远程会诊就诊于阎师。阎师通过审阅病历、及与患者交流望诊等，明确诊断干燥综合征，中医称燥痹。阎小萍教授认为燥痹其病因为：①阴虚为本：体内阴液亏少而无以制阳，滋润濡养等作用减退。先天禀赋不足，阴津匮乏；热病之后，或杂病日久，伤耗阴液，情志过极，或过服用温燥之品等。阴液亏少，则机体失去濡润滋养，同时阴不制阳，则阳热偏盛而使阴液暗耗，出现一派虚热、干燥、虚火等热象，病位在：肾、肝、肺、胃等。②燥邪为标：或木型、火型之体，后天感受天行燥邪或温热病毒，损伤津液；或过服辛热燥烈药品而耗伤阴津。津液是维持人体生命活动必不可少的重要物质，以荣养滋润机体各个组织、器官，内而脏腑脑窍，外至四肢百骸、筋骨、皮毛。若气虚不能运载津液，则周身失于敷布润泽；或阴虚津液枯涸，脏腑组织失运、失荣，燥邪内生。燥则失濡、失润、失养，气血运行受阻，痹证乃成。经脉不通则瘀阻，甚则燥胜成毒，发展演变为燥痹、燥毒痹、燥瘀痹、燥痰痹等。针对该患者阎教授通过脏腑辨证，肾阴不足，则津液分泌减少，表现为阴虚内热及阴虚阳亢之象，症见腰膝酸痛，头晕耳鸣，失眠多梦，五心烦热，潮热盗汗，遗精早泄，咽干颧红，舌红少津无苔，脉细数等。治宜滋阴降火。本病其病位在肾，常涉及肺、心、肝等脏。吾师以六味地黄汤为基本方加减运用。生地、山萸肉、山药、茯苓、丹皮、泽兰、泽泻等滋补肝肾，配以麦冬、天冬、杏仁、天花粉、润肺生津，佐以青风藤、桑枝、羌活、独活清热利节。用元胡活血止痛，运用该方滋而不寒、温而不燥，共为滋补肝肾，清热生津，活血通络之法。阎小萍教授治疗干燥综合征，多用"脏腑辨证"，以"肾"为主要调节脏腑，顾护肾阴肾阳，在其同时兼顾肺脾二脏，该患者在复诊后自觉口干、咽干较前好转，继续跟踪治疗，吾师治病求本，标本兼治，阴阳兼顾，以达到脏腑调和。

（余婧，陈铁民）

干燥综合征医案9

患者：李某某　女　66岁

初诊：2016年12月12日

主诉：口干眼干伴双手晨僵2年余。

现病史：患者诉2年前无明显诱因出现眼睛干涩，自觉症状轻，依靠滴眼液缓解，后逐渐出现口唇干燥，嘴角起皮严重，晨起有双手僵硬感，持续5分钟左右，活动后可缓解，无明显关节疼痛，遂就诊于我院，未明确诊断，给予口服中药治疗，症状稍有缓解，停服中药后症状反复加重。半年前于门诊完善抗核抗体谱，抗ANA 1：80，弱阳性，抗CCP、抗SSA、抗SSB（－），ESR、CRP（－），行唇腺活检检查，可见淋巴细胞浸润灶，浸润灶大于3个，故诊断为干燥综合征，予以口服羟氯喹0.2g bid、白芍总苷胶囊2粒tid治疗，症状稍有缓解，现为进一步明确诊治，遂来就诊。

现症：口干，需频频饮水，眼干明显，欲哭无泪，无晨僵及关节疼痛肿胀，后背怕冷，双膝行走疼痛，畏寒，伴有乏力，出汗较多，饮食可，睡眠欠佳，大小便如常。舌暗红，苔略腻，边有齿痕，脉沉细。

既往史：2001年置入心脏起搏器，2005年检查示甲状腺功能减退。

过敏史：否认药物过敏史。

家族史：否认。

体格检查：脊柱无畸形，无压痛，无叩击痛。周身其他关节无明显压痛，无明显晨僵，双下肢无水肿，双膝腱反射存在。

辅助检查：血常规检查（－），凝血功能检查（－）。

大生化：血糖6.4mmol/L，余（－）。

ESR、CRP、RF、AKA（－）。

抗核抗体谱：ANA 1∶80，余抗体（－）。

心电图：起搏心律，起搏感知良好。

唇腺活检检查示：可见淋巴细胞浸润灶，浸润灶大于3个。

腹部彩超：未见明显异常。

双下肢动脉彩超：右侧股浅、腘动脉及双侧胫前动脉粥样斑块形成。

颈动脉彩超：双侧颈动脉内－中膜增厚，右侧颈动脉粥样斑块形成。

颈椎CT：颈4/5椎间盘突出，颈椎骨质增生。

诊断：中医：燥痹

西医：干燥综合征

辨证：肾阴阳两虚证

治法：养阴生津，阴阳并补

处方：

生地15g	山萸肉20g	生山药20g	茯苓15g
丹皮10g	泽兰20g	泽泻20g	陈皮15g
芦根20g	百合20g	天花粉15g	玉竹15g
天冬10g	麦冬12g	青风藤25g	鸡血藤20g
仙茅10g	仙灵脾10g	炙山甲10g	

14剂，日一剂，水煎服，早晚两次温服

方解：方中以六味地黄汤为底，三补三泻，加天冬、麦冬养阴润肺清心；玉竹、天花粉同入肺胃，可养阴润肺、益胃津，百合入肺经，润肺，与麦冬同入心经，清心除烦；芦根性寒，入肺经，清热生津解渴，并能使热自小便出；六药合用与六味地黄汤相辅相成。加用仙茅、仙灵脾以补阳气，借助阳气的蒸腾，气化以输注阴津至周身濡养九窍。

用青风藤、鸡血藤活血化瘀，祛风湿通络，用穿山甲以活血消肿、搜风通络，且其性善走窜可引药达病所；陈皮行气，以防滋腻碍胃。

二诊：2017年1月16日

连服1月，患者诉口干、眼干较前好转，现饮水频次减少，口唇微痛，后背发凉较前好转，双膝关节疼痛明显好转，双手发胀，多汗，大便偏稀，日1次，饮食可，睡眠可。药已中病，故予以守方治之，仍以六味地黄汤为底养阴清热润燥治疗，患者大便偏稀，考虑与服用白芍总苷胶囊有关，建议若大便日超过3次可考虑减少白芍总苷胶囊至2粒bid，方中茯苓加至20g，以健脾胃，余药同前，继续服用。

诊治同前，守方加减。

处方：

生地15g	山萸肉20g	生山药20g	茯苓20g
丹皮10g	泽兰20g	泽泻20g	陈皮15g
芦根20g	百合20g	天花粉15g	玉竹15g
天冬10g	麦冬12g	青风藤25g	鸡血藤20g
仙茅10g	仙灵脾10g	炙山甲10g	

14剂，日一剂，水煎服，早晚两次温服

三诊：2017年3月13日

辅助检查：血常规、生化正常。ESR、CRP阴性，RF56.1IU/L（0~40IU/L）。

胸部CT示：1.右肺小结节影，建议定期复查，右侧胸膜局限性增厚伴钙化，胸椎骨质增生。

患者续服中药2个月，诉服药后口干、眼干较前明显好转，唇干起皮现象明显减少，后背发凉较前好转，无明显出汗，双膝关节疼痛明显好转，自觉有双手发胀，诉半夜有胃部隐痛，按揉及热敷后可缓解，大便偏稀，日1~2次，饮食可，睡眠一般，余无其他不适。患者胃部隐痛，喜温暖，考虑寒邪客胃，故加用良附汤温胃散寒止痛，加砂仁10g芳香醒脾，以防滋腻碍胃，去掉仙茅防病从热化。

处方：

生地15g	山萸肉20g	生山药20g	茯苓25g
丹皮10g	泽兰25g	泽泻20g	天花粉15g
芦根20g	百合20g	玉竹15g	麦冬15g
青风藤25g	鸡血藤25g	仙灵脾10g	炙山甲10g
陈皮15g	砂仁10g	高良姜6g	香附12g

14剂，日一剂，水煎服，早晚两次温服

四诊： 2017年6月2日

患者此次间断服药3个月，症状基本可以控制，目前口干、眼干明显好转，无需频频饮水，欲哭时有泪液分泌，无明显怕冷、出汗等症状，自觉有双手发胀，无晨僵，无颈部不适，胃脘不适已缓解，二便尚可，饮食可，睡眠一般，余无其他不适。患者诉有双手发胀，因气滞血瘀引起，同时影响阴津的布散，加重干燥之象，故加用推气散，防风、枳壳、片姜黄3药联用，以达到行气散瘀，并且气畅则津液乃布；加丹参25g增强活血化瘀之力。

处方：

生地15g	山萸肉20g	生山药20g	茯苓25g
丹皮10g	泽兰25g	泽泻20g	天花粉15g
芦根20g	陈皮15g	玉竹15g	麦冬15g
青风藤25g	鸡血藤25g	仙灵脾10g	炙山甲10g
丹参25g	防风15g	片姜黄12g	炒枳壳12g

14剂，日一剂，水煎服，早晚两次温服

五诊： 2017年7月24日

患者服药1个月后，停药后症状无明显反复，因个人原因，寻求阎老师开固定方药，患者目前口干、眼干基本已无大碍，自觉偶有后背、双膝怕冷情况，双手发胀已缓解，余关节无明显疼痛肿胀，劳累及受凉后偶有双手、双腕关节疼痛不适，无明显晨僵，余关节无特殊不适，二便尚可，饮食可，睡眠一般。方底仍以六味地黄汤滋养阴液为主，加强滋养肺胃，辅以活血化瘀之药，以补气巩固根基，推气散引动周身气之运动，佐用芳香醒脾以防滋腻碍胃。

处方：

生地18g	山萸肉20g	生山药20g	茯苓25g
丹皮12g	泽兰25g	泽泻20g	天花粉15g
芦根20g	陈皮15g	麦冬15g	青风藤25g
鸡血藤25g	仙灵脾10g	炙山甲10g	防风15g
片姜黄12g	黄芪20g	焦白术15g	知母15g
黄柏10g	砂仁10g		

14剂，日一剂，水煎服，早晚两次温服

【按】患者为老年女性，以口干、眼干为主前来就诊，完善相关检查，诊断干燥综合征明确。本例患者口干，需频频饮水，眼干，欲哭而无泪，伴有皮肤干裂、鼻干等，此乃一派阴虚津亏之象，但同时结合患者舌脉及伴有后背怕冷，双膝关节疼痛，畏寒，倦怠乏力等阳气不足之象。急则治标、缓则治本，以阴阳并补之方药加减治疗，徐图其本，阳气足则津液自生。阎师认为，本病主要以肝肾之阴亏虚为主，或因先天禀赋不足，或因后天失养，肝肾阴虚而发病。肾为阴阳水火之脏，主一身阳气生长、生发，五脏六腑的功能得以正常运转都有赖于命门真阳的温煦。《素问·生气通天论》所言："凡阴阳之要，阳密乃固，两者不和，若春无秋，若秋无夏，因而和之，是谓圣度。故阳强不能密，阴气乃绝；阴平阳秘，精神乃治，阴阳离决，精神乃绝"。阴阳互根是生命发展变化的客观规律。脏腑百骸的生化之源正是由于肾脏中的真阴（水）、真阳（火）互约相助运动而产生的。且《景岳全书·传忠录》曰："命门为元气之根，为水火之宅，五脏之阴气非此不能滋，五脏之阳气非此不能发"，故津液化生输布离不开肾阳的温煦和肾阴的濡润。故阎师用药讲究阴阳平衡，干燥综合征虽为阴津亏虚，燥热内生，用药多甘寒凉润，然患者阴虚日久，久病及阳，阴阳俱损，应本着阴中求阳、阳中求阴之观点，宜加入少许温阳之品，如仙灵脾、仙茅、补骨脂，含阳生阴长之意。

（侯吉刚，陈铁民）

干燥综合征医案10

患者： 张某　女　53岁

初诊： 2017年10月31日

主诉： 多关节疼痛30年，口干眼干3年。

现病史： 患者30余年无明显诱因出现低热及双手指多关节疼痛，于当地医院检查诊断为"类风湿关节炎？"，予非甾体抗炎药及中成药口服后，症状缓解，遂停服药物。4年前出现双肘、双肩疼痛，无肿胀及发热。近3年出现口干眼干症状，周身无皮疹，无口腔溃疡，未系统检查及治疗。

现症： 双手指疼痛，无明显肿胀及关节变形，左肘、左肩、双膝等关节疼痛，晨僵约1小时，口干，进食固体食物时必须伴水或流食送下，需随身携带水瓶频繁饮水，入夜加重，可因口干而致醒。眼干涩，有摩擦、砂砾等异物感，皮肤干燥、瘙痒，眠差，大便干，1~2日一行。舌光红无津，有裂纹，脉沉略细弦小涩。

既往史： 既往体健，否认高血压、冠心病、糖尿病病史；否认乙肝、结核等传染病史；否认外伤史。

过敏史： 否认药物过敏史。

家族史： 否认家族中有遗传性疾病史。

辅助检查： ESR55mm/h，CRP1.38mg/dl，RF386IU/ml，SSA（＋），SSB（＋），Schimer试验：左1mm，右1mm，唇腺活检示：唇腺组织腺泡未见明显萎缩，间质内较多淋巴细胞，浆细胞散在浸润及灶性聚集（多灶浸润细胞数>50个/灶），免疫组化结果显示：CD138（散在，灶＋), CD20（灶＋), CD3（散在，灶＋), IgG4（－)。双手关节 X 线检查：无骨质破坏及关节畸形。

诊断： 中医：燥痹

西医：干燥综合征

辨证： 肝肾亏虚，筋脉痹阻

治法： 补益肝肾，滋阴清热，荣筋通络

处方：

山茱萸 20g	生地 15g	山药 15g	茯苓 15g
牡丹皮 10g	泽泻 15g	麦冬 15g	陈皮 15g
玉竹 12g	芦根 25g	天冬 12g	夜交藤 25g
天花粉 15g	青风藤 25g	防风 15g	片姜黄 12g
威灵仙 15g	百合 25g	仙灵脾 10g	千年健 15g

14 剂，每日 1 剂，水煎服，早晚两次分服

方解： 方中以六味地黄汤滋补肝肾之阴，共为君药。麦冬润肺清热，天冬养阴润燥，为臣。佐用天花粉清热泻火，生津止渴；青风藤、威灵仙、千年健、片姜黄疏经通络，祛邪利节；仙灵脾滋补肾阳，助肾阴生化有源。诸药合用，滋而不寒，温而不燥，滋补而不留邪，祛邪而不伤正，共奏补肾清热、育阴润燥、活血通络之效，使燥去津存，燥痹得缓。

二诊： 2017 年 12 月 11 日

患者服药后，眼干、口干症状减轻，周身关节疼痛、眠差等症均减轻，现时有项背僵痛不舒，大便略溏，小便可，舌光红少津，有裂纹，脉沉、略细弦、小涩。患者项背部僵痛不适，上方加伸筋草 25g，桑枝 30g，葛根 25g，加强清热祛风，通络利节之功，去千年健、百合、威灵仙。患者仍觉口干，改生地 18g 增强滋阴益肾之效。改泽泻 12g，青风藤 30g 加强通达四肢、祛风止痛之功。

诊治同前，守方加减。

处方：

山茱萸20g	生地18g	山药15g	茯苓15g
牡丹皮10g	泽泻12g	麦冬15g	陈皮15g
玉竹12g	芦根25g	天冬12g	夜交藤25g
天花粉15g	青风藤30g	防风15g	片姜黄12g
仙灵脾10g	伸筋草25g	桑枝30g	葛根25g

14剂，每日1剂，水煎服，早晚两次分服

三诊： 2018年1月9日

患者服药后，口干、眼干、周身关节疼痛等症明显减轻，进食固体食物时而无须伴水或流食送下，不需随身携带水瓶频繁饮水，夜间未觉明显口干。眼无摩擦、砂砾等异物感，无需使用滴眼液，纳可，眠差，二便调，舌黯红，较前津液增多，少苔色白，脉沉略细小涩。复查ESR20mm/h，CRP 0.135mg/dl，Schimer试验：左10mm，右12mm，泪液流率较前明显好转。患者眠差，二诊方加酸枣仁30g，百合25g以养心安神，且百合兼可滋阴润燥，去夜交藤；改生地20g，天冬15g，芦根30g以增强滋阴生津之功，伸筋草30g以祛风舒筋活络。

处方：

山茱萸20g	生地20g	山药15g	茯苓15g
牡丹皮10g	泽泻12g	麦冬15g	陈皮15g
玉竹12g	芦根30g	天冬15g	酸枣仁30g
天花粉15g	青风藤30g	防风15g	片姜黄12g
仙灵脾10g	伸筋草30g	桑枝30g	葛根25g
百合25g			

28剂，每日1剂，水煎服，早晚两次分服

四诊： 2018年2月9日

患者诉口干较前明显好转，口中有唾液，仍有眼干，鼻干，但较前好转，周身关节疼痛减轻，患者为求进一步治疗，继续在阎师门诊治疗。

【按】患者中年女性，30余年无明显诱因出现低热及双手指多关节疼痛，于当地医院检查诊断为"类风湿关节炎？"，经阎师系统检查后，修正诊断为"干燥综合征"。干燥综合征其临床表现复杂多样，首诊症状各异，早期极易引起误诊。pSS患者约80%可有轻度关节症状并伴滑膜炎，表现为关节痛和非畸形性关节炎，检查可有血沉及CRP升高、类风湿因子阳性，因此易与类风湿关节炎相混淆。本例医案中，患者30余年前出现双手指多关节疼痛，但就诊阎师门诊检查时双手关节X线检查并无骨质破坏及关节畸形，且抗SSA/Ro抗体阳性，唇腺灶性淋巴细胞浸润，并且灶性指数≥1个灶/4mm^2，双眼Schimer试验≤5mm/5min，符合2016年ACR/EULAR pSS诊断标准。阎师治以补益肝肾，滋阴清热之余，尤注意祛邪以安正，通痹以利节。中医学认为，无论是外燥之邪还是内燥之邪均可损及人体的津液气血，致使肢体筋脉痹阻不通，导致肢体关节、肌肉筋腱疼痛、肿胀，甚则肌肤枯涩而出现脏腑损害。方中以六味地黄汤为君药滋补肝肾之阴，并加用青风藤通经络、祛风湿，威灵仙祛风除湿、通络止痛，千年健祛风湿，健筋骨，桑枝祛风湿，利关节。服药半年余，患者关节疼痛明显缓解，口干眼干症状明显好转，复查ESR、CRP均降至正常，Schimer试验：左10mm，右12mm，泪液流率较前明显好转，疗效显著。

（王琬茹，任志雄）

干燥综合征医案11

患者： 陈某　女　58岁

初诊： 2015年3月10日

主诉： 口干眼干2年，加重半年。

现病史： 患者2年前无明显诱因出现口干，晨起口苦，伴有鼻腔干燥，未予重视，未系统诊查治疗。后口干、鼻干、咽干症状逐渐加重，吞咽饼干、馒头等固体食物需用温水送服，眼部亦逐渐出现干涩，有磨砂感。近半年有龋齿现象，牙齿逐渐破坏、脱落。双眼泪少，异物感，时有视物模糊，双手近端指间关节疼痛，无红肿，无发热。于当地医院就诊，查体：ANA1 : 320，抗SSA抗体（+），抗SSB抗体（+），抗CCP抗体（−），RF（−），口腔科及眼科会诊并行相关检查后，确诊为干燥综合征，间断服用羟氯喹治疗，疗效欠佳。现为求进一步诊疗，来阎师门诊就诊。

现症： 口干、口苦，出门需携带水瓶频频饮水，夜间可干醒，舌头可粘至上颚，时有干咳，双目干涩明显，眼泪减少，双手远端及近端指间关节时有疼痛，无红肿，无变形，无皮疹，乏力，怕冷，眠可，饮食尚可，大便稀溏不成形，1~2次/日，小便可。舌暗红苔薄少津，舌下络脉瘀紫，脉沉细涩。

既往史： 既往体健，否认高血压、冠心病、糖尿病病史；否认乙肝、结核等传染病史；否认外伤史。

过敏史： 否认药物过敏史。

家族史： 否认家族遗传性疾病史。

诊断：中医：燥痹

　　　　西医：干燥综合征

辨证：肝肾不足，血脉痹阻证

治法：补益肝肾，清热育阴，祛邪利节，化瘀通痹

处方：

生地黄15g	山萸肉25g	山药20g	茯苓15g
牡丹皮10g	泽兰20g	泽泻15g	麦冬12g
天冬10g	天花粉12g	百合15g	青风藤20g
豨莶草15g	川断20g	桑寄生25g	骨碎补20g
桂枝10g	赤芍10g	醋鳖甲30g	

14剂，水煎服，早晚两次温服

方解：生地黄、山萸肉、山药、茯苓、牡丹皮、泽泻，三补三泻益肝肾之阴为君；川断、桑寄生、骨碎补温补肝肾以助动力为臣；麦冬、天冬、天花粉、百合、醋鳖甲滋阴、益液、清热、润燥及青风藤、豨莶草、泽兰清热利节、活络通痹为佐；桂枝、赤芍调和营卫，御邪驱邪为使，共达补益肝肾、清热育阴、祛邪利节、化瘀通痹之效。

二诊：2015年3月26日

患者诉口干、眼干，程度略有缓解，饮食仍需用水送服，乏力改善，关节疼痛稍缓解，仍觉畏寒，近日心烦失眠明显，纳谷不馨，大便稀溏不成形，2次/日，舌尖红，苔薄白，舌底有瘀斑，脉弦细。上方加莲子心10g以清泻心火，改百合至20g以加强滋阴清火、安心益志之效。加鸡血藤25g、加川断用量至25g，以增活血活络、利节温阳之力，去天冬。

诊治同前，守方加减。

处方：

生地黄15g	山萸肉25g	山药20g	茯苓15g
牡丹皮10g	泽兰20g	泽泻15g	麦冬12g

鸡血藤25g	天花粉12g	百合20g	青风藤20g
豨莶草15g	川断25g	桑寄生25g	骨碎补20g
桂枝10g	赤芍10g	醋鳖甲30g	莲子心10g

28剂，水煎服，早晚两次温服

三诊： 2015年4月29日

患者口干明显缓解，无夜间干醒，眼干涩，视物模糊均好转，手指关节受凉后仍觉疼痛，畏寒明显，无明显心烦、心悸等不适，纳眠可，二便调，舌暗苔薄白，舌底有瘀斑，脉弦细涩。上方去莲子心，改天花粉至15g以增强清热生津之力，加仙灵脾10g、络石藤15g以增温肾脾之阳，祛寒通痹之功，加山甲粉3g以活血散结，搜风通络。

处方：

生地黄15g	山萸肉25g	山药20g	茯苓15g
牡丹皮10g	泽兰20g	泽泻15g	麦冬12g
鸡血藤25g	天花粉15g	百合20g	青风藤20g
豨莶草15g	川断25g	桑寄生25g	骨碎补20g
桂枝10g	赤芍10g	醋鳖甲30g	仙灵脾10g
络石藤15g	山甲粉3g		

28剂，水煎服，早晚两次温服

继服28剂后复诊，口干眼干、关节疼痛症状明显缓解，纳眠可，二便调。随症加减6个月后，口眼干症状明显缓解，无需频频饮水，关节偶有不适，纳眠可，二便调，遂停药。

【按】 患者58岁，天癸已绝，阴气自半，正气不足，肝肾亏虚，燥毒、风、寒、湿诸邪更易侵袭机体，日久痹阻经络，阻滞气血，气机不畅，血行瘀滞，瘀血内生，进一步加重经络痹阻，阴虚津液生成输布障碍，燥象丛生，故见口腔、鼻腔干燥，眼睛干涩；气血运行涩滞不畅，闭塞不通，不通则痛，则关节疼痛不适。方中以滋补肝肾为首要，以六味地黄汤三补三泻之品为君，以川断、桑寄生、骨碎补、仙灵脾温补肝肾以助动力为臣，佐以活血通络、疏风行痹之药如穿山甲、制鳖甲、青风藤、桂枝等，共奏补益肝肾、清热育阴、祛邪利节、化瘀通痹之效。

　　阎师认为，在燥痹形成的病理过程中，瘀血的产生贯穿始终。《血证论》所说"燥邪延绵日久，病必入血分"，五液虚损，则血液没有化生的补充，造成津枯血燥的病理表现。脉道内的血液减少，流通不畅，出现瘀血。瘀血阻塞经筋脉络，影响津液在体内的正常输布，五液无法发挥正常的生理作用，从而加重患者各部位干燥的症状。故在临床上应兼顾活血化瘀法的运用，并且贯穿始终。该例患者唇舌紫暗，舌底络脉瘀紫，肢节疼痛，脉沉、弦、细涩，故方中加入制元胡、赤芍、鸡血藤、山甲粉等活血通络之品。阎师治疗风湿病善用山甲粉，穿山甲味咸，性微寒，归肝、胃经。《本草纲目》中记载其"除痰疟寒热，风痹强直疼痛，通经脉……消痈肿，排脓血，通窍"；《医学衷中参西录》中云："穿山甲，气腥而窜，其走窜之性，无微不至，故能宣通脏腑，贯彻经络，透达关窍，凡血凝血聚为病，皆能开之。"故治疗燥痹日久时加用搜剔走窜之品，以增强搜剔筋骨、通经活络、清除顽痹的作用，又因其为血肉有情之品，生津益精之效甚佳。

（王琬茹，任志雄）

干燥综合征合并雷诺综合征医案12

患者： 姬某某　女　43岁

初诊： 2013年10月31日

主诉： 双手指、双足趾发凉，阵发肤色发白15年。

现病史： 患者15年前于寒冷或情绪激动后双手手指皮肤颜色从指间开始突然苍白，继而扩展至整个手指至掌指关节，并伴有局部发凉麻木，解除寒冷刺激后皮肤可逐渐出现潮红、转暖，并有电流样刺激，此后病情逐渐进展，发作较前频繁，持续时间较长，环境温度稍低（<11℃）即可诱发，随后发现双足足趾皮肤发白、发凉、麻木，就诊于天津肿瘤医院，未明确诊断；15年来未系统治疗，现为求明确诊断就诊于阎师门诊。

现症： 双手指、双足趾发白、发凉、麻木，遇热好转，遇凉加重，久站后腰痛，无四肢关节疼痛，有光过敏（经紫外线照射后暴露皮肤可出现瘙痒、皮肤轻微发红），伴有口干、乏力，畏寒怕冷，无眼干、汗出，无指甲脆裂、皮肤萎缩、皮纹消失、指尖溃疡等，纳少，眠可，二便调。

既往史： 慢性浅表性胃炎、十二指肠炎病史3年。阑尾炎术后7年，1993年行剖腹产。否认高血压、冠心病、糖尿病病史；否认乙肝、结核等传染病史；否认外伤史。

过敏史： 否认过敏史。

家族史： 无家族遗传病史。

月经史： 初潮：14岁；月经周期：5/28~30；末次月经：2013年10

月27日，月经量少、色黑紫，伴有痛经。

体格检查： 鼻端变尖，口周放射性沟纹，双侧手指皮肤发白，皮肤光薄，皱纹变浅。

诊断： 中医：脉痹

西医：雷诺综合征

辨证： 肾阳不足，寒凝血瘀证

处方：

当归10g	桂枝12g	赤芍15g	通草10g
细辛3g	炒枳壳15g	骨碎补20g	补骨脂20g
防风15g	片姜黄12g	仙灵脾12g	羌活15g
鸡血藤30g	川断25g	桑寄生25g	红花10g
桃仁10g	炙山甲10g		

45剂，日一剂，水煎服，早晚两次分服

方解： 当归、桂枝为君药，养血活血，温经散寒，助阳通脉；细辛、通草温经散寒，通利血脉加强君药作用，且通草可以制约桂枝、细辛温燥之性；枳壳、姜黄配伍，取其推气之用意，促进气血运行；赤芍养阴和血，兼可化瘀；骨碎补、补骨脂、桑寄生、仙灵脾、川断补肾壮阳，助阳通脉；桃仁、红花、鸡血藤、穿山甲活血化瘀，通利经络。

建议完善血常规、肝肾功、血沉、类风湿因子、ANA、抗ds-DNA、ENA等相关检查，必要时行唇腺活检。

二诊： 2014年1月2日

患者自诉服药后双手发凉、发白症状明显缓解，下午5点手脚发凉，环境温度降低（<7℃）时，手部有轻度发白，口干，怕冷，偶有乏力，下午、夜间较重，纳可，眠可，二便调。舌淡红略暗，白苔少津。结合患者症状体征及舌脉，中医辨证为肝肾不足、寒凝血瘀，在治疗上加强温补肝肾，散寒化瘀之功，因此桂枝加量加强温通

经脉之功；当归养血和血；补骨脂加量加强补肾壮阳之功；丹参、红花活血化瘀；加生地、芦根清热润燥生津，同时制约温补之品的温燥之性。

实验室检查：自身抗体谱：ANA（＋），SSA（＋），RNP（＋），余抗体（－）；唇腺活检病理回报：（唇腺）送检涎腺组织，腺泡略萎缩，腺管及导管周围多见淋巴灶、浆细胞聚集浸润，其中4灶淋巴细胞数量>50个/灶。

诊断：中医：燥痹

西医：干燥综合征，雷诺综合征

辨证：肾阳不足，寒凝血瘀证

处方：

桂枝18g	当归12g	赤芍15g	炒枳壳15g
烫骨碎补20g	盐补骨脂25g	防风15g	片姜黄12g
羌活30g	仙灵脾12g	鸡血藤30g	桑寄生30g
川断30g	红花10g	山甲珠10g	桃仁10g
丹参25g	青风藤30g	天花粉15g	生地15g
芦根20g			

45剂，日一剂，水煎服，早晚两次分服

西药：硫酸羟氯喹0.2g口服日2次

三诊：2014年2月17日

患者自诉服药后双手发凉发白症状明显缓解，口干减轻，怕冷，微有乏力，夜间明显，纳可，眠可，二便调。舌淡红暗，白苔，脉沉略弦细。服中药数剂后仍自觉怕冷，考虑真阳不足，因此方中加干姜、附子，附子能够破散阴寒，回阳救逆；干姜温中散寒，当归养血活血，共达助阳通脉之效；芦根加量制约附子干姜峻烈之性。

诊治同前，守方加减。

处方：

桂枝 20g	当归 15g	赤芍 12g	炒枳壳 15g
烫骨碎补 20g	盐补骨脂 25g	防风 15g	片姜黄 12g
羌活 30g	仙灵脾 12g	鸡血藤 30g	桑寄生 30g
川断 30g	红花 10g	山甲珠 15g	桃仁 10g
丹参 30g	青风藤 30g	干姜 3g	生地 15g
芦根 25g	制附片_{先煎}5g		

30剂，日一剂，水煎服，早晚两次分服

四诊： 2014年3月17日

患者诉雷诺现象明显好转，但受凉后仍有手指颜色轻微的变化，轻度发麻，平时畏寒。末次月经2014年3月9日，行5天，量少，色暗黑。纳可，眠可，二便可。结合患者恶寒及月经情况，考虑阴寒内盛，因此制附片、干姜加量加强温经散寒之功，配伍知母加强滋补肾阴之功。

诊治同前，守方加减。

处方：

桂枝 20g	当归 15g	赤芍 12g	炒枳壳 15g
烫骨碎补 20g	盐补骨脂 20g	防风 15g	片姜黄 12g
羌活 30g	仙灵脾 12g	鸡血藤 30g	桑寄生 30g
川断 30g	红花 10g	山甲珠 15g	桃仁 10g
丹参 25g	青风藤 30g	干姜 4g	生地 15g
芦根 25g	制附片_{先煎}6g	知母 12g	

30剂，日一剂，水煎服，早晚分服

患者服药后雷诺现象较前明显好转，月经量及颜色较前好转，间断于阎师门诊随诊。

【按】 雷诺综合征是指肢端动脉阵发性痉挛，常于寒冷刺激或情绪激动等因素影响下发病，表现为肢端皮肤颜色间歇性苍白、紫绀和潮红的改变，一般以上肢较重，偶见于下肢。患者中年女性，于15年前寒冷或情绪激动后出现双手手指皮肤颜色从指间开始突然苍白，继而扩展至整个手指至掌指关节，并伴有局部发凉麻木，解除寒冷刺激后皮肤可逐渐出现潮红、转暖，并有电流样刺激，伴有畏寒怕冷，口干等症状，数年来未明确诊断，请阎师诊治，完善自身抗体谱：ANA（+）、SSA（+）、RNP（+），余抗体（-）；唇腺活检病理：腺泡略萎缩，腺管及导管周围多见淋巴灶、浆细胞聚集浸润，其中4灶淋巴细胞数量>50个/灶；中医诊断为：脉痹—肾阳不足血瘀寒凝证；西医诊断：干燥综合征，雷诺综合征。本病是干燥综合征引起的雷诺综合征，在临床上往往因雷诺现象明显而容易忽视了原发病的诊断。阎师将其辨证为脉痹之肾阳不足 血瘀寒凝证，其病因病机为先天禀赋不足，肾阳虚衰，阴寒内盛，复感寒邪，寒邪凝滞，血行不利，阳气不能达于四肢末端，营血不能充盈血脉导致手足发凉、麻木。在治疗上当以补益肾阳，温经散寒，养血通脉的当归四逆汤加减。

　　阎师认为干燥综合征在临证中常以肝肾不足，阴虚内热为主的燥痹多见，但虚寒证候在临床上也屡见不鲜。在虚寒证候早期平补肾阳，温经散寒为主，在后续的治疗中尤其注意阴液的调养，既要考虑阳气失于蒸腾气化的失常，又要考虑先天阴液的亏损及温燥之品的伤阴。平素临证中阎师慎用干姜、附子等大辛大热之品，但在病人阳气虚衰，寒邪较重，非附子干姜所不能及时，可加以小剂量的附子、干姜以温壮元阳而破散阴寒。

（白雯，乔树斌）

干燥综合征医案13

患者：郭某某　女　63岁

初诊：2019年4月29日

主诉：口干、眼干15年余。

现病史：患者2004年冬自觉口干，夜间可因口干致醒，于当地医院就诊，考虑干燥综合征，未给予特殊诊治。后患者口干症状明显，夜间需频繁起床饮水，眼干，无泪液，日间多次需人工泪液，牙齿片状脱落，于北京友谊医院、北京医院先后就诊，查SSA、SSB、RO-52（+），眼底视野尚可，CRP 0.1mg/L（<0.8mg/L），RF 27.1IU/ml（<20IU/ml），免疫球蛋白+补体：IgG 1888mg/dl（748~1560mg/dl），IgM 43.5mg/dl（46~304mg/dl）。诊断为"干燥综合征"，予硫酸羟氯喹0.2g，3次/日，茴三硫片25mg，3次/日，白芍总苷胶囊0.6g，3次日。后患者间断服用上述3种药物，症状无明显缓解，现患者已停用所用药物，遂请阎师诊治。

现症：口干，口黏，进食干性食物需水送服，需随身携带水瓶频繁饮水，夜间需起床饮水2~3次，眼干，砂砾感，无泪液，需用人工泪液，咽干，皮肤干，双膝关节疼痛，夜间加重，活动后加重，寐差，不易入睡，小便调，大便1~2天一行，质干。舌暗红边有齿痕，苔少津，脉沉略弦。

既往史：既往静脉曲张病史，未服药治疗。否认高血压、冠心病、糖尿病病史；否认乙肝、结核等传染病史；否认外伤史。

过敏史：否认药物过敏史。

家族史：否认家族遗传性疾病史。

体格检查：猖獗龋齿。

诊断：中医：燥痹

西医：干燥综合征

辨证：肝肾亏虚，筋脉痹阻证

治法：补益肝肾，育阴清热，祛邪通络

处方：

生地15g	山茱萸20g	山药20g	茯苓30g
牡丹皮10g	泽兰20g	泽泻12g	知母15g
石斛15g	芦根25g	天冬10g	麦冬15g
青风藤25g	秦艽25g	豨莶草15g	骨碎补20g
伸筋草25g	羌活12g	独活12g	鳖甲30g
龟甲30g			

14剂，日一剂，水煎服，早晚两次温服

方解：方中以六味地黄汤滋阴补肾，通补开合，为君药；麦冬、天冬、芦根、石斛清热泻火，生津止渴为臣；骨碎补温补肾阳，泽兰散瘀通经活络，秦艽、独活、羌活、豨莶草、伸筋草清热除湿，知母、鳖甲清热育阴，龟甲滋补肝肾阴精，青风藤疏经通络，通达气血，祛邪利节，为佐药。共奏补益肝肾、滋阴清热之效。

二诊：2019年5月13日

服用上药14剂后，患者诉口干较前好转，进食主食仍需水送服，眼干、砂砾感、皮肤干、咽干，双膝关节疼痛较前好转，压根黑，纳尚可，寐差，夜间需起床饮水，小便可，大便2日一行，质干。舌暗红边有齿痕，苔白，脉沉细略弦。患者膝关节仍疼痛，上方增量伸筋草至30g，羌活至15g，秦艽至30g以增强清热除湿舒筋活络之效；患者仍口干，增量生地至20g，山萸肉至25g以增强补益肝肾；增量天冬至12g以补肾滋阴，减量茯苓至25g。

诊治同前，守方加减。

处方：

生地20g	山茱萸25g	山药20g	茯苓25g
牡丹皮10g	泽兰20g	泽泻12g	知母15g
石斛15g	芦根25g	天冬12g	麦冬15g
青风藤25g	秦艽30g	豨莶草15g	骨碎补20g
伸筋草30g	羌活15g	独活12g	鳖甲30g
龟甲30g			

28剂，日一剂，水煎服，早晚两次温服

三诊： 2019年6月10日

患者诉口干较前好转，饮水次数较前减少，进食干性食物需水送服频次减低，眼干，砂砾感，情绪激动时则泪下，皮肤干、咽干较前好转，双膝关节疼痛好转，压根黑，纳尚可，寐尚安，夜间无需起床饮水，小便调，大便1日1行。舌暗红，边有齿痕，苔白，脉沉细略弦。患者口干、眼干症状好转，上方减量生地至18g，山茱萸至20g，知母至12g，天冬至10g；增量茯苓至30g，芦根至30g以增强清热育阴，滋阴润燥之力；患者膝关节疼痛好转，上方减量秦艽至25g，伸筋草至25g，羌活12g。

处方：

生地18g	山茱萸20g	山药20g	茯苓30g
牡丹皮10g	泽兰20g	泽泻12g	知母12g
石斛15g	芦根30g	天冬10g	麦冬15g
青风藤25g	秦艽25g	豨莶草15g	骨碎补20g
伸筋草25g	羌活12g	独活12g	鳖甲30g
龟甲30g			

28剂，日一剂，水煎服，早晚两次温服

【按】患者为老年女性，63岁，于15年前出现口干，夜间可因口干致醒，后查SSA、SSB、RO-52（+），眼底视野尚可，CRP 0.1mg/L（<0.8mg/L），RF 27.1IU/ml（<20IU/ml），免疫球蛋白＋补体：IgG 1888mg/dl（748~1560mg/dl），IgM 43.5mg/dl（46~304mg/dl）。诊断为"干燥综合征"，予硫酸羟氯喹0.2g，3次/日，苗三硫片25mg，3次/日，白芍总苷胶囊0.6g，3次/日。后患者间断服用上述三种药物，症状无明显缓解，现患者已停用所用药物。即请阎师诊治。本病例为典型干燥综合征患者，系五脏之阴液不足造成，阴虚包括脏腑之阴液亏虚，即其所主之五液不足。《素问·宣明五气篇》云："五脏化液，心为汗，肺为涕，肝为泪，脾为涎，肾为唾。"故肝、心、脾、肺、肾五脏之阴不足则五脏所主五液之源匮乏，气血运行涩而不畅，则生本病。治之应以"辨五液，调五脏"为论治之本，而肾乃先天之本，《素问·逆调论》曰："肾者水脏，主津液"，肾之阴阳乃五脏阴阳之本，故肾之阴阳不足，肾阴亏虚必致肝、脾、肺、心余脏之阴阳不足，阴液亏乏。故补益肝肾为首要。阴液不足，内生燥热，故又宜清热育阴；阴虚血少，加之邪侵稽留，则气血运行涩滞不畅而见肢节疼痛肿胀之痹病，故又宜祛邪利节，活血通痹。

方中以六味地黄汤为君药，生地黄滋补肾阴，山萸肉补肝养肾而涩精，山药补益脾阴，亦能固肾，佐以泽泻利水渗湿，泄肾浊，丹皮清泄虚热，凉肝而泻阴中伏火，并制山萸肉之温涩，茯苓渗利脾湿，既助山药补脾，又与泽泻共泻肾浊，助真阴得复其位。肺之液少则见涕少鼻干，干咳，酌加芦根、沙参、麦冬、天冬等；肝之液少则见泪少目干，筋惕肉瞤，关节疼痛，屈伸不利，酌加醋鳖甲、霜桑叶等；脾之液少则见涎少口干，酌加石斛、醋鳖甲等。

（梁丙楠，付滨）

干燥综合征医案14

患者：宋某　女性　47岁

初诊：2015年11月30日

主诉：口干、眼干1年。

现病史：患者1年前出现口干、眼干，未予重视，1个月前出现双手近端指间关节肿胀，遂前往中心医院，门诊以结缔组织病收住入院，入院后完善相关检查：抗SSA阳性，抗SSB阳性，ANA 1∶640，类风湿因子167IU/ml，血沉51mm/h，唇腺活检示：送检涎腺组织，腺小叶结构存在，局部导管扩张，小叶内腺泡间可见少量淋巴细胞浸润，查见≥50个淋巴细胞浸润灶5个。双侧腮腺功能受损，右侧尤明显；颌下腺摄取功能明显受损，符合干燥综合征改变。明确诊断为干燥综合征，给予白芍总苷胶囊及羟氯喹治疗，患者为求进一步中医药诊治，遂请阎师会诊。

现症：口干、眼干，双手关节略感肿胀，小腿疼痛，皮肤干燥，时有瘙痒，心悸不安，偶有咳嗽，无乏力，饮食可，眠欠佳，大小便正常。舌红，薄黄苔，脉沉弦细。

既往史：既往体健，否认高血压、冠心病及糖尿病史；否认肝炎、结核等传染病史。

过敏史：否认药物及食物过敏史。

家族史：姐姐患有类风湿关节炎。

体格检查：四肢关节未见明显畸形。

诊断：中医：燥痹

　　　　西医：干燥综合征

辨证： 肝肾阴虚，燥伤心阴

治法： 滋养肝肾，润燥养心，清热利节

处方：

生地15g	山萸肉12g	生山药20g	茯苓20g
丹皮10g	泽兰15g	泽泻15g	陈皮15g
杏仁12g	浙贝12g	麦冬12g	天花粉15g
芦根20g	青风藤25g	秦艽25g	丹参20g
酸枣仁15g	远志12g		

28剂，日一剂，早晚两次分服

方解： 方中以生地、山萸肉、山药3药合用，滋补肝肾，补正治本，泽泻、茯苓、丹皮，同泄治其标，芦根、百合、酸枣仁、远志滋心阴，益心液，麦冬、天花粉、芦根滋阴润燥，青风藤及秦艽清热利节。

二诊： 2016年1月1日

患者服药后偶有口干，心悸较前稍好转，皮肤干燥作痒，晨起手仍有肿胀，小腿疼痛明显好转，咳嗽、无痰，偶有纳差，睡眠较前好转，大小便正常。口苦，口腔有异味。辅助检查：血常规：白细胞：3.76×10^9/L↓。生化检查正常。血沉33mm/h↑。患者纳差，乏力明显，生地减至12g，山萸肉加至15g，患者干咳，减杏仁、浙贝、酸枣仁及远志，加天冬，患者手胀仍明显，加防风、片姜黄、炒枳壳，加川断、桑寄生补肾，加炙山甲及醋龟甲血肉有情之品直达病所。

诊治同前，守方加减。

处方：

生地12g	山萸肉15g	生山药20g	茯苓20g
丹皮10g	泽兰20g	泽泻15g	陈皮15g
麦冬15g	天花粉15g	芦根20g	青风藤25g
秦艽25g	丹参20g	天冬10g	防风15g

| 片姜黄12g | 炒枳壳12g | 川断25g | 桑寄生25g |
| 炙山甲15g | 醋龟甲30g | | |

28剂，日一剂，早晚两次分服

三诊： 2016年2月3日

患者服药后口干症状有所好转，偶有心悸，现皮肤干燥明显缓解，手关节偶有肿胀不适，小腿疼痛明显好转，无咳嗽咳痰，偶有纳差，睡眠可，大小便正常。口苦，口腔有异味。生地加至15g，山萸肉加至20g，去丹参、天冬、炒枳壳，加醋鳖甲加强滋阴清热之效。

处方：

生地15g	山萸肉20g	生山药20g	茯苓20g
丹皮10g	泽兰20g	泽泻15g	陈皮15g
麦冬15g	天花粉15g	芦根20g	青风藤25g
秦艽25g	防风15g	片姜黄12g	川断25g
桑寄生25g	炙山甲15g	醋龟甲30g	醋鳖甲30g

28剂，日一剂，早晚两次分服

患者服药半年，口干乏力、心悸不适、皮肤干涩等症状明显好转，嘱继续随诊巩固疗效。

【按】 心在液为汗，所谓"汗血同源"，心阴不足，汗则乏源，故患者出现皮肤干燥，甚则皮肤作痒，且心主神志，开窍于舌，心阴不足，心神失养，故见心烦少寐、心悸不安、舌干少津等。阎师临证常用百合、玉竹、炒酸枣仁、远志、夜交藤等，以滋心阴、养心神、益心液。百合甘、微寒，归心、肺二经，可养阴润肺，清心安神。远志苦辛，微温，入心、肺、肾经，有安神益智之功效。且方中常以芦根配百合，两药均具甘平之性味，润燥而无滋腻之嫌，既能益肺阴、润肺燥，又能滋心阴、调汗液、润肌肤、安心神。

（韩小雨，陈铁民）

干燥综合征医案15

患者： 任某某　女　45岁

初诊： 2018年8月13日

主诉： 多关节疼痛不适6年，口干、眼干4年。

现病史： 患者6年前无明显诱因出现多关节疼痛不适，累及双踝、双膝、双腕关节，伴手足多关节僵硬不适，就诊于中国人民解放军总医院查ESR36mm/h，ANA1∶1000，SSA（＋），抗U_1RNP（＋），RF、AKA、APF（－），抗CCP（－），HLA-B27（－）。诊断：干燥综合征，予甲波尼龙3片，每日1次口服，羟氯喹0.2g，每日1次口服，白芍总苷胶囊0.6g，每日2次口服，症状缓解，半年后自行停药。4年前患者出现口干、眼干，无明显脱发、光过敏、雷诺现象等其他特殊不适，周身乏力明显，畏寒怕冷，半年前就诊于301医院，ANA>1∶1000（颗粒型），抗SSA（＋），抗nRNP/Sm（＋），ESR 21mm/h，腮腺超声示：双侧腮腺异常，超声造影符合干燥综合征；双侧腮腺腺体内表面多发低回声结节，淋巴结反应性增生，诊断为干燥综合征，予甲氨蝶呤、甲波尼龙、羟氯喹、白芍总苷胶囊口服，为求进一步诊治来诊。

现症： 口干明显，进食干物不需水送服，时眼干，分泌物较多，时有多关节疼痛不适及关节僵硬感，畏寒不明显，乏力明显，纳眠欠佳，二便调，舌淡红苔白，脉沉滑略弦。

既往史： 否认。

过敏史： 否认药物过敏史。

家族史： 否认家族遗传性疾病史。

诊断： 中医：燥痹

西医：干燥综合征

辨证： 燥伤肾阴，筋脉痹阻证

治法： 补肾滋阴，清热利湿，活血通络

处方：

生地15g	山萸肉15g	生山药20g	茯苓25g
丹皮10g	泽兰25g	泽泻15g	黄芪20g
焦白术15g	青风藤25g	秦艽25g	土茯苓25g
忍冬藤30g	豨莶草15g	防风15g	片姜黄15g
桑枝25g	制元胡25g	陈皮15g	砂仁(后下)10g

10剂，水煎服，饭后半小时至一小时口服，分三次

方解： 方中以生地滋阴补肾，填精益髓，为君药；山萸肉补养肝肾，山药补脾肾，亦能固精，茯苓、白术、黄芪健脾益气，共为臣药；青风藤、忍冬藤、秦艽具有祛风湿、舒筋络，清虚热作用，豨莶草、防风以祛风胜湿，桑枝、元胡、片姜黄通络行气，活血止痛，牡丹皮、泽兰、泽泻清热、活血通络利水，土茯苓解毒利湿，通利关节，共为佐药；陈皮、砂仁健脾化痰和胃，为使药。全方共奏补肾滋阴，清热利湿，活血通络之效。

原服西药继服如下：钙尔奇D片0.6g，日2次，口服；白芍总苷胶囊0.6g，日3次，口服；硫酸羟氯喹0.2g，日2次，口服；甲泼尼龙8mg，日1次口服；骁悉0.5g，日2次，口服。查24小时尿蛋白定量，尿常规。

二诊： 2018年8月23日

服用上药10天后，患者诉仍口干明显，进食需水送服，时有眼干、分泌物较多，肩背、腰背部疼痛，偶有踝关节、腕关节疼痛，纳眠可，二便调，月经量少。2018年8月16日于解放军总医院查ANA 1：1000，ESR：11mm/h，抗dsDNA（-），尿蛋白定量（-），补体C3、

C4（－），肝肾功能、血常规未见明显异常，尿常规：尿红细胞50/ul，尿亚硝酸盐（＋）。舌淡红，苔白，脉沉滑略弦。患者口干明显，上方生地增至18g，治以滋补肾阴，山茱萸增至20g以补益肝肾；加麦冬15g治以养胃阴，芦根25g以生津止渴；患者仍肩背、腰背部疼痛，偶有踝关节、腕关节疼痛，故上方加徐长卿15g以祛风除湿止痛兼健脾胃。患者纳食可，故上方去焦白术、陈皮、砂仁，黄芪减至15g，治以健脾益气，患者热不明显，故前方去忍冬藤。

原西药继服钙尔奇D片0.6g，日2次，口服；白芍总苷胶囊0.6g，日3次，口服；硫酸羟氯喹0.2g，日2次，口服；甲泼尼龙逐渐减量至8mg，隔日1次口服，7mg隔日1次，口服，2周后6mg，隔日1次，口服；骁悉0.25g，日2次，口服。

诊治同前，守方加减。

处方：

生地18g	山茱肉20g	生山药20g	茯苓25g
丹皮10g	泽兰25g	泽泻15g	黄芪15g
青风藤25g	秦艽25g	土茯苓25g	豨莶草15g
防风15g	片姜黄15g	桑枝25g	制元胡25g
麦冬15g	芦根25g	徐长卿15g	

　　　　　　　　　14剂，日一剂，水煎服，早晚两次温服

三诊：2018年9月20日

患者诉口干、眼干不明显，眼睑分泌物增多，肩背、腰背部疼痛，酸痛，晨起乏力，偶有双膝关节隐痛，大量活动后自觉双膝关节肿胀，久蹲后膝关节僵硬明显，近半年月经不调，此次月经持续半月余。纳眠尚可，多梦，二便调。舌淡红，苔薄黄，脉沉滑略弦。辅助检查：CRP 0.147mg/dl，ESR8mm/h，WBC 6.12×10^9/L，ALP：29IU/L，ALT：23IU/L，AST：22IU/L，SSA（＋），Ro–52（＋），RNP（＋），ANA：1∶160，核颗粒型，CCP（－）ANCA（－）dsDNA（－）上方加醋鳖甲30g，治以滋阴潜阳，强筋骨，白菊花10g，治以清肝明目，霜桑叶20g治以疏散风热、平肝；患者乏力，山茱萸加至20g、生地加至20g以滋补肝肾，强筋骨；患者偶有踝关节、腕关节疼痛，上方去徐长卿，加海桐皮15g治以祛风湿，通经络；泽兰减至20g，治以活血利水。

甲泼尼龙8mg，隔周1次，口服，14天后，5mg隔周1次，口服；骁悉0.25g，日2次，白芍总苷胶囊0.6g，日3次，口服；硫酸羟氯喹0.2g，日2次，口服；

处方：

生地18g	山萸肉20g	生山药20g	茯苓25g
丹皮10g	泽兰25g	泽泻15g	黄芪15g
青风藤25g	秦艽25g	土茯苓25g	豨莶草15g
防风15g	片姜黄15g	桑枝25g	制元胡25g
麦冬15g	芦根25g	醋鳖甲30g	白菊花10g
霜桑叶20g			

14剂，水煎服，早晚两次温服

患者坚持随诊服药3个月后，病情好转，口干、眼干、眼睑分泌物增多等症状明显缓解，偶有双肩胀痛，乏力，咳嗽，无痰，纳可，眠欠佳，二便调，月经量少，舌淡红，苔白，脉沉滑略弦。嘱继服上方以维持巩固疗效。西药配合白芍总苷胶囊0.6g，日3次，口服；硫酸羟氯喹0.2g，日2次，口服；骁悉0.25g，日2次，口服。已停服甲泼尼龙。

【按】患者为中年女性，45岁，于6年前多关节疼痛不适，4年前出现口干、眼干。即出现多关节疼痛不适，累及双踝、双膝、双腕关节，伴手足多关节僵硬不适，畏寒怕冷，结合实验室检查，诊断为"干燥综合征"，中医诊断为燥痹，阎小萍教授重视"肾主津液而恶燥"的功能，应用五液辨证法，因患者存在口干、眼干之主症，即唾少泪缺，肝肾之液不足；肝之体为筋，筋脉失养，症见关节疼痛，晨僵；肾之体为骨，肝肾之体病变，症见关节变形。肝肾之液不足、肝肾之体不利，故辨证为肝肾亏虚、筋脉痹阻证。

　　治疗中阎小萍教授亦根据燥痹根在肾，因肾主津液而恶燥，故益肾润燥通痹为其大法；因肝肾同源，故本证当肝肾同补兼通利关节。方中以生地滋阴补肾，填精益髓，为君药；山茱萸具有补益肝肾，有涩精的作用，山药具有补益脾阴，亦能固肾；泽泻利水渗湿，牡丹皮泄虚热，凉肝且能泻阴中伏火，并制山萸肉之温涩，茯苓渗利脾湿，既助山药补脾，又与泽泻共泄肾浊，助真阴得复其位。黄芪健脾益气，诸药共为臣药；青风藤、秦艽、桑枝、豨莶草具有祛风湿、舒筋络、清虚热作用，豨莶草、防风以祛风胜湿，元胡、片姜黄通络行气，活血止痛，片姜黄配防风，一血一气，均入肝脾经，防风兼入膀胱经，片姜黄擅治风痹臂痛，活血行气，相互引领，祛风疗痹止痛效佳；泽兰配泽泻，泽兰微温活血化瘀兼利水消肿，泽泻淡寒入肾长于利湿泄热，两药水血同治、相得益彰，主治关节肢体之肿胀疼痛，土茯苓解毒利湿，通利关节，共为佐药。陈皮、砂仁健脾化痰和胃，即防滋腻碍脾，又引药入肾，故而为使药。诸药合用，共奏补肾滋阴，清热利湿，活血通络之效。

（邱新萍）

干燥综合征医案16

患者： 任某　女　44岁

初诊： 2018年8月13日

主诉： 多关节疼痛不适6年、口干眼干4年。

现病史： 患者6年前无明显诱因出现多关节疼痛不适，累及双踝、双膝，双腕关节，伴手、足多关节僵硬不适，就诊于中国人民解放军总医院，查：ESR36mm/h，抗ANA抗体：1：1000，抗SSA抗体（＋），抗U_1RNP抗体（＋），RF（－），抗AKA、APF、CCP抗体均（－），HLA–B27（－），诊断为SS，予甲泼尼龙12mg qd口服，羟氯喹0.2g qd口服，白芍0.6g bid口服后症状缓解，半年后自行停药，4年前患者出现口干、眼干，无明显脱发、光过敏、雷诺现象等其他特殊不适。周身乏力明显，畏寒怕冷，半年前就诊于301医院查：抗ANA>1：1000（颗粒型），抗SSA（＋），抗nRNP/Sm（＋），ESR21mm/h，腮腺超声示：双侧腮腺异常所见，超声造影符合SS；双侧腮腺腺体内表面多发低回声结节，淋巴结反应性增生，予甲氨蝶呤12.5mg qw口服+次日叶酸10mg口服、甲泼尼龙8mg qd口服、羟氯喹12.5mg qw口服，白芍总苷胶囊0.6g bid口服，骨化三醇0.25mg qd口服，现求进一步诊治来诊。

现症： 口干明显，进食食物不需水送服，时眼干，分泌物较多，时有干咳，时有多关节疼痛不适及手足关节僵硬感，自觉乏力，偶有腹胀，纳眠可，二便调。舌淡红略暗，苔薄白根著，脉沉细。

既往史： 既往体健。否认肝炎、结核、高血压、糖尿病等病史。

过敏史： 磺胺类过敏。

家族史： 否认家族遗传病史。

个人史：少量饮酒。

诊断：中医：燥痹

　　　　西医：干燥综合征

辨证：肝肾阴虚、燥邪痹阻

治法：补肾健脾、滋胃生津、通络止痛

处方：

①碳酸钙D3(钙尔奇D)0.6g bid 口服；白芍总苷胶囊0.6g Tid 口服；硫酸羟氯喹0.2g Bid 口服；甲泼尼龙8mg qd 口服；0.吗替麦考酚酯5g bid 口服。

②中药：

生地15g	山萸肉15g	生山药20g	茯苓25g
丹皮10g	泽兰25g	泽泻15g	黄芪20g
焦白术15g	青风藤25g	秦艽25g	土茯苓25g
忍冬藤30g	豨莶草15g	防风15g	姜黄15g
桑枝25g	制元胡25g	陈皮15g	砂仁19g

10剂，日一剂，水煎服，早晚分服

方解：方以生地黄、山茱萸为君，滋补肝肾之阴精；臣以山药、焦白术、炒薏仁等补益脾气脾阳，山药、麦冬、沙参、玉竹等补益脾胃之阴；陈皮、砂仁理气和胃，补而不滞；桑叶、菊花等配合麦冬养肺阴，宣肺气，佐以海风藤、豨莶草、秦艽、土茯苓等祛风除湿、活血通络以治标，诸药合用共奏补肾健脾、滋胃生津、通络止痛之功。

二诊：2018年8月23日

进食食物仍需水送服，时有眼干，分泌物较多，干咳稍缓解，肩背腰背部疼痛，偶有踝关节、膝关节疼痛，2018年8月16日于解放军总医院查：ANA：1∶1000；ESR 11mm/h，现患者纳眠可，二便调，月经量少。舌淡红略暗白苔，脉沉滑略弦。中药上方加减，生地加至18g，山萸肉加至20g增强补肝肾阴精之效。涎为口津，脾胃所化生，

因此阎师加麦冬15g补益肺胃之阴。患者踝关节、膝关节疼痛，凉髌征消失，因此去黄芪加徐长卿15g、芦根25g清热利湿。现已无明显腹胀，纳可，去焦白术、陈皮、砂仁。

处方：

①甲泼尼龙减至8mg qod口服，2周后减至7mg qod口服，余西药治疗同前。

②中药诊治同前，守方加减。

生地18g	山萸肉20g	生山药20g	茯苓25g
丹皮10g	泽兰25g	泽泻15g	黄芪15g
徐长卿15g	青风藤25g	秦艽25g	土茯苓25g
豨莶草15g	防风15g	姜黄15g	桑枝25g
制元胡25g	麦冬15g	芦根25g	

14剂，日一剂，水煎服，早晚分服

三诊：2019年9月7日

口干、眼干症状明显好转，眼分泌物增多，偶有干咳，关节疼痛好转，偶有双踝关节隐痛，肩背腰部酸痛，晨起乏力，大量活动后双膝关节肿胀，久蹲后膝关节僵硬明显，纳可，多梦，小便调，大便偏稀。舌淡红略暗，白黄薄苔，脉沉滑略弦。中药上方加醋鳖甲30g滋阴潜阳，退热除蒸；山萸肉加至25g补益肝肾；生地加至20g清热养阴生津；患者肩背部不适，因此去徐长卿，加海桐皮15g祛风湿、通经络，其善解上半身风湿痹痛；"燥易伤肺"本病亦累及肺脏，因此阎师加入白菊花10g，霜桑叶20g清肺润燥。

处方：

①甲泼尼龙减至5mg qod口服，余西药治疗同前。

②中药诊治同前，守方加减。

| 生地20g | 山萸肉25g | 生山药20g | 茯苓25g |

丹皮 10g	泽兰 20g	泽泻 15g	黄芪 15g
醋鳖甲 30g	青风藤 25g	秦艽 25g	土茯苓 25g
豨莶草 15g	防风 15g	姜黄 15g	桑枝 25g
制元胡 25g	麦冬 15g	芦根 25g	白菊花 10g
海桐皮 15g	霜桑叶 20g		

14剂，日一剂，水煎服，早晚分服

患者服药后口干眼干及关节疼痛较前明显减轻，不再频频饮水，乏力减轻，经期已恢复至6天，嘱继服中药以维持巩固疗效，后每月坚持复诊，现患者一般情况良好，激素已减停，诉已无明显眼干，关节疼痛不明显，已可步行上下班。

【按】本医案主要因肝肾之阴亏虚而发病。肝肾同源，肾阴不足，可加重肝阴亏损，肝阴亏虚，亦可以导致肾阴受损。因此阎师在治疗时，认为补益肝肾是根本，以六味地黄丸加减，药用地黄、山茱萸、山药等滋补肝肾阴精，对于阴虚内热的患者，阎师常用生地，同时补益肺胃是关键，常选用焦白术、炒薏仁等补益脾气脾阳，山药、沙参、玉竹等补益脾胃之阴，因本病易累及肺脏，引起咳嗽、少痰或无痰、呼吸困难等症状，《素问·水热穴论》篇曰："其本在肾，其末在肺。"肾为主水之脏，肺为"水之上源"，肺的宣发肃降及通调水道，有赖肾的蒸腾气化；同样肾阴为一身阴液之根本，肾阴虚则不能上滋肺阴，而肺阴耗伤，久则上源之水乏，必殃及下焦肾水，故治疗宜抓住时机及早治疗，不可在阴伤过甚、殃及多脏之阴时再治。因此，即使尚未出现肺部病变时，阎师亦常配伍百合、麦冬等以滋肺阴，白芷、菊花以开肺气，这也体现了阎小萍教授"治未病"思想。

（孙文婷，孔维萍）

干燥综合征医案17

患者：任某某　女　45岁

初诊：2018年8月3日

主诉：多关节疼痛不适6年，口干眼干4年。

现病史：患者6年前无明显诱因出现多关节疼痛不适，逐渐出现双肩、双膝、双腕关节疼痛，无肿胀，伴手足多关节僵硬不适，就诊于北京某解放军医院，查：ESR：36 mm/h，ANA 1∶1000，SSA（+），抗 U_1RNP（−），RF、AKA、APF（−），　抗CCP（−），HLA-B27（−），诊断为干燥综合征，予甲泼尼龙12mg Qd口服，硫酸羟氯喹0.2g Qd口服，白芍总苷胶囊0.6g bid口服后症状缓解，半年后自行停药，4年前患者出现眼干口干，无明显脱发，光过敏，雷诺现象及其他特殊不适，周身乏力明显，畏寒怕冷，半年前就诊于北京某解放军医院，查：ANA>1∶1000，抗SSA（+），ESR21mm/h，腮腺超声、造影符合干燥综合征，双侧腮腺腺体内多发低回声结节，反应性增生，诊断为干燥综合征，予甲氨蝶呤、甲泼尼龙、羟氯喹、帕夫林口服，症状缓解。

现症：口干明显，进食食物需水送，偶伴眼干，分泌物较多，右膝关节略肿胀，皮温略高，时有疼痛不适，手足关节僵硬感，畏寒不明显，乏力明显，饥不欲食，胃脘嘈杂，时有隐隐作痛，眠可，二便调。舌淡红暗，苔白，脉滑略弦。

既往史：萎缩性胃炎，否认高血压、冠心病、糖尿病病史；否认乙肝、结核等传染病史；否认外伤史。

过敏史：否认药物过敏史。

家族史：否认家族遗传性疾病史。

体格检查：腮腺无明显肿大，心、肺、腹部查体（－），皮肤未见皮疹、红斑，右膝关节略肿胀，皮温略高，时有疼痛不适。

诊断：中医：燥痹

　　　　西医：1.干燥综合征　2.萎缩性胃炎

辨证：肝肾阴虚证

治法：滋阴润燥

处方：

生地15g	山萸肉15g	山药20g	茯苓25g
丹皮10g	泽兰25g	泽泻15g	黄芪20g
炒白术15g	青风藤25g	秦艽25g	土茯苓25g
忍冬藤30g	豨莶草15g	防风15g	片姜黄15g
桑枝25g	制元胡25g	陈皮15g	砂仁10g

14剂，日一剂，水煎服，早晚两次温服

方解：方中山萸肉酸温，补肾养肝血，同时可固肾涩精。山药甘平，健脾益精固肾。茯苓甘淡入脾，淡渗利湿。丹皮清泄相火，桑枝、元胡、片姜黄通络行气，活血止痛，泽兰、泽泻活血通络利水。豨莶草、防风以祛风胜湿。生地性甘寒，归心、肝、肾经，具有清热凉血、养阴生津的作用。黄芪味甘，性微温，入脾肺经，能健脾补中，升阳举陷。炒白术味苦、甘、温，入脾胃经，补气健脾、燥湿利水。青风藤味苦辛平，入肝脾经，祛风湿，通经络利小便。秦艽祛风湿、通络止痛。土茯苓甘淡、平，能除湿、通利关节。忍冬藤清热疏风，配桑枝具有清热通络止痛的功效。陈皮理气健脾，燥湿化痰。砂仁性辛温，归脾、胃、肾经，化湿、行气、温中。陈皮与砂仁配伍，具有理气健脾胃的功效。

二诊：2018年8月23日

服用上药14剂后，患者自述口干略有减轻，时眼干，右膝关节肿胀减轻，皮温正常，胃脘偶有嘈杂，腹胀好转，进食量有所增加，乏力减轻，在上方基础上，增量生地至18g清热凉血、养阴生津，山萸肉20g补肾养肝血、固肾涩精。加徐长卿15g祛风止痛，麦冬15g、芦根25g养阴润肺、益胃生津。患者腹胀缓解，故去陈皮15g、砂仁10g。

诊治同前，守方加减。

处方：

生地18g	山萸肉20g	山药20g	茯苓25g
丹皮10g	泽兰25g	泽泻15g	黄芪20g
青风藤25g	片姜黄15g	秦艽25g	土茯苓25g
豨莶草15g	防风15g	徐长卿15g	桑枝25g
制元胡25g	徐长卿15g	麦冬15g	芦根25g

14剂，日一剂，水煎服，早晚两次温服

三诊： 2018年9月20日

患者近日感冒后出现咳嗽，咯痰不明显，口干、眼干有所缓解，在上方基础上，增量生地至25g、山萸肉至25g、芦根至30g，益肾滋阴。减量泽兰至20g、黄芪至15g，去掉徐长卿15g，加醋鳖甲30g滋阴潜阳，桑叶10g疏散风热、清肺润燥，白菊花10g清热解毒，海桐皮15g祛风湿、通经络。诸药合用，增强滋阴力量。

处方：

生地25g	山萸肉25g	山药20g	茯苓25g
丹皮10g	泽兰20g	泽泻15g	黄芪15g
青风藤25g	片姜黄15g	秦艽25g	土茯苓25g
豨莶草15g	防风15g	徐长卿15g	桑枝25g
制元胡25g	麦冬15g	芦根30g	醋鳖甲30g
桑叶10g	白菊花10g	海桐皮15g	

14剂，日一剂，水煎服，早晚两次温服

患者坚持随诊服药约半年后，病情好转，口干症状缓解，眼干已不明显，乏力明显减轻，现食欲正常，胃脘无明显不适，腹胀较前明显好转，无明显乏力，夜眠可，二便调。嘱继续服药、以维持巩固疗效。

【按】干燥综合征患者胃肠道可以因其黏膜层的外分泌腺体病变而出现萎缩性胃炎、胃酸减少、消化不良等非特异性症状。阎师认为，燥痹病机以肝肾阴虚为本、燥热为标，肾为先天之本，脾胃为后天之本，两者相互滋生，相互促进，且《素问·太阴阳明论》云："四肢皆禀气于胃，而不得至经，必因于脾，乃得禀也。"病理上，肾精不足可致脾精不充，脾气虚弱亦可致肾气虚亏；此外，"土能制水"，肾主水液输布代谢，需赖脾气、脾阳的协助。同时，燥痹缠绵难愈，需要长期服用药物，易伤脾碍胃。患者现脾胃津液缺乏，胃阴亏虚无以受纳腐熟水谷，表现为胃脘嘈杂，隐痛不舒，饥不欲食，食入不化，倦怠神疲，腹胀等，故在滋补肝肾之阴同时，须兼顾润滋脾胃。且脾胃调和，利于药物吸收，可达到事半功倍之效。故治疗时阎老师常用白术、益智仁、补骨脂、炒薏苡仁等补益脾气，山药、麦冬、沙参、玉竹、黄精、芦根等补益脾胃之阴，陈皮、砂仁、木香、千年健、木瓜等理气和胃。

（张楠）

干燥综合征医案18

患者： 白某　女　60岁

初诊： 2018年7月4日

主诉： 间断血小板减少17年余，多关节不适3年。

现病史： 患者17年前无明显诱因出现乏力，皮肤瘀阻，鼻出血，就诊当地医院血液科行相关检查（具体不详），诊断为血小板减少性紫癜，予激素治疗后瘀斑消失，后患者院外自行调整激素用量，每于发现皮肤瘀斑时加大激素剂量，最大剂量为泼尼松片30mg，1次/日，口服，瘀斑消失自行减量，最小剂量为5mg，1次/日口服，维持，后患者皮肤瘀斑反复发作，3年前患者出现右手近端指间关节、远端指间关节疼痛，时有足趾关节疼痛，就诊于内蒙古医科大学附属医院，查ENA谱：SSA（＋），抗RO-52（＋），IgG20.8g/L，眼科会诊：干眼症，唇腺活检：淋巴细胞浸润灶（>50个淋巴细胞灶），诊断为干燥综合征，予甲泼尼龙60mg，1次/日静脉点滴，羟氯喹200mg，2次/日，口服治疗，后多关节不适较前无明显缓解，现请阎师进一步诊治。

现症： 右手近端指间关节、远端指间关节疼痛，双髋关节不适，无明显口干，时有眼干，视物模糊，双下肢磕碰后少量淤青，乏力、气短，纳可，眠欠佳，入睡困难，易醒，醒后不易入睡，大便3~4次/日，小便调。舌淡红略暗，白苔，脉沉滑略弦。

既往史： 高血压、冠心病、肾结石、脂肪肝、胆囊切除病史；否认乙肝、结核等传染病史；否认外伤史。

过敏史： 否认药物过敏史。

家族史：否认家族遗传性疾病史。

辅助检查：（2018年6月22日）血常规：血小板 51×10^9/L。

诊断：中医：燥痹

　　　　西医：干燥综合征

辨证：气阴两虚证

治法：补益肝肾，益气止血

处方：

生地 15g	山萸肉 20g	山药 20g	茯苓 20g
丹皮 10g	泽兰 25g	泽泻 20g	芦根 20g
青风藤 25g	秦艽 25g	鳖甲 30g	龟甲 30g
郁金 15g	骨碎补 18g	补骨脂 15g	黄芪 25g
党参 15g	焦白术 15g	豨莶草 15g	山甲粉 6g
泽兰 25g			

14剂，日一剂，水煎服，早中晚饭后温服

方解：方中以六味地黄汤加减补益肝肾，共为君药，党参、焦白术、黄芪健脾益气，固摄止血，共为臣药，佐以补骨脂、骨碎补以滋补肝肾，豨莶草、伸筋草、海桐皮、青风藤以舒筋通络，祛邪利节，泽兰、郁金理肝胆经之气血，龟甲、鳖甲滋阴潜阳、益肾壮骨，山甲粉内达脏腑，外通经络，活血通络，透达关节，引药直达病所，则为使药，诸药合用，共奏补益肝肾、益气止血之效。

二诊：2018年7月18日

患者诉双手、双足多关节疼痛不适较前缓解，仍有双髋关节疼痛，无明显活动受限，无明显口干，眼干较前稍缓解，偶有视物模糊，时有干咳，乏力气短，纳可，睡眠较前改善，大便3~4次/日，不成形，小便调。（2018年7月17日）复查血常规：血小板 96×10^9/L。上方改茯苓25g，党参18g，焦白术18g以加强健脾益气之效，加量骨碎补至20g以加强补肾强骨，患者双髋关节疼痛，属肝胆经气滞血瘀病变，改泽兰30g，患者现无口干，去芦根，加百合20g以润肺清心安神。

诊治同前，守方加减。

处方：

生地15g	山萸肉20g	山药20g	茯苓25g
丹皮10g	泽兰25g	泽泻20g	百合20g
青风藤25g	秦艽25g	鳖甲30g	龟甲30g
郁金15g	骨碎补20g	补骨脂15g	黄芪25g
党参18g	焦白术18g	豨莶草15g	山甲粉6g
泽兰30g			

14剂，日一剂，水煎服，早中晚饭后温服

三诊：2018年8月1日

服药后双手、双足关节疼痛较前缓解，近日阴雨天后出现双肩关节及颈背部疼痛，左髋关节疼痛缓解，近2日胸胁部不适，时有烧灼感，双膝关节发凉，畏寒怕风明显，乏力较前稍缓解，稍活动则气短，纳可，眠欠佳，入睡困难，时有咳嗽，无痰，大便3次/日，不成形，小便调。（2018年7月30日）复查血常规：血小板44×10^9/L。上方加量茯苓、党参、炒白术、黄芪以增强补中益气，髋关节疼痛较前缓解，减量疏肝解郁、活血通络之郁金、片姜黄；患者大便质稀，便次增多，加量补骨脂以温肾止泻，加熟地10g补益肝肾，片姜黄12g、伸筋草25g以横走肩背，祛风除湿，舒筋活血。

处方：

生地10g	山萸肉20g	山药20g	茯苓30g
丹皮10g	泽兰25g	泽泻20g	熟地10g
青风藤25g	秦艽25g	鳖甲30g	龟甲30g
郁金15g	骨碎补20g	补骨脂18g	黄芪35g
党参20g	焦白术20g	豨莶草15g	山甲粉6g

泽兰 30g	防风 12g	片姜黄 12g	伸筋草 25g

14剂，日一剂，水煎服，早中晚饭后温服

四诊：2018年8月15日

患者诉服药后颈肩部疼痛不适较前缓解，左髋关节无明显不适，右髋关节时有疼痛，伴右下肢酸胀乏力，右侧掌指关节、近端指间关节仍有疼痛，无明显活动受限，双足多关节不适缓解，无明显口干眼干等不适，乏力缓解，纳眠可，大便1~3次/日，不成形，小便调。舌淡红略暗苔白，脉沉滑略弦。（2018年8月12日）血小板122×10⁹/L。继予加强补中益气药物治疗，改党参25g，黄芪40g，并加量山萸肉至25g、补骨脂至20g、熟地至12g以增强补益肝肾之功，患者多关节疼痛，活动不利，加海桐皮15g以祛风湿，舒筋通络。

处方：

生地 10g	山萸肉 25g	山药 20g	茯苓 30g
丹皮 10g	泽兰 25g	泽泻 20g	熟地 12g
青风藤 25g	秦艽 30g	鳖甲 30g	龟甲 30g
郁金 15g	骨碎补 20g	补骨脂 20g	黄芪 40g
党参 25g	焦白术 20g	豨莶草 15g	山甲粉 6g
泽兰 30g	防风 12g	片姜黄 15g	伸筋草 30g
海桐皮 15g			

14剂，日一剂，水煎服，早中晚饭后温服

五诊：2018年8月29日

患者诉髋关节疼痛较前明显缓解，右下肢仍有乏力感，右侧掌指关节、近端指间关节疼痛较前减轻，无明显口干、眼干，纳可，食后肠鸣音明显，无明显腹胀，大便2~3次/日，时不成形，小便调。（2018年8月27日）血小板102×10⁹/L。患者为求进一步治疗，继续在阎师门诊治疗3个月后患者关节疼痛较前明显好转，下肢未见瘀青，

2018年11月21日复查血小板为 122×10^9/L。

【按】患者为老年女性，主因间断血小板减少约17年，多关节不适3年就诊，查ENA谱：SSA（＋），抗RO-52（＋），IgG20.8g/L，眼科会诊：干眼症，唇腺活检：淋巴细胞浸润灶（>50个淋巴细胞灶），均支持西医诊断干燥综合征，结合舌脉，中医诊断为燥痹，气阴两虚证。血液系统病变是干燥综合征常见的系统损害，约占临床病例的1/3，可见贫血、白细胞减少和血小板减少等。pSS合并血小板减少发生率为5%~7%，国内报道为20%~30%，其发病机制尚未阐明，目前多认为与自身免疫异常有关。阎师认为燥痹的基本病机是阴虚燥热，肝肾阴虚为本，燥热为标，但该患者口干、眼干症状不明显，以血小板减少为首发症状，乏力倦怠，宜从气阴两虚论治。气阴亏虚既是本病发生的重要原因，又是出血导致的结果，贯穿疾病始终。气阴亏虚于内，易感受风温燥热之邪，损伤气血津液，燥邪内生，因此治疗时应以"益气养阴润燥"为重心，补气益气既能生津，又能生血，针对本病血小板减少及各种以干燥为特征的临床表现均有良好的效果。益气之法主要为健运脾气，因脾为后天之本，气血生化之源，脾气又能统摄血液，防止其逸出脉外。脾气充盛，则津血生化有源，血液得以固摄，不致妄行而致吐衄。因此，在疾病治疗的全程均应重视补气益气。半年后患者血小板计数由 51×10^9/L增至 122×10^9/L，关节疼痛明显缓解，无口干、眼干等不适。

（王琬茹，任志雄）

第二篇　脊柱关节病
（大偻）

脊柱关节病是一类累及脊柱和外周关节，或关节及韧带和肌腱为主要表现的慢性炎症性风湿病的总称。脊柱关节病最典型的疾病是强直性脊柱炎，还包括反应性关节炎、银屑病关节炎、炎性肠病关节炎、幼年脊柱关节炎及未分化脊柱关节炎。脊柱关节病隶属于中医"痹病"范畴，不同的疾病依据临床表现对应相应的中医病名，比如大偻、尪痹、历节病、肾痹、骨痹、肠痹等。

强直性脊柱炎（Ankylosing spondylitis）是一种与HLA-B27相关的主要侵犯骶髂关节、脊柱骨突、脊柱旁软组织以及外周关节的慢性进行性炎性疾病，可伴发关节外表现，严重者可发生脊柱畸形和关节强直。

强直性脊柱炎对应中医病名为大偻，是由于在肾督亏虚，阳气不足的情况下，风寒湿热邪（尤其是寒湿偏重者）深侵肾督而导致的脊柱僵直如脊柱俯仰不能、或见腰弯、背突、颈重、肩随、形体羸弱为主要表现的一类疾病，还会波及肝、脾、肺、心、胃肠、膀胱等其他脏腑、经脉。

临床表现：一般症状：起病缓慢而隐匿，早期可有低热、乏力、厌食、消瘦等症状；中轴关节表现：隐匿起病的腰背部或骶髂部疼痛或发僵，翻身困难，活动后减轻，休息后加重，可有臀部钝痛或骶髂关节剧痛，可向周边放射；外周关节表现：以非对称性、少数关节或单关节以及下肢大关节的关节炎为特征，以膝、踝、髋、和肩关节居多；关节外表现：可见急性前葡萄膜炎、主动脉瓣关闭不全、心脏传导障碍、肺上叶纤维化、神经系统受累以及继发性肾脏淀粉样变。

体征：骶髂关节和椎旁肌肉压痛为本病早期的阳性体征，随着病情进展，可见腰椎前凸变平，脊柱各方向活动受限，胸廓扩张范围缩小或颈椎后突；骨盆按压试验、4字试验、指地距、胸廓活动度等阳性。

检查：活动期患者可见血沉、C-反应蛋白增高及轻度贫血；类风湿因子阴性及免疫球蛋白正常或轻度增高，HLA-B27阳性率可达

90%。X线、CT及MRI为强直性脊柱炎的诊断提供重要依据。

　　幼年强直性脊柱炎（juvenile ankylosing spondylitis，JAS）是儿童常见的一种风湿性疾病，临床特点不同于成人，多数患儿早期仅表现周围关节症状，中轴关节病变往往在3~10年后发生。因此目前尚无一个世界公认的诊断标准。在国际风湿病学联盟的新分类标准中归类为与附着点炎症相关的关节炎范畴。其对应中医病名为"大偻"；其病因病机可参照成人强直性脊柱炎，临证详辨之。

强直性脊柱炎医案1

患者：魏某　男　24岁

初诊：2015年3月9日

主诉：腰骶部疼痛、晨僵2年。

现病史：患者2年前无明显诱因出现腰骶部疼痛、晨起僵直感，晨僵持续约1小时，活动后缓解，就诊于当地医院考虑腰肌劳损，未给予系统诊治，此后腰部僵直感加重，今年2月5日就诊于新疆乌鲁木齐医学院，查骶髂关节CT示：双侧骶髂关节炎；血HLA-B27（+），诊断为强直性脊柱炎，给予口服及外用药（具体用药不详）。患者诉未用口服药，只外用膏药，腰骶部疼痛呈进行性加重，请阎师诊治。

现症：腰骶疼痛伴晨僵，双臀部、右下肢疼痛，畏寒怕冷，无口干、口渴、眼干等症状，纳可、眠可、二便正常。舌淡红略暗，白苔，脉沉略弦细。

既往史：否认高血压、冠心病、糖尿病病史；否认乙肝、结核等传染病史；否认外伤史。

过敏史：否认食物及药物过敏史。

家族史：否认家族遗传性疾病史。

体格检查：枕墙距：0cm，颌柄距：2cm，指地距：5cm，胸廓活动度：7cm，Schober试验：6cm，脊柱活动度：45度，4字试验：双侧阴性，骶髂关节定位试验：双侧阴性。

诊断：中医：大偻

　　　　西医：强直性脊柱炎

辨证：肾虚督寒证

治法：补肾强督，养肝柔筋，散寒除湿，活利关节

处方：补肾强督方加

桑寄生25g	独活15g	川断25g	狗脊25g
伸筋草25g	青风藤20g	炒杜仲25g	徐长卿15g
防风15g	片姜黄12g	桑枝25g	制元胡20g
秦艽20g	鸡血藤20g	络石藤20g	千年健15g

14剂，日一剂，水煎服，早晚分两次服

方解：补肾强督方（骨碎补、补骨脂、烫狗脊、鹿角胶、桑寄生、熟地、仙灵脾、杜仲）温补肾阳，强壮督阳，温通督脉；烫狗脊、川断、桑寄生、杜仲加量加强温补肾阳之功，兼能祛风除湿；伸筋草、青风藤祛风湿通经络；独活、防风、秦艽、徐长卿、千年健、桑枝祛风除湿，千年健兼可强筋骨；片姜黄、鸡血藤、制元胡行气活血通络止痛；络石藤清热通络。

二诊：2015年3月23日

患者右下肢及臀部疼痛明显缓解，仍有晨僵，左前胸晨起时疼痛，畏寒，无口干、口渴，纳眠可，大便干，2~3日一行，小便调。舌淡红，薄苔，脉沉弦细。上方加减，桑寄生、狗脊、桑枝、伸筋草加至30g，制元胡加至25g，秦艽加至25g，络石藤加至25g，加强补益肝肾，祛风除湿，舒筋通络之功；因便干2~3日一行，有化热之势故去温补健脾之千年健，保留平凉健脾之徐长卿；髋之部位乃胆经循行之位，且肝胆相为表里，香附、郁金为引经药，入肝胆经，具有疏肝解郁、活血通络之效，因此加香附12g，郁金15g；全方温补肾阳推动肠道蠕动，但大便仍干，因津液亏损则水乏舟停，因此加元参15g、生地15g，通过元参、生地养阴生津，肠道有津液濡养，加快蠕动，达到增液行舟之效；同时甘寒之品可以制约其他药物温燥之性，以防寒湿之邪助而化热。

诊治同前，守方加减。

处方： 补肾强督方加

桑寄生 30g	独活 15g	川断 25g	生地黄 15g
狗脊 30g	伸筋草 30g	青风藤 20g	炒杜仲 25g
防风 15g	片姜黄 12g	桑枝 30g	制元胡 25g
秦艽 25g	鸡血藤 20g	络石藤 25g	香附 12g
徐长卿 15g	郁金 15g	元参 15g	

30剂，日一剂，水煎服，早晚分两次口服

三诊： 2015年4月27日

患者自觉双侧髋部交替疼痛，晨起及劳累后加重，偶有右下肢不适，畏寒，无明显汗出乏力，纳少，服药后恶心，眠可，大便溏，2~3次/日，小便可，舌淡红略暗，白苔，脉沉略弦细。减片姜黄、生地、元参、香附，加沙苑子15g加强补肝益肾之效；泽兰微温、活血化瘀兼利水消肿，加强活血瘀、祛水湿之效。

诊治同前，守方加减。

处方： 补肾强督方加

桑寄生 30g	独活 15g	川断 25g	郁金 15g
狗脊 30g	伸筋草 30g	青风藤 20g	炒杜仲 25g
防风 15g	泽兰 20g	桑枝 30g	制元胡 25g
秦艽 25g	鸡血藤 20g	络石藤 25g	沙苑子 15g
徐长卿 15g			

30剂，水煎服，日一剂，早晚分两次口服

四诊： 2015年6月25日

患者诉双髋疼痛基本消失，现无特殊不适，无畏寒、乏力（未服用塞来昔布），舌淡红边有齿痕，苔薄白，脉沉细略滑，双寸稍弱。上方加减，去沙苑子，制元胡加至20g，郁金减至12g，炒杜仲减至20g，关节疼痛明显缓解，劳累后未见加重，故去沙苑子。

诊治同前，守方加减。

处方：补肾强督方加

桑寄生30g	独活15g	川断25g	郁金12g
狗脊30g	伸筋草30g	青风藤20g	炒杜仲20g
防风15g	泽兰20g	桑枝30g	制元胡20g
秦艽25g	鸡血藤20g	络石藤25g	徐长卿15g

30剂，日一剂，水煎服早晚分服

患者口服中药治疗后关节疼痛明显缓解，继续门诊随诊巩固疗效。

【按】患者为青年男性，属于强直性脊柱炎发病年龄，先天肾气不足或后天失养，饮食劳倦或久居寒湿之地损伤肾阳，导致肾督阳虚，又感风寒湿邪侵袭，寒性收引凝滞，寒主痛，湿性重浊黏腻，病程较长，夜间阳入于阴，阳气失于布化，寒湿之邪较盛故晨起僵硬。根据患者的症状体征属于肾虚督寒型证候，因此治疗以补肾强督，散寒除湿为主。方中以阎师补肾强督方为主，给予烫狗脊、桑寄生、川断、盐杜仲补益肝肾，狗脊能温养肝肾，强腰脊、利关节、通经脉，能祛风寒湿，《本草正义》："能温养肝肾，通调百脉，强腰膝，坚脊骨，利关节，而驱痹着，起痿废；又能固摄冲带，坚强督任""且温中而不燥，走而不泄，尤为有利无弊，颇有温和中正气象。"川断甘温助阳，补肝肾，通血脉，利关节。《本草正义》："凡经络、筋骨、血脉诸病，无不主之，而通痹起痿，尤为特长。又其味苦而涩，能行能止……肢节酸疼，屈伸不利等，类皆赖以成功。"杜仲补肝肾，强筋骨，《本经》："主腰脊痛，补中益精气，坚筋骨，强志，除阴下痒湿，小便余沥。"鹿角胶（片或霜）为血肉有情之品，益肾生精，壮督强腰。川断、桑寄生、烫狗脊、鹿角胶均为加强补肾强督之功。羌活、独活、秦艽、防风祛风散寒除湿；片姜黄、桑枝走上肢，去除上肢风寒湿邪；《本草便读》云："凡藤蔓之属，皆可通经入络，盖藤者缠绕蔓延，犹如网络，纵横交错，无所不至，其形如络脉。"青风藤、络石藤、鸡血藤祛风湿，通经络。制元胡行气止痛，既能促进气血的运行，同时可以止痛。徐长卿祛风湿止痛，加强止痛之功。千年健既能祛风除湿、强筋壮骨，又能健脾开胃，一举两得。伸筋草顾名思义能够疏通筋骨、经络，同时还能祛风湿。在治疗中阎师强调循经辨证治疗，臀部、髋部的疼痛多为肝胆经走行，因此在治疗中要加郁金、沙苑子、香附等入肝胆经的药物，补肝肾、行气活血。

阎师在整体配伍中以补肾强督为主，同时给予祛风除湿通络止痛之药，上下兼顾，寒温并用，使全方补而不燥，补而不滞，助气血运行；同时对于强直性脊柱炎伴有便秘的病人，要慎用苦寒攻下之品，多考虑阳气不足推动无力，肠道蠕动减慢则会便秘，或者阴液亏损、肠道失润、亦可导致便秘，在临床中要从阴阳辨识，切不可妄用苦寒峻下之品更伤阳气。

（白雯，乔树斌）

强直性脊柱炎医案2

患者：李某　男　21岁

初诊：2017年3月15日

主诉：交替性双髋关节疼痛8年余，加重半年。

现病史：患者8余年前无明显诱因出现左侧髋关节疼痛不适，未给予特殊诊治，后患者间断出现交替性双髋关节疼痛，均可自行缓解，未予诊治，半年前无明显诱因再次出现左侧髋关节疼痛，无法行走，腰背部僵痛，晨起较著，活动半小时可缓解，久坐症状加重，就诊于积水潭医院，查HLA-B27（-），风湿三项+免疫球蛋白（-），ESR：2mm/h，CRP<1mg/L，骶髂关节CT示：双侧骶髂关节炎Ⅲ级，髋关节MRI：骨髓水肿，少量关节腔积液。诊断为强直性脊柱炎，予柳氮磺吡啶1.0g，3次/日，美洛昔康15mg，1次/日，症状无明显缓解，现为求进一步诊治来诊。

现症：左侧髋关节疼痛不适，入夜痛剧，翻身受限，晨僵，活动半小时可缓解，晨起腰背部僵痛，颈部僵硬不舒，偶有左足跟痛，余关节无特殊不适，无明显眼干、口干，平素自觉恶风畏寒，汗出较多，纳可，眠佳，大便2~3日一行，大便成形，质不干，小便调。舌红色暗，脉弦细略沉。

既往史：既往体健，否认高血压、冠心病、糖尿病病史；否认乙肝、结核等传染病史；否认外伤史。

过敏史：否认药物过敏史。

家族史：否认家族遗传性疾病史。

体格检查：指地距：20cm，颌柄距：0cm，枕墙距：0cm，胸廓活动度：4cm，schobor试验：10cm，双4字试验（+）。

诊断： 中医：大偻

西医：强直性脊柱炎

辨证：肾虚督寒证

治法：补肾强督，散寒除湿，活血通络

处方：

狗脊30g	川断25g	桑寄生25g	鹿角霜10g
伸筋草25g	葛根25g	泽泻25g	泽兰25g
豨莶草15g	桂枝10g	赤芍10g	防风15g
片姜黄12g	桑枝25g	元胡25g	羌活12g
独活12g	徐长卿15g	郁金12g	

14剂，日一剂，水煎服，早晚两次温服

方解：方中以狗脊温补肾阳、强督坚骨为君药；川断、桑寄生补肝肾、续筋骨，鹿角霜温阳强督，共为臣药；伸筋草舒筋活络，羌活、独活、豨莶草、徐长卿、防风祛风胜湿，桂枝、赤芍调和营卫，桑枝、元胡、片姜黄通络行气，活血止痛，泽兰、泽泻活血通络利水，共为佐药；郁金疏肝解郁、活血通络，且入肝胆经，又能引药直达病所，故而为使药。全方共奏补肾强督，散寒除湿，活血通络之效。

二诊：2017年3月29日

服用上药14剂后，患者诉左侧髋关节仍有不适，自觉肿胀感，然程度较前稍有缓解，活动不利，无夜间翻身痛，晨僵1min，活动后缓解，晨起偶有腰背部僵痛不适，颈部僵硬感较前明显缓解，近1个月无足跟痛，余关节无明显不适，无口干，自觉偶有视物不清，稍觉眼干，无沙粒样等异物感，白睛不红，纳食可，夜寐佳，大便2~3日一行，舌暗红，苔薄略黄，脉弦细略沉。患者视物模糊，上方加沙苑子15g，治以温补肝肾，养肝明目，增量桑寄生至30g以增强补肾壮骨之

力，伸筋草至30g以舒筋活络；患者舌暗，左髋关节自觉肿胀，活动不利，属肝胆经病变之所，改泽兰30g，泽泻30g增强活血通络利水之效，改郁金15g，加强疏肝解郁、活血通络之功，并引药至病所。

诊治同前，守方加减。

处方：

狗脊30g	川断25g	桑寄生30g	鹿角霜10g
伸筋草30g	葛根25g	泽兰30g	泽泻30g
豨莶草15g	桂枝10g	赤芍10g	防风15g
片姜黄15g	桑枝25g	元胡25g	羌活12g
独活12g	徐长卿15g	郁金15g	沙苑子15g

14剂，日一剂，水煎服，早晚两次温服

三诊：2017年5月10日

患者诉近1个月无明显髋关节疼痛不适，偶有腰背部不适，几乎无明显晨僵，颈部无僵痛，无足跟痛，余关节无特殊不适，无明显口干、眼干等特殊不适，停服美洛昔康1个月，食欲欠佳，近二日腹泻3~5次/日，夜寐佳，舌淡红略暗，脉沉略细。上方加砂仁10g，茯苓30g，木香6g，白豆蔻10g以健脾化湿，理气和胃，改川断30g以加强温补肾阳之力，改独活15g，增加祛风胜湿、通经活络、蠲痹止痛之功，患者现肩背部疼痛减轻，减片姜黄至12g，现无颈部不适，去葛根。

处方：

狗脊30g	川断30g	桑寄生30g	鹿角霜10g
伸筋草30g	泽兰30g	泽泻30g	豨莶草15g
桂枝10g	赤芍10g	防风15g	片姜黄12g
桑枝30g	元胡15g	羌活15g	独活15g
郁金15g	砂仁10g	茯苓30g	木香6g

白豆蔻10g

14剂，日一剂，水煎服，早晚两次温服

患者坚持随诊服药半年后，病情好转，无明显髋关节疼痛，劳累及受凉后偶有腰背部不适，无夜间痛醒，无翻身受限，无明显晨僵，余关节无特殊不适，无口干、眼干，纳眠可，二便调。2017年11月7日复查ESR 2mm/h，CRP <1mg/L。嘱继服上方以维持巩固疗效。

【按】患者为青年男性，21岁，于8年前即出现间断双髋关节交替性疼痛，近半年出现腰骶部僵痛不适，夜间及久坐后症状加重，活动后可稍缓解，时有左足跟痛，余关节无明显不适，自觉畏寒，骶髂关节CT示双侧骶髂关节炎Ⅲ级，髋关节MRI示骨髓水肿，关节腔少量积液，即请阎师诊治，西医诊断为强直性脊柱炎，中医诊断为大偻，辨证属肾虚督寒证，为大偻中最常见的证型。方中狗脊为补肾益血、壮督脉、利俯仰之要药，为君药。川断配桑寄生，川断可补肝肾、强腰膝，偏于补肾阳，为"疏利气血筋骨第一药"，桑寄生既能补肝肾、强筋骨，偏于补肾阴，又可祛风湿、调血脉，两药相须为用，使补肾壮腰、强健筋骨之力大增，兼可驱邪通脉；鹿角片补肾阳、益精血、强筋骨、行血消肿，但该患者青年男性，易从阳而化热，故方中改用补肾阳之力稍弱的鹿角霜以通督脉、壮肾阳、生精益髓、强壮筋骨，诸药共为臣药。佐桂枝、赤芍调和营卫，具有抵邪入侵、祛邪外出之作用；羌活配独活，羌活散风除湿为太阳经药，主治腰以上疾病，疗督脉为病，脊强而厥，独活辛散通达，胜湿活络，蠲痹止痛，主治腰以下疾病；加郁金、元胡、片姜黄行气活血，片姜黄配防风，一血一气，均入肝脾经，防风兼入膀胱经，片姜黄擅治风痹臂痛，活血行气，相互引领，祛风疗痹止痛效佳，患者双髋关节反复交替性疼痛，髋之部位乃胆经循行之位，且肝胆相为表里，郁金为引经药，入肝胆经，具有疏肝解郁、活血通络之效。患者现髋关节肿痛兼有积液，泽兰配泽泻，泽兰微温活血化瘀兼利水消肿，泽泻淡寒入肾长于利湿泄热，两药水血同治、相得益彰，主治关节肢体之肿胀疼痛，在入肝（胆）经之郁金、片姜黄、元胡等诸药引领下，祛除髋部深处之疼痛效佳。颈项僵痛不舒、活动受限，加葛根、伸筋草，以除足太阳膀胱经之风寒湿邪、舒筋缓急，诸药皆为佐药。诸药合用，共奏补肾强督，散寒除湿，活血化瘀通络之效。

阎师在临证辨治风湿病时，注重脏腑辨证，在以脏腑辨证的基础上结合循经辨证，使药物能直达病所。在治疗强直性脊柱炎，尤以补肾强督为君，养肝荣筋为臣，健脾和胃为佐，活血化瘀、通络利节为使，依法选药，主次有序，方证相合。

（王琬茹，任志雄）

强直性脊柱炎医案3

患者： 闫某　男　19岁

初诊： 2013年2月20日

主诉： 腰骶部疼痛5年。

现病史： 患者于5年前无明显诱因出现腰骶部疼痛，双侧腹股沟疼痛，牵及双下肢疼痛，无双膝关节疼痛，颈部疼痛，颈椎活动受限，畏寒喜暖，受凉后腰骶部疼痛加重，夜间可疼醒，就诊于中日友好医院中医风湿免疫科，查HLA-B27（+），双侧骶髂关节CT示：腰椎及双侧骶髂关节改变符合强直性脊椎炎改变。胸片示：双肺纹理增强。颈椎X线片示：颈椎改变符合强直性脊柱炎表现。诊断：强直性脊柱炎。

现症： 腰骶部疼痛，双侧腹股沟疼痛，牵及双下肢疼痛，无双膝关节疼痛，颈部疼痛，颈椎活动受限，畏寒喜暖，受凉后腰骶部疼痛加重，夜间可疼醒，胸锁关节压痛，恶风寒，纳可，眠差，口干。舌稍暗胖大，苔白，脉沉细略滑。

既往史： 体健，否认高血压、糖尿病等慢性病史。否认肝炎、结核等传染病史。

过敏史： 否认食物、药物过敏史。

体格检查： 4字试验不能，枕墙距10cm，指尖距地面20cm，颈椎活动受限。胸椎后凸明显。

辅助检查： 腰椎、双侧骶髂关节CT示：腰椎及双侧骶髂关节改变符合强直性脊椎炎改变。胸片示：双肺纹理增强。颈椎X线片示：颈椎改变符合强直性脊椎炎表现。HLA-B27（+）。

诊断： 中医：大偻

西医：强直性脊柱炎

辨证： 肾虚督寒证

治法： 补肾强督，祛寒除湿，活血通络

处方：

金狗脊30g	川断30g	桑寄生30g	盐杜仲30g
伸筋草30g	葛根20g	骨碎补20g	补骨脂20g
鸡血藤30g	络石藤25g	防风15g	片姜黄15g
桑枝30g	制元胡20g	鹿角霜10g	千年健15g
茯苓30g	木瓜12g	焦白术15g	徐长卿15g
炮山甲6g			

30剂，水煎服，日一剂，早晚温服

方解： 方中狗脊补肾益血、壮督利俯仰，为君药。川断配桑寄生，两药相须为用，使补肾壮腰、强健筋骨之力大增，兼可驱邪通脉；鹿角霜以通督脉、补肾阳、生精益髓、强壮筋骨，三药共为臣药。片姜黄配防风，活血行气，相互引领，祛风疗痹止痛效佳，片姜黄、元胡引诸药下行，祛除髋部深处之疼痛效佳。葛根、伸筋草，以除足太阳膀胱经之风寒湿邪、舒筋缓急，诸药皆为佐药。诸药合用，共奏补肾强督，散寒除湿，活血化瘀通络之效。

二诊： 2013年4月20日

服药后骶髂关节疼痛稍减轻，腰骶部仍疼痛，髋关节屈伸不利，颈项部疼痛明显，仍然恶风寒，大便2次/日，纳可，小便调，舌深红，苔白，脉沉滑略细。加强温肾祛风活血通络药物治疗，颈项部不适，改葛根为30g加强颈项部阳气通达，祛除颈项部寒湿之邪；腰骶部疼痛，髋关节屈伸不利改络石藤30g，炮山甲12g，加鳖甲30g加强活血通络引药达病所，畏寒为阳气虚弱，改鹿角霜12g加强温肾治疗，加生山药15g补益脾肾，以减轻髋关节不适。

诊治同前，守方加减。

处方：

金狗脊 30g	川断 30g	桑寄生 30g	盐杜仲 30g
伸筋草 30g	葛根 25g	骨碎补 20g	补骨脂 20g
鸡血藤 30g	络石藤 30g	防风 15g	片姜黄 12g
桑枝 30g	制元胡 25g	鹿角霜 12g	千年健 15g
制鳖甲 30g	生山药 15g	焦白术 15g	徐长卿 15g
炮山甲 12g			

30剂，水煎服，日一剂，早晚温服

三诊： 2013年5月20日

服药后患者症状明显减轻，髋关节活动度增加，腰骶部疼痛缓解，"4"字试验已能完成，出汗增多，口干，舌胖大，苔白，脉沉滑略细。方中加强补气温阳之品制附片、干姜，患者口干加知母育阴。

处方：

骨碎补 20g	补骨脂 20g	川断 30g	桑寄生 30g
桂枝 10g	仙灵脾 10g	赤芍 15g	百合 30g
防风 15g	羌活 15g	焦白术 15g	黄芪 25g
片姜黄 15g	狗脊 30g	独活 12g	千年健 15g
伸筋草 30g	葛根 30g	制付片 3g	干姜 3g
知母 20g	山萸肉 20g	灵芝 6g	

14剂，水煎服，日一剂，早晚温服

患者营卫失合，以温阳益气、调和营卫为法服中药40余剂，症状消失，已如常人。

【按】 患者为青年男性，19岁，于5年前即腰骶部僵痛不适，自觉畏寒，骶髂关节CT示双侧骶髂关节炎，即请阎师诊治，西医诊断为强直性脊柱炎，中医诊断为大偻，辨证属肾虚督寒证，为大偻中最常见的证型。

由于大偻多发生于青年男性，部分病人虽为肾虚督寒，但易从阳而化热。一则寒邪郁久易化热，二则患者为青年男性纯阳之体，寒邪易从阳化热，故阎师在补肾强督时慎用附子、干姜等大辛大热之品，以防从阳化热之弊。《内经》云"二八肾气盛，天癸至，精气溢泻，阴阳和，故能有子"。该病例为青年男性，正值肾气充盛、骨骼发育壮盛、阳气盛壮时期，却因肾督阳虚，感受风寒湿邪而出现畏寒及腰骶部疼痛不适，故辅以附子、干姜温补肾阳，通行十二经脉，外通于皮毛而除表，里达于下焦而温痼冷，彻内彻外，诸脏各腑，果有真寒，无可不治。在治疗大偻中虽以平补为要，但要酌情根据年龄及证候特点拟定补肾祛寒壮阳的药物。

（刘权）

强直性脊柱炎医案4

患者：郑某　男　32岁

初诊：2015年08月10日

主诉：腰背及双髋疼痛5年。

现病史：患者5年前劳累后出现腰背、双髋间断疼痛，无明显活动受限，未明确诊治，后患者症状反复，于社区医院诊治（具体不详），效果欠佳，颈部活动受限，腰背僵硬，蹲起受限，1个月前患者症状加重，就诊于中日友好医院，考虑强直性脊柱炎，遂求老师就诊。

现症：患者腰背疼痛，双侧臀部疼痛，颈部、腰部活动受限，余周身关节无明显不适，畏风怕冷，纳眠可，二便可，舌淡红略暗，白苔，脉弦细。舌淡红略暗，白苔，脉弦细。

既往史：既往体健，否认高血压、冠心病、糖尿病病史；否认乙肝、结核等传染病史；否认外伤史。

过敏史：否认药物过敏史。

家族史：否认家族遗传性疾病史。

体格检查：脊柱强直，活动受限。

诊断：中医：大偻（肾虚督寒证）

　　　　西医：强直性脊柱炎

辨证：肾虚督寒

分析：患者肾督亏虚，阳气不足，督脉行于脊，肾督亏虚，则督脉失养，督脉通于肾，肾阳亏虚，则肾不藏精，主骨生髓功能失调，则骨失濡泽，且不能养肝荣筋，故见腰背疼痛之"骨损"之象，肝失所养而见腰背僵硬之"筋挛"之征，结合舌脉，四诊合参，诊断为大偻之肾虚督寒证。

治法：补肾壮骨，养肝荣筋，强督祛寒

处方：

防风 15g	骨碎补 20g	桑枝 25g	千年健 15g
伸筋草 30g	郁金 15g	青风藤 30g	鹿角霜 10g
刘寄奴 15g	独活 12g	片姜黄 12g	羌活 15g
烫狗脊 30g	川断 25g	桑寄生 30g	生杜仲 25g
桂枝 10g	赤芍 15g	制元胡 20g	鸡血藤 25g

30剂，日一剂，早晚分服

方解：方中骨碎补、补骨脂、川断、桑寄生补肾壮骨；防风、片姜黄祛风通络止痛；桂枝、赤芍调和营卫，固人体之藩篱；元胡活血止痛；羌活、独活胜湿止痛，可引药直达病所；郁金入肝经，可通行肝胆经循行之处；加之鹿角霜、青风藤、鸡血藤温阳散寒之品；诸药共用以补肾壮骨，养肝荣筋，强督祛寒。

二诊：2015年09月07日

患者服药后腰背疼痛缓解，仍伴有颈部僵硬不适，臀部及大腿根部疼痛，夜间翻身困难，遇冷后症状加重，纳可，眠欠佳，二便可，舌淡红略暗，白苔，脉沉略弦细。处方于上方加减化裁，加葛根25g、徐长卿15g祛风舒筋以改善颈部不适；减刘寄奴、千年健；增量生杜仲至30g、桑枝至30g、制元胡至25g。

诊治同前，守方加减。

处方：

防风 15g	骨碎补 20g	桑枝 30g	伸筋草 30g
郁金 15g	青风藤 30g	鹿角霜 10g	独活 12g
片姜黄 12g	羌活 15g	狗脊 30g	川断 25g

| 桑寄生 30g | 生杜仲 30g | 桂枝 10g | 赤芍 15g |
| 制元胡 25g | 鸡血藤 25g | 葛根 25g | 徐长卿 15g |

35剂，日一剂，早晚分服

三诊： 2015年10月12日

患者诉服药后腰背及臀部疼痛不明显，颈部僵硬疼痛，活动受限，余周身关节无明显不适，恶风，纳眠可，二便调，舌质红暗，边有齿痕，白苔，脉沉略弦。处方于上方加减化裁，加知母15g以养阴生津，防辛燥之品化热；减郁金；加减：葛根30g、片姜黄15g、狗脊35g、鹿角霜12g以加强补肾壮骨、祛风散寒之功。

诊治同前，守方加减。

处方：

防风 15g	骨碎补 20g	桑枝 30g	伸筋草 30g
青风藤 30g	鹿角霜 12g	独活 12g	片姜黄 15g
羌活 15g	狗脊 35g	川断 25g	桑寄生 30g
生杜仲 30g	桂枝 10g	赤芍 15g	制元胡 25g
鸡血藤 25g	葛根 30g	徐长卿 15g	知母 15g

60剂，日一剂，早晚分服

四诊： 2016年01月11日

患者服药后症状较前缓解，现诉颈部热痛，余周身关节明显不适，易疲劳，畏风怕冷，纳差，眠欠佳，小便可，大便不成形，1次/日，舌淡红略暗，白黄苔，脉沉弦略滑。处方于上方加减化裁，加生地12g以滋阴清热；减生杜仲；加减：桂枝12g、川断30g、知母20g。

诊治同前，守方加减。

处方：

| 防风 15g | 骨碎补 20g | 桑枝 30g | 伸筋草 30g |
| 青风藤 30g | 鹿角霜 12g | 独活 12g | 片姜黄 15g |

羌活15g	狗脊30g	川断30g	桑寄生30g
桂枝12g	赤芍15g	制元胡25g	鸡血藤25g
葛根30g	徐长卿15g	知母20g	生地12g

60剂，日一剂，早晚分服

五诊： 2016年03月07日

患者服药后症状进一步缓解，颈部仍有疼痛，但活动度较前有所改善，晨僵明显，腰背时有疼痛，劳累后疼痛明显，纳眠可，小便可，大便不成形，舌淡红略暗，白薄苔，脉沉略弦。

于上方加减化裁，加补骨脂20g以加强补肾壮骨、元参15g以活血活络，加减：桂枝10g、狗脊40g、生地15g。

诊治同前，守方加减。

处方：

防风15g	骨碎补20g	桑枝30g	伸筋草30g
青风藤30g	鹿角霜10g	独活12g	片姜黄15g
羌活15g	狗脊40g	川断30g	桑寄生30g
桂枝10g	赤芍15g	制元胡25g	鸡血藤25g
葛根30g	徐长卿15g	知母20g	生地15g
补骨脂20g	元参15g		

60剂，日一剂，早晚分服

此患者自此之后每2~3个月复诊1次，疼痛症状逐渐消失，颈部虽仍有活动受限，但已经可以正常工作和生活，后逐渐停用中药，改用补肾舒脊颗粒维持治疗。

【按】强直性脊柱炎的中医病名为大偻，阎师在继承焦树德教授学术思想的基础上，认为大偻之疾多为肾督亏虚，风寒湿热诸邪侵入肾督而致病，并且在焦树德教授大偻分型两期六型的基础之上，为方便学习和临床辨证，将其简化为寒热辨证分型，此患者病程日久，肾督亏虚，故见颈部、腰背疼痛日久；感受风寒湿邪，邪气深侵入肾，故见畏风怕冷，乏力等症。老师在诊治时注重补肾强督贯穿疾病之始终，运用骨碎补、补骨脂、川断、桑寄生、狗脊、千年健等以补肾壮骨；同时患者前期病程以畏风怕冷为主，一方面老师注重调和营卫顾护人体之藩篱，运用桂枝、赤芍之品使得营卫调和；另一方面注重应用鹿角霜、青风藤、鸡血藤温阳散寒之品；此外，该患者出现臀部深处疼痛，老师常以经络循行理论为指导，运用通行肝胆经巡行之品以疏肝缓急止痛，在此患者中体现于郁金的运用；另外此患者表现出的特征为病程前期以畏风怕冷为主，但服药一段时间后出现寒郁化热之证，出现颈部热痛，口干等热象，老师在诊治中注重寒热辨证，并且根据多年的临床经验中提出从化理论，患者寒邪日久，可出现化热之象，同时久服热药亦使得患者热象易生，因此在服药一段时间患者未出现明显化热之证之前老师已运用知母凉润之品，后患者出现热象之时，又加入生地以清热凉血、养阴生津，这也是老师"治未病"思想的体现。

寒热是辨别疾病性质的两个纲领。《素问·至真要大论》说："寒者热之"，"热者寒之。"两种治法正好相反。在根据虚证的寒热辨证，可分为阳虚之证和阴虚内热之证，在治则治法上确立为温补法和清补法。温补法主要适用于阳虚之人以及冬季的进补，清补法又称凉补法、寒补法，主要适用于阴虚体质、病后邪热未清以及夏季、秋季的进补。在治疗大偻中以补肾强督为根本，在本虚的基础治疗原则上根据阴虚、阳虚的证候加减药物，在本病例中后期出现了颈部热痛、口干等不适，治疗中慎用苦寒清热之品以防耗伤真体之阳，培育甘寒清热之品，既可清其表热，又可滋养肾阴。

（赵超群，靖卫霞）

强直性脊柱炎医案5

姓名：王某　男　16岁

初诊：2013年8月26日

主诉：下腰部疼痛2年。

现病史：患者诉2年前下腰部疼痛，无活动受限，在当地予以对症治疗，效果欠佳。数月后出现右膝关节肿痛，皮温不高，予止痛、抗生素治疗后，症状减轻，后长期维持治疗。5月前因劳累再次出现下腰部疼痛，卧位显著，就诊于人民医院，腰椎核磁示：方形锥，骶髂关节CT示：双侧骶髂关节可见虫蚀样改变，现双侧坐骨结节、腹股沟疼痛，腰骶部疼痛，畏寒喜暖，四肢不温，右侧髋关节弹响。4个月前开始服用SASP 0.75g bid，及非甾体抗炎药，效果欠佳，现患者为求进一步治疗特请阎师诊治。

现症：腰骶部、臀部深处疼痛，行走尤著，交替发作，遇寒加重，胃部不适，纳差，大便2~3次/日，小便可。舌边尖红，白苔，少津，脉沉弦细，尺弱。舌边尖红，白苔，少津，脉沉弦细，尺弱。

既往史：既往体健，否认高血压、冠心病、糖尿病病史；否认乙肝、结核等传染病史；否认外伤史。

过敏史：否认药物过敏史。

家族史：否认家族遗传性疾病史。

体格检查：指地距：10cm，颌柄距：0cm，枕墙距：0cm，胸廓活动度：4cm，schobor试验：10cm，双4字试验（+）。

诊断：中医：大偻

西医：强直性脊柱炎

辨证：肾虚督寒证

治法：补肾祛寒，健脾和胃，活络利节

处方：补肾强督方加

川断20g	桑寄生25g	狗脊25g	独活12g
桂枝10g	赤芍12g	防风15g	片姜黄12g
桑枝20g	制元胡20g	青风藤20g	生杜仲20g
熟地10g	焦白术15g	砂仁10g	炙山甲10g

45剂，水煎服，早晚分服

方解：补肾强督方为阎老师的经验方，有补肾强督之功；方中加用川断、桑寄生以加强补肾壮骨之力；桂枝、芍药调和营卫；防风、片姜黄、桑枝、元胡祛风通络，活血止痛；熟地、杜仲滋阴补肾；白术、砂仁健脾和胃；炙山甲活血通络，引药直达病所。诸药相合，以补肾祛寒，健脾和胃，活络利节。

二诊：2013年10月14日

双髋关节仍有疼痛，左侧为重，活动后缓解，晨僵，右膝关节偶有疼痛，睡眠欠佳，饮食可，大便2~3次/日，小便可。舌淡红略暗，白苔，脉沉弦细。9月9日方加减：川断25g，桑寄生30g，狗脊30g，赤芍15g，桑枝25g，制元胡25g，青风藤25g，生杜仲25g，去熟地、焦白术、砂仁，加茯苓30g，豨莶草15g，沙苑子15g，泽兰20g。二诊中患者脾胃功能得到改善，故减健脾和胃之药而加大了补肾壮骨之品的剂量，同时依据循经辨证，结合患者双髋疼痛的证候特点，加用泽兰和沙苑子通利肝胆，活络利水。

诊治同前，守方加减。

处方：补肾强督方加

川断25g	桑寄生30g	狗脊30g	独活12g

桂枝 10g	赤芍 15g	防风 15g	片姜黄 12g
桑枝 25g	制元胡 25g	青风藤 25g	生杜仲 25g
茯苓 30g	豨莶草 15g	沙苑子 15g	炙山甲 10g
泽兰 20g			

30剂，水煎服，早晚分服

三诊：2013年11月18日

患者疼痛较前好转，偶有右膝关节疼痛，无活动受限，自诉晨起后恶心欲吐，倦怠乏力，无明显畏寒汗出，纳可，眠差，入睡困难，小便可，大便偏软，2~3次/日。舌淡红略暗，白苔，脉沉略弦细。中药10月14日方加减，赤芍15g减至12g，桑枝25g加至30g，去沙苑子，加补骨脂20g、忍冬藤30g。三诊中继续予以补肾壮骨为主，并适当加强补肾之品。

处方：补肾强督方加

川断 25g	桑寄生 30g	狗脊 30g	独活 12g
桂枝 10g	赤芍 12g	防风 15g	片姜黄 12g
桑枝 30g	制元胡 25g	青风藤 25g	生杜仲 25g
茯苓 30g	豨莶草 15g	补骨脂 20g	炙山甲 10g
忍冬藤 30g	泽兰 20g		

45剂，水煎服，早晚分服

四诊：2014年1月6日

左髋关节疼痛明显，严重时影响行走，余关节无疼痛，晨起恶心欲吐，持续数分钟，无明显乏力，恶寒不明显，纳眠可，舌淡红略暗，白苔，脉沉略弦细。中药加减如下：制元胡25g加至30g，赤芍12g加至15g，补骨脂20g加至25g，去忍冬藤、泽兰，加郁金15g、沙苑子15g。四诊中患者双髋疼痛明显，加用补肾壮骨之品，同时增加元胡的用量以活血止痛，同时加用郁金、沙苑子等入肝胆经以活血祛瘀，活络利节，减轻双髋关节疼痛。

处方： 补肾强督方加

川断25g	桑寄生30g	狗脊30g	独活12g
桂枝10g	赤芍15g	防风15g	片姜黄12g
桑枝30g	制元胡30g	青风藤25g	生杜仲25g
茯苓30g	豨莶草15g	补骨脂25g	炙山甲10g
郁金15g	沙苑子15g		

40剂，水煎服，早晚分服

五诊： 2014年2月17日

患者诉现无四肢关节疼痛，仍有腰骶部疼痛，晨起加重，活动后缓解，诉服药后有恶心呕吐，胃部不适感。纳可，眠可，二便调。舌淡红略暗白苔，脉沉略弦细。1月6日方加减：赤芍15g减至12g，炙山甲10g减至6g，去豨莶草、沙苑子，加砂仁10g、旱莲草10g、女贞子10g。患者服药物至此，症状明显缓解，减少具有较强活血通络之炙山甲，同时考虑患者服药时间较长，为避免久服药物损伤脾胃，加用砂仁以醒脾，同时给予二至丸补益肝肾、滋阴养血。

处方： 补肾强督方加

川断25g	桑寄生30g	狗脊30g	独活12g
桂枝10g	赤芍12g	防风15g	片姜黄12g
桑枝30g	制元胡30g	青风藤25g	生杜仲25g
茯苓30g	砂仁10g	补骨脂25g	炙山甲6g
郁金15g	旱莲草10g	女贞子10g	

45剂，水煎服，早晚分服

六诊： 2014年4月3日

患者诉左侧大腿根疼痛，晨僵，活动后缓解，其余关节无不适。服药后胃部不适感明显减轻，无眼干口干，无明显乏力，稍畏寒，纳眠可，大便正常，小便稍黄。舌淡红白苔，脉沉略弦。2月17日方加减：补骨脂25g减至20g，去女贞子、砂仁，加沙苑子15g、香附12g、千年健15g。六诊中患者病情稍有反复，在补肾壮骨、养肝荣筋、活血通络的基础上，适当加用活血药物，以活血通络止痛。

处方： 补肾强督方加

川断25g	桑寄生30g	狗脊30g	独活12g
桂枝10g	赤芍12g	防风15g	片姜黄12g
桑枝30g	制元胡30g	青风藤25g	生杜仲25g
茯苓30g	沙苑子15g	补骨脂20g	炙山甲6g
郁金15g	旱莲草10g	香附12g	千年健19g

40剂，水煎服，早晚分服服用上方40剂后患者未再复诊，后电话随访，患者诸症缓解，嘱咐其注意生活调护，同时注意适当活动，并定期复查。

【按】患者系早产儿，且母乳稀少，恰年少发病，先天肾气不足，后天脾胃失养，日久而致大偻。在处方用药中，在补肾壮骨、养肝荣筋的基础上，可以看出阎师对脾胃功能的重视。患者发病年龄较小，脾胃之气尚未充实，加之曾口服非甾体抗炎药物，其多为寒凉之品，损伤脾胃，在一诊主诉中言胃部不适，纳差，因此在处方中加用健脾和胃之品，焦白术和砂仁，白术味甘苦，性微温，功能健脾燥湿，益气生血，和中安胎，是常用的补气药，其有很多分类，生白术适用于益气生血；炒白术适用于健脾燥湿，焦白术适用于助消化，开胃口，散癥癖；土炒白术适用于补脾胃而止泄泻，结合该患者年少，脾胃虚弱，食欲较差，阎师擅用焦白术以开胃口，一方面通过饮食的改善顾护脾胃，同时脾胃功能改善的同时也有利于药物的吸收；砂仁味辛，性温，主要有行气调中，醒脾开胃，助消化的作用。据现代药理研究，砂仁有芳香健胃作用，可促进胃的机能，促进消化液的分泌。另外，在处方中可以见到熟地的运用，其可补血兼能填精髓，重用熟地等质地滋腻的补药时，常配伍砂仁，既免除了熟地滋腻害胃之弊，又可引熟地归肾，砂仁与熟地相配合，正如《医药浅说》："用熟地，宜以砂仁，使有补血之功，而无碍胃之弊。"由此可见，阎师在处方遣药中格外重视脾胃功能，在用药中注重顾护脾胃的同时，选用一举多能之药物，斡旋其中，用药精妙，发人深思。

阎师认为五脏之脾与风湿病的关系尤为重要。脾主运化，脾为气血生化之源。脾气健运，则水谷精微充足，气血生化有源，能够正常濡养机体自身组织。风湿病形成的常见外因由风寒湿、热诸邪侵袭机体所致，邪气痹阻经络，气血运行不畅则肌肉、关节重着疼痛。脾喜燥恶湿，寒湿、湿热之邪，侵袭日久，内应于脾，脾气受困，脾失健运，外湿引动内湿生成，使湿气更重；或由平素脾虚，易感湿邪，内外湿邪相合为病，脾失健运，运化水液能力下降，则湿气不去；同时脾运化水谷精微的能力下降，可导致全身脏腑功能失养。因此在辨治风湿病中要兼顾脾的重要性，脾以健为补，常常在应用祛风除湿药物的基础上，要配伍健脾益气利湿的药物，如茯苓、白术、生薏苡仁、炒薏苡仁等。但需配伍理气之品，方可使补而不滞。如临证辨治时，如白术、茯苓伍陈皮，薏苡仁、莲肉伍砂仁等，然具有理气作用的药物、药量应少于健脾益气之品为宜。这也是阎师在临证辨证中提倡健脾和胃法在治疗大偻中的应用机制。

（赵超群，靖卫霞）

强直性脊柱炎医案6

患者：郭某　男　28岁

初诊：2015年12月10日

主诉：间断腰骶部僵硬疼痛6年余，双踝肿痛3个月。

现病史：患者6年余前受凉后出现腰骶部僵硬疼痛伴双侧臀部深处交替疼，并逐渐出现肩背疼痛，无明显活动受限，无明显夜间痛，无晨僵，疼痛可自行缓解。后患者腰骶部疼痛反复出现，伴双髋关节交替疼痛，时影响生活，无明显夜间痛，发作时翻身困难，晨僵不明显。2015年11月22日于当地查HLA–B27（＋），ESR 38mm/h，CRP36.5mg/L，骶髂关节CT示：双侧关节面毛糙，未见囊变，局部间隙变窄，诊断为强直性脊柱炎，予SASP、美洛昔康等治疗，因过敏反应停药。3个月前无明显诱因出现双踝关节肿痛，行走受限，现为求进一步诊治来我科就诊。

现症：双踝关节肿胀疼痛明显，伴皮温升高，压痛明显，伴活动受限，右肩疼痛，时腰骶部僵硬，伴双侧臀部深处疼痛，无明显夜间痛，翻身困难，无明显晨僵，无发热，无畏寒怕冷，汗出明显，自汗为主，无眼干口干，纳可，眠差，多梦易醒，二便调。舌淡红略暗，白苔，脉沉略弦滑。

既往史：既往体健，否认高血压、冠心病、糖尿病病史；否认乙肝、结核等传染病史；否认外伤史。

过敏史：否认食物药物过敏史。

家族史：否认家族遗传性疾病史。

体格检查：指地距：22cm，颌柄距：2cm，枕墙距：2cm，胸廓活动度：4cm，schobor试验：8cm，双4字试验（+），双踝关节肿胀，皮温升高，压痛（+）。

诊断：中医：大偻

西医：强直性脊柱炎

辨证：肾虚湿热证

治法：补肾壮骨，清热利节，扶正祛邪

处方：

苍术10g	焦白术10g	知母15g	炒黄柏10g
秦艽20g	制元胡25g	羌活15g	独活12g
徐长卿15g	青风藤30g	防风15g	桑枝30g
伸筋草30g	忍冬藤30g	狗脊30g	山甲珠15g
络石藤30g	豨莶草15g	郁金15g	葛根30g
海桐皮15g	鹿角霜10g		

14剂，日一剂，水煎服，早晚两次温服

方解：狗脊性温，味苦、甘，祛风除湿，补肝肾、强腰膝，《神农本草经》有言"狗脊主腰背强，关机，缓急，周痹，寒湿膝痛"。患者热象明显，故方中加用秦艽、络石藤、忍冬藤等大量清湿热祛风湿药物，以达清热止痛活络之效。方中羌活、桑枝走上肢，可祛上肢湿热邪气；独活、秦艽偏走下肢，可散下肢风湿之邪。方中多用藤类药物，为祛风湿、搜经络之邪，使脉络气血得通，《本草便读》用取类比象的手法描述藤类药："大凡藤蔓之属，皆可通经入络，盖藤者缠绕蔓延，犹如网络，纵横交错，无所不知，其行如脉。"可知在风湿病中使用藤类药物的重要意义。治疗中不忘顾护胃气，加用苍术、焦白术等燥湿健脾之品，后天之本得健，水液运化正常，水湿得利，肿胀以消。多药合用，共奏补肾健脾除湿清热之功。

二诊：2015年12月24日

服药后患者双踝关节疼痛较前缓解，诉久站或久行后仍有肿胀痛不适，左颈肩及腰骶部酸胀、僵硬，时有腰疼痛，无明显夜间痛，无明显翻身困难，无怕冷，纳可，眠欠佳，无眼干、口干，大便1~2次/日，不成形，小便调。舌淡红略暗，白黄薄苔，脉沉略弦细。患者关节仍有红肿、皮温较高之热象，故稍减少热性药物的用量，此诊患者以颈项及腰骶部僵硬为首要不适，可加用味辛咸、性平之僵蚕祛风解痉除僵痛。上方加减：鹿角霜10g减量至8g，秦艽20g加量至25g，去苍术、炒黄柏、焦白术、海桐皮，加砂仁10g，白僵蚕12g。

诊治同前，守方加减。

处方：

秦艽25g	砂仁10g	知母20g	制元胡25g
徐长卿15g	青风藤30g	防风15g	桑枝30g
伸筋草30g	忍冬藤30g	狗脊30g	山甲珠15g
络石藤30g	豨莶草15g	郁金15g	葛根30g
白僵蚕12g	鹿角霜8g	羌活15g	独活12g

28剂，日一剂，水煎服，早晚两次温服

三诊： 2016年1月21日

服上方1个月后，患者双踝关节无明显肿胀疼痛，仅久站或久走后双踝关节肿胀感，左颈肩僵硬较前缓解。近1周受凉后感腰骶部僵硬不适，久坐后明显，活动可缓解，时伴双髋关节不适，无明显活动受限，无怕冷，无口干眼干，纳可，眠差，入睡难，醒后不易入睡，二便调。舌淡红略暗，白黄薄苔，脉沉略弦细。上方加减：鹿角霜8g加量至10g，制元胡25g加量至30g，白僵蚕12g加量至15g，去山甲珠、豨莶草、砂仁，加千年健15g，海桐皮15g，地鳖虫6g。

处方：

秦艽25g	地鳖虫6g	知母20g	制元胡30g
徐长卿15g	青风藤30g	防风15g	桑枝30g

伸筋草30g	忍冬藤30g	狗脊30g	千年健15g
络石藤30g	海桐皮15g	郁金15g	葛根30g
白僵蚕15g	鹿角霜10g	羌活15g	独活12g

28剂，日一剂，水煎服，早晚两次温服

四诊： 2016年2月18日

患者近1个月双踝部于久坐后肿胀感较前明显减轻，肩颈部僵硬不适缓解，腰骶部无疼痛感，无怕冷，怕风，汗多，无口干，眼稍干，纳可，眠可，大便3~4次/日，水样便，小便调。患者热象逐渐缓解，关节红肿热痛症状已不明显，此时应更加注重"本虚"的治疗，减少清热利湿药物的使用，并逐渐加强补肝肾、强筋骨药物的使用，同时加用醒脾调胃之砂仁、徐长卿等药物，使脾胃健，湿滞除。上方加减：桑枝30g减量至25g，络石藤30g减量至25g，鹿角霜10g减量至8g，羌活15g减量至12g，去千年健、地鳖虫、秦艽、白僵蚕，加砂仁10g，徐长卿15g。

处方：

砂仁10g	徐长卿15g	知母20g	制元胡30g
鹿角霜8g	青风藤30g	防风15g	桑枝25g
伸筋草30g	忍冬藤30g	狗脊30g	独活12g
络石藤25g	海桐皮15g	郁金15g	葛根30g
羌活12g			

21剂，日一剂，水煎服，早晚两次温服

服药后，患者双踝关节无明显肿胀疼痛，近期腰骶部疼痛及双髋关节不适未再发作，无明显夜间痛、翻身困难及晨僵等其他特殊不适。2016年3月9日复查血常规、肝肾功未见明显异常，ESR8mm/h，CRP（－）。纳眠可，二便调，继续门诊随诊，坚持中药治疗。

【按】 患者为青壮年男性，属强直性脊柱炎好发年龄，患者以间断腰骶部僵硬疼痛为首发症状，后出现双踝关节肿胀疼痛，曾查HLA-B27（+），ESR 38mm/h，CRP36.5mg/L，结合其影像学表现强直性脊柱炎诊断明确。患者6年前受凉后起病，其有先天遗传背景（HLA-B27阳性），肾气不足，多关节疼痛间断发作并逐渐加重，肾督虚寒湿盛，久病郁而化热加之患者为青壮年男性阳气旺盛，邪从热化，故3个月前开始出现双踝关节红肿热痛等肾虚湿热偏盛之象。阎小萍教授认为大偻的发病根本在于肾督正气不足，外与风寒湿热等邪气入侵，客于肌肤筋脉有关。在治疗时，阎师强调标本兼顾，谨从"急则治其标，缓则治其本"的原则，急性期以清热除湿治其标，但同时不忘补肾健脾顾其本。缓解期以温补肾督，健脾养肝治其本，但要兼顾祛湿利节，不忘清其化热之余邪。结合本案，结合患者病症舌脉四诊合参可辨为肾虚湿热证，治疗以补肾祛湿，清热利节，活血通络为原则，但后期患者诸症缓解后阎师逐渐减少清热利湿药物，而逐渐加强补肝肾、强筋骨药物的使用，同时注重调和脾胃顾护其本。本病的治疗体现了阎师"一名好的医者，应擅于调阴阳之态势，平正邪之盛衰，解寒热之错杂，消虚实之偏颇"的治疗理念，令人获益匪浅。

　　阎师在诊治大偻中形成了以"寒热为纲"的辨证思路，执简驭繁，分为肾虚督寒证和肾虚湿热证，此病例为肾虚湿热证的典型代表，方以补肾强督清化汤加减。在临证中，常常见到以湿热之象为表现的强直性脊柱炎病例，虽然以清热化湿为主，但不能忘记肾虚督亏是大偻的根本内因，在清热化湿的大法之下，不能忘记补肾强督。阎师在应用清法时，注重"清脏腑"内在之热，又注重清除致病之始动因素——"清邪气"，既要顾护内在之根本，又要清除体内体表滞留之邪，"内外兼顾"方可药到病除。

（陈璐，任志雄）

强直性脊柱炎医案7

患者：张某　男　28岁

初诊：2018年11月8日

主诉：间断性腰骶部僵痛6年余，加重半年。

现病史：患者6年前无明显诱因出现腰骶部僵痛，晨起或久坐后加重，可自行缓解，于当地医院查骶髂CT示：双侧骶髂关节炎Ⅲ级，髋关节MRI：少量关节腔积液。诊断为强直性脊柱炎，予生物制剂（具体药物不详）治疗3个月，腰骶僵痛消失。半年前无明显诱因再次出现腰骶部僵痛，予柳氮磺吡啶1.0g、3次/日，美洛昔康7.5mg、1次/日，症状无明显缓解，现为求系统治疗来诊。

现症：腰骶部疼痛，入夜痛剧，晨僵，活动半小时可缓解，余关节无特殊不适，畏寒，偶有口干，无明显眼干，纳可，寐欠佳，二便调。舌红色暗，脉沉细尺弱。

既往史：既往体健，否认高血压、冠心病、糖尿病病史；否认乙肝、结核等传染病史；否认外伤史。

过敏史：否认药物过敏史。

家族史：否认家族遗传性疾病史。

体格检查：指地距：0cm，颌柄距：0cm，枕墙距：0cm，胸廓活动度：4cm，schobor试验：10cm，双4字试验（+）。

诊断：中医：大偻

　　　　西医：强直性脊柱炎

辨证：肾虚督寒证

治法： 补肾强督，散寒除湿，活血通络

处方：

狗脊30g	川断25g	桑寄生25g	桂枝10g
赤芍10g	防风15g	片姜黄12g	桑枝25g
元胡25g	鹿角霜10g	知母15g	杜仲25g
郁金15g	泽兰25g	豨莶草15g	羌活15g
独活15g	青风藤25g	秦艽25g	徐长卿15g
连翘25g			

28剂，日一剂，水煎服，早晚两次温服

方解： 方中狗脊补肾，坚骨脊，强督脉，利俯仰，为君药。川断可补肝肾、强腰膝，为"疏利气血筋骨第一药"，桑寄生既能补肝肾、强筋骨，又可祛风湿、调血脉；两药相须为用，使补肾壮腰、强健筋骨之力大增，兼可驱邪通脉；杜仲补益肝肾而通利下肢关节，鹿角霜益肾生精、壮督强腰，两药并用，阴阳双补，益肾养肝荣筋，四药共为臣药。秦艽、青风藤、豨莶草祛风湿、通经络，羌活、独活、豨莶草、徐长卿、防风以祛风胜湿，桂枝、赤芍调和营卫，桑枝、元胡、片姜黄通络行气，活血止痛，泽兰活血通络利水，知母清热润燥，连翘清热解毒，共为佐药；郁金疏肝解郁、活血通络，且入肝胆经，又能引药直达病所，故而为使药，共奏补肾强督，散寒除湿，活血通络之效。

二诊： 2018年12月6日

服用上药28剂后，患者诉服药后无明显腰骶部疼痛，3天前劳累受凉后出现腰部疼痛，休息后疼痛消失，无明显晨僵，偶有腹股沟疼痛，余关节无明显不适，畏寒，偶有口干，无眼干，纳可，寐佳，大便3~4次/日，质稀，小便调，舌淡红苔白，脉沉细尺弱。患者受凉后易出现腰部疼痛，上方改川断30g，桑寄生30g增强温补肝肾、壮骨荣筋之力，减徐长卿，改桑枝30g以舒筋活络；患者偶有口干，改连翘

30g以增强清热之力；患者偶有腹股沟疼痛，属肝胆经病变之所，改泽兰30g增强活血通络利水之效；患者大便稀，上方加茯苓30g，木瓜15g利水渗湿。

诊治同前，守方加减。

处方：

狗脊30g	川断30g	桑寄生30g	桂枝10g
赤芍10g	防风15g	片姜黄12g	桑枝39g
元胡25g	鹿角霜10g	知母15g	杜仲25g
郁金15g	泽兰30g	豨莶草15g	羌活15g
独活15g	青风藤25g	秦艽25g	连翘30g
茯苓30g	木瓜15g		

28剂，日一剂，水煎服，早晚两次温服

三诊：2019年1月3日

患者诉近1个月无晨僵，偶有腰骶部左侧疼痛，余关节无特殊不适，面部生痤疮，畏寒，无口干，无其他不适，纳可，寐可，大便2~3次/日，大便不成形，小便调，舌淡红略暗，苔白，脉沉细尺弱。患者腰骶部左侧疼痛，上方改杜仲30g，鹿角霜12g，增强补肾壮骨之力，上方加香附15g，改元胡30g，片姜黄15g增强行气止痛之效，改秦艽30g增强祛风湿、通经络之效；患者口干消失，上方去知母、木瓜，加金银花25g以增清热解毒之意，配伍香附可防止热性药耗伤阴津。

处方：

狗脊30g	川断30g	桑寄生30g	桂枝10g
赤芍10g	防风15g	片姜黄15g	桑枝39g
元胡30g	鹿角霜12g	杜仲30g	茯苓30g
郁金15g	泽兰30g	豨莶草15g	羌活15g

独活15g　　　　青风藤25g　　　秦艽30g　　　　连翘30g

香附15g　　　　金银花25g

28剂，日一剂，水煎服，早晚两次温服

患者坚持随诊服药半年后，病情好转，无明显腰骶部疼痛，无明显晨僵，余关节无特殊不适，畏寒，无口干，眼干，纳寐可，二便调。2019年4月11日复查ESR4mm/h，CRP<0.3mg/L。嘱继服上方以维持巩固疗效。

【按】此例强直性脊柱炎属于中医大偻的肾虚督寒证，是最常见的证型。阎师在诊治大偻时重视循经辨证选药的原则，如腰骶部为足太阳膀胱经与足少阳肾经循行之处，故治疗腰骶部疼痛时于补肾强督中不忘加羌活、独活、防风走肾、督、膀胱经，以驱除脊背风寒湿邪，兼顾通达肾与膀胱表里之经；如腹股沟为肝胆经所过之处，故治疗腹股沟疼痛兼有髋关节积液时，选用郁金、香附、元胡、片姜黄燮和肝胆，其中元胡、片姜黄既入血分又入气分、可升可降，能行血中之气滞，同时引泽兰、茯苓下行以活血化瘀兼利水消肿。患者男性青壮年，纯阳之体，寒邪从阳化热而发于体表而生痤疮，治疗时加入金银花、连翘入心经而清热解毒、散结消肿，连翘有"疮家圣药"之美誉。同时，阎师认为，大偻的病因虽以肾虚督寒为本，外感风寒湿邪为标，但温补的同时，亦需防燥热伤阴，故用药讲究寒热同调，本方在选用川断、桂枝等辛温之品的同时，佐以苦寒之知母，制约川断、桂枝等温药之燥热，以防燥热伤阴，且秦艽性微寒，兼能清热，也可防温药太过化热伤阴之弊。而方中金银花与香附的配伍，一则入肝经而理气止痛，二则疏肝解郁以防气郁化火更有热盛伤阴之嫌。阎师在大偻的治疗上，始终坚持循经辨证选药、寒热同调、调和营卫，根据药物的性味归经及疾病的经络络属特点，循经辨证用药可达到事半功倍的效果，为强直性脊柱炎的治疗提供了很好的治疗思路。

（王凤春，杨永生）

强直性脊柱炎医案8

患者：代某　男　33岁

初诊：2019年5月16日

主诉：双髋关节疼痛4年余，腰骶部疼痛2年，加重2个月。

现病史：患者4年前无明显诱因出现双髋疼痛，反复发作，一直未予重视，2年前无明显诱因出现腰骶部疼痛，未予诊疗，2个月前无明显诱因出现腰骶部、双髋关节疼痛加重，并出现颈部疼痛伴转侧不利，久坐加重，活动后可缓解，1周前就诊于通州中西医结合医院，查HLA-B27（+），ESR：20mm/h，风湿三项：CRP：14.2mg/L，免疫球蛋白：IgG2010 mg/dl，骶髂关节CT示：双侧骶髂关节炎Ⅱ~Ⅲ级。诊断为强直性脊柱炎，予柳氮磺吡啶1.0g，3次/日，症状无明显缓解，今为求进一步治疗来诊。

现症：腰骶部酸困疼痛较重，双髋关节疼痛，久坐或入夜尤甚，活动后可稍减轻，颈部疼痛，转侧受限，双腹股沟疼痛，余关节无特殊不适，偶有乏力，偶有口腔溃疡，无明显晨僵，无明显眼干、口干，无明显恶风畏寒，纳寐可，大便1~2日一行，大便成形，质不干，小便黄。舌红色暗，脉沉细略弦。

既往史：既往体健，否认高血压、冠心病、糖尿病病史；否认乙肝、结核等传染病史；否认外伤史。

过敏史：否认药物过敏史。

家族史：否认家族遗传性疾病史。

体格检查：指地距：0cm，颌柄距：0cm，枕墙距：0cm，胸廓活动度：4cm，schobor试验：10cm，双4字试验（+）。

诊断：中医：大偻

西医：强直性脊柱炎

辨证：肾虚督寒证

治法：补肾强督，散寒除湿，活血通络

处方：

狗脊30g	杜仲25g	桑寄生30g	鹿角霜10g
桂枝10g	赤芍10g	防风15g	片姜黄15g
桑枝25g	元胡25g	青风藤25g	秦艽25g
豨莶草15g	羌活15g	独活15g	徐长卿15g
鳖甲30g	龟甲30g	络石藤25g	郁金15g

28剂，日一剂，水煎服，早晚两次温服

方解：方中以狗脊温补肾阳、强督坚骨为君药；杜仲、桑寄生补肝肾、强筋骨，鹿角霜温阳强督，共为臣药；青风藤、络石藤舒筋活络，秦艽、羌活、独活、豨莶草、徐长卿、防风以祛风胜湿，桂枝、赤芍调和营卫，桑枝、元胡、片姜黄行气通络，活血止痛，泽兰、泽泻活血通络利水，鳖甲、龟甲滋阴降火，共为佐药；郁金疏肝解郁、活血通络，且入肝胆经，又能引药直达病所，故而为使药，共奏补肾强督，散寒除湿，活血通络之效。

二诊：2019年6月13日

服用上药28剂后，患者诉平素腰骶部酸困疼痛消失，久坐时仍有腰骶部酸痛但较前明显减轻，双髋关节疼痛消失，剧烈运动时双腹股沟疼痛，颈部疼痛明显减轻，转侧无困难，仍有口腔溃疡，偶有腹胀，纳寐可，大便每日3次，质稀，小便调。舌红色暗，脉沉细略弦。2019年5月19日查双髋MRI示：双侧髋关节积液。治疗加用柳氮磺吡啶1.0g，3次/日。患者久坐仍有腰椎部酸痛，上方改桑枝30g、秦艽30g加强祛风通络之效，并防止药物化热伤阴，患者热象已经较前减轻，去络石藤防止苦寒太过，耗伤阳气；患者大便稀，加泽兰30g，

生薏米30g增强活血通络、利水祛湿之效,利小便以实大便;患者口腔溃疡,加连翘30g、霜桑叶20g清热解毒。

诊治同前,守方加减。

处方:

狗脊30g	杜仲25g	桑寄生30g	鹿角霜10g
桂枝10g	赤芍10g	防风15g	片姜黄15g
桑枝30g	元胡25g	青风藤25g	秦艽30g
豨莶草15g	羌活15g	独活15g	徐长卿15g
鳖甲30g	龟甲30g	郁金15g	泽兰30g
生薏苡仁30g	连翘30g	霜桑叶20g	

14剂,日一剂,水煎服,早晚两次温服

三诊: 2019年6月27日

服用上药14剂后,患者诉久坐时偶有腰骶部酸困疼痛,双髋关节疼痛消失,双腹股沟疼痛消失,偶有颈后部疼痛,转侧无困难,偶有双上肢僵硬不适,口腔溃疡消失,偶有腹胀,纳寐可,大便每日3次,质稀,小便调。舌红色暗,脉沉细略弦。上方加葛根30g、伸筋草30g以舒筋活络,患者偶有腰骶酸困疼痛,改杜仲30g以加强补益肝肾之力,患者双髋疼痛消失,减泽兰至25g,患者口腔溃疡消失,去生薏苡仁、连翘、霜桑叶。

处方:

狗脊30g	杜仲30g	桑寄生30g	鹿角霜10g
桂枝10g	赤芍10g	防风15g	片姜黄15g
桑枝30g	元胡25g	青风藤25g	秦艽30g
豨莶草15g	羌活15g	独活15g	徐长卿15g
鳖甲30g	龟甲30g	郁金15g	泽兰25g
葛根30g	伸筋草30g		

14剂,日一剂,水煎服,早晚两次温服

患者坚持随诊服药1月余，病情好转，无明显髋关节疼痛，无明显双侧腹股沟疼痛，久坐时偶有腰骶部酸困疼痛，偶有颈后部疼痛，转侧无困难，偶有双上肢僵硬不适，口腔溃疡消失，偶有腹胀，纳寐可，大便每日3次，质稀，小便调。嘱继服上方以维持巩固疗效。

【按】阎氏在补肾强督，散寒除湿的同时，注重活血通络。方中加郁金、元胡、片姜黄行气活血，片姜黄配防风，一血一气，均入肝脾经，防风兼入膀胱经，片姜黄擅治风痹臂痛，活血行气，相互引领，祛风疗痹止痛效佳，患者双髋关节反复疼痛，髋之部位乃胆经循行之位，且肝胆相为表里，郁金为引经药，入肝胆经，具有疏肝解郁、活血通络之效。患者现髋关节疼痛兼有积液，泽兰配生薏苡仁，泽兰微温活血化瘀兼利水消肿，生薏苡仁淡寒入肾长于利湿泄热，两药水血同治、相得益彰，主治关节肢体之肿胀疼痛，在入肝（胆）经之郁金、片姜黄、元胡诸药引领下祛除髋部深处之疼痛效佳。口腔时有溃疡，加连翘清热解毒，配伍鳖甲、龟甲滋阴降火，诸药皆为佐药。诸药合用，共奏补肾强督，散寒除湿，活血化瘀通络之效。

瘀血作为一种病理产物，又是重要的致病因素，被历代医家所重视。阎师认为瘀血的成因有：①血液在脉道中运行迟缓，阻滞凝聚。②离经之血积存体内。③污秽之血。《杂病源流犀烛·诸痹源流》云："痹者，闭也，三气杂至，壅闭经络，气血不行不能随时祛散，故久而为痹。"可见风湿病的瘀血多由风寒湿等邪气痹阻经络，络脉不通，久之气血痹阻则形成，则表现为夜间疼痛较重，甚则出现关节畸形。《类证治裁》曰："痹久，必有浊痰败血，瘀滞经络。"可见瘀血既是大偻的病理产物，也是大偻加重的致病因素，因此阎师认为活血化瘀法应当贯穿治疗AS的始终，在不同的时期活血化瘀的力量及程度也不尽相同；常用药物有：土鳖虫、穿山甲、郁金、元胡、泽兰、泽泻等等。

（王凤春，杨永生）

强直性脊柱炎医案9

患者：周某　男　46岁

初诊：2017年12月20日

主诉：腰背部僵痛4年余，加重3个月。

现病史：患者4年前无明显诱因出现腰背部僵硬不适，就诊安贞医院，查腰椎MRI示：腰椎间盘突出，未予系统诊治。2年前无明显诱因出现腰背部僵硬不适加重，伴颈部僵硬，活动受限，夜间翻身受限，晨僵，活动半天可稍缓解，双肩关节麻木，时有胸闷憋气，畏寒喜暖，偶有足跟痛。

现症：腰背部僵硬不适，弯腰、穿裤袜等活动均受限，入夜症状加重，翻身受限，晨僵，活动半天可缓解，颈部僵硬，活动受限，双肩关节麻木，时觉腹股沟胀痛不适，眼干，无明显口干，畏寒喜暖，自觉乏力，余无明显不适。纳眠可，大便1~2次/日，不成形，小便可。舌红色暗，脉弦细略沉。

既往史：高血压病史10年余，糖尿病史4年，未规律服药。否认乙肝、结核等传染病史；否认外伤史。

过敏史：否认药物过敏史。

家族史：否认家族遗传性疾病史。

体格检查：指地距：40cm，颌柄距：5.5cm，枕墙距：3cm，胸廓活动度：3cm，schobor：4cm，双4字试验（+）。

辅助检查：HLA-B27（+），ESR、CRP（-），颈椎MRI：颈椎骨质增生并骨桥形成，前纵韧带增厚骨化；双髋关节MRI：双髋关节少量积液。

诊断： 中医：大偻

　　　　西医：强直性脊柱炎

辨证： 肾虚督寒证

治法： 补肾强督，养肝荣筋，活络利节

处方：

狗脊30g	川断25g	桑寄生25g	生杜仲25g
桂枝10g	赤芍12g	伸筋草30g	葛根25g
防风15g	片姜黄15g	桑枝25g	元胡25g
青风藤25g	秦艽25g	鹿角霜10g	羌活15g
独活12g	豨莶草15g	徐长卿15g	知母15g
炙山甲粉6g			

14剂，水煎服，早晚两次分服

方解： 方中以狗脊温补肾阳、强督坚骨为君药；川断、桑寄生补肝肾、续筋骨，鹿角霜温阳强督，共为臣药；伸筋草舒筋活络，羌活、独活、豨莶草、徐长卿、防风以祛风胜湿，桂枝、赤芍调和营卫，桑枝、元胡、片姜黄通络行气，活血止痛，共为佐药，山甲粉内达脏腑、外通经络，活血通络，透达关节，引药直达病所，则为使药，诸药合用，共奏补肾强督、养肝荣筋、活络利节之效。

因患者现腰背部僵硬为主，弯腰、穿裤袜等日常活动均受限，颈部僵硬，低头受限，双肩关节外展受限，阎师嘱患者按时服药同时，配合脊柱体育医疗锻炼。①颈椎运动：左右侧曲、前曲、后伸、旋转等多方位缓慢运动颈椎；②腰骶椎活动：左右转体运动、侧屈运动，尽量轻缓活动各个关节；③保持躯体挺直姿势，面朝墙壁，尽量贴紧墙壁，双臂向上拉伸；④晨起后适当在床面进行伸展运动、膝胸运动、进行"飞燕式"腰背部功能锻炼。嘱患者功能锻炼过程中或者之后感觉疼痛，若休息后片刻即能缓解，则是正常的恢复过程；若功能锻炼

后持续疼痛或比治疗前加重，则是过度运动所导致肌肉的疲劳不适，应根据患者的实际情况调整运动量。功能锻炼应循序渐进且合理有效。

二诊：2018年1月3日

患者诉颈部僵硬不适较前稍缓解，腰背部仍有僵硬不适，弯腰、穿裤袜等日常活动受限，时有右侧腹股沟处疼痛，伴右下肢发麻，活动后明显，余关节无明显不适，纳眠可，大便1~2次/日，不成形，小便调。舌淡红略暗苔白，脉沉略弦细。体格检查：指地距：40cm，颌柄距：5.5cm，枕墙距：3cm，胸廓活动度：3cm，schobor：4cm，双4字试验（＋）。上方增桑寄生30g、生杜仲30g以增强补肾壮骨之力，改桑枝30g、秦艽30g祛风通络治疗，改独活15g，以增加祛下半身痹痛之功，加醋鳖甲30g滋养肝肾之阴，加强通络治疗，加泽兰25g增强活血通络利水之效。

诊治同前，守方加减。

处方：

狗脊30g	川断25g	桑寄生30g	生杜仲30g
桂枝10g	赤芍12g	伸筋草30g	葛根25g
防风15g	片姜黄15g	桑枝30g	元胡25g
青风藤25g	秦艽30g	鹿角霜10g	羌活15g
独活15g	豨莶草15g	徐长卿15g	知母15g
炙山甲粉6g	醋鳖甲30g	泽兰25g	

14剂，水煎服，早晚两次分服

嘱患者服药的同时，坚持体育锻炼。

三诊：2018年1月17日

患者诉颈部僵硬不适较前缓解，腰骶部时有酸痛，久坐、久卧后症状加重，右侧腹股沟处疼痛，右下肢麻木未缓解，自觉畏寒，饭后腹胀，纳眠可，二便调。舌淡红略暗，苔白，脉沉弦细。体格检查：指地距：40cm，颌柄距：5cm，枕墙距：3cm，胸廓活动度：4cm， schobor：5cm。处方加强补肾壮骨药品治疗，改川断30g；患者颈项不适，改葛根30g；改元胡30g、泽兰30g增强活血通络止痛之功，加枳壳15g理气宽中，行滞消胀；患者畏寒明显，去鹿角霜、知母，加鹿角镑10g，加强温肾治疗。

处方：

狗脊30g	川断30g	桑寄生30g	生杜仲30g
桂枝10g	赤芍12g	伸筋草30g	葛根30g
防风15g	片姜黄15g	桑枝30g	元胡30g
青风藤25g	秦艽30g	鹿角镑10g	羌活15g
独活15g	豨莶草15g	徐长卿15g	枳壳15g
炙山甲粉6g	醋鳖甲30g	泽兰30g	

14剂，水煎服，早晚两次分服

嘱患者服药同时，坚持体育医疗锻炼。

四诊： 2018年1月31日

患者诉颈部僵硬较前明显缓解，无明显疼痛，活动范围增大，时有右侧腹股沟处疼痛，胀感缓解，右下肢疼痛，提重物时症状加重，1周前感冒后出现咽干咽痛，纳眠可，二便调。舌淡苔白，脉沉弦细。体格检查：指地距：35cm，颌柄距：4.5cm，枕墙距：3cm，胸廓活动度：4cm，schobor：7cm。患者现颈部不适较前明显缓解，上方减量葛根25g，元胡25g；患者咽干咽痛，加连翘30g以清热解毒。

处方：

狗脊30g	川断30g	桑寄生30g	生杜仲30g
桂枝10g	赤芍15g	伸筋草30g	葛根25g
防风15g	片姜黄15g	桑枝30g	元胡25g
青风藤25g	秦艽30g	鹿角镑10g	羌活15g
独活15g	豨莶草15g	徐长卿15g	枳壳15g

| 炙山甲粉6g | 醋鳖甲30g | 泽兰30g | 连翘30g |

28剂，水煎服，早晚两次分服

嘱患者服药同时，坚持体育医疗锻炼。

五诊： 2018年2月28日

患者诉颈部僵硬不适较前缓解，后仰时仍有牵拉不适，无明显疼痛，右侧腰骶及髋关节处疼痛不适，活动度较前明显改善，现可弯腰提裤袜，纳眠可，二便调。舌淡红苔薄白，脉沉弦细。体格检查：指地距：30cm，颌柄距：4.5cm，枕墙距：3cm，胸廓活动度：4cm，schobor：8cm。上方改葛根30g、元胡30g以增强活血通络止痛之功，患者现无咽痛，去连翘，加红花10g、郁金15g以加强疏肝解郁、活血通络之功。

处方：

狗脊30g	川断30g	桑寄生30g	生杜仲30g
桂枝10g	赤芍15g	伸筋草30g	葛根30g
防风15g	片姜黄15g	桑枝30g	元胡30g
青风藤25g	秦艽30g	鹿角镑10g	羌活15g
独活15g	豨莶草15g	徐长卿15g	红花10g
炙山甲粉6g	醋鳖甲30g	泽兰30g	郁金15g

28剂，水煎服，早晚两次分服

患者坚持随诊服药半年后，病情好转，无明显髋关节疼痛，劳累及受凉后偶有腰背部不适，无夜间痛醒，无翻身受限，无明显晨僵，余关节无特殊不适，现弯腰、下蹲等活动均不受限，颈部活动度较前明显改善，双肩关节可上举，无口干、眼干，纳眠可，二便调。2018年11月7日复查ESR 2mm/h，CRP<1mg/L。体格检查：指地距：0cm，颌柄距：3.5cm，枕墙距：2.5cm，胸廓活动度：4.5cm，schobor：10cm。患者坚持每日进行体育医疗锻炼，脊柱关节活动度较前明显改善，嘱继服上方以维持巩固疗效。

【按】阎师在治以补肾强督、养肝荣筋、活络利节之法外，特别重视体育锻炼。因为患者炎症指标不高，主以颈肩部、腰背部僵硬、脊柱关节活动受限为主要表现，阎师强调服药同时，配合体育医疗锻炼，疗效显著。AS是一种以脊柱、骶髂等中轴关节慢性炎症为特征的风湿病，该病的病理过程包括炎症、骨质侵蚀、骨赘形成。早期症状主要以脊柱各个关节的僵硬、疼痛为主，晚期会造成关节强直、畸形。强直性脊柱炎的发病以青壮年男性为主，脊柱、骶髂关节、四肢大关节的功能障碍对劳动力及生活均造成严重影响。国外有大量报道关于康复护理、早期功能锻炼对强直性脊柱炎患者脊柱及关节功能影响的研究，认为其对治疗有帮助作用。

体育医疗是指采取体育运动形式的治疗方法，是阎师"五连环"治疗风湿病中的重要一环，合理适宜的体育医疗操可以保护关节功能。医疗体操包括：①头颈部运动：头颈部的前、后、左、右的侧弯及旋转运动；②上肢运动：上肢的上举、侧伸、外展等；③胸部运动：扩胸、深呼吸、转体、侧体；④腰部运动：腰部的前屈、后伸、侧弯、旋转；⑤下肢运动：下肢的下蹲、上抬、后伸以及膝关节的旋转；⑥飞燕运动：患者俯卧，同时抬起头部及双下肢以锻炼腰背部肌肉；⑦拱桥运动：患者平卧，用头部及四肢五点撑地将腰部向上托起。根据患者的不同病情程度运动量由小到大，因人而异。一般主张每日早晨、中午、晚上各做1次，每次时间由5~10分钟逐渐延长至30分钟左右。阎师提出脊柱各项功能锻炼的康复治疗，可增加胸廓、颈椎、腰背部、双髋关节及双膝关节活动度，维护肌肉张力和韧性，保持脊柱胸腰段生理曲度，同时加快局部血流循环，增加局部供血量，有效缓解AS患者疼痛及晨僵。主要目的在于控制炎症，维持正常的关节曲度及功能，提高患者的生活质量，防止畸形；对于合并骨质疏松症的患者还可减少骨量丢失，增加药物治疗效果。

（王琬茹，任志雄）

强直性脊柱炎医案10

患者：刘某　女　29岁

初诊：2018年8月13日

主诉：后背部疼痛8年余，加重10余日。

现病史：患者8年前因劳累后出现后背部、腰骶部疼痛，伴晨僵，活动后可缓解，就诊当地医院诊断为腰椎间盘突出，口服药物治疗（具体不详），未见明显好转。此后每年症状发作4~5次，每次持续10余天后可自行缓解。10余日前患者再次因劳累后出现胸背部、腰背部疼痛，伴晨僵，活动后可缓解，夜间痛剧，余关节无明显不适。偶有憋气感，伴乏力。现为求进一步诊治来诊。

现症：胸背部、腰背部疼痛，伴晨僵，2小时后缓解，夜间疼痛明显，经常痛醒，余关节无明显不适；略有轻微憋气感，纳可，二便调，眠差。舌淡红边有齿痕，苔白，脉沉略弦细弱。

既往史：既往低血压病史（具体不详），过敏性鼻炎病史2年。否认高血压、冠心病、糖尿病病史；否认乙肝、结核等传染病史；否认外伤史。

婚育史：已婚，育有一女，体健。月经周期20~40天，经期7天，量多，色深红，无血块。

过敏史：可疑过敏，不确定。

家族史：否认家族遗传性疾病史。

辅助检查：内蒙古杭锦旗蒙医医院（2017年7月10日）：血常规、肝肾功能、ESR、RF、ASO未见异常；HLA-B27（＋）；风湿三项：

CRP 0.812mg/L；胸椎、腰椎MRI：T9椎体异常信号影，考虑血管瘤可能性大，阅片见多层面、多个椎体上角或下角骨髓炎症水肿。中日医院（2018年8月6日）骶髂关节CT示：双侧骶髂关节炎Ⅱ~Ⅲ级改变。

诊断：中医：大偻

西医：强直性脊柱炎

辨证：肾虚督寒证

治法：补肾强督，散寒除湿，活血通络

处方：

狗脊30g	川断25g	桑寄生25g	伸筋草30g
葛根25g	桂枝10g	赤芍15g	鹿角霜10g
防风15g	片姜黄15g	桑枝25g	元胡25g
青风藤25g	秦艽25g	豨莶草15g	羌活15g
独活15g	徐长卿15g	络石藤25g	炒杜仲20g

14剂，日一剂，水煎服，分三次温服

方解：方中狗脊补肾、坚筋骨、强督脉、利俯仰为君药，臣以川断、桑寄生、鹿角霜、杜仲等既能补肝肾、壮筋骨、强腰膝，又能通血脉而调冲任，佐以桂枝、赤芍调和营卫、温经活血通络，防风、羌活、独活、伸筋草、豨莶草、秦艽、徐长卿、络石藤祛风除湿、通络止痛，共为使药。全方补肾强督、散寒除湿、活血通络。

二诊：2018年11月26日

服药后患者腰背痛明显好转，劳累后症状易反复，晨僵持续约1~2小时。憋气感较前减轻，月经周期规律，经量适中，色暗红，无血块，纳可，小便调，大便略干，寐安。2018年10月14日双髋关节MRI示：少量关节腔积液。ESR 18mm/h，CRP 7.4mg/L（0~10）。舌淡红苔白，脉沉弦细。上方增加川断30g，桑寄生30g，葛根30g，鹿角霜12g，桑枝30g，秦艽30g，炒杜仲25g，去络石藤加泽兰20g。以增强补肾壮骨之力，加泽兰以活血化瘀、利水消肿。

诊治同前，守方加减。

处方：

狗脊 30g	川断 30g	桑寄生 30g	伸筋草 30g
葛根 30g	桂枝 10g	赤芍 15g	鹿角霜 12g
防风 15g	片姜黄 15g	桑枝 30g	元胡 25g
青风藤 25g	秦艽 30g	豨莶草 15g	羌活 15g
独活 15g	徐长卿 15g	泽兰 20g	炒杜仲 25g

30剂，日一剂，水煎服，分三次温服

三诊： 2018年12月24日

患者诉腰背疼痛较前明显减轻，过去1个月无明显发作，现无明显晨僵，自觉胸肋关节偶有胀痛，偶觉口苦，余无明显不适，纳可，小便调，大便次数增加，日行1~7次，眠安。舌淡红，白苔，脉沉略弦细。患者疼痛明显减轻，无明显晨僵，上方秦艽减至25g、独活12g，去泽兰。患者自觉胸肋痛，伴口苦，肝气不舒。加香附12g、郁金15g、佛手10g以疏肝解郁、理气止痛。

处方：

狗脊 30g	川断 30g	桑寄生 30g	伸筋草 30g
葛根 30g	桂枝 10g	赤芍 15g	鹿角霜 12g
防风 15g	片姜黄 15g	桑枝 30g	元胡 25g
青风藤 25g	秦艽 25g	豨莶草 15g	羌活 15g
独活 12g	徐长卿 15	炒杜仲 25g	香附 12g
郁金 15g	佛手 10g		

30剂，日一剂，水煎服，早晚分三次温服

患者服药后腰背疼痛明显减轻，无明显晨僵，余关节无明显不适。建议于当地复查ESR、CRP。嘱继服上方以维持巩固疗效。

【按】该患者肾督亏虚，阳气不足，风寒之邪深侵肾督，致胸背及腰背部僵痛，病程迁延不愈，邪郁日久而留瘀，故而夜间痛甚。辨证属肾虚督寒证，阎师予以补肾强督、祛寒除湿，兼以活血通络。方中狗脊补肾、坚筋骨、强督脉、利俯仰为君药；臣以川断、桑寄生、鹿角霜、杜仲等既能补肝肾、壮筋骨、强腰膝，又能通血脉而调冲任；佐以桂枝、赤芍调和营卫、温经活血通络；防风、羌活、独活入肾、膀胱、督脉以祛脊背风寒之邪；伸筋草、豨莶草祛风除湿、蠲痹止痛；秦艽既辛散苦泄可祛风湿、舒筋活络，又质润而不燥防化热伤阴；徐长卿辛温入肝胃经，可温胃止痛、辛散入侵之风寒湿邪；络石藤苦、微寒可清热利节。二诊患者诸症减轻，效不更方，原方中加大川断、桑寄生、鹿角霜、杜仲、葛根、桑枝之用量，增加补肾壮骨之力，另加泽兰以活血祛瘀、利水消肿。三诊患者脊背僵痛明显减轻，继续予以补肝肾、强筋骨，自觉胸肋痛、伴口苦，肝气不舒，加香附、郁金、佛手以疏肝解郁、理气止痛。阎师辨证准确，用药精良，力专效宏。方中主以温补肾阳、强筋健骨，患者邪蕴日久，有化热之势，阎师在祛风散寒、除湿止痛之时，兼以甘寒清热之品以防寒湿之邪或从阳化热，或郁久化热。方中"泽兰"一药，气香而温、味苦而辛散，能活血利水，通利肢节筋脉。女子以血为本，肝藏血，肾藏精，肝肾同源，在辨治女性 AS 患者中，阎师补肾同时注重养肝为要；肝主疏泄，调畅气机，在治疗中要关注肝脏的疏泄功能，在临证中常常加入疏肝解郁行气的药物，使全身气机调畅，肝血得通，筋骨得养。

（时连存，任志雄）

强直性脊柱炎医案11

患者： 张某某　　女　　36岁

初诊： 2016年3月27日

主诉： 腰骶关节疼痛1年余

现病史： 患者10年前因双手、腕关节疼痛、晨僵，疑似类风湿关节炎不除外，于阎老师处行中草药治疗后痊愈，未遵医嘱系统检查明确诊断。1年前因流产后出现疲劳、乏力，伴腰骶及髋关节疼痛，夜间尤甚，局部畏寒怕凉，伴有麻木感，随后膝关节、足跟部开始疼痛，双下肢怕凉，眼睛干涩，头部发紧，前臂肌肉麻木，膝关节局部皮温稍高，纳差腹胀，睡眠可，小便调，大便干。于当地医院就诊，给予口服药物治疗（具体药物不详），症状未见明显减轻，现为求进一步治疗请阎师诊治。

现症： 腰骶及髋关节疼痛，夜间尤甚，局部怕凉，伴有麻木感，膝关节、足跟部疼痛，双下肢怕凉，眼睛干涩，头部发紧，前臂肌肉麻木，局部关节皮温稍高，疲劳乏力，纳差腹胀，眠可，小便可，大便干。舌淡红，苔薄白，脉弦细略沉。

既往史： 既往双肾多发结石，慢性胃肠炎史。否认高血压、冠心病、糖尿病病史；否认乙肝、结核等传染病史；否认外伤史。

过敏史： 否认食物、药物过敏史。

家族史： 否认家族遗传病史。

体格检查： 指地距：15cm，颌柄距：0cm，枕墙距：0cm，胸廓活动度：4cm，schobor：10cm，双4字试验（±）。

辅助检查：（同年3月22日中日医院）：C-反应蛋白0.182mg/dl，RF：小于20IU/ml，血沉：2mm/h。腰椎片：腰椎轻度骨质增生。骶髂关节CT：双侧骶髂关节炎Ⅱ级改变，HLA-B27（-）。

诊断：中医：大偻

　　　　西医：强直性脊柱炎

　　　　　　　肾结石

　　　　　　　慢性胃肠炎

辨证：肾虚督寒证

治法：补肾强督，祛风散寒，活血通络，通利关节

处方：

狗脊30g	川断25g	桑寄生25g	独活15g
盐杜仲20g	桂枝12g	赤芍15g	防风15g
片姜黄12g	桑枝25g	制元胡20g	郁金15g
伸筋草25g	葛根25g	羌活15g	鹿角霜10g
豨莶草15g	青风藤25g	炮山甲颗粒6g分冲	

30剂，水煎服，早晚两次温服，日一剂

方解：本方以狗脊、川断、盐杜仲补肾阳、壮筋骨、祛寒邪，桑寄生滋补肝肾、强筋健骨，共为主药；桂枝、羌活、独活、防风搜散少阴经、太阳经及肢体风寒湿邪、温经散寒，祛风除湿，赤芍活血荣筋通络，亦为臣；片姜黄、桑枝、元胡、郁金行气活血通络，祛寒湿，伸筋草祛风散寒，舒筋活络，葛根配桂枝，可解肌合营，缓解项背肌肉痉挛，豨莶草、青风藤祛风除湿、通络利节，鹿角霜补肾强督、祛寒通络，炮山甲通络散结，引药物直达病所。

二诊：2016年4月25日

服上药30剂后，患者诉双下肢发凉减轻，食欲好转，腰骶部疼痛较前减轻，双膝关节疼痛减轻，劳累后腰骶部、双下肢仍发沉、畏寒，眼睛干涩，眼眶周围疼痛，纳眠可，大便干，小便黄。舌淡红，苔薄

白厚，脉弦细略沉。经治疗后患者仍双下肢发凉、腰骶部疼痛，畏寒，故予上方加量桑寄生30g、盐杜仲25g、伸筋草30g、鹿角霜12g，增强补肾强督、祛邪通络之功。桂枝、芍药配伍调和营卫，祛邪外出，桂枝加量至15g取其温通经脉之意。加用威灵仙15g通达十二经络，加强祛风除湿、通络止痛之效。

诊治同前，守方加减。

处方：

狗脊30g	川断25g	桑寄生30g	独活15g
盐杜仲25g	桂枝15g	赤芍15g	防风15g
片姜黄12g	桑枝25g	制元胡20g	郁金15g
伸筋草30g	葛根25g	羌活15g	鹿角霜12g
豨莶草15g	青风藤25g	威灵仙15g	炮山甲颗粒6g（分冲）

45剂，水煎服，早晚分服，日一剂

三诊：2016年6月10日

患者服上药后近2个月病情稳定，腿凉缓解，但受凉后左膝关节及右大腿内侧不适感，疲乏、气短、口干减轻，受凉劳累后腰骶部僵硬，牵拉双下肢膝关节、踝关节不适，右手小指、无名指近端指间关节、左手中指、无名指近端指间关节晨起僵硬不适，夜间汗多，畏寒，纳可，眠差，小便黄，大便调。舌淡红，苔薄白略黄，脉沉略弦滑。患者现无上肢疼痛，仍畏寒，受凉后关节疼痛加重。原方基础上去鹿角霜、葛根，上方基础上加山萸肉20g补益肝肾、逐寒湿痹，鹿角霜改为鹿角片10g，加强补肾阳、益精血、强筋骨之效；改川断30g、盐杜仲30g、桑枝30g，加强补肝肾、强筋骨、通经络之功。

处方：

狗脊30g	川断30g	桑寄生30g	独活15g
盐杜仲30g	桂枝15g	赤芍15g	防风15g

片姜黄12g	桑枝30g	制元胡20g	郁金15g
伸筋草30g	山萸肉20g	羌活15g	鹿角片10g
豨莶草15g	青风藤25g	炮山甲颗粒6g	威灵仙15g

45剂，水煎服，早晚分服，日一剂

四诊：2016年11月20日

患者服药5月后病情稳定，劳累受凉后双髋关节、颈肩部足跟部偶有僵硬酸痛，休息后可缓解。偶有口干，晨僵缓解，畏寒，纳可，睡眠易醒，醒后难以入睡。二便调。舌红，苔薄白，脉沉略弦滑。血常规：正常；肝肾功无异常，CRP：1mg/L。上方基础上加海桐皮15g加强祛风湿、通经络之功，千年健15g祛风除湿、舒筋止痛，骨碎补温补肾阳、强筋壮骨，加强祛风湿、壮筋骨、补肾强骨之效；患者口干、舌红，配伍知母达到滋阴降火、生津止渴之功效；全方温燥之药为主，佐以知母以防温燥之品化火伤阴。

处方：

狗脊30g	川断30g	桑寄生30g	独活15g
盐杜仲30g	桂枝15g	赤芍15g	防风15g
片姜黄12g	桑枝30g	制元胡20g	郁金15g
伸筋草30g	山萸肉20g	羌活15g	鹿角片10g
豨莶草15g	青风藤25g	炮山甲颗粒6g	威灵仙15g
海桐皮15g	千年健15g	骨碎补20g	知母15g

45剂，水煎服，早晚分服，日一剂

五诊：2016年12月25日

服药半年后患者病情稳定，劳累后腰骶部疼痛、乏力较前明显好转，腰骶部未见明显疼痛，足底部疼痛及颈部僵硬疼痛缓解，畏寒减轻，纳可，眠可，二便调。舌淡红，苔白，脉沉略弦滑。予以原方基础上去鹿角片、海桐皮、千年健，加徐长卿15g、鹿角霜10g，加强祛风止痛、通督脉、补肾之功，并嘱其继续服用以维持巩固疗效。并嘱其后每3个月复诊一次，以巩固疗效。

【按】该病病位在脊柱，脊柱是人体最大的也是最重要的支柱，脊背部为督脉、足太阳膀胱循经之处，肾督正气不足，外感风寒湿三邪，均可致经络阻塞而发病，其本在肾督正气不足。如《诸病源候论·腰痛不得卧仰候》说："肾主腰脚，而三阴三阳，十二经、八脉，有贯肾络于腰脊者，劳损于肾，动伤经络，又为风冷所侵，血气击搏，故腰痛也。阳病者，不能卧，阴病者，不能仰，阴阳俱受邪气者，故令腰痛而不能仰卧。"《素问·生气通天论》就有"阳气者，精则养神，柔则养筋，开阖不得，寒气从之，乃生大偻"之说。阎老师指出，该病病位在督脉，病机核心为肾虚督寒。故予以补肾强督祛寒汤加减治疗，达到补肾祛寒、强督助阳、活血通络、壮骨舒筋之效。方中狗脊补肾壮腰膝，利俯仰，川断配桑寄生补肝肾、强筋骨，杜仲补肾壮腰，强筋健骨共为君。鹿角补肾督，养精血，独活搜少阴伏火，羌活主治督脉为病脊强而厥，共为臣。防风散风寒、逐寒湿，桂枝和营卫，通经络，助阳气，赤芍活血通络，配桂枝和营卫；郁金、片姜黄养肝缓筋骨、活血通络，元胡行气止痛，豨莶草、青风藤祛风通络，伸筋草通利关节，共为佐药。炮山甲活血通经络，引药直达病所为使药。

肾虚督寒证之大偻最常见为肾督不足，感受风寒湿之邪，尤其是寒湿之邪深侵肾督，导致受邪阳气不得开阖失于布化而成此证，故而老师临证时常以补肾强督、温阳祛寒之品药物为君，本病病机本为寒湿入侵，肾阳虚衰，故而遇寒或秋冬寒冷季节加重。阎师在治疗上常将鹿角霜换为鹿角片，《本经》言鹿角补肾阳、益精血、强筋骨之功效强于鹿角霜，加强其功效；并佐以祛风通络、通利关节之品，如海桐皮、千年健等，海桐皮归肝肾经，《海药本草》："主腰脚不遂，顽痹腿膝疼痛。"《本草正义》指出千年健，今恒用之于宣通经络、祛风逐痹，颇有应验。二药气味皆厚，亦辛温走窜之作用也。取其祛风除湿，舒经活络止痛之功效。纵观全方，滋补肝肾、温经通络、补肾壮阳药物为主，为防止药物温燥化热伤阴，在随诊治疗中，见舌红、口干，亦有化热之象时，加知母清热滋阴，以防温燥之品化热伤阴。故而方能获其佳效。"用药如用兵"，在临证辨治中，要熟练掌握药物的性味特点与功专，方可用药如神；在应用温补肾阳的药物时，可配伍滋阴清热的药物，既可"阴中求阳，阴阳双补"，又可制约温药之热性。

（王春荦）

强直性脊柱炎医案12

患者：王某　男　32岁

初诊：2017年10月23日

主诉：反复腰骶部疼痛8年。

现病史：患者诉8年前无明显诱因出现腰骶部疼痛，渐牵至脊背颈项疼痛、僵硬不舒，畏寒喜暖，伴见坐骨结节及腹股沟疼痛，就诊于新疆医科大学附属医院就诊，诊断强直性脊柱炎，给予柳氮磺胺吡啶、白芍总苷胶囊治疗后疼痛明显缓解，出院后未规律服药。2012年患者再次出现腰骶部疼痛，行TNF-α抑制剂皮下注射治疗半年（每周50mg），间断服用"塞来昔布"，疼痛缓解。2017年6月患者再次出现腰背部疼痛加重，就诊于中日友好医院中医风湿科。入院完善相关检查：血常规：血红蛋白125g/l；尿便常规正常；ESR：39m/l；风湿系列：免疫球蛋白A390mg/dl，补体C3：145mg/dl；CRP：3.54mg/L；HLA-B27（+）；颈椎正侧双斜位：颈椎曲度变直，C7椎体骨质增生；胸椎正侧位：未见明显异常；腰椎正侧双斜位：腰椎骶髂关节改变符合强直性脊柱炎改变；骶髂关节、髋关节CT：骶髂关节改变考虑强直性脊柱炎；双髋关节未见明显异常；骶髂关节MRI+双髋MRI：符合强直性脊柱炎改变；骨密度：低骨量，明确诊断强直性脊柱炎。给予综合治疗后好转后出院。

现症：患者腰骶部疼痛，劳累后加重，无晨僵，偶有夜间疼痛，纳眠可，二便正常。舌暗红偏大，薄白苔，脉弦滑尺弱。

既往史：既往体健，否认高血压、冠心病、糖尿病病史；否认乙肝、结核等传染病史；否认外伤史。

个人史：否认有幼年关节炎病史。

过敏史：否认药物过敏史。

家族史：否认直系亲属有该病史，父母亲均体健。

体格检查：腰骶部轻压痛，4字试验弱阳性。指地距15cm，头枕距0cm，胸廓活动度8cm。

诊断：中医：大偻

　　　　西医：强直性脊柱炎

辨证：肾虚督寒证

治法：补肾强督，散风祛寒，强壮筋骨

处方：

狗脊30g	川断30g	桑寄生30g	炒杜仲25g
伸筋草30g	鹿角霜12g	防风15g	片姜黄12g
桑枝30g	制元胡25g	桂枝10g	赤芍10g
羌活15g	独活12g	青风藤25g	秦艽30g
鸡血藤25g	豨莶草15g	茯苓30g	

14剂，水煎服早晚饭后半小时~1小时服用

方解：方中以狗脊温补肾阳、强督坚骨为君药；川断、桑寄生、杜仲补肝肾、续筋骨，鹿角霜补肝肾强督为臣药；桂枝、赤芍调和营卫，防风、片姜黄、桑枝、元胡行气活血止痛，羌活、独活、青风藤、鸡血藤、秦艽、豨莶草舒筋活络，祛风胜湿，共为佐药；茯苓渗湿健脾胃为使药。共奏补肾强督、散寒除湿、活血通络之效。

建议：

1.补充牛奶500ml/日。

2.柳氮磺胺吡啶1g tid；阿法骨化醇软胶囊0.5ug qd；碳酸钙片0.75g tid；依托考昔片60mg bid；白芍总苷胶囊0.6g tid。

3.患者诉用注射用重组人Ⅱ肿瘤坏死因子受体-抗体融合蛋白

25mg，qw，皮下注射，症状明显改善，目前已使用半年，炎症指标均正常。故继用注射用重组人Ⅱ型肿瘤坏死因子受体-抗体融合蛋白25mg，qw，皮下注射。定期完善ESR、CRP、血常规、肝肾功等指标。

二诊： 2017年12月25日

患者诉口服中药后夜间偶有腰骶部疼痛，着凉后较前改善，晨起无晨僵，自觉弯腰起立时腰部有骨擦音。纳眠可，大便4次/日，偶不成形，偶有腹泻，小便正常。患者诉口服中药后腰骶部、颈项部、后背部偶有疼痛，但劳累后仍有疼痛。上方故增葛根25g、改独活15g增强祛风胜湿、散寒止痛之功以缓解项背强痛；改鸡血藤30g以加强活血通络祛瘀之力；增徐长卿15g活血止痛以对症。

辅助检查： 生化、血常规正常；CRP 0.7mg/L（0~0.6）；ESR正常。

建议：

1.益赛普逐渐减量。

2.白芍总苷胶囊减至0.6g bid。

处方：

狗脊30g	川断30g	桑寄生30g	炒杜仲30g
鹿角霜15g	防风15g	片姜黄12g	葛根25g
桑枝30g	制元胡25g	桂枝10g	赤芍12g
羌活15g	独活15g	青风藤25g	秦艽30g
鸡血藤30g	豨莶草15g	徐长卿15g	

14剂，水煎服早晚饭后半小时至1小时服用

三诊： 2018年3月5日

患者诉口服中药后近期劳累后夜间偶有腰骶部疼痛，着凉后加重，晨起无晨僵，纳眠可，大便2~3次/日，成形，小便正常。患者自觉口服中药后明显减轻，故去葛根25g。将羌活、独活减量，羌活直上巅顶，横行肢臂，善治上部风邪，故在上在表的风湿痹痛多用；独活偏下行入里，长于祛腰膝筋骨间风湿，善治在下在里之风湿痹痛，且祛

风湿力强，患者疼痛明显缓解故减制元胡止痛之功。加生薏苡仁健脾去湿、舒筋除痹。

辅助检查：生化、血常规、ESR、CRP均正常。

建议：

1.益赛普25mg qw 皮下注射；减量至1次/12天。

2.柳氮磺胺吡啶1g tid；白芍总苷胶囊0.6g tid（间断口服）。

处方：

狗脊30g	川断30g	桑寄生30g	炒杜仲30g
鹿角霜12g	防风15g	片姜黄12g	怀牛膝12g
桑枝30g	制元胡20g	桂枝10g	赤芍10g
羌活12g	独活12g	青风藤25g	秦艽30g
鸡血藤30g	豨莶草15g	徐长卿15g	生薏苡仁30g

14剂，水煎服早晚饭后半小时至1小时服用

四诊：2018年7月16日

患者诉口服中药后腰骶部疼痛明显缓解，晨起无晨僵，自觉久行久坐腰部疼痛，休息后可缓解，纳眠可，大便3~4次/日成形，小便正常。患者下肢症状明显缓解，减怀牛膝；加泽兰25g活血破瘀通经、入肝脾经；增补骨脂15g温肾助阳；患者大便成形，故减生薏苡仁。

辅助检查：常规检查均正常。

建议：

1.益赛普25mg，20天一次皮下注射。

2.柳氮磺胺吡啶1g tid；白芍总苷胶囊0.6g tid。

处方：

狗脊30g	川断30g	桑寄生30g	炒杜仲30g
鹿角霜10g	防风15g	片姜黄12g	泽兰25g
桑枝30g	制元胡20g	桂枝10g	赤芍10g

| 羌活12g | 独活15g | 青风藤25g | 秦艽30g |
| 鸡血藤30g | 豨莶草15g | 徐长卿15g | 补骨脂15g |

14剂，水煎服早晚饭后半小时至1小时服用

按上方，患者继续目前中药调服，继续跟阎师就诊。

【按】患者为男性，以反复腰骶部疼痛8年为主诉。患者诉8年来反复腰骶部疼痛，渐牵至脊背颈项疼痛、僵硬不舒，畏寒喜暖，伴见坐骨结节及腹股沟疼痛，结合检查，诊断强直性脊柱炎明确，反复西药治疗，症状仍反复，故就诊阎师门诊。中医诊断：大偻。中医辨证为肾虚督寒证，西医诊断：强直性脊柱炎。治以补肾强督，散风祛寒，强壮筋骨。阎师在治疗中突出两个方面：一、方中以狗脊为君，补肝肾，除风湿，利关节。川断加桑寄生兼补肾阳、肾阴、川断强筋骨、续筋接骨、活血通络。《本草求真》中记载：实疏通气血筋骨第一药也。桑寄生补肝肾，强筋骨，除风湿，通经络。二、患者为年轻男性，防止从阳化热，故用鹿角霜益肾助阳，补力虽弱，但不滋腻。防风加片姜黄，防风辛甘，温。入膀胱、肺、脾经。发表，祛风，胜湿，止痛。《本经》中记载：防风主大风头眩痛，恶风，风邪，目盲无所见，风行周身，骨节疼痹，烦满。片姜黄为行气药，破血行气，通经止痛。用于胸胁刺痛，风湿痹痛，肩臂疼痛，跌扑损伤。《纲目》中记载：姜黄、郁金、莪药三物，形状功用皆相近，但郁金入心治血，而姜黄兼入脾，兼治气，莪药则入肝，兼治气中之血，为不同尔。古方五痹汤，用片子姜黄治风寒湿气手臂痛。姜黄兼能治气，故又下气。因强直性脊柱炎易累及双髋关节走窜疼痛，阎师善用郁金走肝经，引药下行，以达其要。佐以羌活、独活，一上一下，引药入所，羌活直上巅顶，横行肢臂，善治上部风邪，在上在表的风湿痹痛；独活偏下行入里，长于祛腰膝筋骨间风湿，善治在下在里之风湿痹痛，且祛风湿力强。阎师辨证准确，择方用药合理，故患者从初诊至四诊疼痛腰骶部疼痛症状明显减轻，同时益赛普用药间隔时间增长，患者从未口服止

疼药物，仅通过中药调理逐步改善症状，获取佳效。

　　阎师在临证辨治中注重"中西合璧"既要充分借助西医学的实验室检查及影像学检查为临床诊断提供重要的依据，又要在疾病活动期利用西药，尤其是生物制剂在治疗中起到桥梁的作用，积极控制疾病活动；同时要配合中药治疗，达到标本兼治的效果，真正实现"中西医合璧"的诊疗策略。

（余婧，陈铁民）

强直性脊柱炎医案13

患者： 马某　女　24岁

初诊： 2017年9月14日

主诉： 腹股沟疼痛1年余。

现病史： 患者诉1年前因外伤曾行关节腔镜检查（半月板损伤）出现右膝关节疼痛，随之出现左膝关节疼痛，无红肿，走路时腹股沟疼痛明显，久坐后出现腰及腰骶部疼痛，夜间疼痛明显，翻身困难，无晨僵，晨起弯腰困难，双足掌疼痛。起身困难。曾在当地医院就诊，给予消炎止痛药（具体不详），症状仍反复，故就诊于我院，特邀北京中日友好医院阎小萍教授远程会诊诊治。

现症： 双侧腹股沟疼痛，久坐后出现腰及腰骶部疼痛，夜间疼痛明显，晨起起身困难，夜间疼痛。纳眠可，二便正常。舌淡红，薄白苔，脉弦滑尺弱。

既往史： 既往体健，否认高血压、冠心病、糖尿病病史；否认乙肝、结核等传染病史；否认外伤史。

过敏史： 否认药物过敏史。

个人史： 14岁初潮，月经周期18天，行经3天，无痛经，无血块。

家族史： 父亲患高血压，母亲患关节炎。

体格检查： 4字试验弱阳性。指地距0cm，头枕距0cm，胸廓活动度6cm。

辅助检查： 生化、血常规、ESR、CRP均正常。HLA-B27阳性。

双髋关节MRI：提示关节腔少量积液；骶髂关节MRI：提示骶髂关节炎。

诊断：中医：大偻

西医：强直性脊柱炎早期

辨证：肾虚督寒证

治法：补肾强督，散风祛寒，活血通络

处方：

狗脊30g	川断25g	桑寄生25g	炒杜仲25g
伸筋草25g	葛根25g	鹿角霜10g	桂枝10g
赤芍10g	青风藤20g	秦艽25g	防风15g
片姜黄12g	桑枝25g	制元胡25g	郁金15g
泽兰25g	泽泻25g	羌活15g	独活15g
豨莶草15g	醋鳖甲30g	徐长卿15g	

14剂，水煎服，早晚饭后半小时服用

方解：方中以狗脊为君药，甘温补肝肾、强筋骨，既有祛邪之力又具补益之功。川断、桑寄生、杜仲为臣药，补肝肾，壮腰膝，强筋骨。伸筋草、葛根、徐长卿、羌活、独活、秦艽以祛风胜湿活络为佐。桂枝、赤芍调和营卫，泽兰、郁金疏肝解郁，引经之药为使。共奏补肾强督、散风祛寒、活血通络之效。

二诊：2017年10月23日

患者诉口服中药后腰骶部、双侧臀部仍疼痛，走路时疼痛明显，双膝关节平卧时关节疼痛明显，久坐久卧时自觉僵硬明显，晨起晨僵，约2小时左右可缓解，腰骶疼痛较前好转，晨僵较前稍减轻。自觉双下肢麻木，饮食一般，睡眠可，二便正常。患者口服中药后自觉疼痛仍存在，故加强补肾之力，川断、桑寄生各30g；自觉颈项部不适，双下肢麻木，给予片姜黄15g破血行气、温通痹痛，桑枝30g以增强通经络达四肢之力；患者腰骶部、双髋臀部疼痛，双髋肝胆经所达，故加大泽兰用量，取其入肝、脾经，有活血破瘀通经利水之功。

诊治同前，守方加减。

检查： 生化、血常规、ESR、CRP均正常。

目前继服药物： 柳氮磺胺吡啶1.0g tid；疼痛时口服美洛昔康。

建议：

1.功能锻炼：小燕飞、七点靠墙、蛙泳等运动。

2.柳氮磺胺吡啶　1.0g（4片），1日3次。

3.美洛昔康片　1片、1日2次，疼痛缓解时可改为1片、每晚1次。

处方：

狗脊30g	川断30g	桑寄生30g	炒杜仲25g
伸筋草30g	葛根25g	鹿角霜10g	桂枝10g
赤芍10g	青风藤25g	秦艽25g	防风15g
片姜黄15g	桑枝30g	制元胡25g	郁金15g
泽兰30g	羌活15g	独活15g	豨莶草15g
醋鳖甲30g	徐长卿15g		

14剂，水煎服，早晚饭后半小时服用

三诊： 2017年11月13日

患者诉口服中药后腰骶部、双侧臀部疼痛较前好转，走路时双膝关节偶有疼痛，余关节无疼痛，晨起晨僵，约2小时左右可缓解，晨僵较前稍减轻。自觉双下肢麻木较前好转，偶有四肢怕冷，饮食一般，睡眠可，二便正常。患者自觉腰骶部、双侧臀部疼痛明显好转，故泽兰减至25g，双膝关节偶有疼痛，故加强秦艽用量祛风湿、舒筋络，加海桐皮入肝经，引药下行，改善双膝关节痹痛症状。患者为年轻女性，偶有四肢怕冷，辨证为肾虚督寒，故加量鹿角霜，补肾阳，增加补肾强督之力。

辅助检查： 生化、血常规、ESR、CRP未见明显异常。

目前口服用药： 柳氮磺胺吡啶1.0g tid；美洛昔康片1片 bid。

会诊目的： 调整中药方剂。

建议：

美洛昔康片　7.5g bid→7.5g qd→7.5g qod（根据症状逐减）。

处方：

狗脊30g	川断30g	桑寄生30g	伸筋草30g
葛根25g	鹿角霜12g	桂枝10g	赤芍10g
青风藤25g	秦艽30g	防风15g	片姜黄12g
桑枝30g	制元胡25g	郁金15g	泽兰25g
羌活15g	独活12g	豨莶草15g	醋鳖甲30g_{先煎}
徐长卿15g	海桐皮15g		

14剂，水煎服，早晚饭后半小时服用

四诊： 2017年12月11日

患者诉口服中药因工作劳累，休息欠佳，现出现腰骶部、双侧臀部疼痛较前加重，走路时双膝关节疼痛较前无变化，余关节无疼痛，晨起晨僵，约2小时左右可缓解，晨僵较前稍减轻。11月15日左右出现恶心，无食欲，睡眠欠佳，上腹部不适，停中药一周后加服兰索拉唑肠溶片后症状好转，继续口服中药，睡眠欠佳，二便正常。患者自觉怕冷，故改鹿角霜为鹿角片，增强补肾阳之力。患者颈项部、双肩疼痛明显好转，故去葛根，片姜黄减至10g。患者四肢关节疼痛明显好转，故减少桑枝至25g、独活至12g，加怀牛膝合海桐皮共引药下行，活血通络利关节。

治疗同前，守方加减。

辅助检查： 生化、血常规、ESR、CRP未见明显异常。

目前口服用药： 柳氮磺胺吡啶1.0g tid；美洛昔康片1片 qn；兰索拉唑肠溶片已停。

会诊目的： 调整中药方剂。

建议：

美洛昔康片根据症状逐减。

处方：

狗脊30g	川断30g	桑寄生30g	伸筋草30g
鹿角片10g	桂枝10g	赤芍10g	怀牛膝12g
青风藤25g	秦艽30g	防风15g	片姜黄10g
桑枝25g	制元胡30g	郁金15g	泽兰25g
羌活15g	独活15g	豨莶草15g	醋鳖甲30g_{先煎}
徐长卿15g	海桐皮15g		

14剂，水煎服，早晚饭后半小时服用

五诊： 2018年3月5日

患者诉近期停中药后腰骶部、双膝关节疼痛加重，偶有腹股沟疼痛。双侧臀部疼痛较前缓解，上楼梯时膝关节症状加重。偶有双手指关节疼痛，无红肿，约2h后缓解。偶有远端指尖针刺样疼痛，脱皮后可缓解。晨起偶有晨僵，约半小时左右可缓解，晨僵较前稍减轻。睡眠欠佳，入睡困难。大便一日一次，成形。小便正常。患者自觉恶寒不重，故将鹿角片改为鹿角霜12g，减弱补肾阳之力，增炒杜仲补肝肾，患者腹股沟偶有疼痛，该处为肝经循行之处，故增泽兰加大活血利水通络之功，增沙苑子入肝经，补肝肾之力。

辅助检查： 均正常。

目前用药： 柳氮磺胺吡啶　1.0g　tid；美洛昔康片1片qn。

中药停用（停用1月余）。

会诊目的： 调整用药。

处方：

狗脊30g	川断30g	桑寄生30g	伸筋草30g
鹿角霜12g	桂枝10g	赤芍12g	炒杜仲25g
青风藤25g	秦艽30g	防风15g	片姜黄10g
桑枝25g	制元胡30g	郁金15g	泽兰30g

羌活15g 　　　独活15g 　　　　豨莶草15g 　　　　醋鳖甲30g_{先煎}

徐长卿15g 　　　沙苑子15g

14剂，水煎服，早晚饭后半小时服用

按上方，患者继续目前中药调理。

【按】阎师对此例强直性脊柱炎的肾虚督寒证，治以补肾强督，散风祛寒，活血通络。阎师在药物作用的同时，非常重视"五环疗法"中的体育医疗和理疗外治法，在患者就诊伊始，嘱患者进行合理规律的体育锻炼，如"小燕飞""七点靠墙""蛙泳"等运动。规律适当的体育医疗可以缓解脊柱、髋、膝关节的功能状态，恰当的理疗外治可充分缓解患者局部症状。中医外治法有较为深远的历史沿革，早在马王堆汉墓出土的《五十二病方》已有对于穴位贴敷疗法的记载。《内经》中也有关于药物熏洗、针灸、推拿等外治方法的详尽描述。阎师认为，风湿病多为关节、筋脉、肌肉等部位受累，甚者累及脏腑，病程较为漫长，同时风湿病以气血不通为主要病理特点，仅用内服药物到达病所需一定时间，故在正确的辨证论治的基础上，配合外治疗法，可取得更好疗效。风湿病临床上，对于急性期患者，应遵循内经中"急则治标"的原则，在补肝肾、强筋骨、祛风湿的基础上，辨明疾病性质，加强外治，在最短的时间内使药物直达病所，最大程度缓解病情。而对于慢性迁延的患者，由于风湿病日久入络，气血不畅，也应配合外治方法，疏通经络、行气活血，可增加治疗效果。

（余婧，陈铁民）

强直性脊柱炎医案14

患者： 刘某　男　46岁

初诊： 2015年12月3日

主诉： 间断双膝、双髋关节疼痛14年。

现病史： 患者14年前受凉后出现双膝、双髋关节疼痛，呈游走性，就诊于当地医院诊断为"风湿病"，予外用膏药及中、西药内服治疗（具体不详），经治疗稍有好转。10年前无明显诱因患者间断出现交替性髋关节疼痛加重，翻身困难，影响行走，腰背部僵痛，久坐症状加重，就诊于"徐州四院"查"HLA–B27（＋），骶髂关节CT示骶髂关节改变符合强直性脊柱炎改变，髋关节CT示双髋退行性改变，右侧股骨颈前缘疝凹可能"，诊断为强直性脊柱炎，予柳氮磺胺吡啶1.0g，3次/日，洛索洛芬钠60mg，3次/日，症状无明显缓解，现为求进一步诊治，请阎师会诊。

现症： 双侧髋关节、双膝关节疼痛不适，翻身受限，晨僵，活动后可缓解，晨起颈部、腰背部僵痛，余关节无特殊不适，无明显眼干、口干，平素自觉恶风畏寒，汗出较多，纳可，眠差，二便调。舌红色暗，脉弦细略沉。

既往史： 否认高血压、糖尿病等慢性病史。

过敏史： 否认药物过敏史。

家族史： 否认家族遗传史。

体格检查： 指地距：5cm，颌柄距：2cm，枕墙距：0cm，胸廓活动度：7cm，schobor：6cm，双4字试验（＋）。

诊断： 中医：大偻

西医：强直性脊柱炎

辨证：肾虚督寒证

治法：补肾强督，散寒除湿，活血通络

处方：

元胡20g	狗脊30g	羌活12g	赤芍10g
郁金15g	桑枝30g	徐长卿15g	白术15g
川断25g	独活12g	防风15g	桑寄生30g
葛根25g	片姜黄12g	伸筋草30g	杜仲25g
知母12g	泽泻25g	泽兰25g	桂枝10g

14剂，日一剂，水煎服，早晚两次温服

方解：方中以狗脊祛风湿、补肝肾、强腰膝为君药。川断、杜仲、桑寄生补益肝肾、强筋健骨、通利血脉、祛风湿，共为臣药。独活、桑枝、徐长卿、伸筋草、片姜黄、防风共行祛风湿、利关节、通络止痛之功；元胡行血中之气滞，气中血滞；桂枝、赤芍调和营卫；葛根配伍桂枝治疗项背痛；泽兰配泽泻活血化瘀兼利水消肿，共为佐药。郁金引经入肝胆经，且有活血通络之功，为使药。诸药合用，共奏补肾强督、散寒除湿、活血通络之效。

二诊：2015年12月31日

服用上药14剂后，患者诉双髋、双膝关节仍有不适，程度较前稍有缓解，活动不利，夜间翻身痛，晨僵时间减少，活动可缓解，晨起仍有颈腰背部僵痛不适，余关节无明显不适，无口干眼干，纳食可，夜寐一般，二便调，舌暗红苔薄白，脉弦细略沉。患者腰背疼痛，加鹿角霜10g以补肾助阳、强筋骨；元胡能行血中之气滞，气中血滞，专治一身上下诸痛，配秦艽、桂枝可治风湿痛，故加秦艽30g，元胡增量至25g。

诊治同前，守方加减。

处方：

元胡25g	狗脊30g	羌活12g	赤芍10g

郁金15g	桑枝30g	徐长卿15g	白术15g
川断25g	独活12g	防风15g	桑寄生30g
葛根25g	片姜黄12g	伸筋草30g	杜仲25g
知母12g	泽泻25g	泽兰25g	桂枝10g
秦艽30g	鹿角霜10g		

14剂，日一剂，水煎服，早晚两次温服

三诊：2016年1月28日

患者诉近日双髋、双膝关节疼痛、颈部不适明显缓解，腰背偶有不适，无明显晨僵，余关节无特殊不适，无明显口干、眼干等特殊不适，纳眠可，二便调，舌淡红略暗，脉沉略细。患者现无颈部不适，上方去葛根。加补骨脂20g、骨碎补20g，改川断30g，以加强温补肾阳强骨之力，兼有通络之功。

处方：

元胡25g	狗脊30g	羌活12g	赤芍10g
郁金15g	桑枝30g	徐长卿15g	白术15g
川断30g	独活12g	防风15g	桑寄生30g
片姜黄12g	伸筋草30g	杜仲25g	知母12g
泽泻25g	泽兰25g	桂枝10g	秦艽30g
补骨脂20g	骨碎补20g	鹿角霜10g	

14剂，日一剂，水煎服，早晚两次温服

患者坚持随诊服药半年后，病情好转，无明显髋、膝关节疼痛，无明显颈腰部不适，无翻身受限，无明显晨僵，余关节无特殊不适，无口干、眼干，纳眠可，二便调。嘱继服上方以维持巩固疗效。

【按】 阎师治疗风湿病尤其是大偻时擅用桂枝芍药知母汤，桂枝芍药知母汤出自《金匮要略》"诸肢节疼痛，身体尪羸，脚肿如脱，头眩短气，温温欲吐，桂枝芍药知母汤主之"。阎氏喜择桂枝、芍药、知母相伍为多，并非单纯使用羌活、独活、海风藤、络石藤等祛风湿药物。这是因痹证以感受风寒湿邪为多，非温不能通其痹，故以温经散寒、宣痹通阳为主，必用桂枝且桂枝与芍药相伍可调和营卫，既利于抵邪入侵，又利于驱邪外出，加入知母养阴清热，防邪久化热伤阴，体现了治病求本的思想。

循经辨证理论是以经络学说和藏象学说为理论指导，根据经络循行、络属脏腑，联系生理病理特点以及临床证候特点等来确定疾病的经络及脏腑归属，从而确立相应的处方、用药和针刺腧穴等。《灵枢·本藏》曰："经脉者所以行血气而营阴阳，濡筋骨、利关节者也。"《灵枢·海论》曰："夫十二经脉者，内属于腑脏，外络于肢节。"《素问·皮部论》指出："外邪客于皮，则腠理开，开则邪入客于经脉，经脉满，则客于脏腑也。"《灵枢·经脉》所说："经脉者，所以能决生死，处百病，调虚实，不可不通也。"可见疾病的形成和治疗与经络存在密不可分的关系。阎氏在临证辨治大偻中，灵活运用循经辨证，面对繁杂临床的表现执简驭繁，抓主要矛盾，辨清痛在何处、僵在何位、其属何经、孰与之连、归何脏腑等特点，灵活应用。

（刘赛，任志雄）

强直性脊柱炎医案 15

患者：丁某　女　31岁

初诊：2013年1月31日

主诉：腰骶部疼痛3月余。

现病史：患者3个月前无明显诱因出现腰骶疼痛，时有夜间痛醒，翻身困难，晨起有僵痛，活动能好转，但弯腰受限，久坐后加重，无四肢麻木，在本院骨科就诊后服用芬必得及妙纳治疗后，症状缓解不明显。行X线时考虑腰骶轻度骨质增生，双侧骶髂关节间隙不清；腰椎MRI示：L5/S1椎间盘轻度突出；10天前在我科门诊就诊后查血沉、C反应蛋白、RF（－），HLA－B27（＋），予以骶髂关节CT示：关节面毛糙不整，呈虫蚀状改变。考虑为强直性脊柱炎（早期）。予以中药治疗及美洛昔康抗炎止痛后，症状缓解较明显，腰骶部疼痛减轻，久坐后仍腰痛，畏寒不明显，近2日天气转凉时自觉双髋部隐痛不适，无活动受限，遂于阎师门诊就诊。

现症：腰骶部疼痛，时有背部僵硬，双髋部隐痛不适，无畏寒，无口干，出汗不多，纳可，夜寐可，大便偏稀，小便正常。舌淡红略暗白苔，脉沉略弦细。

既往史：有角膜炎、结膜炎病史，约4岁时曾患黄疸型肝炎。

过敏史：否认药物过敏史。

家族史：父亲、姑姑有腰椎病、颈椎病病史。

体格检查：指地距：20cm，颌柄距：0cm，枕墙距：0cm，胸廓活动度：4cm，schobor：10cm，双4字试验（＋）。

辅助检查：血沉、C反应蛋白、RF、抗"O"（－），HLA－B27（＋）；

右足骨密度低中度骨质疏松的危险性；X线：腰骶轻度骨质增生，双侧骶髂关节间隙不清；腰椎MRI示：L5/S1椎间盘轻度突出；骶髂关节CT：双侧骶髂关节改变符合强直性脊柱炎（早期）虫蚀样表现。

诊断：中医：大偻

西医：强直性脊柱炎

辨证：肾虚寒盛证

治法：补肾壮骨，散风除湿，活络利节

处方：

狗脊30g	川断25g	桑寄生25g	生杜仲20g
防风15g	片姜黄12g	制元胡20g	桑枝25g
伸筋草25g	葛根25g	鹿角霜12g	青风藤25g
羌活15g	独活12g	海桐皮15g	蚕沙12g
秦艽20g	鸡血藤25g	络石藤20g	徐长卿15g

20剂，水煎服，日一剂，早晚分服

二诊：2013年2月22日

患者诉腰骶部僵痛减轻，晨起较重，活动后可缓解，夜间睡眠时有腰疼，口唇发干，无明显畏寒，纳可，大便1次/日，小便稍黄，舌淡红略暗，白苔，脉沉略弦细。上方加减：川断25g加量至30g，桑寄生25g加量至30g，生杜仲20g加量至25g，加强补肝肾、祛风湿之功；片姜黄12g加量至15g，青风藤25g加量至30g，络石藤20g加量至25g，加强行气通络之功；去秦艽，加知母15g清热滋阴。

诊治同前，守方加减。

处方：

狗脊30g	川断30g	桑寄生30g	生杜仲25g
防风15g	片姜黄15g	制元胡20g	桑枝25g
伸筋草25g	葛根25g	鹿角霜12g	青风藤30g

羌活15g	独活12g	海桐皮15g	蚕沙12g
知母15g	鸡血藤25g	络石藤25g	徐长卿15g

30剂，水煎服，日一剂，早晚分服

三诊： 2013年3月21日

患者诉左侧髋部疼痛，夜间明显，右侧髋部疼痛，较原来减轻，右侧膝关节酸胀乏力，右足脚跟发紧，无畏寒、发热，无口干口苦，纳食可，二便调，舌淡红略暗，白苔，脉沉略弦滑。上方去葛根，加烫骨碎补20g加强补肾壮骨之功；加枳壳12g、木瓜15g加强行气活络之功。

处方：

狗脊30g	川断30g	桑寄生30g	生杜仲25g
防风15g	片姜黄15g	制元胡20g	桑枝30g
伸筋草25g	络石藤25g	鹿角霜12g	青风藤30g
羌活15g	独活12g	木瓜15g	炒枳壳12g
烫骨碎补20g	鸡血藤25g	徐长卿15g	海桐皮15g

20剂，水煎服，日一剂，早晚分服

四诊： 2013年4月11日

患者诉服药后双膝疼痛好转，双侧髋部疼痛较前好转，仍有酸痛不适感，右足踝发紧，偶有胃部不适感，无明显畏寒，偶有畏风，无发热，口干口苦，后腰酸感，晨起明显，活动后好转，无其他小关节不适，纳可，眠可，二便可。舌淡红略暗，白薄黄苔，脉沉略弦细。鸡血藤25g加量至30g，伸筋草25g加量至30g，制元胡20g加量至25g，络石藤25g加量至30g，加强活血舒筋通络之功；去鹿角霜、炒枳壳、木瓜，加鹿角镑10g加强补肾益精生髓之功。

处方：

狗脊30g	川断30g	桑寄生30g	生杜仲25g

鸡血藤30g	片姜黄15g	制元胡25g	桑枝30g
伸筋草30g	络石藤30g	鹿角镑10g	青风藤30g
羌活15g	独活12g	海桐皮15g	徐长卿15g
烫骨碎补20g	防风15g		

14剂，水煎服，日一剂，早晚分服

患者诉服药2周后腰骶、双髋部疼痛完全缓解，偶有双膝、双踝的酸胀、麻木感，无明显疼痛略感乏力，无其他不适。

【按】患者为青年女性，属于强直性脊柱炎好发年龄，先天禀赋不足外加幼年多病损伤肝脏，肝肾亏虚易感风寒湿等邪气，风为百病之长，风寒湿三气相合导致痹证，寒性收引凝滞，寒主痛，湿性重浊黏腻，夜间阳入于阴，阳气失于布化，寒湿之邪较盛故夜间痛甚、翻身困难，亦伴有晨起僵硬；根据患者的症状体征属于肾虚寒盛型证候，因此治疗以补养肝肾、祛风散寒除湿通络为主。方中阎师以狗脊、桑寄生、川断、杜仲补益肝肾，兼能祛风湿利关节。其中狗脊能温养肝肾，强腰脊，利关节，通经脉，祛风寒湿；川断甘温助阳，补肝肾，通血脉，利关节；杜仲补肝肾，强筋骨；桑寄生祛风湿，补肝肾，强筋骨，对筋骨无力者尤为适宜；四药共为君药，共奏补肝肾、强筋骨、祛风湿、通利关节之功。鹿角霜补肾阳，益精血，兼可活血散瘀，加强君药补肾生精壮骨之功，兼可活血化瘀利关节；羌活、独活祛风散寒除湿。防风祛除经络筋骨中风湿的作用，与羌活、独活配伍可达祛除周身湿痹之功效。片姜黄、桑枝、制元胡活血行气止痛，疏通血脉；伸筋草舒经活络兼能祛风湿。《本草经疏》云"葛根发散而升，风药之性也，故主诸痹"，葛根可祛邪达表。青风藤、鸡血藤、络石藤祛风活血，通络止痛；其中青风藤有较强的祛风湿通经络之功，鸡血藤养血活血、舒经活络，为治疗筋脉不畅、络脉不和的常用药；络石藤通经络、利血脉兼可祛风湿，同时兼有清热功效。海桐皮祛风湿，善治腰腿痛，对疼痛较明显者，可减轻疼痛。徐长卿祛风止痛，温通经络。

秦艽有祛风湿、清热及缓解拘挛之功。《本草求原》认为蚕沙，为风湿之专药，凡风湿瘫缓固宜，即血虚不能养经络者，亦宜加入滋补药中；蚕沙可祛风湿通经络，强筋骨，是治疗风湿病之专药。全方共奏补肝肾、祛风湿、活血通利关节之功效。

阎师认为患者先天不足，肝肾亏虚，外感邪气日久内生瘀血，闭阻经络，在治疗中当以补养肝肾为本，兼以祛邪，既要祛除外感之邪气，又要祛除内生之瘀血，使全身气血调畅、经络疏通。在治疗中阎师善用、巧用藤类药及祛风湿药物，多有一举两得之功效。在临证辨治风湿病中，阎师善用蚕沙，既可祛风除湿，又可活血定痛，还可和胃化浊，一药多效。

（朱笑夏，孔维萍）

强直性脊柱炎病案16

患者: 张某 男 30

初诊: 2014年7月20日

主诉: 腰骶及下腰部疼痛12年。

现病史: 患者于2002年受凉受湿后出现腰骶部疼痛,2003年出现大腿根部、坐骨结节处疼痛,疼痛时不能翻身,无夜间疼醒,于当地口服中药治疗,效果不明显。化验风湿三项正常,2006年外伤后外用红花油,症状缓解。2009年腰部CT示:腰4~5椎间盘膨出,未予治疗。2011年就诊于石家庄中医院查:HLA-B27(+),血常规、肝肾功大致正常,双侧骶髂关节CT示:双侧骶髂关节改变。诊断为强直性脊柱炎(AS),给予来氟米特、益肾蠲痹丸口服,症状未见缓解。

现症: 腰骶部疼痛,后背发僵,转头自如,时有两肋、胸骨疼痛,坐骨结节疼痛,双膝受凉后疼痛,无足后跟疼痛,夜间疼醒,畏风寒,纳欠,眠可,二便调,舌淡红白苔,脉沉略弦细。

既往史: 体健,否认高血压、糖尿病等慢性病史;否认肝炎、结核等传染病史。

过敏史: 否认药物及食物过敏。

体格检查: 指地距:20cm,颌柄距:0cm,枕墙距:0cm,4字试验不能。

辅助检查: 石家庄中医院查:HLA-B27(+),血常规、肝肾功大致正常,双侧骶髂关节CT示:双侧骶髂关节改变。

诊断: 中医:大偻

西医诊断：强直性脊柱炎

辨证：肾虚寒侵，瘀血阻络

治法：补肾壮骨，养肝荣筋，活络利节，活血通络

处方：

狗脊30g	川断25g	桑寄生25g	盐杜仲20g
鹿角霜10g	伸筋草25g	葛根25g	桂枝10g
赤芍15g	防风15g	片姜黄12g	桑枝25g
郁金15g	沙苑子15g	制元胡20g	羌活15g
独活15g	泽兰20g	鸡血藤25g	海风藤20g
砂仁10g	炮山甲6g		

7剂，日一剂，早晚分服

嘱患者回家练7点背墙、小燕飞，趴床上练游泳。

方解：方中狗脊为补肾益血、壮督脉、利俯仰为君药。川断、桑寄生、盐杜仲、鹿角霜使补肾壮腰、强健筋骨之力大增，共为臣药。桂枝、赤芍调和营卫，羌活配独活为太阳经药，主治太阳经风寒湿痹；加入肝胆经之郁金、元胡、片姜黄引药下行，祛除髋部深处之疼痛效佳；头项僵痛不舒，活动受限，加葛根、伸筋草，鸡血藤、海风藤、泽兰以除足太阳膀胱经之风寒湿邪、舒筋缓急、通络利节，诸药皆为佐药。炮山甲加强活血通络、祛风散寒之效，尤以炮山甲活血通络之力尤甚，为使引药直达病所；砂仁入脾、胃经，芳香醒脾、温中利湿效佳共为使药。诸药合用，共奏补肾强督、散寒除湿、活血化瘀通络之效。

二诊：2014年7月27日

服药后腰骶部疼痛，后背发僵，转头自如，时有两胁、胸骨疼痛、坐骨结节疼痛、双膝受凉后疼痛、夜间疼醒症状均减轻，仍腰膝酸软，时能平卧入睡且无明显不适，畏寒，二便调，纳谷欠馨，舌淡红白苔，脉沉略弦细。于协和医院查：ESR：9mm/h，RF：10.6IU/ml，CRP：

9.04mg/L（0~3）。HLA-B27（+），血常规、肝肾功大致正常；双侧骶髂关节CT示：双侧骶髂关节改变，符合AS；双髋CT示：股骨头星芒征消失，耻骨联合骨皮质不规整，髋臼、股骨头局灶硬化，骨质略疏松；胸腰椎正侧位X线片示：诸骨骨质疏松，腰胸椎成方形变，椎小关节间隙模糊，部分消失。依据检查患者强直性脊柱炎诊断明确，服药后症情减轻，疗效佳。因患者骨质疏松明显，腰膝酸软，腰骶部、坐骨结节处疼痛予加强补肾壮骨、活血通络药物。川断味苦、辛、甘、微温，入肝、肾经，有补肝肾，续筋骨之功效，它有补而能宣、行而不泄的特性，治腰背酸痛、足膝无力；盐杜仲可补肝肾，治腰脊酸疼、足膝痿弱；故改川断30g，盐杜仲25g，二药补肝肾壮腰膝，合用治疗腰骶部，膝关节疼痛。患者胸骨疼痛，应加强活血祛风、通络止痛之作用，故改伸筋草30g，桑枝30g，制元胡25g，鸡血藤30g，海风藤25g。患者胸骨疼痛，为邪犯肺经，其中桑枝入肺、肾二经，清热利节；鸡血藤活血温通利节，二药合用寒祛热清，防邪久化热之弊；制元胡入心、脾、肝、肺，是活血化瘀、行气止痛之妙品，尤以止痛之功效而著，配以伸筋草，海风藤，祛风通络。因大偻日久寒凝成痰，痰瘀阻络，加陈皮15g、醋鳖甲30g，因陈皮味苦、辛，性温，归肺、脾经，理肺气而化痰，鳖甲滋阴潜阳，软坚散结，加鳖甲软坚散结，配合诸药使补肾壮骨、理气祛风、活血止痛之效得到进一步加强。患者腰骶部，坐骨结节处疼痛均，减轻说明下焦寒湿之邪减轻故去泽兰、沙苑子。

诊治同前，守方加减。

处方：

狗脊30g	川断30g	桑寄生25g	盐杜仲25g
鹿角霜10g	伸筋草30g	葛根25g	桂枝10g
赤芍15g	防风15g	片姜黄12g	桑枝30g
郁金15g	制元胡25g	羌活15g	独活15g

| 鸡血藤 30g | 海风藤 25g | 陈皮 15g | 醋鳖甲 30g |
| 砂仁 10g | 炮山甲 6g | | |

35剂，日一剂，早晚分服

三诊： 2014年8月31日

服药后症情减轻，然期间感冒而加重，由平卧到立位腰骶部疼痛明显，肩、髋疼痛常因持续用力加重，脊柱活动因长期体位不变而活动不利，脊背畏寒明显，颈项僵而不舒，纳可，大便溏2次/日，小便调，舌淡红白苔，边齿痕，脉沉弦细。嘱患者回家练7点靠墙。患者受凉后症情加重，脊背部风寒之邪尤甚，患者脾阳虚、湿盛，加强健脾温阳、祛风湿、补肝肾药物，改盐杜仲30g、葛根30g、赤芍12g、醋龟甲30g、秦艽20g。葛根甘、辛，凉，治疗项背强痛。防风健脾温阳。补肝肾药物伤阴加醋龟甲30g，醋龟甲味甘，性微寒，归肝、肾、心经，能滋阴抑阳、益肾健骨。与诸药合用共奏补肾壮骨、温阳祛风湿之效。去陈皮，去醋鳖甲，此为脾阳不升，故去之。

处方：

狗脊 30g	川断 30g	桑寄生 25g	盐杜仲 30g
鹿角霜 10g	伸筋草 30g	葛根 30g	桂枝 10g
赤芍 12g	防风 15g	片姜黄 12g	桑枝 30g
郁金 15g	制元胡 25g	羌活 15g	独活 15g
鸡血藤 30g	海风藤 25g	秦艽 20g	醋龟甲 30g
砂仁 10g	炮山甲 6g		

28剂，日一剂，早晚分服

四诊： 2014年9月28日

10天前雨湿后症状反复，腰骶部疼痛，后背发僵，胸骨疼痛，坐骨结节疼痛，双膝疼痛，夜间疼醒，仍腰膝酸软，纳可，二便调，畏寒减，舌淡红，白苔，脉沉略弦细。受寒湿病情加重，加强补肾壮骨、祛风湿通络治疗。改狗脊35g，赤芍15g，制元胡30g，秦艽25g。加沙苑子15g，香附15g。沙苑子补肾助阳，治肾虚腰痛，加强温肾壮骨之效；香附疏肝解郁，可加强理气止痛之效。纳食可，故去砂仁。

处方：

狗脊35g	川断30g	桑寄生25g	盐杜仲30g
鹿角霜10g	伸筋草30g	葛根30g	桂枝10g
赤芍15g	防风15g	片姜黄12g	桑枝30g
郁金15g	制元胡30g	羌活15g	独活15g
鸡血藤30g	海风藤25g	秦艽25g	醋龟甲30g
沙苑子15g	香附15g	炮山甲6g	

28剂，日一剂，早晚分服

五诊：2014年10月30日

服药后腰骶部仍疼痛，但较前减轻。背部发僵，双侧腹股沟疼痛，右侧痛甚，胃部不适，烧心，时有反酸。纳可，眠差，大便一日2~3次，遇冷加重，舌淡红、白苔，脉沉略弦细。患者肾阳虚明显，加强温阳补肾通络之品，改予鹿角霜12g、桂枝12g、海风藤30g、秦艽30g。风湿痹痛，关节肿胀，麻痹加青风藤，青风藤苦、辛，归肝、脾经，可祛风湿、通经络、利小便，所以加青风藤以加强祛风、利关节、止痛之功。

处方：

狗脊35g	川断30g	桑寄生25g	盐杜仲30g
鹿角霜12g	伸筋草30g	葛根30g	桂枝12g
赤芍15g	防风15g	片姜黄12g	桑枝30g
郁金15g	制元胡30g	羌活15g	独活15g
鸡血藤30g	海风藤30g	秦艽30g	醋龟甲30g
沙苑子15g	香附15g	炮山甲6g	青风藤20g

28剂，日一剂，早晚分服

六诊： 2014 年 12 月 28 日

服药后腰骶部疼痛减轻，骶脊部酸痛，颈、肩、胸部无疼痛，腹股沟无疼痛。双侧坐骨结节处疼痛减轻，膝、踝关节无疼痛，胃脘部不适好转，然不能冷食，纳可，眠可，大便 2~3 次/日，大便成形，舌淡红，白苔，脉沉略弦细。患者症状缓解，现为脾阳虚，为加强温阳健脾用高良姜 10g，配香附即良附丸，二药相合既温脾阳又疏肝解郁，芳香可加强理气止痛，共用加强温阳理气健脾之效。鹿角霜改为鹿角镑 10g 以加强温督驱寒之效。加强通络利节故改海风藤为 25g，葛根为 25g，赤芍为 12g。

处方：

狗脊 35g	川断 30g	桑寄生 25g	盐杜仲 30g
鹿角镑 10g	伸筋草 30g	葛根 25g	桂枝 12g
赤芍 12g	防风 15g	片姜黄 12g	桑枝 30g
郁金 15g	制元胡 30g	羌活 15g	独活 15g
鸡血藤 30g	海风藤 25g	秦艽 30g	醋龟甲 30g
高良姜 10g	香附 15g	炮山甲 6g	青风藤 20g

28 剂，日一剂，早晚分服

服药后症状缓解，患者未就诊。

【按】 阎氏在治疗中以狗脊、川断、桑寄生、鹿角霜等补肝肾、益精血、壮督腰、利俯仰、祛风湿的同时，常佐桂枝、赤芍调和营卫；羌活、独活疗腰督脉、蠲痹止痛；加郁金、元胡、片姜黄行气活血；葛根、伸筋草以疏利膀胱经而治颈项僵痛不舒。

阎师在整个风湿病辨治中，非常注意调理脾胃，其意有二：一是风湿病的基本病机为风寒湿（或热）合而为病，其中湿邪至关重要，湿性黏滞，往往使风湿病缠绵难愈，调理脾胃有助于湿邪的祛除；二是风湿病病程冗长，易反复发作，往往需要长期用药，需注意顾护后天脾胃，使长期治疗成为可能，这是一切治疗的基础。砂仁入脾、胃经，为醒脾调胃之要药，辛散温通，气味芬芳，化湿醒脾，行气温中之效均佳。六诊时胃脘部不适，不能冷食，纳可，眠可，大便2~3次/日，大便成形，为脾阳虚之表现，加高良姜配香附寓"良附丸"之意。二药相合既温脾阳又疏肝解郁，芳香可加强理气止痛，共用加强温阳理气健脾之效。温阳健脾，脾健运则寒湿之邪可除。阎师强调在辨治风湿病时要详辨五脏之虚，尤以辨先后天之本，脾肾之虚为首，健脾补肾为治法之要。以调治五脏之虚，使其发挥五脏之功能，正气充，邪焉入侵焉。入侵之邪焉能不驱除之。正盛邪却，人身则自安矣。

（刘权）

脊柱关节病医案 17

患者： 赵某　女　36岁

初诊： 2017年9月27日

主诉： 左膝关节肿胀疼痛1个半月，加重伴多关节疼痛10天。

现病史： 患者1个半月前活动后出现左足底疼痛不适，未予重视，后左侧膝关节肿胀明显，夜间无法入睡，影响活动，后就诊我院骨科，查膝关节X线（报告未见），诊断为肌肉拉伤，予布洛芬、硫酸氨基葡萄糖口服，症状无明显缓解。1个月前再次就诊于我院骨科，查膝关节MRI（报告未见），诊断为软组织损伤，予石膏固定及止痛药口服治疗，症状无明显缓解。10天前患者无明显诱因出现右手腕肿胀疼痛，皮温升高，右手掌指关节、近端指间关节、远端指间关节僵硬，左手第2掌指关节、第2近端指间关节肿胀疼痛，左足跟肿胀疼痛，僵硬，活动受限。

现症： 右手指多关节肿胀疼痛，左食指关节肿胀，左膝关节肿胀明显，局部皮温升高，凉髌征消失，活动受限，不能行走，左足趾多关节肿胀僵硬，腰背部僵硬不舒，晨起及久坐后症状加重，活动半天后可缓解，无夜间翻身疼痛，余关节无特殊不适，纳差，夜寐欠佳，大便1~2次/日，成形，小便调。舌暗红，苔白黄，脉沉细略滑。

既往史： 否认高血压、冠心病、糖尿病病史；否认乙肝、结核等传染病史；否认外伤史。

过敏史： 否认药物过敏史。

家族史： 否认家族遗传史。

体格检查： 右手指多关节肿胀，压痛（+），左食指关节肿胀，压痛（+），左膝关节肿胀，局部皮温升高，凉髌征消失。

辅助检查： 查HLA-B27（+），ANA1：160，ENA抗体谱（-），抗dsDNA（-），抗CCP、AKA、APF（-），ESR 87mm/h，CRP 81.5mg/L（正常值0~8mg/L）；骶髂关节MRI：多层面可见髂骨骶骨骨髓炎症水肿；双髋关节MRI：关节腔积液。

诊断： 中医：热痹欲偻证

　　　　西医：1.脊柱关节病

　　　　　　　2.结缔组织病

辨证： 肾虚湿热证

治法： 补肾养肝，壮骨强筋，清热除湿，活络利节

处方：

骨碎补20g	补骨脂15g	川断25g	桑寄生25g
桂枝10g	赤芍10g	防风15g	片姜黄12g
桑枝25g	制元胡25g	青风藤25g	秦艽25g
土茯苓30g	忍冬藤25g	豨莶草15g	羌活15g
独活15g	徐长卿15g	龟甲30g	醋鳖甲30g

14剂，日一剂，水煎服，早晚两次温服

方解： 方中桑寄生补肝肾、除风湿，为君药。川断益肝肾、续筋骨，骨碎补补肾坚骨活血，补骨脂补肾壮阳，赤芍清热凉血，龟甲配伍鳖甲以益肾阴、健筋骨、清虚热、除骨蒸，秦艽祛风除湿、退热除蒸、解筋挛急、止肢节痛，诸药补肾清热利节，共为臣药。忍冬藤性寒能清热，味甘可缓挛急，故可清热、通络、解挛、除痹；土茯苓除湿清热，通利关节；桑枝可清热祛风，主治风湿痹痛、四肢拘挛等证；豨莶草除湿清热；徐长卿、防风祛风化湿；青风藤通络、止痛、祛风；片姜黄行气通经止痛；羌活配伍独活，祛风胜湿、通经活络、除一身上下之痹痛；元胡活血止痛；诸药共为佐药。使以桂枝温通经脉。

二诊：2017年10月11日

服上方14剂后，患者诉左侧膝关节仍肿胀疼痛明显，活动受限，影响睡眠，左侧足趾多关节僵硬不适，较前缓解，右手指多关节肿胀疼痛，服药后缓解，近2日又有加重，右侧膝关节疼痛明显，夜间痛醒，怕冷明显，口干明显，纳差，夜寐欠佳，疼痛后入眠困难，大便日一行，质偏干，小便调。舌暗红，苔白黄，脉沉略弦。双膝凉髌征均消失。上方加络石藤30g以清热利节，凉血通络；山甲粉3g，内达脏腑，外通经络，增强活血通络，透达关节，驱风湿、舒筋挛，治"风痹，强直疼痛"，性专行散、通经络，引药直达病所；陈皮15g，以健脾和胃。因便干，改补骨脂12g；改川断30g、桑寄生30g，加强补肾之力；患者上肢关节病变较重，改片姜黄15g、桑枝30g，并改赤芍15g、元胡30g、秦艽30g，以加强清热利节、活络止痛之效。

处方：

骨碎补20g	补骨脂12g	川断30g	桑寄生30g
桂枝10g	赤芍15g	防风15g	片姜黄15g
桑枝30g	元胡30g	青风藤25g	秦艽30g
土茯苓30g	豨莶草15g	羌活15g	独活15g
徐长卿15g	龟甲30g	醋鳖甲30g	络石藤30g
醋山甲粉3g	陈皮15g		

14剂，日一剂，水煎服，早晚两次温服

三诊：2017年10月25日

服上方14剂后，左侧膝关节仍有肿痛，较前缓解明显，局部皮温正常，凉髌征存在，能少量活动，夜间无痛醒，肿胀于活动后能缓解，左侧足趾僵硬不适，缓解明显，右膝关节疼痛较前稍缓解，凉髌征（±），右手多关节肿胀疼痛较前缓解，仍有肿胀疼痛，畏寒稍减，纳食可，夜寐欠佳，入睡困难，眠后易醒，大便日1次，小便调。舌略红，苔略黄；脉沉略弦滑。因仍有畏寒，且痛亦固定，故宜加白芷、鸡血藤祛寒利节，并加土鳖虫与鸡血藤伍用，以增强活络利节止痛之效；因手关节肿痛减轻，故减达上肢之片姜黄为12g；因关节热、肿、痛减，故去土茯苓、徐长卿、络石藤。

处方：

骨碎补20g	补骨脂12g	川断30g	桑寄生30g
桂枝10g	赤芍15g	防风15g	片姜黄12g
桑枝30g	元胡30g	青风藤25g	秦艽30g
豨莶草15g	羌活15g	独活15g	龟甲30g
醋鳖甲30g	醋山甲粉3g	陈皮15g	白芷15g
土鳖虫3g	鸡血藤25g		

14剂，日一剂，水煎服，早晚两次温服

四诊： 2017年11月8日

服上方14剂后，诉左侧膝关节肿胀较前缓解明显，日常可轻度活动，无须依靠拐杖，双侧足趾关节肿胀疼痛缓解，夜间无痛醒，右侧关节疼痛较前缓解，双手多关节仍有肿痛僵硬，活动受限，近2日无明显诱因出现腰背部疼痛，左侧显著，自服依托考昔，疼痛缓解，乏力明显，纳食可，夜寐差，眠后易醒，醒后不易入睡，大便日行1~2次，不成形，小便调。复查血沉1mm/H，C-反应蛋白<1mg/L（正常值0~8mg/L）。上方加黄芪20g、炒白术15g益气健脾，以利气机调畅；伸筋草30g以舒筋活络；加徐长卿15g以清热祛风化湿；因患者便质不成形，便次增多，改补骨脂15g；关节疼痛缓解，改元胡25g，并改土鳖虫5g、鸡血藤30g，以增强活络利节之效。

处方：

骨碎补20g	补骨脂15g	川断30g	桑寄生30g
桂枝10g	赤芍15g	防风15g	片姜黄15g
桑枝30g	元胡25g	青风藤25g	秦艽30g

豨莶草15g	羌活15g	独活15g	龟甲30g
醋鳖甲30g	醋山甲粉3g	土鳖虫5g	鸡血藤30g
黄芪20g	伸筋草30g	徐长卿15g	炒白术15g

14剂，日一剂，水煎服，早晚两次温服

【按】患者系脊柱关节病，中医诊断为热痹欲偻，辨证属肾虚湿热证。患者为中年女性，外伤后急性起病，以外周多关节红肿热痛为主要表现，阎师四诊合参，知其肾虚为本，外感风、寒、湿三气，深侵肾督，痹于经络、关节，郁闭化热而发为热痹欲偻。

阎师认为，风湿病的发病蕴含着标与本。风湿病的发生乃因正气不足，其中肾气（阳）、肾精虚亏是其根本，腠理不密，卫外不固，外感风、寒、湿、热之邪，致使肌肉、筋骨、关节、经络痹阻，气血运行不畅，不通而痛所致筋骨、关节、肌肉疼痛、酸楚、麻木、肿胀、重着、屈伸不利、灼热等诸种临床表现的病证。在治疗过程中标本兼顾，该患者初就诊时，关节红、肿、热、痛较剧，局部皮温高，双膝凉髌征消失，表象为湿热证，但患者的脉象常是虽有滑象而兼又细且沉。本病是以肝肾亏虚为本，湿热为标，治疗当以补肝肾壮骨、清湿热之邪的标本兼治法，不可一味攻伐更伤其本。因而治疗方药上选择桑寄生、骨碎补、补骨脂、川断等补肝肾、续筋骨、祛风湿之品，配伍赤芍、桑枝、秦艽、土茯苓、豨莶草、龟甲、醋鳖甲等清热利节之品，共奏补肾清热、祛风除湿、通络利节之功效。随着患者热象减轻，阎师酌减清热之品，并将补肾活血通络之法贯穿始终，祛邪不忘扶正，扶正不忘清除余邪。

对于慢性疾患，久病正衰，强调扶正固本，对于邪盛正实，亦主张"衰其大半而止"，不可过剂，以免损伤胃气。阎师认为，痹证发生虽以肾虚为前提，但肾虚日久，病变必殃于脾，脾胃失健，湿从内生，又外受风寒湿热邪，内外之湿相合困脾，更致黏滞之湿邪久羁不除，病程缠绵，加之长期服药，定有伤脾碍胃之嫌。故阎师在药物中配伍中不仅要选用益气健脾的药物，同时还要配伍健脾渗湿、利湿以及化湿的药物，可起到事半功倍之效果，且可防滋阴养肾之药败胃所致中土不滞，生化无穷。

该患者初诊时需轮椅推入诊室，血沉、C-反应蛋白升高明显，服药40余剂后，患者多关节肿胀消失，局部皮温正常，可自行步入诊室，复诊查血沉、C-反应蛋白均将至正常，嘱患者定期复查ANA等抗体。可见在中医辨证分析中，要善于抓主要矛盾，同时兼顾次要矛盾，辨析标与本、寒与热的轻重缓急；在择方用药时更要顾全大局，切不可顾此失彼，方可取得显著疗效。

（王琬茹，任志雄）

脊柱关节病医案18

患者： 关某　男　30岁

初诊： 2018年5月13日

主诉： 腰背部疼痛4月余。

现病史： 患者4个月前无明显诱因出现腰背部疼痛，夜间疼痛明显，右卧位时痛甚，伴脊背部微恶寒，偶有臀深部不适感，无明显的臀深部及腹股沟疼痛。就诊于当地医院，行骶髂CT示：髂骨面皮质中断，欠清晰；骶髂MRI示：骶髂关节间隙可见气体影，部分层面可见骨髓炎症水肿。诊断为SPA，给予柳氮磺吡啶1.0g bid；依托考昔120mg qd；后疼痛稍有改善，现患者为进一步治疗来我科就诊。

现症： 腰背部疼痛，夜间痛甚，右侧骶髂关节偶有不适，脊背部微恶寒，无明显晨僵，手足心易汗出，纳可，眠欠安，多梦，大便1~2次/日，不成形，偶有腹痛腹泻。舌淡红，略暗白苔，脉沉略弦滑。

既往史： 胃溃疡、过敏性鼻炎病史。否认高血压、糖尿病等慢性病史。否认乙肝、结核等传染病史；否认外伤史。

过敏史： 否认食物药物过敏史。

家族史： 无AS家族史，否认高血压、糖尿病等。

诊断： 中医：大偻

　　　　西医：脊柱关节病

辨证： 肾虚督寒证

治法： 补肾强督，祛风散寒，活血通络

处方：

狗脊 30g	桑寄生 30g	杜仲 25g	鹿角霜 10g
伸筋草 30g	葛根 25g	桂枝 10g	赤芍 10g
片姜黄 12g	防风 15g	桑枝 25g	制元胡 25g
青风藤 25g	秦艽 25g	豨莶草 15g	羌活 12g
独活 12g	徐长卿 15g	熟地 10g	泽兰 25g

14 剂，日一剂，水煎服

方解： 方中狗脊补肾、坚筋骨、强督脉、利俯仰为君药；臣以桑寄生、鹿角霜、杜仲等既能补肝肾、壮筋骨、强腰膝，又能通血脉而调冲任；佐以桂枝、赤芍调和营卫、顾护人体之藩篱，防风、羌活、独活、伸筋草、豨莶草、秦艽、徐长卿等活血通络止痛，同时加入泽兰取其利水之功，并配合片姜黄等应对髋关节之瘀象，使痰瘀祛、经络通、新血自生，筋骨得以濡养共为使药。全方共奏补肾强督、散寒除湿、活血通络之功。

二诊： 2018 年 5 月 27 日

服药后腰背部疼痛较前减轻，偶有腰骶部酸痛及臀深部不适感，于当地医院行双髋 MRI 示：双髋关节少量积液。现已无明显的夜间翻身痛，畏寒及手足心汗出症状明显改善，偶有乏力，腹胀，口干，口渴，服药后大便次数增多，5~6 次 / 日，便溏，纳差，眠可，小便调。舌淡苔白，脉沉细。上方加补骨脂 20g、山茱萸 20g、杜仲加至 30g，增强补肝肾、强筋骨之力。桑枝、秦艽加至 30g，羌活加至 15g，活血通络、除湿止痛。患者便溏，腹胀，去徐长卿，片姜黄减至 10g，加茯苓 30g、炒薏苡仁 35g、乌药 12g、陈皮 15g，健脾祛湿、理气和中，又可防补肾滋阴之品壅滞中焦。患者双髋关节积液，加车前子 15g（包煎）、泽兰加至 30g，取其利水之功，起髋关节之沉疴。

诊治同前，守方加减。

处方:

狗脊30g	桑寄生30g	杜仲30g	鹿角霜10g
伸筋草30g	桂枝10g	赤芍10g	防风15g
片姜黄10g	桑枝30g	制元胡25g	青风藤25g
秦艽30g	豨莶草15g	羌活15g	独活12g
补骨脂20g	山茱萸20g	茯苓30g	炒薏苡仁35g
乌药12g	陈皮15g	车前子15g_{包煎}	泽兰30g

14剂,日一剂,水煎服,早晚两次温服

服药后患者腰骶部疼痛减轻,偶有后背部僵硬不舒,大便次数较前减少。阎老于原方中逐加葛根、焦白术、生山药、炒扁豆等,腰背部症状逐渐减轻,患者大便逐渐恢复至1~2次/日。后每月坚持于门诊复诊,并嘱其避寒邪深侵,避过劳伤肾,每日坚持适当运动,均衡饮食。

【按】本例患者病程尚短,除关节疼痛外尚未出现脊柱变形及活动不利等顽证,尚未失去治疗时机,此时应把握"痹病欲偻"的时间窗,早期诊治,可防止痹病成"尪"、成"偻"。该患者腰背部疼痛不适4月余,时间较短,但肾督阳虚仍是其病之根本,在大偻"欲发而未发"之时,阎师及时用狗脊、桑寄生、杜仲、鹿角霜补肝肾、强筋骨,又可祛风湿、调血脉,使骨循常态生长,而调其逆乱,延缓废骨之生成,促进常态之骨的生长。该患者除有腰背部的疼痛,双髋关节亦可见少量积液,故老师常运用活血通络之品,如青风藤、桑枝、伸筋草、豨莶草、徐长卿、秦艽、羌活、独活等祛风除湿、通络;同时加入泽兰、车前子等取其利水之功,并配合推气散之片姜黄等应对髋关节之瘀象,使痰瘀祛、经络通,新血自生,筋骨得以濡养,亦可达到间接壮骨的目的。患者平素易汗出,遂加入桂枝、赤芍、防风调和营卫,在欲偻之时及时顾护人体之藩篱,使外邪不侵,骨不受伤,气血充盛,避免在大偻已成之时出现"亡羊补牢"的被动局面。脾肾为先后天之本,髓为饮食五谷所化生，补肾壮骨，要时刻不忘顾护脾胃。另一方面，大偻的病人易出现腹泻、便溏、腹痛等症状，可见顾护脾胃在治疗大偻中的重要作用。该患者平素易腹泻、便溏、腹胀，因此阎师应用健脾益肾之品如白术、山药、茯苓、薏苡仁等，又加入理气和胃之品如乌药、陈皮理气和中，滋后天而养先天，使气血得充，骨髓得养。

在早期辨治脊柱关节病中，阎师主张中西医结合，既要遵从中医四诊合参的全面分析，又要充分利用西医学的诊断手段，早期诊断、早期识别，要抓住"痹病欲偻"的时间窗。在临证辨治时，仍然以脏腑辨治为主，着重凸显了补肾壮骨、健脾和胃法在治疗大偻中的应用。

（孙文婷，孔维萍）

强直性脊柱炎合并葡萄膜炎医案19

患者：苏某　女　33岁

初诊：2018年11月1日

主诉：眼红、眼痛反复发作3年，急性发作伴腰痛1周。

现病史：3年前患者无明显诱因出现左眼红、眼痛、流泪，就诊于当地医院眼科诊断为葡萄膜炎，经治疗后好转，后患者双眼多次交替发作，无腰背疼痛，无晨僵。1周前患者再次出现左眼红、痛，伴有腰痛，就诊于同仁医院，诊断为左眼全葡萄膜炎，查HLA-B27（+），建议风湿病科专科就诊。

现症：左眼白睛发红，无明显疼痛，劳累后腰痛，时有臀部疼痛，无明显晨僵，颈部转动时有疼痛，膝关节屈伸时有骨响，月经量少，纳可，眠差，入睡难，二便调。舌淡红，苔微黄腻，脉沉略细。

既往史：否认高血压、冠心病、糖尿病病史；否认乙肝、结核等传染病史；否认外伤史。

过敏史："破伤风"针剂过敏。

家族史：否认家族遗传性疾病史。

体格检查：指地距：10cm，颌柄距：0cm，枕墙距：0cm，胸廓活动度：4cm，schobor：5cm，双4字试验（+）。

辅助检查：2018年10月（同仁医院）查HLA-B27（+）。

诊断：中医：大偻

西医：强直性脊柱炎

葡萄膜炎

辨证：肾虚湿热（肺热）证

治法：补肾壮骨，清热胜湿，活血通络

处方：

狗脊30g	川断20g	桑寄生25g	炒杜仲25g
桂枝10g	赤芍15g	知母15g	炒黄柏10g
炒黄芩10g	鹿角霜10g	防风15g	片姜黄12g
桑枝25g	制元胡20g	青风藤25g	秦艽25g
豨莶草15g	徐长卿15g	羌活12g	独活12g

35剂，日一剂，水煎服，早午晚三次温服

方解：方中以狗脊温补肾阳、强督坚骨为君药；川断、桑寄生、炒杜仲、补肝肾、续筋骨，鹿角霜补肾督之阳，益精血，强筋骨共为臣药；羌活、独活、豨莶草、徐长卿、防风、青风藤、秦艽以祛风胜湿，通络止痛，桂枝、赤芍调和营卫，桑枝、元胡、片姜黄通络行气，活血止痛，共为佐药；黄柏、知母、黄芩入肺、肾经，患者以眼红眼痛为首发症状，白睛为肺所主，寒湿阻络日久化热，故可见黄腻苔，故以黄柏、知母、黄芩清肺肾之热，又能引药直达病所，故为使药。全方配伍共奏补肾壮骨、清热胜湿、活血通络之效。

二诊：2018年12月6日

服上药后患者左眼红痛症状消失，眼干、口干，进食无需水送，乏力，劳累后腰部疼痛、臀部疼痛明显缓解，颈部偶有疼痛，左膝关节屈伸时骨响，月经量少，经期3天，纳可，眠差，入睡困难，大便干燥，2~3天1行，小便调。舌淡红苔薄白，脉弦细。

辅助检查：2018年11月10日（内蒙古医科大学附属医院），骶髂关节MRI：左侧骶髂关节髂骨面可见骨髓水肿（<1cm）。2018年11月21日（准噶尔中心医院）颈椎X线：颈椎骨质未见异常。

患者眼红、痛症状消失，白睛为肺所主，眼红痛消退表示肺热得清，故去黄柏。增量川断25g、桑寄生30g以增强补肾壮骨之力，增秦

芄30g、羌活15g以祛风除湿通络。继用片姜黄12g以活血行气，善走上肢，止颈肩痛。患者口干眼干，大便干燥，阴液已伤，故以入肺、胃、肾之元参，入肝肾之生地黄，清热泻火，益阴生津。

处方：

狗脊30g	川断25g	桑寄生30g	炒杜仲25g
桂枝10g	赤芍15g	知母15g	炒黄芩10g
鹿角霜10g	防风15g	片姜黄12g	元参10g
桑枝25g	制元胡20g	青风藤25g	秦芄30g
豨莶草15g	徐长卿15g	羌活15g	独活12g
生地黄10g			

21剂，日一剂，水煎服，早午晚三次温服

三诊： 2018年12月27日

患者左眼红、痛未再发作，口干、眼干症状较前缓解，腰痛不明显，偶有颈项疼痛，转动时头晕，无腰背部晨僵，易乏力，纳可，时有腹胀，睡眠较前改善，大便一日一行，偏干，小便调。末次月经12月23日，经期3天，量少，无痛经。舌淡红薄白苔，脉沉略弦细。

辅助检查： 2018年12月7日（内蒙古医科大学附属医院）骶髂关节CT：双侧骶髂关节炎Ⅱ~Ⅲ级。颈椎MRI：颈3/4、5/6轻度间盘疝。

患者颈部不适症状明显，加用葛根25g升阳解肌，加佩兰12g以健脾化湿。患者腰痛改善，改炒杜仲20g、川断20g，羌活12g。患者仍有口干眼干、大便干燥等症，改生地12g、元参12g，以加强清热生津之效。改独活15g、片姜黄15g，加用伸筋草20g增加祛风胜湿、活血活络之功。

处方：

| 狗脊30g | 川断20g | 桑寄生30g | 炒杜仲20g |
| 葛根25g | 佩兰12g | 生地12g | 伸筋草20g |

桂枝10g	赤芍15g	知母15g	炒黄芩10g
鹿角霜10g	防风15g	片姜黄15g	元参12g
桑枝25g	制元胡20g	青风藤25g	秦艽30g
豨莶草15g	徐长卿15g	羌活12g	独活15g

28剂，日一剂，水煎服，早午晚三次温服

【按】阎师在补肾壮骨、清热胜湿、活血通络的同时，重视患者口干眼干、大便干燥，说明阴液已伤，故加入肺、胃、肾之元参，入肝肾之生地黄，清热泻火，养阴生津。患者以双眼交替红痛为首发症状，白睛为肺所主，肺热炽盛，患者为青年女性，肾气亏虚，易从阳化热，故以黄芩、黄柏清解肺肾之热，李中梓《雷公炮制药性解》认为黄芩"去翳明目，调经安胎。中枯而飘者，泻肺火"，黄柏"入肾、膀胱二经。主泻下焦隐伏之火……明眼目"，黄芩、黄柏均有明目作用，同时引药入经，为使药。诸药合用，共奏补肾壮骨、舒筋通络、活血清热之效。

强直性脊柱炎累及眼部病变在临床中还是比较常见的，在临证辨治中，阎师注重"五轮学说"与脏腑的对应关系进行辨证；在累及白睛时，多考虑肺热为表现，在辨证中要详辨虚实，虚证与实证并非总是各自单独出现，往往是虚证中夹有实证，或实证中夹有虚证，以及虚实齐见的，大多是虚实错杂证。故而临证之时便有攻补兼施之治法。在本例中阎师固守补肾之本，佐以黄柏、黄芩清泻上焦、下焦之热，在治疗中并未使用专治眼部疾病的药物却能药到病除，可见用药思维之缜密。

（张红红，邱新萍）

强直性脊柱炎继发虹膜睫状体炎医案20

患者： 黄某　女　43岁

初诊： 2013年6月11日

主诉： 腰背僵痛18年，加重半年。

现病史： 患者诉18年前生产后不慎受风寒后出现腰背僵痛，休息后及夜间加重，晨起僵硬，活动后可缓解，未予重视，未特殊治疗，后症状逐渐加重。15年前于北京积水潭医院就诊，查HLA-B27阳性，X线示骶髂关节炎2级改变，诊为强直性脊柱炎，服用甲氨蝶呤片10mg、1次/周，1年后改服柳氮磺吡啶片1g、3次/日，约2年后停用，其间症状时有反复，未见明显缓解。10年前患者出现颈项疼痛伴活动受限，右眼视物模糊，就诊当地医院眼科，诊断为"虹膜睫状体炎"。半年前患者症状进一步加重，前来就诊。

现症： 颈项及腰骶僵痛，活动受限，晨僵，持续10分钟后可缓解，双目白睛红丝缕缕，右眼视物模糊，畏光流泪，无红肿发热感，畏寒怕冷，倦怠乏力，时有汗出，纳眠可，二便可，舌质淡红，苔薄白，脉沉细略弦。

既往史： 既往体健，否认高血压、冠心病、糖尿病病史；否认乙肝、结核等传染病史；否认外伤史。

过敏史： 否认药物过敏史。

家族史： 否认家族遗传性疾病史。

体格检查： 枕墙距9cm，指地距30cm，颌柄距7cm，胸廓活动度2cm，Schober试验：3cm，双侧4字实验阳性。

辅助检查： 骶髂关节CT：双侧骶髂关节间隙变窄，关节面模糊，关节面下虫蚀样破坏，符合强直性脊柱炎改变。化验：血沉：81mm/h，CRP：8.9mg/L。尿总钙：3mmol/L，全片段甲状旁腺激素29pg/ml，骨钙素8.87ng/ml，降钙素15pg/ml。骨密度检测：L2-4及股骨粗隆、股骨颈、股骨三角区骨密度示骨质疏松。足跟超声骨密度示双足高度骨质疏松骨折危险。

诊断：中医：大偻（肾虚寒湿证）

西医：1.强直性脊柱炎

2.虹膜睫状体炎

3.继发性骨质疏松

辨证：肾虚督寒，邪及肝肺

治法：补肾强督，燮理肝肺

处方：

骨碎补20g	络石藤30g	制元胡20g	炒薏苡仁35g
葛根20g	青风藤25g	川断30g	桑寄生30g
桑枝30g	茯苓30g	砂仁10g	钩藤15g
密蒙花10g	菊花10g	泽泻15g	山甲珠10g
海桐皮15g			

30剂，日一剂，水煎服，早晚两次温服

方解：方中以骨碎补补肾强骨为君药；川断、桑寄生补肝肾、续筋骨，共为臣药；青风藤、络石藤、海桐皮祛风止痛，舒筋活络，葛根升阳生津，茯苓、砂仁、炒薏苡仁健脾和胃，桑枝、元胡通络行气、活血止痛，泽泻活血通络利水，共为佐药；菊花、密蒙花疏散风热、清肝明目，钩藤清热平肝，山甲珠搜风通络，引药直达病所，故而为使药。共奏补肾强督、填精壮骨、燮理肝肺之效。

二诊：2013年9月4日

患者服药后颈项僵痛较前好转，腰骶疼痛消失，双目白睛红丝缕缕已消失，右眼视物模糊、畏光流泪较前明显缓解，无红赤、肿痛，纳一般，眠可，大便质稀不成形，1次/日，舌质淡红苔白，脉沉细略弦。查体：枕墙距9cm，指地距35cm，颌柄距7cm，胸廓活动度2cm，Schober试验：6cm，双侧4字实验阳性。上方改制元胡25g以增强活血化瘀、理气止痛之功。患者现仍有颈项部僵痛，增量葛根至30g，改炒薏苡仁40g、加炒白术15g以健脾化湿。白睛属肺金，肾阴不足则肺阴失滋，而致肺经虚火内生，肾阴不足，肝失所养，则肝阴亏虚，火热上炎，患者右眼视物模糊、畏光流泪考虑为肝肺经之郁热，现症状较前明显缓解，上方酌减清热之品密蒙花、菊花、钩藤、海桐皮、泽泻，另加白蒺藜10g、蜜桑皮10g、酒黄芩12g以清余邪，并防辛燥之品化热。加补骨脂20g、山茱萸20g以增强温补肝肾之功。

诊治同前，守方加减。

处方：

骨碎补20g	桑枝30g	络石藤30g	制元胡25g
豨莶草15g	炒白术15g	白蒺藜10g	补骨脂20g
桑寄生30g	砂仁10g	山茱萸20g	茯苓30g
蜜桑皮10g	葛根30g	青风藤30g	酒黄芩12g
炒薏苡仁40g			

14剂，日一剂，水煎服，早晚两次温服

【按】阎师提出AS的中医病名"大偻"。肾"主骨""生髓"，"肾藏精，精生髓，髓生骨，故骨者肾之所合也；髓者，肾精所生，精足则髓足，髓在骨内，髓足则骨强"（唐宗海《中西医经精义》）精辟概括了肾主骨理论。当肾虚受邪、肾受邪则骨失淖泽，不能养肝、荣筋、坚骨，故见骨脆易折、肢体疼痛等症。因此，阎师指出，补肾壮骨法贯穿于大偻证型治疗的始终，而补肾填精为壮骨之本，临床上多选用的药物有骨碎补、补骨脂、金狗脊、熟地、仙灵脾、鹿角、杜仲、川断、桑寄生、鹿衔草等，其中骨碎补、补骨脂是方中必不可少的对药。

本患者为中年女性，病程久，病情重，予详细检查后诊断为：强直性脊柱炎；虹膜睫状体炎；继发性骨质疏松。其病因病机主要肾督阳气不足，风寒湿热诸邪深侵肾督所致。督脉行于脊背通于肾，总督人身诸阳，督脉受邪则阳气开阖不得，布化失司。肾藏精主骨生髓，肾受邪则骨失濡泽，且不能养肝荣筋，血海不足，冲任失调，脊背腰胯之阳失布化，加之寒凝脉涩，而致筋脉挛急，脊柱僵曲不适。另一方面，肾阴乃人身之元阴，濡养五脏之阴，因肝肾同源，肾阴不足，肝失所养，则肝阴亏虚，火热上炎，肝开窍于目，肝经火热上炎则致双目白睛红赤或视物模糊、畏光流泪等不适；同时，因金水相生，肾阴不足则肺阴失滋，而致肺经虚火内生，从而产生肾督病变，邪及肝肺之证。治疗上以补肾强督、燮理肝肺为主。补肾填精为壮骨之本，临床上多选用的药物有骨碎补、补骨脂、金狗脊、熟地、仙灵脾、鹿角、杜仲、川断、桑寄生、鹿衔草等，其中骨碎补主入肝肾二经，补肾活血，养肝荣筋，能"疗骨中邪毒"，补骨脂入脾、肾二经，能止腰膝酸疼，补髓添精，是临床常用对药；此外，因补骨壮骨之药大多性偏温热，易助阳化火伤阴，且本患者已出现眼睛视物模糊、畏光流泪的虹膜睫状体炎症状，故加用密蒙花10g、菊花10g、蜜桑皮10g、黄芩12g清泄肝火，兼制约补骨壮骨药之热性。

强直性脊柱炎病程中除了出现脊柱和关节受累表现外，还可出现脏器受累，眼部为AS易受累的器官之一。葡萄膜炎是AS最常合并的眼部损害，常见临床表现为急性发作，常单侧发病，也可双侧交替发作，出现疼痛难忍、充血、流泪、视物模糊，体检可见角膜周围充血和虹膜水肿。在关节症状合并眼部症状时，辨证施治当以补肾填精壮骨为先，结合"五轮学说"（两眦在脏属心，称为血轮；白睛在脏属肺，称为气轮；黑睛在脏属肝，称为风轮；瞳神在脏属肾，称为水轮；胞睑在脏属脾，称为肉轮）的脏腑归属特点，从脏腑辨证论治，在补肾壮骨的同时，燮理肝肺之脏，达到养肝清肺明目之效。

（王琬茹，金玥，任志雄，孔维萍）

第三篇　类风湿关节炎（尪痹）

类风湿关节炎（rheumatoid arthritis，RA）是一种以对称性多关节炎为主要临床表现的自身免疫性疾病，以关节滑膜慢性炎症、关节的进行性破坏为特征。主要表现为对称性关节肿痛，晚期可关节强直或畸形，功能严重受损。目前发病原因不明，可能与感染、遗传、雌激素水平等有关，环境因素（如寒冷、潮湿等），以及劳累、营养不良、外伤、精神刺激等可以诱发本病。该病属于中医"痹证""历节""尪痹"等范畴。

1.临床表现

（1）症状　常缓慢起病，有乏力、纳差、体重减轻及低热等。最常见以近端指间关节、掌指关节及腕关节为主的对称性、多关节、小关节肿痛，活动受限，指关节呈梭形肿胀，晚期可畸形。晨僵的持续时间常与病情活动程度一致。关节外表现常见有类风湿结节、血管炎胸膜炎、间质性肺炎、心包炎、浅表淋巴结肿大、肝脾肿大等全身各个系统的损伤。

（2）体征　对称性的关节肿胀、变形，活动受限，以四肢小关节多见，或可见皮下类风湿结节等。

2.理化检查

（1）一般检查　轻、重度贫血，活动期血沉（ESR）增快，C-反应蛋白（CRP）增高。

（2）免疫学检查　血清免疫球蛋白升高，早期IgG增高有参考意义。抗核抗体（ANA）有10%~20%患者呈阳性。类风湿因子（RF）有60%~80%患者呈阳性。类风湿关节炎特异性自身抗体：抗RA33抗体、抗核周因子抗体（APF）、抗角蛋白抗体（AKA）、抗聚角蛋白微丝抗体（AFA）、抗环瓜氨酸肽抗体（CCP）等检查有助于本病的早期诊断，敏感性在30%~40%，免疫复合物（CIC）阳性者表示疾病呈进行性。

（3）滑液检查　半透明或不透明，黄色，黏度差，细胞数（3~5）×10^9/L，中性粒细胞0.50~0.90。

（4）特殊检查X线：早期关节周围软组织肿胀，骨质疏松，后期关节软骨破坏、侵蚀，关节间隙狭窄、强直和畸形。

（5）磁共振成像（MRI）：可发现早期类风湿滑膜炎及骨质破坏，对本病的早期诊断有重要价值。

（6）超声检查：可发现类风湿关节炎早期滑膜炎对早期诊断以及疗效的评估均有重要价值和意义。

类风湿关节炎医案1

患者： 彭某　男　64岁

初诊： 2012年10月19日

主诉： 全身多关节间断疼痛伴肿胀20余年。

现病史： 患者20余年前无明显原因出现右足第一跖趾关节红肿热痛，1月后出现双足前脚掌、双手近端指间关节、掌指关节疼痛，伴关节稍肿胀，就诊于当地医院查RF（+），血沉升高（报告未见），诊断为类风湿关节炎，服用中药汤剂效果不明显（具体不详），后就诊于西安五院，给予青风藤片内服，服药半年后症状缓解，全身多关节疼痛肿胀消失。14年前无明显诱因再次出现上述部位疼痛、红肿，同时伴有双肩、双肘、双腕关节、双侧颞颌关节红肿疼痛，经治疗后症状缓解。12年前出现双手多关节变形，自述服用某专家"秘方"后，效果明显，疼痛肿胀逐渐消失。10个月前无明显诱因再次出现双手近端指间关节及掌指关节、双足底疼痛肿胀，患者为求治疗就诊于我科。

现症： 双手近端指间关节、掌指关节红肿疼痛，晨僵，活动后缓解，双手指天鹅颈样改变，活动受限，双足底、左足第一跖趾关节稍有疼痛，生活无法自理，无发热，眼干，无口干，纳可，眠安，二便调。舌淡红略白黄兼苔，脉沉略弦细。

既往史： 轻度脂肪肝病史8年。

过敏史： 否认食物及药物过敏史。

家族史： 否认家族遗传病史。

体格检查：双手指天鹅颈样改变。

诊断：中医：尪痹

西医：类风湿关节炎

辨证：肾虚寒湿证

治法：补肾壮骨，养肝荣筋，健脾和胃

处方：

1.中药

川断30g	桑寄生30g	狗脊30g	砂仁_{后下}10g
防风15g	片姜黄15g	元胡20g	青风藤30g
鸡血藤30g	海桐皮15g	仙灵脾10g	桑枝25g
郁金15g	炙山甲15g	秦艽20g	羌活15g
独活12g	焦白术12g	生山药15g	徐长卿15g

60剂，水煎服，早晚两次温服

2.白芍总苷胶囊0.6g tid，口服。

方解：方中川断、桑寄生、狗脊、仙灵脾补肾壮骨为君；防风、片姜黄、元胡活血通络、祛风止痛，海桐皮、徐长卿养肝荣筋为臣；佐以秦艽、桑枝祛风清热，通利关节；焦白术、生山药健脾和胃，配伍砂仁则补而不滞；郁金活血止痛；炙山甲活血通经，青风藤取"藤类通达四肢"之意。羌、独活祛风通经、且可引药入经为佐使药。诸药相合，共奏补肾壮骨、养肝荣筋、健脾和胃之功。

二诊：2012年12月12日

全身多关节疼痛较前缓解，活动后稍有疼痛不适，服中药后恶心，无晨僵，不怕冷，口干，饮水量多，纳差，眠可，腹泻，2~3次/日，质稀，无腹痛，小便可。患者当地复查肝功：ALT 78U/L，GGT 560U/L，GLU 6.61mmol/L，RF 225IU/ml，CRP 4.1mg/L，ESR 21mm/h。舌淡红略白苔，脉沉略弦滑。中药10月19日方加减：青风藤减量至25g，鸡血藤减量至25g，患者服药后胃部不适，恶心呕吐，治疗上加

强健脾和胃之品，焦白术加量至15g，生山药加量至20g，去砂仁，患者病程日久，关节破坏，加骨碎补20g、补骨脂20g以补肾壮骨。

处方：

川断30g	桑寄生30g	狗脊30g	骨碎补20g
防风15g	片姜黄15g	元胡20g	青风藤25g
鸡血藤25g	海桐皮15g	仙灵脾10g	桑枝25g
郁金15g	炙山甲15g	秦艽20g	羌活15g
独活12g	焦白术15g	生山药20g	徐长卿15g
补骨脂20g			

30剂，水煎服，日一剂，早晚两次温服

三诊： 2013年1月24日

患者诉四肢关节疼痛不明显，长时间行走及劳累后双踝、足跟时有疼痛，无晨僵，无怕冷怕热，稍有口干、眼干，纳眠可，服中药和帕夫林后大便稀，小便可，舌淡红略暗苔白，脉沉略弦细，左略滑。2013年1月20日当地检查示：ALT 38U/L，AST 32U/L，GGT 256U/L，GLU 5.96mmol/L，RF<20IU/ml，CRP 1.6mg/L，ESR 7mm/h。中药12月12日方加减：患者走路久及劳累后双踝、足跟时有疼痛，加强行气止痛之品，元胡加量至25g，同时加强补肾壮骨的用量，补骨脂加量至25g，患者胃部不适较前缓解，同时热象有所减轻，去山药、秦艽，加络石藤25g、沙苑蒺藜12g，二者均可入肝经，可改善肝胆经循行之处的疼痛及患者眼干、口干，加用络石藤也可制约方剂中热性药物化燥之弊。

处方：

川断30g	桑寄生30g	狗脊30g	骨碎补20g
防风15g	片姜黄15g	元胡25g	青风藤25g
鸡血藤25g	海桐皮15g	仙灵脾10g	桑枝25g
郁金15g	炙山甲15g	络石藤25g	羌活15g

独活12g　　　焦白术15g　　　沙苑蒺藜12g　　　徐长卿15g

补骨脂25g

　　　　　　　　　　60剂，水煎服，日一剂，早晚两次温服

四诊：2013年3月28日

患者诉右手食指掌指关节活动不利，无明显疼痛，不能很好完成握持动作，余手指关节无明显不适，无明显晨僵，双足底走路久后乏力，时有疼痛，其余关节无明显不适。纳眠可，喝完药后大便稀，一日二行，小便可。舌淡红略暗白苔，脉沉细略弦滑。2013年3月21日辅查：ALT 47U/L，GGT 287U/L，GLU 5.96mmol/L，RF 23.8IU/ml，CRP 2.5mg/L，ESR 69.6mm/h。中药1月24日方加减：三诊患者关节功能受限，桑枝加量至30g起到藤类通达四肢以柔筋，元胡加量至30g以增强活血止痛之力，患者热象稍减，处方中络石藤加量至30g，去鸡血藤、焦白术，加生地12g，患者大便稀溏，加茯苓30g以渗湿止泻。

处方：

川断30g　　　桑寄生30g　　　狗脊30g　　　骨碎补20g

防风15g　　　片姜黄15g　　　元胡30g　　　青风藤25g

生地12g　　　海桐皮15g　　　仙灵脾10g　　　桑枝30g

郁金15g　　　炙山甲15g　　　络石藤30g　　　羌活15g

独活12g　　　茯苓30g　　　沙苑蒺藜12g　　　徐长卿15g

补骨脂25g

　　　　　　　　　　60剂，水煎服，日一剂，早晚两次温服

五诊：2013年5月23日

患者诉病情平稳，无关节疼痛，无关节肿胀，无明显晨僵，无疲劳感，活动量过大时出现右足底不适感，右手掌指关节偶有不适感，休息后缓解，无明显恶风怕冷，时有潮热汗出，口干，纳眠可，大便2次/天，服中药后有便溏，大便急迫感，小便正常，舌淡红略暗白苔，脉沉略弦细。辅查：ALT 16U/L，GGT 138U/L，RF 20.8IU/ml，CRP 3mg/L。中药3月28日方加减：患者症状稳定，症状明显缓解，处方中未加减药物，仅在个别用药做出微调，青风藤加量至30g以增强祛风通经之效，补骨脂加量至30g，仙灵脾加量至12g以增补肾壮骨之功，片姜黄15g减量至12g。

处方：

川断30g	桑寄生30g	狗脊30g	骨碎补20g
防风15g	片姜黄12g	元胡30g	青风藤30g
生地12g	海桐皮15g	仙灵脾12g	桑枝30g
郁金15g	炙山甲15g	络石藤30g	羌活15g
独活12g	茯苓30g	沙苑蒺藜12g	徐长卿15g
补骨脂30g			

30剂，水煎服，日一剂，早晚两次温服

后患者规律复诊，仅服用中药控制病情，虽仍有关节活动受限，但无明显关节疼痛肿胀，复查ESR、CRP、RF均在正常范围，治疗效果较好。

【按】患者为中老年男性，类风湿关节炎诊断明确，病程日久，未得到规律系统的诊治，多关节疼痛，伴见关节破坏，功能失用，不规范的治疗延误病情的同时造成肝功能的损伤。类风湿关节炎，中医病名为尪痹，阎师在长期诊治尪痹的过程中，形成了以补肾壮骨为本的治疗原则，尪痹以"骨损、筋挛、肉削"为其危重的临床表现，出现这些症状的同时也表明了病情的深重，此患者多关节疼痛明显，此为"骨损"；关节功能受限，屈伸不利，此为"筋挛"，而活动后乏力，疲劳感明显，则为"肉削"，病情较重，在治疗上，阎师本着补肾壮骨、养肝荣筋、健脾和胃的治疗原则以遣药处方。本患者病程日久，肾虚为本，加之不规范的用药，脾胃受损，在用药上，我们可以看到阎师十分注重脾肾双调，注重先后天的关系。阎师认为，肾为先天之本，脾为后天之本，两者有密不可分的关系，调补脾肾是探本穷源之治。在生理上，先天与后天相互资滋，对化生气血、温煦脏腑、营养全身起着十分重要的作用；在病理上，脾虚日久必伤及肾，而肾虚命门火衰脾土失于温煦而致脾虚愈甚。肾处下焦，为真阴真阳之寓所，生生之本也，气化之动力，源于阴阳一气之消息，补肾以激发气化，即可排泄蓄积之水液，又可防湿邪之复萌。在用药上阎师处方中用补骨脂、骨碎补、川断、桑寄生等通过温补肾阳以达到温煦脾阳的药物。骨碎补性温味苦，主入肝肾，补肾壮骨，行血补伤，止痛消肿。《本草述》中曰："止腰痛行痹。"凡见筋肉关节疼痛、僵硬、酸软，无论病位在大小关节、病程早晚，均可选用，为阎师所常用之。补骨脂性苦辛大温，入脾肾之经，其气味香浓，补命门，纳肾气，益肾温阳尤有显效，温能祛寒，润能起枯，辛能散结，温通益损之功颇宏。益肝肾精血，又可温化脾肾之阳，对于风湿（痹）病患者，大便不成形者可用之。桑寄生性苦甘微温、气平和，既可补肝肾、强筋骨，又能祛风湿、调血脉，《日华子本草》中曰"助筋骨，益血脉"。用于风湿痹痛，腰膝酸软，筋骨无力，其气平和，不寒不热，为阎师临证常用。川断性苦辛甘微温，既可补肝肾、又能强腰膝，"补而不滞，行而不泄"，为"疏利气血筋骨第一药"，有补肾壮腰、强筋健骨之效，兼可祛邪通脉，无论病之急性期或缓解期均可用之，阎师在临床对于患者症见腰、脊背、髋、膝等大关节常常选用。在这个患者的治疗过程中，我们也看到一些问题：一方面，在很多病程日久的患者中，对本病的认识不足，对类风湿关节炎的危害认识不足，导致了很多患者尤其是相对偏远地区患者病情的延误；另一方面，就是在治疗时机的把握上，如果病程较长，即使最后得到治疗但是关节功能很难恢复，这也是本病致残的最主要原因，因此早期诊治是必要的，这也是阎师提出"欲尪"理论的根源，也是"中医治未病"理论的重要意义。

（赵超群，靖卫霞）

类风湿关节炎医案2

患者：王某　女　69岁

初诊：2018年5月9日

主诉：多关节疼痛12年，加重10余天。

现病史：患者于2006年无明显诱因出现双肘、双腕、掌指关节疼痛肿胀，伴晨僵，就诊于当地医院，诊为类风湿关节炎，予中药、针灸治疗后症状缓解。2014年无明显诱因出现双侧掌指关节、双膝、双腕、双肘关节肿痛，当地医院予中药、针灸、西医止痛药（具体药物不详）治疗，未明显缓解。10余天前无明显诱因再次出现周身多关节肿痛，现来就诊。

现症：双手掌指关节肿痛，晨僵，活动后稍缓解，双手尺侧偏斜，右膝关节肿痛，行走受限，需轮椅助行，双肩、双肘、双髋关节时有疼痛，颈背部疼痛，口干，眼干，畏寒喜暖，汗出不多，无咳嗽、气短，无皮疹，无光过敏，大便2~3次日一行、质干，纳可，眠差。舌暗苔白，脉沉弦细。

既往史：既往体健。

过敏史：否认药物过敏史。

家族史：否认家族遗传性疾病史。

体格检查：双手掌指关节皮温升高，压痛（＋），尺侧偏斜，右膝关节凉髌征消失，骨擦音（＋）。

辅助检查：血常规：HGB 101g/L，生化（－），RF 574IU/ml↑，CRP 103mg/L↑，ESR 101 mm/h↑，ANA谱（－）。

诊断：中医：尪痹

西医：类风湿关节炎

辨证： 肾虚标热重证

治法： 补肾清热，祛风除湿，活络利节

处方：

骨碎补20g	补骨脂15g	川断25g	桑寄生25g
忍冬藤30g	土茯苓30g	青风藤25g	秦艽15g
桂枝10g	赤芍15g	知母15g	石膏30g
防风15g	片姜黄15g	桑枝25g	元胡25g
羌活15g	独活15g	豨莶草15g	醋龟甲30g
醋鳖甲30g	徐长卿15g		

14剂，日一剂，水煎服，早晚分服

方解： 方中骨碎补补肾坚骨活血、知母滋肾清热，共为君药，桑寄生、川断补肝肾、除风湿，赤芍清热活血，土茯苓除湿解毒、通利关节，共为臣药，佐以忍冬藤清热利节、桑枝祛风清热、青风藤祛风通络、桂枝温经通络，石膏清热泻火，龟甲、鳖甲滋阴潜阳、益肾强骨，诸药合用，共奏补肾清热、祛风除湿、活络利节之效。

二诊： 2018年5月23日

患者诉双髋关节疼痛较前加重，双肩、双踝疼痛较前加重，双手掌指关节、近端指间关节、腕、肘、膝关节疼痛无明显缓解，呼吸时左侧胁肋疼痛，口干，不欲饮水，眼干，咽痛，口服中药后大便质稀不成形，睡眠差，夜尿多，纳可，双凉髌征消失。舌暗苔白，脉沉弦细。患者服药后大便质稀，上方改补骨脂至18g；加量川断30g、桑寄生30g，以增强补肾壮骨之功；患者四肢屈伸不利，皮温升高，加量秦艽30g、知母18g、桑枝30g以加强祛风清热之效，另加入鸡血藤30g，使祛风湿、通经络之力倍增，还可牵制忍冬藤、青风藤之寒凉；患者口干不欲饮水，加用寒水石30g；加土鳖虫5g以破血逐瘀，续接筋骨。

诊治同前，守方加减。

处方:

骨碎补20g	补骨脂18g	川断30g	桑寄生30g
忍冬藤30g	土茯苓30g	青风藤25g	秦艽30g
桂枝10g	赤芍15g	知母18g	石膏30g
防风15g	片姜黄15g	桑枝30g	元胡30g
羌活15g	独活15g	豨莶草15g	醋龟甲30g
醋鳖甲30g	徐长卿15g	鸡血藤30g	海桐皮15g
寒水石30g	土鳖虫5g		

14剂,日一剂,水煎服,早晚两次分服

三诊: 2018年6月20日

双髋关节疼痛较前稍缓解,可下地活动,双肩、双肘关节仍有疼痛,无明显活动受限,双手多关节晨起僵硬明显,晨僵约2小时,活动可缓解,双膝关节时有疼痛,活动后加重,蹲起困难,胸胁不适较前缓解明显,无明显咳嗽、咳痰,眼干明显,伴有眼痒,自述无眼泪,纳眠可,二便调,舌淡红,苔薄白黄,脉沉略弦滑。患者大便成形,上方减补骨脂至15g,关节红肿减轻,热象渐去,去忍冬藤、知母、寒水石、海桐皮,加山甲粉3g增强活血散结之效,引药直达病所,加海风藤、千年健以祛风湿、通经络。

处方:

骨碎补20g	补骨脂15g	川断30g	桑寄生30g
土茯苓30g	青风藤25g	秦艽30g	桂枝10g
赤芍15g	片姜黄15g	元胡30g	羌活15g
独活15g	豨莶草15g	醋鳖甲30g	土鳖虫5g
鸡血藤30g	防风15g	桑枝30g	龟甲30g
千年健15g	醋山甲粉3g	海风藤20g	

14剂,日一剂,水煎服,早晚两次分服

四诊： 2018年7月30日

患者双髋关节疼痛较前明显缓解，活动自如，步行进入诊室，双肩、双肘关节疼痛缓解，双手关节晨僵，活动半小时可缓解，双膝关节无明显疼痛，皮温不高，眼干眼痒，纳眠可，二便调。复查ESR14mm/h，CRP3mg/L，RF103IU/ml。患者现湿热渐清，上方减土茯苓至25g，关节疼痛缓解，减元胡至25g，下肢关节疼痛减轻，减独活至12g；加络石藤25g、徐长卿15g以祛风通络、凉血清热，去海风藤、鸡血藤、千年健。

处方：

骨碎补20g	补骨脂15g	川断30g	桑寄生30g
土茯苓25g	青风藤25g	秦艽30g	桂枝10g
赤芍15g	片姜黄15g	元胡25g	羌活15g
独活12g	豨莶草15g	醋鳖甲30g	土鳖虫6g
防风15g	醋山甲粉3g	桑枝30g	龟甲30g
徐长卿15g	络石藤25g		

14剂，日一剂，水煎服，早晚两次分服

患者坚持服药半年余，双手掌指关节、近端指间关节、腕关节、膝关节疼痛未再发作，皮温不高，偶有晨僵，活动10余分钟可缓解，畏寒较前缓解，无眼干、口干等不适，纳眠可，二便调。继续门诊随诊，坚持中药治疗。

【按】此例类风湿关节炎是中医尪痹之肾虚湿热重证，在该例患者的治疗中，体现出了阎师重视风湿病寒热为纲，提倡寒热并用法的思想。通过对患者恶寒发热、机体对寒热的喜恶、是否口渴、四末的凉温、二便及舌脉等综合观察，可辨别出寒证与热证，据此予以"治热以寒""治寒以热"，则方证及治法合一，取得良效。但在临床实践中，尤其是风湿病患者中，仅表现出单一的病性，如非寒即热、非阳虚即阴虚等等之病证者甚少，患者常常寒热并存，若"热者寒之"则恐伤阳而寒增，若"寒者热之"则又怕助阳反而热炽。该患者初次就诊时，多关节红肿，皮温升高，口干眼干，舌暗苔白黄，考虑患者现湿热偏盛，但素体畏寒喜暖，以肾阳虚为本，故阎师常予寒热并用之法，使祛寒而不增内热、清热而不加内寒。方中骨碎补性苦温，归肝肾经。活血续筋，补肾强骨。《本草图经》："治闪折筋骨伤损。补骨脂功效补肾助阳，固精缩尿，暖脾止泻。"《药性论》："主男子腰疼，膝冷……逐诸冷痹顽。"桑寄生归肝、肾经，具有祛风湿、益肝肾、强筋骨作用。《神农本草经》："主腰痛，小儿背强。狗脊归肝、肾经。祛风湿，补肝肾，强腰膝。"《神农本草经》："主腰背强，关机缓急，周痹，寒湿膝痛。"秦艽祛风湿，舒筋络，清湿热。《神农本草经》："主寒热邪气，寒湿风痹，肢节痛。"桑枝归肝经。祛风通络，行水消肿，对于上肢肩臂痹痛效果尤佳。《本草撮要》："功专祛风湿拘挛。"忍冬藤功效清热解毒、通利经络，用于风湿热痹，关节红肿热痛、屈伸不利。桂枝配赤芍、知母，因桂枝辛温通脉、赤芍苦寒活血清瘀热、知母性凉以防桂枝之温，并且桂枝与赤芍相伍还可调和营卫，桂枝辛散解肌祛风而通卫，赤芍敛阴收汗而和营，散一收，使表邪得解，里气以和，以达调和营卫之目的。且在热证偏盛时，桂枝可减量，而增加知母、赤芍的用量；青、海风藤同用，青风藤苦平、海风藤苦温，二药相伍祛风湿、通经络作用立增而无寒热之害；治湿热痹之秦艽、络石藤、桑枝可配伍治寒痹之鸡血藤、伸筋草等诸药，使祛风湿、通经络、止痛之力倍增。因依靠鸡血藤养血活血之力，鸡血藤增至但恐其辛温化热，故通过增加络石藤、桑枝等剂量，来制鸡血藤之温性。该患者出现关节屈伸不利时，方中加用辛温之伸筋草以舒筋活络，同时加大秦艽剂量，以消伸筋草之温。当患者热象渐去时，则灵活调整寒热性药物的配伍、剂量，寒热并用，使热除、肿消、痛止，取得良效。且患者的血沉、C-反应蛋白均降至正常，炎症得到控制，随诊半年，未再复发。

（王琬茹，任志雄）

类风湿关节炎医案3

患者： 万某　男　64岁

初诊： 2015年2月2日

主诉： 多关节疼痛3年余，加重20余天。

现病史： 患者3年前无明显诱因出现双手远端指间关节、双腕、肘、肩、足跟、足踝关节疼痛，于某医院住院诊断为类风湿关节炎、骨关节炎，给予甲泼尼松片24mg/d，美洛昔康7.5mg/d，羟氯喹0.2g bid，甲氨蝶呤7.5mg qw 口服，出院前复查ESR 44mm/h，同年11月上述症状反复发作再次入此医院，入院期间各项炎性指标升高（具体不详），予甲泼尼松片、美洛昔康、羟氯喹、MTX、白芍总苷胶囊（剂量不详）治疗效果不佳，给予依那西普25mg 皮下注射后好转出院，出院后在门诊继续依那西普皮下注射8个月余（1支qw），期间口服雷公藤3粒 tid，帕夫林0.3g bid，注射期间自觉上述症状好转。半年后出现腰部伴左下肢疼痛，20天患者因双手指关节及腰背部疼痛就诊于阎师门诊。

现症： 腰部呈放射痛，腰部酸胀感明显，左下肢无力明显，天气变化上述症状反复，双手远端指间关节、双腕及全身多关节疼痛，左踝关节偶有发热感，双上肢及肩部游走性跳痛，左手较右手肿胀严重，活动困难，左手手指向桡侧偏斜，中指近端指间关节压痛，食指掌指关节变形，伴压痛，遇冷后加重，有晨僵，热敷后可缓解，伴见雷诺现象，纳眠可，二便调。舌质淡红，苔白，脉沉。

既往史： 高血压、冠心病病史6年，规律口服药物治疗；6年前行胆囊切除术，曾输血200ml；否认肝炎、结核病史；否认外伤史。

过敏史：否认药物过敏史。

家族史：否认家族遗传病史。

体格检查：左手手指向桡侧偏斜，左手第一掌指关节变形。

辅助检查：RF 543.2IU/ml，抗CCP（＋），AKA（＋），ESR 40mm/h，双手正斜位、双肩关节正位、双膝关节正侧位片显示：双膝关节骨质增生，双肩及双手关节未见骨性异常。颈、腰椎核磁平扫提示：颈4/5椎间盘突出，颈椎骨质增生，腰4/5及腰5/骶1椎间盘膨出，腰椎骨质增生。

诊断：中医：尪痹

　　　　西医：类风湿关节炎

辨证：肝肾不足，寒湿化热

处方：

骨碎补20g	补骨脂20g	川断25g	知母15g
生杜仲25g	桂枝10g	赤芍15g	桑寄生25g
防风15g	片姜黄12g	桑枝25g	制元胡25g
青风藤20g	秦艽25g	鸡血藤30g	伸筋草30g
葛根25g	羌活15g	独活15g	炙山甲15g
海桐皮15g	败龟甲30g	忍冬藤30g	

45剂，日一剂，水煎服，早晚两次分服

方解：骨碎补、补骨脂、桑寄生、川断、生杜仲补益肝肾，强筋壮骨为君；桂枝、赤芍调和营卫，祛邪达表为臣；佐以防风、羌活、独活祛风散寒除湿；青风藤、秦艽、伸筋草、海桐皮、桑枝祛风湿，通经络；忍冬藤、知母祛湿清热；葛根解表散寒，引药物入肩背部；片姜黄、鸡血藤、制元胡、穿山甲活血行气、通络止痛；败龟甲益肾健骨，其性寒凉，兼可制约诸药燥热之性。

二诊：2015年3月16日

　　服中药后左侧肩周、足跟、双足踝关节疼痛有所缓解，双上肢及肩部游走性跳痛好转，踝关节发热症状好转，双手疼痛有所缓解，但握拳受限，左手较甚，中指、无名指近端指间关节有压痛，轻微肿胀，仍有雷诺现象，自觉左手关节发热，左下肢、双腕、右侧肩周、左侧肘关节疼痛未缓解，全身怕冷，夜间汗出，腰部疼痛明显缓解，睡眠欠佳，夜间醒3~4次，服药后大便日二次，小便正常。辅助检查：ESR39mm/h，RF328IU/ml，舌淡红暗白苔，脉沉。上方加减，川断加至30g、生杜仲加至30g、桑寄生加至30g、桑枝加至30g加强补肾壮骨，祛风散寒除湿之功，秦艽兼可清湿热、退虚热；患者腰痛明显缓解，故减偏行于下肢及腰部祛风湿药物，去鸡血藤、独活、海桐皮；加土茯苓25g、豨莶草15g，二者均可强筋骨、祛风湿、利关节，兼可清湿热。

处方：

骨碎补20g	补骨脂20g	川断30g	知母15g
生杜仲30g	桂枝10g	赤芍15g	桑寄生30g
防风15g	片姜黄12g	桑枝30g	制元胡25g
青风藤20g	秦艽30g	土茯苓25g	伸筋草30g
葛根25g	豨莶草15g	羌活15g	炙山甲15g
败龟甲30g	忍冬藤30g		

30剂，日一剂，水煎服，早晚两次分服

三诊：2015年4月27日

　　患者诉服药后左手握拳受限较前好转，晨起晨僵，热水热敷后可好转，左手中指、无名指近端指间关节压痛，轻度肿胀，皮温略高，无雷诺现象，腰部轻微不适，放射至左下肢外侧，全身仍有怕冷，夜间汗出较前好转，但仍有少量汗出，睡眠较前好转，夜间醒2~3次，小便正常，服药后大便日二次。舌淡红暗白苔，脉沉。辅助检查：血常规、生化、CRP正常，ESR 35mm/h。患者肩背部及上肢症状明显好转，故上方去片姜黄、葛根；局部关节仍有肿胀，皮温略高，故加络石藤25g、生石膏30g，加强祛风清热、除湿消肿之力。

处方：

骨碎补20g	补骨脂20g	川断30g	知母15g
生杜仲30g	桂枝10g	赤芍15g	桑寄生30g
防风15g	络石藤25g	桑枝30g	制元胡25g
青风藤20g	秦艽30g	土茯苓25g	伸筋草30g
生石膏30g	豨莶草15g	羌活15g	炙山甲15g
败龟甲30g	忍冬藤30g		

15剂，日一剂，水煎服，早晚两次分服

四诊：2015年5月12日

患者诉服药后左手握拳受限较前好转，晨起伴晨僵，左侧大腿外侧伴小腿外侧疼痛，全身怕冷较前有所好转，睡眠较前好转，夜间无明显汗出，小便正常，服药后大便日二次。舌淡红暗白苔，脉沉。患者全身怕冷有所好转，故可减补肾壮阳之功，补骨脂减至15g；患者左腿外侧疼痛及左手握拳不利，故应加强通经络之功，青风藤入肝脾经，可祛风湿、通经络，故青风藤加至25g。

处方：

骨碎补20g	补骨脂15g	川断30g	知母15g
生杜仲30g	桂枝10g	赤芍15g	桑寄生30g
防风15g	络石藤25g	桑枝30g	制元胡25g
青风藤25g	秦艽30g	土茯苓25g	伸筋草30g
生石膏30g	豨莶草15g	羌活15g	炙山甲15g
败龟甲30g	忍冬藤30g		

30剂，日一剂，水煎服，早晚两次分服

服药30剂后，关节疼痛明显好转，偶有局部关节轻微疼痛，患者间断于阎师门诊就诊；随诊时间3个月~6个月/次。

【按】此例类风湿关节炎是中医尪痹的肝肾不足，寒湿化热证（即肾虚标热轻证）。现代中医名家焦树德教授根据《内经》《金匮要略》《医门统旨》《医学入门》等论述，结合临床实践于1981年12月在"中华全国医学内科学会成立暨首届学术交流会"上正式提出"尪痹"病名。"尪痹"之"尪"字来源于《金匮要略》："诸肢节疼痛，身体尪羸，脚肿如脱，头眩短气，温温欲吐，桂枝芍药知母汤主之。""尪"是指身体瘦弱、关节肿大之义。《辞源》中注解说："骨骼弯曲症，胫、背、胸弯曲都叫尪。"《现代汉语字典》中"尪"有两义，一是指胫、背、胸弯曲的疾病；二是指瘦弱。1995年1月实施的《中华人民共和国中医药行业标准中医药病证诊断疗效标准》：尪痹是由风寒湿邪客于关节，气血痹阻，导致小关节肿胀疼痛、晨僵为特点的疾病，并明确指出"尪痹主指类风湿关节炎"。阎师认为类风湿关节炎的基本病因病机可概括为肾虚则髓不能满，真气虚衰，风寒湿三气杂至，与肾同气相感，深侵入骨，痹阻经络，血气不行，关节闭涩；肾为肝母，筋骨失养，渐致骨损、筋挛、肉削。结合本病发病特点，阎师认为此病热病因病机为肝肾亏虚，风寒湿邪等邪气乘虚而入，深侵入骨，导致关节肿胀变形；寒湿闭阻经脉，气血运行不畅，不通则痛，故多关节疼痛；久病寒湿之邪从阳化热，故可见局部关节肿胀，皮温升高。在治疗上当以补肾祛寒、化湿祛风、舒经活络为主，方以补肾祛寒治尪汤加减而成。

阎师在诊治类风湿关节炎中强调以补肾壮骨、祛风散寒除湿为主，认为类风湿关节炎的辨证应当注重寒热辨证，在识别病因病机时强调从化理论，认为多数热象皆因寒湿之邪从阳化热而来，因此即使看到表象的热证时还应当注重补肾壮骨、祛风散寒除湿为主，但不能忘记清除标热。类风湿关节炎在后期表现为骨损、筋挛、肉削，关节肿胀变形，严重影响生活质量，在治疗上阎师提出"痹病欲尪"的治疗思想，突出强调应当"早发现、早诊断、早治疗"，要把握痹病欲尪的时间窗；对于类风湿关节炎的治疗，阎师强调要中西医结合，充分把握中西医并重的治疗理念，深入贯彻并加以应用，在治疗中既要充分借助实验室检查评估及诊断疾病，又要应用改善病情的慢作用药，同时要发挥中药调整寒热虚实及阴阳失衡的整体性优势。

（白雯，乔树斌）

类风湿关节炎医案4

姓名：徐某　男　55岁

初诊：2017年5月25日

主诉：多关节疼痛25年，加重6个月。

现病史：患者25年前无明显诱因出现双肘、双踝、双足趾多关节肿痛，未予系统诊治。后患者多关节疼痛加重，逐渐发展至双肩、双腕等关节，伴明显活动受限。就诊于当地医院（具体不详），未明确诊断，予消炎、止痛、激素及免疫抑制剂等治疗后症状可缓解。后患者未规律服药，多关节疼痛间断发作。6个月前，患者多关节疼痛加重，双腕、双肘、双肩、双手多关节、双踝及双足趾多关节肿胀疼痛，皮温稍高，伴双手麻木、活动受限，晨僵3小时左右，活动可稍缓解。遂就诊于北京大学人民医院，查ESR 31mm/h，RF 366IU/ml，CRP 10.6mg/dl，抗CCP抗体 66.31U/ml，APF（+），双手正斜位片示：双手改变，类风湿关节炎可能。

现症：双腕、双肘、双肩、双手多关节及双踝关节肿痛明显，伴皮温升高，活动受限。晨僵3小时，活动后稍缓解。颈部不适，双手麻木，畏寒明显，无发热、无口干眼干。纳食可，睡眠可，二便调。舌略暗红，苔白，脉沉弦滑。

既往史：既往体健，1个月前因C_{1-2}脱位行骨科手术治疗。

过敏史：否认食物药物过敏史。

家族史：否认家族遗传性疾病史。

诊断：中医：尪痹

西医：类风湿关节炎

辨证： 肾虚寒侵，瘀血阻络证

治法： 补肾祛寒，活血通络

处方：

骨碎补20g	补骨脂20g	川断25g	桑寄生25g
桂枝10g	赤芍15g	葛根25g	伸筋草25g
刘寄奴15g	防风15g	片姜黄15g	桑枝25g
青风藤25g	鸡血藤30g	炙山甲15g	仙灵脾10g
松节12g	制元胡20g	千年健15g	海桐皮15g

30剂，日一剂，水煎服，早晚分服

方解： 方中骨碎补配补骨脂为君药，骨碎补性温味苦，入肝、肾经，补肾强骨，活血散瘀。《本草述》曰："骨碎补止腰痛行痹。"补骨脂性温味苦、辛，入脾、肾之经，温能祛寒，辛能散结，可补肾壮阳、温脾止泻，纳肾气，益肾温阳尤有显效。两药相协，既益肝肾精血，又温补肾阳，而达壮骨强筋之用。凡见筋肉关节疼痛、酸软、僵硬，无论病位在大小关节、病程早晚，均可选用。川断配桑寄生，川断性微温味苦、辛、甘，归肝、脾经，补益肝肾，强筋健骨，为"疏利气血筋骨第一药"，具有"补而不滞，行而不泄"之特点。桑寄生性微温味苦、甘，归肝、肾经，既能补肝肾、强筋骨，又可祛风湿、调血脉，如《日华子本草》云"助筋骨，益血脉"。两药相须配对，共奏补肾壮腰、强筋健骨之效，又可驱邪通脉，两者相须为用，共为臣药。桂枝辛甘而温，气薄升浮，可解肌表、通阳气。赤芍性寒味酸，可敛阴液、养营血而入里。两药相合，使营卫得调，邪气有出路。防风、片姜黄，二者皆入肝、脾经，且防风行气，姜黄活血，二者相须为用，使周身气血得以运行，祛风止痛。患者平素畏寒怕风明显，加用仙灵脾入肝、肾二经，为补肾壮阳之要药，助桑寄生、川断温补肾阳，使阳气得胜，风湿乃除。患者以四肢小关节疼痛为主证，故大量使用藤蔓类中药：

青风藤、鸡血藤、桑枝、伸筋草、松节等通利肢节，祛风除湿。加用千年健、海桐皮，二者均入肝、肾经，可引药下行，除下肢之痹，千年健兼有和胃健脾之功。患者病情日久，久病留瘀，故加用穿山甲、元胡、刘寄奴活血通经，使邪祛而不留瘀。诸药合用，共奏补肾祛寒、活血通络之效。

二诊： 2017年6月15日

服药后，患者多关节疼痛较前稍缓解，仍有双手MCP关节、双腕关节、左肘关节、左肩关节疼痛，局部皮温升高，伴明显活动受限，压痛（−）。晨僵2~3小时，活动后稍缓解。畏寒明显，汗出一般，无口干、眼干等其他特殊不适。纳食可，睡眠可，二便调。复查ESR 19mm/h，RF 153IU/ml，CRP 1.36mg/dl。舌略暗红，苔薄白，脉沉弦细。患者仍有四肢关节的肿胀疼痛，伴活动受限，故增加川断、桑寄生、葛根、伸筋草、仙灵脾及元胡用量，增强温补肾阳、温化寒湿、透达肢节、活血祛瘀之功。2017年5月方改补骨脂15g，川断30g，桑寄生30g，葛根30g，伸筋草30g，片姜黄12g，仙灵脾12g，制元胡25g。

诊治同前，守方加减。

处方：

骨碎补20g	补骨脂15g	川断30g	桑寄生30g
桂枝10g	赤芍15g	葛根30g	伸筋草30g
刘寄奴15g	防风15g	片姜黄12g	桑枝25g
青风藤25g	鸡血藤30g	炙山甲15g	仙灵脾12g
松节12g	制元胡25g	千年健15g	海桐皮15g

30剂，日一剂，水煎服，早晚分服

三诊： 2017年7月13日

服药后，患者多关节疼痛较前缓解，双肘、双踝、双MCP、双跖趾关节疼痛缓解明显，偶有双肩关节、双腕疼痛，皮温略升高，无明显肿胀，无明显活动受限。晨僵1小时左右，活动后缓解。畏寒怕风，无口干、眼干等其他特殊不适。睡眠可，近日饮食较前减少，食后腹胀，大便1~2次/日，不成形，小便调。舌淡红略暗，苔白，脉沉略弦细。患者饮食较前减少并有食后腹胀、大便溏稀，乃是寒湿侵袭脾胃之象，故加用砂仁、陈皮、焦白术温补脾胃，调畅脾胃气机。2017年6月方去葛根、刘寄奴，加砂仁10g、陈皮15g、焦白术15g、秦艽20g，改桑枝30g、仙灵脾10g、制元胡30g。

诊治同前，守方加减。

处方：

骨碎补20g	补骨脂25g	川断30g	桑寄生30g
桂枝10g	赤芍15g	伸筋草30g	防风15g
片姜黄12g	桑枝30g	青风藤25g	鸡血藤30g
炙山甲15g	仙灵脾10g	松节12g	制元胡30g
千年健15g	海桐皮15g	陈皮15g	焦白术15g
秦艽20g	砂仁10g		

30剂，日一剂，水煎服，早晚分服

四诊：2017年8月10日

服药后，患者多关节疼痛较前缓解明显，近半月双侧掌指关节、双腕、双肘、双踝、双足趾多关节疼痛未再发作，偶有双肩关节隐痛，无明显活动受限，晨僵1小时左右，活动可缓解。余关节无明显不适。畏寒较前缓解，无口干眼干等其他特殊不适。纳食可，睡眠佳，二便调。复查ESR 15mm/h，RF 48.8IU/ml，CRP 1.31mg/dl。继续门诊随诊，坚持中药治疗。

【按】患者中老年男性，55岁，患者25年前出现双肘、双踝、双足趾多关节肿痛，后多关节肿痛间断发作，6个月前，患者多关节疼痛加重，双腕、双肘、双肩、双手多关节、双踝及双足趾多关节肿胀疼痛，皮温稍高，伴双手麻木、活动受限，晨僵3小时左右，活动可稍缓解。查ESR 31mm/h，RF 366IU/ml，CR P106mg/L，抗CCP抗体

66.31U/ml, APF(+)，双手正斜位片示：双手改变，类风湿关节炎可能。即请阎师诊治，结合患者病史、体征及辅助检查结果，符合1987年美国风湿病学学会类风湿关节炎诊断标准，即西医诊断为类风湿关节炎。患者以多关节肿胀、疼痛、屈伸不利为主证，中医诊断为尪痹。患者中老年男性，工作劳累而伤肾，肾主骨生髓，肝主筋藏血，肾气不充，卫外不固，肝血不足，筋脉失养，而致寒湿之邪深侵入筋脉、骨髓，痹着筋骨肌肉关节，而生肿胀。邪气闭阻，气机不畅，久而留瘀，瘀阻脉络不通而痛。加之患者平素畏寒怕风明显，结合舌苔脉象，四诊合参，辨证属肾虚寒侵、瘀血阻络证。治以补肾祛寒、养肝柔筋、活血通络之法。

阎师在治疗尪痹时特别强调以下几点：首先，阎师认为尪痹病的发病关键以肾虚为基本，风寒湿热之邪气杂至方可深侵入肾，从而导致骨损、筋挛、肉削、形尪。故在尪痹的治疗上，阎师常以补肾为本，温补肾阳为要，只有肾阳得温，脏腑精气方可充盈，卫外之力方可调动，邪祛正安痹证方除。其次，阎师治疗尪痹时注重调和营卫。营卫为人体之藩篱，邪气出入均需通过肌肤腠理，风、寒、湿、热等邪气外入人体，必会导致营卫失调。治疗时，阎师常用桂枝配芍药，取仲景桂枝汤之意，两药相合，开阖相济，外可解肌驱邪，内可化气血调阴阳。第三，阎师在治疗风湿病全程不忘调和脾胃，因为脾胃为后天之本，气血生化之源，脾胃调和，后天养先天则肾气乃充。第四，由于风湿病多缠绵，日久难愈，日久入络，必有瘀象，故阎师遣方用药以活血通络贯穿始终，使瘀滞得散，气血得通，久病乃愈。

（陈璐，任志雄）

类风湿关节炎医案5

姓名： 吴某　女　31岁

初诊： 2012年7月26日

主诉： 多关节疼痛1个月余。

现病史： 患者约1个月前（产后）开始出现右肩关节疼痛，伴活动受限，上举困难，后右手中指近端指间关节出现肿胀、疼痛，右手拇指掌指关节、双膝关节、双足等多关节疼痛不适，肿胀不明显，无明显活动受限。就诊于某医院骨科，查血尿常规、肝功等未见明显异常，ESR 23mm/h，CRP 1.09mg/dl，RF 209IU/ml，抗CCP抗体1964U/ml，IgA、IgG、C3、C4正常，IgM 283mg/dl，AKA、APF（＋），抗ds-DNA、RNP、Sm、SSA、SSA、AMA、AMAM2、ASMA、AHA、APCA（－），右手及腕关节MRI示：手头壮骨、钩骨、月骨周围滑膜增厚，部分腕骨间关节、腕掌关节、掌指关节间隙变窄，滑膜增厚，疑诊"风湿病"。现为求进一步诊治就诊于阎师。

现症： 双手多关节肿胀疼痛，双肩关节疼痛，右侧明显，伴明显活动受限，上举困难，双膝关节、双足趾关节疼痛，无明显肿胀。晨僵约40分钟，活动可稍缓解。畏寒怕冷明显，汗出不多，时有周身乏力，腰膝酸软，无明显眼干、口干、脱发、光过敏等其他特殊不适。纳眠可，小便频，大便可。舌淡红略暗白苔，脉沉略细。

既往史： 既往体健，否认高血压、冠心病、糖尿病病史；否认乙肝、结核等传染病史；否认外伤史。

过敏史： 否认药物过敏史。

家族史：否认家族遗传性疾病史。

体格检查：双手多关节肿胀，压痛（＋）。

诊断：中医：尪痹

西医：类风湿关节炎

辨证：肝肾亏虚，邪瘀阻络证

治法：补益肝肾，祛邪通络

处方：

骨碎补20g	补骨脂20g	川断25g	桑寄生25g
生杜仲20g	桂枝10g	赤芍15g	知母15g
青风藤20g	鸡血藤20g	秦艽15g	络石藤20g
桑枝20g	伸筋草25g	炙山甲15g	刘寄奴15g
千年健15g	海风藤20g	海桐皮15g	制元胡15g

30剂，日一剂，水煎服，早晚两次温服

方解：方中运用入肝、肾经的骨碎补及入脾、肾经的补骨脂共为君药，共奏补益肝肾精血、温经散寒之功。以入肝、脾经之川断配入肝、肾经之桑寄生，两药相须为用，共奏补肾壮腰、强筋健骨之效，又可驱邪通脉，共为臣药。桂枝辛甘而温，气薄升浮，可解肌表、通阳气。赤芍性寒味酸，可敛阴液、养营血而入里，两药相合，调和营卫，以抵邪入并利邪出。知母苦甘而微寒，可清热泻火、滋阴润燥，三药合用，取桂枝芍药知母汤之意，使营卫得调，风寒湿邪气有出路，又有清热护阴以防邪郁久而从热化之嫌。患者以四肢小关节疼痛为主证，故处方中多用藤蔓类中药如青风藤、络石藤、桑枝、伸筋草、海风藤等，共奏通透肢节、祛风除湿之功。患者腰膝酸软无力，为肝肾亏虚之征象，故加用入肝肾经之千年健、海桐皮、生杜仲，补益肝肾同时又可引药下行，除下肢之痹。患者产后为多虚多瘀之体，气滞血瘀之象明显，故加用穿山甲、元胡、鸡血藤、刘寄奴理气活血，使邪祛而不留瘀。诸药合用，共奏补益肝肾、活血通络之效。

二诊： 2012年8月9日

患者服药后双膝及双足多关节疼痛较前缓解，右肩关节仍疼痛明显，伴活动受限，右手食、中指近端指间关节，左手食指掌指关节仍有疼痛，胀感减轻，活动好转，晨僵40分钟左右，活动可稍缓解，伴口干、眼干、畏寒、纳食可、夜寐可，小便调，大便稀，2~3次/日，舌淡红略暗白苔。患者大关节症状较前缓解明显，但近端小关节疼痛僵硬仍较为明显，故增加青风藤、桑枝、伸筋草用量，加用通经络、除痹痛之石楠藤以加强通透肢节、祛风除湿之功效。患者系产后多虚多瘀之时，由以肾虚血瘀为主，故增加补骨脂、川断、桑寄生、生杜仲用量以补肾壮骨，增加鸡血藤、制元胡用量，加用土鳖虫理气活血、化瘀止痛。上方补骨脂加量至25g，川断加量至30g，桑寄生加量至30g，生杜仲加量至25g，桂枝加量至12g，青风藤加量至25g，鸡血藤加量至25g，桑枝加量至25g，伸筋草加量至30g，制元胡加量至20g，去秦艽、炙山甲、刘寄奴、海桐皮，加茯苓30g、仙灵脾10g、地鳖虫6g、石楠藤15g。

诊治同前，守方加减。

处方：

骨碎补25g	补骨脂25g	川断30g	桑寄生30g
生杜仲25g	桂枝12g	赤芍15g	知母15g
青风藤25g	鸡血藤25g	茯苓30g	络石藤20g
桑枝25g	伸筋草30g	仙灵脾10g	地鳖虫6g
千年健15g	海风藤20g	石楠藤15g	制元胡20g

30剂，日一剂，水煎服，早晚两次温服

三诊： 2012年9月6日

右肩关节疼痛较前缓解，但仍在抬肩时偶感不适，右手食、中指近端指间关节晨起疼痛，晨僵20分钟，活动后缓解，久坐后腰膝酸痛，手足心热，足心汗多，畏寒，稍口干眼干，纳寐可，大便偏稀，2次/日，小便可。舌淡红略暗薄白苔，脉沉弦略细。患者关节疼痛较前缓解明显，仍有四肢远端关节晨起疼痛、僵硬，故增加桑枝、鸡血藤、络石藤等藤类药物用量，透达远端肢节，活血止痛。患者畏寒、手足心热为肾气不充之象，增加入肾经之生杜仲、仙灵脾用量。患者腰膝不适，故加用入肝肾经之千年健、海桐皮，补益肝肾同时又可引药下行，除下肢之痹。上方加减，生杜仲加量至30g，桂枝减量至10g，知母加量至18g，鸡血藤加量至30g，络石藤加量至25g，桑枝加量至30g，仙灵脾加量至12g，地鳖虫加量至10g，去千年健、海风藤，加徐长卿15g、海桐皮15g。

处方：

骨碎补25g	补骨脂20g	川断30g	桑寄生30g
生杜仲30g	桂枝10g	赤芍15g	知母18g
青风藤25g	鸡血藤30g	茯苓30g	络石藤25g
桑枝30g	伸筋草30g	仙灵脾12g	地鳖虫10g
徐长卿15g	海桐皮15g	石楠藤15g	制元胡20g

60剂，日一剂，水煎服，早晚两次温服

四诊： 2012年11月1日

患者服药后诸症缓解明显，双手及双足多关节疼痛不明显，时觉乏力，双侧肩部酸，晨僵不明显，久坐后腰膝酸痛，时有双踝关节抽痛，稍有眼干口干，畏寒，怕风，出汗不多，纳可，夜寐可，二便调。舌略暗红白苔少津，脉沉略弦细。服药后患者关节疼痛、僵硬缓解明显，但仍有腰膝酸痛，加之患者并发于产后以肾虚为要，故增加仙灵脾用量，加入入肝肾经之豨莶草祛除风湿、强健筋骨，山萸肉补肝肾、强腰膝，匡扶正气，使邪不得入。上方加减，赤芍减量至12g，仙灵脾加量至12g，去络石藤、海桐皮、千年健，加山萸肉20g、豨莶草15g。

处方：

骨碎补25g	补骨脂20g	川断30g	桑寄生30g
生杜仲30g	桂枝10g	赤芍12g	知母20g
青风藤30g	鸡血藤30g	豨莶草15g	徐长卿15g
桑枝30g	伸筋草30g	仙灵脾12g	地鳖虫10g
山萸肉20g	制元胡25g	羌活15g	

30剂，日一剂，水煎服，早晚两次温服

此后患者规律复诊，守方加减，病情稳定。

【按】此例类风湿关节炎属于中医产后痹。肾为先天之本，元气之根，主骨生髓，是人体生长发育之本，肝主藏血，精血为孕育胎儿之本，患者为产褥期女性，妊娠分娩亡血伤津，是肝肾之精血大耗，元气亏损，卫外不固，可致寒湿之邪深侵入筋脉、骨髓，痹着筋骨肌肉关节，而生疼痛、肿胀。产后气血不畅，瘀血闭阻，瘀阻脉络不通而痛。结合舌苔、脉象，四诊合参，辨证属肝肾亏虚、邪瘀阻络证。治以补益肝肾、祛邪通络之法。

产后痹属中医学的痹证范畴，是妇人产后正气虚弱之时，感受风寒湿邪而致四肢关节、肌肉疼痛，酸胀重着，筋脉拘挛，屈伸不利的一种病证，其涉及范围较广，凡是西医学的风湿性疾病发于产褥期或产后百日内者，均可参考产后痹辨治及调护。结合产后妇人"多虚多瘀"的生理特点，阎师认为产后脏腑气血失调，外邪侵袭是产后痹病因病机的关键。正如《太平圣惠方》中云："夫产后中风，筋脉四肢挛急者，是气血不足，脏腑俱虚，日月未满而起早劳役，动伤脏腑。虚损未复，为风邪所乘，风邪冷气初客于皮肤经络，则令人顽痹不仁，羸乏少气，风气入于筋脉，挟寒则挛急也。"阎师在治疗产后痹时，往往具有以下特点：首先，分层辨证，由于产后痹发病颇为复杂，故临证需从病因病机、病邪、病性及病位等多方面辨证分析，择方选药。第二，阎师在产后痹的治疗中注重调和营卫，营卫为人体之藩篱，为

"邪入邪出"之关卡，遣方用药时，阎师常用桂枝配芍药，取仲景桂枝汤之意，两药相合，开阖相济，外可解肌驱邪，内可化气血调阴阳。第三，关注肝、脾、肾三脏之间的关系，处方中往往将养肝血、通经络、健脾和胃及益肾精、强筋骨之品配伍使用，根据患者病情，调整药物用量。第四，由于产后痹多虚多瘀的特点，病久缠绵，必有气滞血瘀之象，故阎师治疗此类疾病注重燮理气机，以活血通络贯穿始终，使气血得通，周身得气血濡养，病邪得祛，久病乃愈。

（陈璐，任志雄）

类风湿关节炎医案6

姓名: 杨某　女　54岁

初诊: 2018年2月28日

主诉: 间断双肩关节疼痛6年加重伴手指关节痛4年。

现病史: 患者6年前无明显诱因出现双侧肩关节疼痛,伴活动受限,就诊于当地医院诊断为肩周炎,予外治法(具体不详)治疗,双肩疼痛稍有缓解。4年前劳累后双肩疼痛加重伴有双手指关节、双肘关节疼痛,就诊于当地医院诊断为"腱鞘炎",予针灸等治疗后疼痛缓解。后患者间断出现双手掌指关节、近端指间关节肿痛,晨僵时间约1小时。3年前患者查RF 200IU/ml,抗CCP(+),双手X线检查"符合类风湿关节炎改变",诊断为类风湿关节炎,具体治疗不详。患者间断手指关节、肩关节疼痛,现为求进一步诊治来诊。

现症: 右MCP3、左PIP3、左腕关节压痛,无明显红肿,晨僵,活动约1小时可缓解,双肩轻度压痛,余关节无特殊不适,无明显眼干、口干,平素自觉恶风畏寒,汗出较多,纳眠尚可,大便1~2次/日,大便不成形,小便调。舌红色暗,脉弦细略沉。

既往史: 既往体健,否认高血压、冠心病、糖尿病病史;否认乙肝、结核等传染病史;否认外伤史。

过敏史: 否认药物过敏史。

家族史: 否认家族遗传性疾病史。

体格检查: 右MCP3、左PIP3、左腕关节压痛,无明显红肿。

诊断：中医：尪痹

西医：类风湿关节炎

辨证：肾虚寒湿证

治法：补肾祛寒，化湿散风，活瘀通络，强壮筋骨

处方：

骨碎补20g	补骨脂15g	川断25g	桑寄生25g
桂枝10g	赤芍10g	桑枝25g	羌活15g
独活15g	片姜黄15g	伸筋草25g	青风藤25g
秦艽25g	豨莶草15g	知母12g	生杜仲25g
鸡血藤25g	醋鳖甲30g	徐长卿15g	

14剂，日一剂，水煎服，早晚两次温服

方解：方中以补骨脂及川断为温肾助阳、补肝肾、强筋骨的主药；骨碎补、桑寄生、生杜仲增强补肝肾、强筋骨之力，共为臣药。桂枝、羌活、独活、秦艽、青风藤、片姜黄、伸筋草、豨莶草、鸡血藤、徐长卿、桑枝散风寒湿邪、止痹痛；赤芍、知母、醋鳖甲滋阴清热等共为佐使。同时桂枝、赤芍调和营卫，具有抵邪入侵、祛邪、外出之作用。共奏补肾祛寒、化湿散风、活瘀通络、强壮筋骨之功。

二诊：2018年3月14日

服用上药14剂后，患者诉仍有掌指关节、近端指间关节疼痛，自觉肿胀感，但疼痛程度较前稍有缓解，晨僵约40分钟较服药前减少，余关节无明显不适，无眼干、口干，纳食可，夜寐佳，大便1~2日/日，舌暗红苔薄白，脉弦细略沉。患者大便不成形，上方加葛根25g，治以升阳止泻，增量川断至30g、桑寄生至30g以增强温补肾阳壮骨之力，桂枝至12g、赤芍至12g、桑枝至30g、伸筋草至30g、鸡血藤至30g以养血活血温经、舒筋活络，秦艽至30g加强祛风湿、止痹痛的力量。

诊治同前，守方加减。

处方：

骨碎补20g	补骨脂15g	川断30g	桑寄生30g
桂枝12g	赤芍12g	桑枝30g	羌活15g
独活15g	片姜黄15g	伸筋草30g	青风藤25g
秦艽30g	豨莶草15g	知母15g	生杜仲25g
鸡血藤30g	醋鳖甲30g	徐长卿15g	葛根25g

30剂，日一剂，水煎服，早晚两次温服

三诊： 2018年4月11日

患者诉近1个月掌指关节、近端指间关节疼痛缓解，晨僵10余分钟明显减轻，余关节无特殊不适，无明显眼干、口干，纳食欲可，夜寐佳，大便仍1~2次/日，不成形，舌暗红苔薄白，脉弦细略沉。患者大便不成形，恶风多汗，上方加黄芪20g、党参10g、防风15g、葛根30g以健脾益气止泻、祛风，加海风藤30g以祛风湿、通经络、止痹痛。患者关节冷痛故去知母。

处方：

骨碎补20g	补骨脂15g	川断25g	桑寄生30g
桂枝10g	赤芍10g	桑枝30g	羌活15g
独活15g	片姜黄15g	伸筋草30g	青风藤25g
秦艽30g	豨莶草15g	鸡血藤30g	醋鳖甲30g
葛根30g	海风藤30g	黄芪20g	党参10g
防风15g			

30剂，日一剂，水煎服，早晚两次温服

患者坚持随诊服药4个月后，病情明显好转，无明显手指关节疼痛，无肿胀，无明显晨僵，劳累及受凉后偶有手指关节不适，余关节无特殊不适，无眼干、口干，纳眠可，二便调。2018年7月4日复查RF 20IU/ml，ESR 8mm/h，CRP<1mg/L。嘱继服上方以维持巩固疗效。

　　【按】该例类风湿关节炎属于中医尪痹的肾虚寒湿证。方中以"壮火益土之要药"的补骨脂及"疏通气血筋骨第一要药"的川断为温肾助阳、补肝肾、强筋骨的主药；骨碎补、桑寄生、生杜仲增强补肝肾、强筋骨之力。桂枝、羌活、独活、秦艽、青风藤、片姜黄、伸筋草、豨莶草、鸡血藤、徐长卿散风寒湿邪、止痹痛为辅药；以赤芍、知母、醋鳖甲滋阴清热等共为佐使，防止温补太过。同时桂枝、赤芍调和营卫，具有抵邪入侵、祛邪外出之作用。患者以手指关节、肩关节、肘关节等上肢关节肿痛为主，故用片姜黄、羌活等以祛上半身风湿。全方共奏补肾祛寒、化湿散风、活瘀通络、强壮筋骨之功。

　　阎老师认为尪痹其发病之关键是肾虚，所以补肾必不可缺，只有肾阳得温、卫阳得充、肾精得蕴、脏腑得充、气机得畅、脾胃得健、营卫得和，方可痹去身安。常用骨碎补、补骨脂、川断、桑寄生、杜仲、鹿角片（胶）等补肾壮骨、培补先天之本及脾肾双调之砂仁、莲肉和既祛风除湿、通痹止痛又芳香健脾和胃的千年健等相伍效果较佳。阎老师注重疾病不同阶段的特点，治疗上有所侧重。比如出现邪郁化热之时，则需减少燥热之品，而加用知母、青风藤、醋鳖甲等苦坚清润之品以治其标，待标热得清之后，再渐渐转为补肾祛寒之法，以治其本。阎师善用藤类药物，如桑枝、忍冬藤、络石藤、海风藤、青风藤等，一方面能以蔓达节、祛风除湿，另一方面能达四肢通经络。其中，络石藤常与鸡血藤配伍运用，络石藤苦而微寒，归心、肝、肾经，有祛风通络、凉血消肿之功；鸡血藤性苦微甘而温，归肝、肾经，功能补血行血、舒筋活络。两药相合，均入肝、肾经，相须使用而舒经通络之力大为加强。在患者的整个病程中，一直存在大便不成形的情况，阎师认为大便不成形其病因有以下几个方面：感受外邪、被饮食所伤、情志失调、脾胃虚弱、脾肾阳虚等原因。在风湿病的患者之中，常见大便不成形之况，阎师认为脾肾阳虚是其根本病机，在治疗上常用补骨脂，补骨脂又名破故纸，味辛苦，性大温，主要功用是补肾阳、固下元、暖脾胃、止泄泻。本品既能温肾又能暖脾，可治疗凡因肾阳虚而致的阳痿、性功能减退、腰膝冷痛、阴囊湿冷、下腹部虚冷等症，又可治疗脾胃虚寒而致消化不良、慢性腹泻等症。在辨治大便不成形，运用补肾健脾之外，阎师还十分重视升阳以止泻，在用药方面，提倡应用风药，借助"风药"升阳、渗利、解郁、开动、宣散、通行、透达等特性以胜湿健脾止泻，常用羌活、独活、防风等；此外，阎师常用补中益气、健脾升阳以达止泻之功，常用补中益气汤、升阳益胃汤等方剂。从此病例的辨治中，我们可以看到阎师重视补肾，但亦非常注意调理脾胃，其意有二：一是风湿病的基本病机为风寒湿（或热）合而为搏，其中湿邪至关重要，湿性黏滞，往往使风湿病缠绵难愈，调理脾胃有助于湿邪的祛除；二是风湿病病程冗长，易反复发作，往往需要长期用药，顾护了后天脾胃，使长期治疗成为可能，是一切治疗的基础。

（刘赛，任志雄）

类风湿关节炎医案7

患者： 陈某　女　56岁

初诊： 2014年9月15日

主诉： 多关节对称性肿胀疼痛2年余。

现病史： 患者2年前无明显诱因出现右膝疼痛，伴下蹲困难，予玻璃酸钠注射液治疗，效果尚可，停药后症状再次出现，反复后病情逐渐加重，继而出现双腕、双手近端指间关节、双膝关节游走疼痛、红肿，双肩关节疼痛，怕冷，晨僵约半小时后缓解，在克拉玛依市人民医院查：RF 235.60IU/ml；CRP 24mg/L；抗环瓜氨酸肽抗体100RU/ml；抗角蛋白抗体（＋）；ESR 78mm/h；诊断为类风湿关节炎，患者拒绝口服西药，曾就诊于多家中医院及中医诊所，疗效欠佳，现为求进一步诊治来诊。

现症： 双手近端指间关节、双膝关节疼痛、红肿，伴有晨僵至下午缓解，双肩、手腕关节疼痛、伸展不利，怕冷、怕风，周身乏力，气短，多汗，有心烦急躁，口苦，睡眠一般，时有痛醒，饮食欠佳，食量少，伴有恶心，大便难解，小便偏黄。舌边尖红苔腻，脉沉略弦细。

既往史： 否认。

过敏史： 否认药物及食物过敏。

家族史： 否认家族遗传病史。

体格检查： 四肢关节未见明显畸形，双膝关节凉髌征消失。

诊断： 中医：尪痹

　　　　西医：类风湿关节炎

辨证：湿热痹阻

治法：清热除湿，祛风通络，补肾强筋

处方：

苍术 6g	焦白术 15g	知母 15g	炒黄柏 10g
怀牛膝 15g	生薏苡仁 30g	忍冬藤 30g	青风藤 25g
秦艽 25g	生石膏 30g	桂枝 10g	赤芍 15g
防风 15g	姜黄 12g	桑枝 25g	制元胡 25g
补骨脂 20g	伸筋草 25g	羌活 15g	独活 15g

30剂，日一剂，水煎服，早晚两次温服

方解：方中苍术、黄柏、怀牛膝、生薏苡仁为主药，四妙汤之意，清热除湿、祛风通络、利节止痛；焦白术配苍术增强健脾除湿之功效，知母、石膏清热护阴，补骨脂、伸筋草补肾强筋共为臣药，秦艽、桑枝清热通络、化湿祛风，忍冬藤、青风藤类药能达肢节之意，桂枝、赤芍为桂枝汤之调和营卫之意；羌活、独活共用驱腰之上、下风湿之邪；防风、姜黄、制元胡散风活血止痛，尤达上肢，并有祛邪而不留瘀之优。

二诊：2014年10月22日

患者服药后，双腕、双手指间关节、双膝关节红肿疼痛较前明显好转，双肩关节疼痛减轻，多汗、双手晨僵、乏力气短明显好转，睡眠欠佳，饮食可，怕冷明显好转，无口干眼干，无口腔溃疡，二便正常。四诊合参，热象减轻，故减苍术、炒黄柏、生石膏，加生山药20g、山萸肉15g、寒水石30g，改桑枝30g。

诊治同前，守方加减。

处方：

焦白术 15g	生山药 20g	山萸肉 15g	知母 15g
怀牛膝 15g	生薏苡仁 30g	忍冬藤 30g	青风藤 25g

秦艽25g	寒水石30g	桂枝10g	赤芍15g
防风15g	片姜黄12g	桑枝30g	制元胡25g
补骨脂20g	伸筋草25g	羌活15g	独活15g

60剂，日一剂，水煎服，早晚两次温服

三诊：2014年12月20日

右侧膝关节运动时疼痛，自诉不敢用力，左侧膝关节运动时偶尔疼痛，服药后双肩疼痛基本消失，双腕关节疼痛明显缓解，受力及活动时仍有疼痛，双手指间关节晨僵较前明显好转，全身怕冷怕风症状较前明显好转，饮食一般，睡眠差，易醒，小便正常，大便3~5次/日，为绿色稀水样伴未消化食物。查体双腕及双膝关节发热明显，减焦白术、生山药、怀牛膝，加骨碎补20g、茯苓30g、砂仁10g、苍术10g、生石膏30g。并嘱患者饮食自节与自洁。

处方：

知母15g	山萸肉15g	生薏苡仁30g	忍冬藤30g
青风藤25g	骨碎补20g	茯苓30g	砂仁10g
苍术10g	秦艽30g	寒水石30g	桂枝10g
赤芍15g	防风15g	伸筋草25g	片姜黄12g
桑枝30g	制元胡30g	补骨脂20g	羌活15g
独活15g	生石膏30g		

14剂，日一剂，水煎服，早晚两次温服

患者坚持随诊服药1年后，双手指间关节、双肩、双腕关节疼痛基本消失，劳累及受凉后偶感双膝关节疼痛，晨僵明显好转，无活动受限，余关节无特殊不适，无口干眼干，纳眠可，二便调。RF：200.2IU/ml，ESR34mm/h。CRP正常。嘱继续定期随诊巩固疗效。

【按】根据阎师提倡的"寒热辨证"为纲，该患者为尪痹之肾虚标热轻证，故老师以四妙汤清热祛风、通筋利痹，补骨脂、伸筋草补肾强筋，秦艽、桑枝清热通络、化石祛风，忍冬藤、络石藤藤类药能达肢节。在尪痹的致病因素，除了风邪、寒邪、热邪致病外，湿邪也是重要的病理因素之一。湿为阴邪，湿邪致病，病因有外湿和内湿之分。外湿者，每因久处湿地，或淋雨涉水，湿邪侵入肌表所致，症见恶寒发热，头胀脑重，肢体浮肿，身重疼痛等，多属肌表经络之病；内湿者，每因过食生冷，酒酪过度，致脾阳失运，湿从内生，症见胸痞腹满，呕恶黄疸，泄利淋浊，足跗浮肿等，多属脏腑气血之病。而消湿法包含驱散外湿、祛除内湿。驱散外湿法亦即宣散湿邪的方法，主要是指发汗祛湿；在驱散内湿方面，阎师常用燥湿化浊法、清热利湿法、利水化湿法、湿化水湿法、清热燥湿法等。在本患者的诊治中，阎师运用具有清热利湿之四妙散，其由苍术、黄柏、牛膝、薏苡仁四味药组成，原方主治湿热下注之痿证，取苍术燥湿健脾，除湿邪之来源；黄柏走下焦，除肝肾之湿热；薏苡仁入阳明胃经，祛湿热而利筋络；牛膝补肝肾，兼领诸药之力以直入下焦。阎师认为凡是以下焦湿热为主要表现的疾病，皆可用之以达清热燥湿之效。在二诊中，患者关节疼痛好转，用药方面阎师减少清热燥湿之类药物；三诊加骨碎补增强补肾治本之力，茯苓、山萸肉增加强肾固精之效；砂仁、苍术健脾除湿，顾护脾胃。患者为56岁女性，已过天癸竭，地道不通，形败神衰之年，并处于"尪痹欲尪"的阶段，故老师抓住"欲尪"期，急则治其标，标热减轻后，立即增加补肾类药物治其本，并不忘顾护脾胃。《素问·四气调神大论》云："是故圣人不治已病治未病，不治已乱治未乱，此之谓也。夫病已成而后药之，乱已成而后治之，譬犹渴而穿井，斗而铸锥，不亦晚乎。"

（韩小雨，陈铁民）

类风湿关节炎医案8

患者： 吴某某　　女　　60岁

初诊： 2017年4月30日

主诉： 双腕、双膝、双踝及双手关节肿胀疼痛半年余。

现病史： 患者3年前劳累后出现双膝关节肿胀，晨僵，就诊于社区医院，诊断为骨关节炎，予草乌甲素口服，适宜劳作后缓解，患者未服用。后出现多关节疼痛，渐累及双手掌指关节、双腕、双踝。2年前疼痛加重，不能生活自理就诊于中国人民解放军总医院海南分院，检查示：CRP 62mg/L↑、ESR 30mm/h↑；RF 5.0IU/ml。双手超声示：双手尺骨小头外侧及双手指间关节滑膜增厚，炎性改变，双膝B超：双膝关节滑膜增厚，诊断为类风湿关节炎，给予碳酸钙片0.5g qd、草乌甲素片0.4mg、硫酸羟氯喹0.2bid、来氟米特10mg qd、醋酸泼尼松龙片2.5mg bid口服，间断经治疗半年后疼痛未见明显缓解。遂于2017年12月复就诊于北京协和医院，检查示：风湿三项：ESR 18mm/h、hsCRP 33.19mg/L↑、RF 1.8IU/ml。抗CCP、AKA、APF均为（－）。予依托考昔60mg qd、雷公藤多苷20mg tid口服，经治疗后症状缓解。后因2017年4月复查发现因肝功能异常（具体不详），为寻求中医药治疗就诊于阎师处。

现症： 双手掌指关节、双手指间关节等多肿胀疼痛，皮温不高，屈伸不利，活动障碍，晨僵不舒1~2小时，伴形寒肢冷，自汗，不耐劳作，偶有腰部酸软疼痛，手指麻木、偶有双下肢酸胀，入睡困难、睡后易醒，无口干、口苦、无五心烦热，大便稀溏日行4~5次，小便调。舌淡红略暗白苔，脉沉细略弦滑。

既往史： 既往体健，否认高血压、冠心病、糖尿病病史；否认乙肝、结核等传染病史；否认外伤史。

过敏史： 否认药物过敏史。

家族史： 否认家族遗传性疾病史。

诊断： 中医：尪痹（肾虚寒盛证）

西医：类风湿关节炎

辨证： 肾虚寒盛证

治法： 补肾祛寒，活瘀通络

处方：

骨碎补20g	补骨脂15g	川断25g	桑寄生25g
桂枝10g	赤芍10g	防风15g	片姜黄12g
桑枝25g	元胡25g	青风藤25g	秦艽25g
鸡血藤25g	白芷15g	羌活12g	独活12g
豨莶草15g	焦白术15g	生山药20g	泽泻25g
泽兰25g	炮山甲颗粒12g		

14剂，日一剂，水煎服，早晚两次温服

方解： 方以骨碎补、补骨脂温补肾阳、强壮筋骨为君，川断益肝肾、续筋骨，桑寄生补肝肾、祛风湿为臣，共达补肾壮骨、养肝荣筋、利节除痹之效；防风、白芷、豨莶草散风除湿，羌活、独活搜散太阳、少阴筋骨肢体风寒湿邪；泽兰、泽泻活血通络、利水湿；桑枝、元胡、片姜黄通络行气，活血止痛；桂枝、赤芍调和营卫；秦艽、青风藤祛风逐湿、和营血、行经络；鸡血藤舒筋活络、调经止痛；焦白术、生山药健脾益肾为佐。炮山甲颗粒活血通络，引药直达病所为使。

二诊： 2017年5月14日

患者自述，服中药后，双手掌指关节、指间关节肿胀疼痛、屈伸不利、晨僵不舒、喜暖怕凉均有缓解。因患者服上方后关节疼痛缓，故加量桑枝至30g、加量鸡血藤至30g以祛邪利节、加量补骨脂至20g

以加强温补肾阳之功；分别加量泽兰、泽泻至30g以增强活血通络利水湿、实大便之效，患者纳食稍增故暂去补脾阴之焦白术。仍有入睡困难，故增加炒枣仁30g、丹参25g以养血活血安神。

诊治同前，守方加减。

处方：

骨碎补20g	补骨脂20g	川断25g	桑寄生25g
桂枝10g	赤芍10g	防风15g	片姜黄12g
桑枝30g	元胡25g	青风藤30g	秦艽25g
鸡血藤30g	白芷20g	羌活12g	独活12g
豨莶草15g	生山药20g	泽泻30g	泽兰30g
丹参25g	炒枣仁30g	炮山甲颗粒12g	

14剂，日一剂，水煎服，早晚两次温服

三诊：2017年5月28日

患者自述，服上方药后，症状好转，双手掌指关节偶有隐痛，颈项部僵硬，形寒肢冷、自汗、不耐劳作，大便稀溏，日行6~9次，水样便，小便调。患者大便次数多故新增炒薏苡仁30g并增加独活等用量，减少泽兰、泽泻用量，去掉生山药。睡眠仍欠佳、稍有心烦，故上方加连翘25g以防温热之药久服化热之弊，并加茯苓30g，去掉丹参、炒枣仁。

处方：

骨碎补20g	补骨脂20g	川断25g	桑寄生30g
桂枝10g	赤芍10g	防风15g	片姜黄12g
桑枝30g	元胡25g	青风藤30g	秦艽25g
鸡血藤30g	白芷20g	羌活12g	独活15g
豨莶草15g	生山药20g	泽泻25g	泽兰25g
茯苓30g	炮山甲颗粒12g	海风藤20g	连翘25g

炒薏苡仁30g

14剂，日一剂，水煎服，早晚两次温服

四诊： 2017年6月18日

患者自述，继服上方14剂后，现双手掌指关节、指间关节仅偶有疼痛，大便5~6次，已无心烦。故上方去连翘、白芷，加生薏苡仁30g、焦白术15g，增加泽兰、泽泻至30g，炒薏苡仁至35g，秦艽至30g，独活减至12g。

处方：

骨碎补20g	补骨脂20g	川断25g	桑寄生30g
桂枝10g	赤芍10g	防风15g	片姜黄12g
桑枝30g	元胡25g	青风藤30g	秦艽30g
鸡血藤30g	羌活12g	独活12g	焦白术15g
豨莶草15g	生山药20g	泽泻30g	泽兰30g
丹参25g	茯苓30g	炒枣仁30g	炮山甲颗粒12g
海风藤20g	炒薏苡仁35g	生薏苡仁30g	

14剂，日一剂，水煎服，早晚两次温服

五诊： 2017年7月2日

患者自述，自上次复诊后，手部关节已无明显不适，形寒肢冷，自汗、不耐劳作等均已不显。大便日行3~6次，小便调。上肢已无明显不适，故独活、片姜黄减至10g，秦艽减至25g，加海桐皮15g引药下行，大便次数减少，故减少泽兰、泽泻至25g。

处方：

骨碎补20g	补骨脂20g	川断25g	桑寄生30g
桂枝10g	赤芍10g	防风15g	片姜黄10g
桑枝30g	元胡25g	青风藤30g	秦艽25g
鸡血藤30g	羌活12g	独活10g	焦白术15g

豨莶草 15g	生山药 20g	泽泻 25g	泽兰 25g
丹参 25g	茯苓 30g	炒枣仁 30g	炮山甲颗粒 12g
海风藤 20g	炒薏苡仁 35g	生薏苡仁 30g	海桐皮 15g

14剂，日一剂，水煎服，早晚两次温服

患者坚持随诊服药半年后，病情好转，现双手远端指间关节、近端关节、双腕关节已有持续性疼痛缓解至遇寒或者劳累后稍有疼痛，畏寒明显减轻，已无需时刻穿戴棉鞋、手套。

【按】该类风湿关节炎患者属于尪痹的肾虚寒盛证，当以补肾祛寒、活瘀通络为法。《内经》云："经气夺则虚，邪气盛则实。"此患者双手掌指关节、双手指间关节等多处手足小关节肿胀疼痛，屈伸不利，活动障碍，晨僵不舒1~2小时，喜暖怕凉，伴形寒肢冷，自汗、不耐劳作，偶有腰部酸软疼痛，手指麻木，偶有双下肢酸胀，入睡困难、睡后易醒，大便稀溏4~5日一行，小便调，无口干、口苦、无心中懊恼。此乃肾虚为本，寒胜为标，本虚标实之证。阎师强调凡痹证，病机皆入《素问·痹论》中所说："风、寒、湿三气杂至合而为痹也。"阎师强调无肾虚无寒湿之邪深侵入肾伤骨损筋则不会成尪痹。故治宜补肾祛寒为主，辅以祛瘀通络。肝肾同源，补肾也能养肝荣筋。祛寒、化湿、散风，使风、寒、湿三气之邪外出。活瘀通络，可祛瘀生新。肾气旺，精血足，则髓生骨健，关节筋脉得以淖泽荣养，可使已失去正常功能的肢体、关节渐渐恢复功能。总之，在治疗时抓住补肾祛寒这一重点，再随证结合化湿、散风、活血、壮筋骨、利关节等治法，标本兼顾。若见有邪欲化热之势，则需减少燥热之品，加入苦坚清润之品。若遇已化热之证，则暂投以补肾清热法，待标热得清后，再渐渐转为补肾祛寒之法，以治其本。本病案还可看出阎师辨治风湿病时注意固护脾胃以滋后天之本。

（刘寰宇，董秋梅）

类风湿关节炎医案9

患者： 赛某　女　59岁

初诊： 2018年9月26日

主诉： 反复多关节肿痛20余年，四肢皮肤瘙痒半月。

现病史： 患者20年前无明显诱因出现右腕关节、右手PIP3、右手MCP1关节肿痛，当地医院就诊考虑风湿性关节炎（具体不详），给予口服双氯芬酸钠缓释胶囊及注射青霉素1个月，疗效欠佳，随后前往克拉玛依中心医院，完善相关检查后明确诊断类风湿关节炎（具体不详），给予双氯芬酸钠缓释胶囊、大活络丸及雷公藤（具体剂量不详），口服药物后自觉疼痛症状较前缓解，双手仍晨僵、活动自觉关节肿胀，随后前往自治区二医院，给予雪莲制剂等（具体不详）治疗，肿胀稍好转，曾在多地治疗，未遵医嘱坚持口服药物，关节肿痛反复。2017年1月曾因肺部感染考虑肺间质性改变，治疗不详。近半月患者四肢反复皮肤瘙痒，可见多个点状红色皮疹，未凸出皮肤，约黄豆大小，偶有皮屑。并出现多关节游走性疼痛。请皮肤科会诊考虑皮炎，并给予外用药膏（具体不详）。因上述症状反复不愈，故就诊我院，特邀阎小萍教授远程会诊诊治。

现症： 双手远端指尖、腕关节疼痛，偶有游走性关节疼痛。四肢可见散在皮疹，色淡，未凸出皮肤，伴四肢皮肤瘙痒，涂抹止痒药膏后好转，偶有口干，无口腔溃疡，自觉喘息，咽部有痰，量少，咳白痰。怕冷怕风。无明显晨僵，纳眠可，二便正常。舌淡红略暗薄白苔，脉沉滑略弦。

既往史： 既往哮喘10年，长期使用沙美特罗替卡松气雾剂。高血压病史1年，长期口服代文，血压控制可。否认冠心病、糖尿病病史；否认乙肝、结核等传染病史；否认外伤史。

过敏史：否认药物过敏史。

家族史：否认家族遗传病史。

体格检查：双手远端指尖关节、腕关节压痛，双膝关节骨擦音明显。四肢均可见多个点状红色皮疹，未凸出皮肤，约黄豆大小，色暗淡，有少许皮屑。

辅助检查：HLA–B27阳性；血常规：白细胞：6.74×10^9/L；血小板199×10^9/L；凝血功能正常。类风湿因子>800IU/ml（<20）；抗环瓜氨酸抗体>200U/ml；ANA阴性，ENA谱阴性。

诊断：中医：尪痹

西医：类风湿关节炎

辨证：肾虚寒盛证

治法：补肾驱寒，化湿散风，活瘀通络，强壮筋骨，平喘化痰。

处方：

丹参30g	化橘红12g	炒苏子9g	炒莱菔子12g
骨碎补20g	补骨脂15g	川断25g	桑寄生25g
桂枝10g	赤芍10g	知母12g	防风15g
片姜黄12g	桑枝25g	制元胡25g	青风藤25g
秦艽25g	豨莶草15g	羌活15g	独活15g
徐长卿15g			

45剂，水煎服，日一剂，分三次饭后0.5~1小时温服

方解：方中补肾祛寒治尪汤合"二子"平喘化痰。方中以补肾壮骨的骨碎补、补骨脂、川断、桑寄生为君药，补肝肾，壮腰膝，强筋骨，重用丹参，活血祛瘀，通血脉，"一味丹参功同四物"。丹参既有祛邪之力又具补益之功。化橘红燥湿化痰、莱菔子消食痞兼化痰，苏子止喘咳，共治气逆痰阻咳喘。佐以桂芍知母汤祛风除湿、通阳散寒，

患者久痹久喘用知母清泻肺热，知母苦、甘、寒，归肺、胃、肾经。《本草纲目》："知母之辛苦寒凉，下则润肾燥而滋阴，上则清肺金而泻火，乃二经气分药也。"用于清热泻火，滋阴润燥。片姜黄、羌活引之上肢，治于关节疼痛拘挛，独活、徐长卿引药下行治痹痛，桑枝、制元胡统治四肢风湿痹痛，青风藤专于风湿痹痛，同时对瘙痒有助。引经之所为使，共奏补肾驱寒、化湿散风、活瘀通络、强壮筋骨、平喘化痰之效。

二诊：2018年11月8日

患者诉口服中药后双下肢皮疹消失，瘙痒好转，自觉服药后汗出较多，关节肿痛较前明显好转，劳累后多关节仍有疼痛，偶有腰酸、腰痛，口干，双下肢偶有乏力，睡眠欠佳，纳可，二便调。患者咳喘较前好转，故减化橘红、苏子、莱菔子。加强补肾之力，川断桑寄生增至30g，自觉四肢关节拘挛，双下肢乏力，增加片姜黄至15g活血行气、温通痹痛，桑枝至30g、秦艽至30g，加伸筋草30g以增强通经络达四肢之力，患者入睡欠安故给予远志12g安神，患者自觉口干，汗出较多，烦热，故给予元参15g滋阴清热凉血、葛根30g解肌退热、透疹、生津止渴。给予玉屏风颗粒解表止汗。

诊治同前，守方加减。

辅助检查：血常规、生化正常。ESR 20mm/h；RF 2040 IU/ml；CRP 3.29mg/l，抗CCP抗体≥200AU/ml。

建议：

1.功能锻炼。

2.服用乙酰半胱氨酸1粒/日；泼尼松5mg qod；

雷公藤20mg tid；钙尔奇600mg bid；骨化三醇丸0.25μg qd。

3.加玉屏风颗粒6g tid。

处方：

丹参30g	远志12g	骨碎补20g	补骨脂10g
川断30g	桑寄生30g	桂枝10g	赤芍15g
知母15g	防风15g	片姜黄15g	桑枝30g

制元胡25g	青风藤25g	秦艽30g	豨莶草15g
羌活15g	独活15g	徐长卿15g	伸筋草30g
葛根30g	元参15g		

45剂，水煎服，日一剂，分三次饭后0.5~1小时温服

三诊：2018年12月29日

患者诉口服中药后出汗明显好转，患者近日关节疼痛加重，肩关节及手关节疼痛肿胀，给予塞来昔布口服并加服白芍总苷胶囊后症状稍好转，腰痛，晨起起身困难，偶有烦躁，口干，饮食睡眠可，大小便正常。患者睡眠好转，故去远志，口干好转去元参，近期关节有肿胀疼痛，患者久痹防止从阳化热，故加知母至18g滋阴清热，加生地15g清热凉血。患者烦躁，口干，夜间汗出，故加败龟甲30g、醋鳖甲30g、穿山甲10g滋阴潜阳、活血通络，引药之病所。

辅助检查：ESR 23mm/h，RF 1980IU/ml，CRP阴性。

建议：

1.完善Cancer指标、ENA指标，肺部CT。

2.继服上述药物。

3.加柳氮磺胺吡啶（SASP）片0.5 tid，3日后酌情考虑0.75 tid。

4.2周后考虑减泼尼松5mg qod至3.75mg qod。

处方：

丹参30g	骨碎补20g	补骨脂10g	川断30g
桑寄生30g	桂枝10g	赤芍15g	知母18g
防风15g	片姜黄15g	桑枝30g	制元胡30g
青风藤25g	秦艽30g	豨莶草15g	羌活15g
独活15g	徐长卿15g	伸筋草30g	葛根25g
败龟甲_{先煎}30g	醋鳖甲_{先煎}30g	炙山甲_{先煎}10g	生地15g

14剂，水煎服，日一剂，分三次饭后0.5~1小时温服

四诊： 2019年1月9日

患者诉口服柳氮磺胺吡啶（SASP）片后感气喘明显，建议其停用SASP，患者自觉气喘好转。近日关节疼痛好转，肩关节及手关节无明显疼痛肿胀，颈部偶有不适，口干，汗出好转，饮食、睡眠可，小便正常。大便稍干，两日一行。患者关节疼痛明显好转，故减去制元胡。患者上肢、肩关节疼痛明显好转，故减羌活、独活量至12g，葛根加至30g滋阴生津，治项强痛。患者炎性指标均正常，故减三甲，自觉喘憋明显，故加用乌药12g行气止痛、杏仁10g平喘，二药共引肺气下行，苏梗12g宣行上下郁滞。三药为伍可宽胸利膈，宣通理气。患者大便干结，故加肉苁蓉助肾阳、润肠通便、补益肾气纳肺气。

辅助检查： 血常规正常，肿瘤系列、糖类四项正常。

生化： 尿素氮7.7；ESR、CRP均正常。

胸部X线片： 双肺间质性改变，胸椎骨质增生。心影增大。

建议：

1.停用柳氮磺胺吡啶片，泼尼松减为5mg qod，2.5mg qod；余继服。

2.加用白芍总苷胶囊0.6g tid。

3.完善双髋MRI。

处方：

丹参30g	骨碎补20g	补骨脂10g	川断30g
桑寄生30g	桂枝10g	赤芍15g	知母18g
防风15g	片姜黄15g	桑枝30g	生地15g
青风藤25g	秦艽30g	豨莶草15g	羌活12g
独活12g	徐长卿15g	伸筋草30g	葛根30g
乌药12g	苏梗12g	杏仁10g	肉苁蓉30g

60剂，水煎服，日一剂，分三次饭后0.5~1小时温服

五诊： 2019年4月25日

患者诉近期双下肢轻度水肿，近日关节疼痛好转，胸闷气憋好转，

肩关节及手关节无明显疼痛肿胀，口干，乏力，饮食、睡眠可，大小便正常。故减乌药、苏梗、杏仁、徐长卿，患者仍口干加知母至20g、生地至20g生津清热滋阴，加元参15g养阴清热，制元胡20g活血散瘀、利气止痛，茯苓30g健脾除湿利水。加炒枳壳15g与片姜黄配伍合吹气散，使气行上下交融，加强活血化瘀利水之力。

辅助检查： CRP、抗O、ESR均正常；生化、血常规大致正常；抗CCP抗体>200AU/ml，RF 3655IU/ml；双髋关节MRI：未见异常。

建议：

1.泼尼松减为5mg qod，1.25mg qod。

2.余继服。

处方：

丹参30g	骨碎补20g	补骨脂10g	川断30g
桑寄生30g	桂枝10g	赤芍15g	知母20g
防风15g	片姜黄15g	桑枝25g	生地20g
青风藤25g	秦艽25g	豨莶草15g	羌活12g
独活12g	伸筋草30g	葛根30g	肉苁蓉30g
元参15g	制元胡20g	茯苓30g	炒枳壳15g

14剂，水煎服，日一剂，分三次饭后0.5~1小时温服

按上方，患者继续目前中药调理。目前关节疼痛明显减轻，泼尼松在5mg qod维持剂量，依托考昔片已停用。治疗后续跟进中。

【按】患者为中年女性，以"反复多关节肿痛20余年，四肢皮疹瘙痒半月"为主诉，患者20年前出现全身多关节疼痛，关节肿痛反复，多年均未规律用药。近半月出现点状红色皮疹，反复瘙痒，偶有皮屑。患者既往有哮喘病史，并反复发作，故为进一步治疗，患者就诊阎师，通过远程会诊、随诊。阎师诊断尪痹，西医诊断类风湿关节炎，辨证为肾虚寒盛证，给予补肾驱寒，化湿散风，活瘀通络，强壮筋骨，平喘化痰。一是方中阎师以补肾为主，应用对药相协补肝肾，

壮腰膝，强筋骨。骨碎补配补骨脂，两药温补肾强督。川断配桑寄生，两药相需补肾壮腰、强健筋骨为君药。羌活、片姜黄、桑枝治上肢关节痹痛，独活、徐长卿、桑枝治下肢关节痹痛。一上一下，配以藤类药物调达四肢。二是患者既往有哮喘病史，喘闷气憋，阎师用丹参加"二子"，丹参味苦，活血祛瘀、通经止痛，还有清心除烦、凉血消肿的功效。苏子降气消痰，止咳平喘。苏子主降，味辛气香主散，降而且散，故专利郁痰。咳逆则气升，喘急则肺胀，以此下气定喘。隔热则痰壅，痰结则闷痛，以此豁痰散结。莱菔子有消食除胀、降气化痰的功效。莱菔子能生能散，长于涌吐风痰，可宣吐风痰。二药相协宣肺降逆，宽胸理气。

　　阎师认为基于患者目前症状，在补肾为大法的同时要遵循以下用药特点：一是阎师首位药物用丹参，丹参在该方有四用：① 一味丹参抵四物。患者喘息胸闷气憋，故用丹参既有祛邪之力又具补益之功。②丹参配伍防风、秦艽等药物治风湿痹证。③丹参配苏子、莱菔子，加强平喘化痰之力。④患者反复关节疼痛，久病化热，故丹参可清心除烦凉血之功。二是患者久病久痹，瘀久化热，关节疼痛反复，故用血肉有情之品三甲，滋补肝肾，防止从阳化热；三是患者有哮喘病史，气血瘀痹，肺气阻滞，故阎师用片姜黄加炒枳壳推气散，外散风邪，内调气血，通痹治瘀，活血通络。用乌药顺气开郁加杏仁止咳平喘协同苏梗，上下宣通，止咳化痰，宿降肺气。四是患者长期口服激素治疗，反复烦热、口干、大便干结，故用元参、葛根，加大生地、知母用量，以生津滋阴除烦。⑤患者反复皮肤瘙痒有皮屑，关节疼痛，久痹久瘀久燥，考虑为血虚风燥，以桂枝芍药知母汤调和营卫，风寒湿邪三气至痹阻，气血不通而至。阎师方中选用元参、知母滋阴润燥之品，养阴护阴，达皮肤腠理。⑥患者在病程中出现反复汗出之证，阎师认为人体之营卫之城乃邪之出路，为人体之藩篱，营卫失和与风湿病的发生有着密切的关系，只有营卫调和，方可抵御外侵之邪的入侵及深入；亦可促使邪之排除，体之康健，故而祛邪、扶正双兼之，在遣方用药方面上多用玉屏风散合桂枝汤之意，以达"益气血，调营卫，蠲痹邪"的目的。

　　患者的类风湿关节炎病程较长，久病直至，并有长年哮喘病史，类风湿关节炎和哮喘均为本虚标实之证，宿本求源，阎师在对症治疗的同时，标本兼治，疗效极佳，治疗再续。

（余婧，陈铁民）

类风湿关节炎医案 10

患者： 万某　男　63岁

初诊： 2015年2月8日

主诉： 四肢多关节疼痛伴肿胀2年余加重半年。

现病史： 患者诉2年前无明显诱因出现双手近端指间关节、双腕、肘、肩、双足跟、双足踝关节疼痛伴肿胀。2012年于克拉玛依市人民医院诊断为类风湿关节炎、骨关节病，给予泼尼松片24mg/d，美洛昔康7.5mg/d，羟氯喹0.2g bid，甲氨蝶呤片7.5mg qw口服，2012年11月28日上述症状反复再次出现，再次就诊克拉玛依市人民医院，入院期间各项炎性指标偏高（具体不详），加用上述药物、塞来昔布胶囊等消炎止痛，后使用依那西普25mg皮下注射，症状好转出院，出院后在门诊继续注射依那西普皮下注射8个月余（25mg qw），期间口服雷公藤多苷片20mg tid，帕夫林胶囊0.3g tid，注射期间自觉上述症状好转，半年后出现腰部伴左下肢疼痛20天余来我院就诊，门诊以腰椎间盘突出收入我科。

现症： 双手手指近端指间关节、双腕、全身多处关节出现疼痛伴肿胀，左踝关节偶有发热感，双上肢及肩部游走性跳痛，左手较右手肿胀严重，活动困难。左手手指向桡侧弯曲，中指近端指间关节有压痛，食指掌指关节变形，有压痛，遇冷后加重，有晨僵，喜用热水，伴有雷诺现象。双膝关节上下楼梯明显疼痛。腰痛，放射至左下肢，伴乏力。感脉弦滑，舌边尖红黄白兼苔。

既往史： 高血压病史及冠心病6年，血压最高170/110mmHg，自服降压药（具体不详），冠心病未予治疗；6年前行胆囊切除术，曾输血200ml。

过敏史：否认食物及药物过敏史。

家族史：否认家族遗传病史。

体格检查：左手手指向桡侧弯曲，左手第一掌指关节变形。左踝关节皮温高，双膝关节凉髌征消失，骨擦音明显。

辅助检查：血常规、粪便、尿液分析、CRP、生化均正常；RF：543.20IU/ml；抗CCP（+）；AKA（+）；ANA（+-）：1：100；ESR：40mm/h。

双肩关节正位、双膝关节正侧位：双膝关节骨质增生；双肩未见异常；颈腰椎CT平扫：颈4/5椎间盘突出；颈椎骨质增生；腰椎4/5及腰5/骶1椎间盘膨出，腰椎骨质增生。

诊断：中医：1.尪痹

2.骨痹

西医：1.类风湿关节炎

2.骨关节病

辨证：湿热伤肾

治法：补肾壮骨，清热除湿

处方：

骨碎补20g	补骨脂20g	川断25g	桑寄生25g
生杜仲25g	桂枝10g	赤芍15g	知母15g
防风15g	片姜黄12g	桑枝25g	制元胡25g
青风藤20g	秦艽25g	鸡血藤30g	伸筋草30g
葛根25g	羌活15g	独活15g	炙山甲15g
海桐皮15g	败龟甲_{先煎}30g	忍冬藤30g	

40剂，日一剂，水煎服，早晚分服

方解：方中以骨碎补、补骨脂、川断、桑寄生、杜仲为君药，骨碎补、补骨脂两药均性温，味辛、苦，具有温肾助阳、补肾强骨、续伤止痛功效。补骨脂补肾助阳、固精缩尿、温脾止泻、纳气平喘的功效，骨碎补有活血续伤、补肾强骨的功效。此两者相配补肾强骨。川断、桑寄生、杜仲均有补肝肾、强筋骨之功，臣以桂芍知母汤祛风除湿、通阳散寒、清热，忍冬藤清热通络。佐以防风、片姜黄、葛根、青风藤、鸡血藤、忍冬藤、海桐皮、秦艽、伸筋草、羌活、独活合力舒经活络，调达四肢痹痛，防风、片姜黄治肩臂疼痛，葛根改善颈部强痛，羌活、独活改善上肢、下肢关节痹痛。桐皮偏于祛风湿、通经络，而用于风湿性疼痛，忍冬藤清热解毒、疏风通络改善风湿热痹，佐以败龟甲、炙山甲血肉有情之品滋阴防其化热。全方共奏补肾清热、除湿壮骨。

建议：

1.患者为男性，双手对称小关节肿痛为主，ANA（－），RF（＋），抗CCP（＋），故诊断RA明确，目前RF 543.20IU/ml，ESR 40mm/h，病情处于活动期。

2.完善张口寰枢椎X线片。

3.治疗给予雷公藤20mg tid，甲氨蝶呤10mg qw，次日＋叶酸10mg，白芍总苷胶囊0.6g tid，1个月后复查血常规、肝肾功能。

4.加强外用治疗，如新癀片、如意金黄膏。

二诊： 2015年3月16日

患者诉口服中药后左侧肩周、足跟、双足踝关节疼痛有所缓解，双上肢及肩部游走性跳痛好转，踝关节发热症状好转，双手疼痛有所缓解，但握拳受限，左手较甚，右手缓解，中指、无名指近端指间关节有压痛，轻微肿胀，仍有雷诺现象，自觉左手关节发热，左下肢、双腕、右侧肩周、左侧肘关节疼痛未缓解，全身怕冷，夜间汗出，睡眠欠佳，夜间醒3~4次，服药后大便日二次，小便正常。患者双手关节仍有压痛、肿胀，加强补肾壮骨之功，改桑寄生为30g，生杜仲为30g，川断为30g增强活血祛瘀之力，患者有双膝关节发热，故秦艽增至30g祛风湿、清湿热，同时加土茯苓25g、豨莶草15g祛湿通利关节。

患者下肢疼痛有所缓解，故去海桐皮。

辅助检查： 生化回示正常，甘油三酯2.26mmol/L；血常规回示正常；ESR 39mm/h；类风湿全套：AKA阳性；抗CCP抗体阳性。RF 328.00IU/ml。

张口寰枢椎X线片回示：①颈2、颈3椎体棘突融合；②颈椎骨质增生。

建议：

1.患者复诊，诊断明确，复查RF、ESR仍升高，病情处于活动期。
2.给予盐酸或硫酸氨基葡萄糖保护软骨治疗。

处方：

骨碎补20g	补骨脂20g	川断30g	知母15g
生杜仲30g	桂枝10g	赤芍15g	桑寄生30g
防风15g	片姜黄12g	桑枝30g	制元胡25g
青风藤20g	秦艽30g	伸筋草30g	葛根25g
羌活15g	炙山甲15g	败龟甲_{先煎}30g	忍冬藤30g
土茯苓25g	豨莶草15g		

40剂，日一剂，水煎服，早晚分服

三诊： 2015年4月27日

患者诉口服中药后左手握拳较前有所好转，但仍稍有活动受限，晨起伴晨僵，热敷后可好转，左手中指、无名指近端指间关节有压痛，轻微肿胀，无雷诺现象，腰部轻微不适，放射至左下肢外侧，疼痛明显，全身仍有怕冷，夜间汗出较前有所好转，但仍有少量汗出，睡眠较前好转，夜间醒2~3次，小便正常。服药后大便日二次。患者左手中指、无名指近端指间关节有压痛，轻微肿胀，增加知母清热之力增至18g，关节仍有疼痛，故加强制元胡至30g通经活络止痛。增生石膏30g、络石藤25g清湿热，引药下行改善经脉拘挛症状。患者颈部及双肩明显缓解，故减葛根、片姜黄。

辅助检查：血常规、生化、CRP正常、ESR 35mm/h；

建议：

1.诊断同前，考虑RA多累及肺脏、心脏，建议完善胸部CT、超声心动图、患者依从性查，建议尽快评估病情。

2.患者为老年男性，建议完善心脑血管检查、血脂、血流变、颈动脉彩超B超，评估心功能。

3.治疗上考虑因服用甲氨蝶呤有恶心、头晕等不适，建议查眼底视野，考虑羟氯喹或来氟米特10mg qd，继续口服其他药物。

处方：

骨碎补20g	补骨脂20g	川断30g	知母18g
生杜仲30g	桂枝10g	赤芍15g	桑寄生30g
防风15g	桑枝30g	制元胡30g	青风藤20g
秦艽30g	伸筋草30g	羌活15g	炙山甲15g
败龟甲_{先煎}30g	忍冬藤30g	土茯苓25g	豨莶草15g
络石藤25g	生石膏30g		

40剂，日一剂，水煎服，早晚分服

四诊： 2015年5月12日

患者诉口服中药后左手握拳较前有所好转，晨起伴晨僵，左侧大腿外侧及小腿外侧疼痛，腰部酸胀，双膝关节酸痛，全身怕冷较前有所好转。夜间汗出较前有所好转，睡眠较前好转，小便正常。大便日2~3次，偶不成形，患者腰部酸胀，故加强补骨脂至25g补肾壮阳、健脾胃。患者大便偶不成形，稀水样，故赤芍减至10g。仍有关节疼痛，故加寒水石30g，土茯苓增至30g，茯苓30g，络石藤增至30g增强祛湿热功效，并加茯苓利水渗湿、顾护脾胃止泻。

辅助检查： 抗CCP IgG阳性大于200，AKA弱阳性；ESR正常、类风湿因子666.20IU/ml。

心脏彩超回示： 室间隔稍厚；主动脉瓣钙化伴反流；左右室主动

松弛功能减低；胸部CT正常。

处方：

骨碎补20g	补骨脂25g	川断30g	知母15g
生杜仲30g	桂枝10g	赤芍10g	桑寄生30g
防风15g	桑枝30g	制元胡30g	青风藤20g
秦艽30g	伸筋草30g	羌活15g	炙山甲15g
败龟甲_{先煎}30g	土茯苓30g	络石藤30g	寒水石30g
茯苓30g			

60剂，日一剂，水煎服，早晚分服

五诊： 2015年7月22日

患者诉口服中药后肩膀左手握拳明显好转，肩关节疼痛明显好转，小腿疼痛明显好转，晨僵消失，左手PIP3仍偶有发僵发胀，左下肢大腿外侧及小腿后侧牵扯样疼痛，腰部酸胀较前好转。偶有怕冷，多汗，口不干，纳寐可，二便调。患者腰部症状明显缓解，补骨脂减至15g，患者双膝关节、双手关节红肿明显减轻，握拳好转，晨僵好转，去伸筋草30g、络石藤30g、寒水石30g祛湿热药物。加忍冬藤30g疏风通络，炒薏苡仁30g顾护脾胃，健脾祛湿，独活15g祛风胜湿，引药归经，改善关节拘挛症状。

辅助检查回示：血常规正常，生化正常。ESR、CRP正常，RF 269.4IU/ml。

处方：

骨碎补20g	补骨脂15g	川断30g	知母15g
生杜仲30g	桂枝10g	赤芍10g	桑寄生30g
防风15g	桑枝30g	制元胡30g	青风藤20g
秦艽30g	羌活15g	炙山甲15g	败龟甲_{先煎}30g
土茯苓25g	茯苓30g	炒薏苡仁30g	忍冬藤30g

独活15g

14剂，日一剂，水煎服，早晚分服

患者遂反复随诊复诊一年余，自觉多关节症状明显缓解，无明显双肩、双手、双腕、双膝关节疼痛，无关节红肿，偶于变天后有轻微疼痛，添衣保暖后可缓解。2016年3月复查生化、CRP、ESR均正常。RF轻度升高至53IU/ml。患者要求继续跟诊中药口服。

【按】该患者辨证为尪痹的肾虚标热证，是风寒湿邪客于关节，气血痹阻，导致多关节疼痛肿胀，病后日久，久而化热，肝肾亏损；在外因为感受风寒湿热之邪，以致邪侵人体，注于经络，留于关节，痹阻气血而发病。风、寒、湿、热、痰、瘀等邪气滞留肢体筋脉、关节，经脉闭阻，不通则痛，是本病的基本病机。外邪侵袭机体，又可因人的禀赋不同而有寒热转化。故阎师针对湿热伤肾证患者以补肾清热，化湿散风，活络利结。

阎师针对尪痹强调寒热为纲的辨证施治，重视补肾健脾之大法。阎师在用药施治的同时，强调外治的重要性，并且在寒热辨证为纲的治疗原则指导下，采用多种外治方法诊治风湿疾病，其中针对寒性证候常采用中药熏蒸疗法、中药离子导入疗法、推拿疗法、针灸疗法、拔罐疗法、刮痧疗法、穴位埋线疗法、中药蜡疗、热熨疗法、药浴疗法、药棒疗法、运动疗法、牵引疗法等；针对热性证候，则常采用穴位贴敷疗法、穴位注射疗法、外搽疗法等。该患者在治疗初期，及早介入了中医外治，通过新癀片外敷、毫米波、冷波改善关节红肿症状，超声改善关节疼痛，经络导评等舒经活络理疗外治法治疗，综合序贯使其疗效佳。

（余婧，陈铁民）

类风湿关节炎医案11

患者: 贾某　女　32岁

初诊: 2017年11月11日

主诉: 多关节疼痛间断伴晨僵1年，加重伴肿胀1周。

现病史: 患者诉1年前无明显诱因出现多关节疼痛，双手关节晨僵，晨僵持续时间半天，活动约半小时可缓解，双手指关节胀痛，握拳受限，在当地医院检查，明确诊断类风湿关节炎，未予特殊重视，双手、双膝关节、双踝关节、双肩关节反复疼痛，2017年2月自行购买药物（具体不详），自觉口服药物后疼痛明显缓解，间断口服5个月，双手胀痛明显好转。2017年11月2日来我科就诊，双手关节红肿，双手近端指间关节红肿，双腕关节、双膝、双踝、双肩关节疼痛，完善相关检查后，给予依托考昔片60mg bid，新癀片外敷，11月8日在我科门诊复诊，患者自觉症状未见缓解，自觉双下肢肿胀，午后较重，伴活动受限，给予美洛昔康片7.5mg bid，四妙丸和尪痹片口服，自觉未见好转，遂求治于阎师门诊。

现症: 双手近端指间关节红肿，握拳受限，活动欠佳，双腕关节、双膝、双踝、双肩关节疼痛，双下肢浮肿。夜间汗出明显，自觉燥热，口干，偶伴有头痛，头晕，纳眠可，大便1~2次/日，小便正常。

既往史: 血压偏高3年未规律服药，血压最高160/130mmHg，现血压150/90mmHg。

家族史: 父母亲均有高血压病史，否认其他家族遗传病史。

体格检查: 满月脸，双手近端指间关节肿痛，局部皮色发红，双腕、双膝、双踝、双肩关节疼痛。

辅助检查：血常规、生化、淋巴细胞免疫分析均正常。

ESR：29mm/h（－）；CRP：12.6mg/l。

抗O：583.00IU/ml；RF：>736IU/ml。

抗核抗体谱：1∶320

抗SSA-Ro60KD：阳性；抗CCP>200；AKA阳性。

诊断：中医：尪痹

西医：类风湿关节炎

辨证：湿热伤肾证

治法：补肾清热，化湿散风，舒筋通络

处方：

骨碎补20g	补骨脂15g	川断25g	桑寄生30g
泽兰30g	泽泻20g	茯苓30g	桂枝10g
赤芍10g	知母12g	防风15g	片姜黄15g
桑枝25g	制元胡25g	青风藤25g	秦艽25g
豨莶草15g	羌活15g	独活15g	猪苓15g
醋鳖甲30g	醋龟甲30g	炙山甲_{先煎}6g	

7剂，水煎服，早晚饭后半小时~1小时服用

方解：方中以骨碎补、补骨脂、川断、桑寄生为君药，补肝肾，强筋骨，以泽兰、泽泻为臣药，泽泻入气分，利水渗湿而泄热；泽兰入血分，活血祛瘀，消散瘀滞，并能消肿利水。二药配合，气血同治，利水行血消肿。佐以桂枝芍药知母汤祛风除湿、通阳散寒、清热，配桑枝、独活、羌活、防风、片姜黄以通络止痛，配以猪苓、茯苓健脾渗湿利水，鳖甲、龟甲、山甲血肉有情之品滋阴以清热防其化热为佐使。全方共奏补肾壮骨、化湿散风、活血通络、止痛利节之功。

建议：

1.低盐低脂饮食，完善胸部CT。

2.依托考昔片60mg bid；泼尼松15mg qd。

3.中药口服。

二诊：2017年11月20日

患者诉口服激素与中药后自觉双手近端指间关节肿痛较前明显好转，双腕、双膝、双踝、双肩关节疼痛较前好转。口服中药后偶有恶心，无呕吐，自觉胃部不适，偶有气喘。患者双手关节红肿明显好转，仍有晨僵，故加用生薏苡仁30g助除湿利节，伸筋草疏通经络，去猪苓，桑枝、秦艽、川断加量，助通利关节之效。

治疗同前，守方加减。

辅助检查：

胸部CT回示：1.双肺多发斑片及结节影，考虑炎性病变，建议进一步详查除外其他肺部疾患。2.纵隔内双侧腋窝多个淋巴结肿大。3.双侧胸膜增厚。4.脂肪肝。

目前口服用药：

泼尼松片15mg qd；依托考昔片60mg bid；

四妙丸6g bid。

建议：

1.来氟米特20mg qd；依托考昔片60mg bid；泼尼松15mg qd；扶他林乳剂外用。

2.柳氮0.5g tid—0.75g tid—1g tid（口服5天无特殊不适增量，维持1.0g）。

3.请呼吸科抗感染治疗。

处方：

骨碎补20g	补骨脂15g	川断30g	桑寄生30g
泽兰30g	泽泻15g	茯苓30g	桂枝10g
赤芍10g	知母10g	防风15g	片姜黄15g
桑枝30g	制元胡25g	青风藤25g	秦艽30g
豨莶草15g	羌活15g	独活15g	醋鳖甲30g

| 醋龟甲30g | 炙山甲6g | 生薏苡仁30g | 伸筋草20g |

30剂，水煎服，早晚饭后半小时~1小时服用

三诊：2017年12月25日

患者诉双手近端指间关节肿痛较前明显好转，左手握拳少力，双腕、双膝、双踝、双肩关节疼痛较前好转。口服中药后自觉恶心，呕吐，自觉口服中药后胃部不适（给予兰索拉唑肠溶片服用，自觉症状好转），偶有腰部酸痛；大便1~3次/日，质黏稠，小便偏黄。目前血压维持在140~150/90~100mmHg之间；患者自觉双手僵硬故赤芍、知母加量活络利结；加生杜仲补肾之功，患者腰部酸痛，双下肢乏力，故给予川牛膝25g、伸筋草25g因药下行，舒经通络。患者大便次数增多，自觉腰部酸软，肾阴亏虚，故去茯苓。患者自觉胃部不适，故给予中药中滴入鲜生姜汁3~5滴和胃止呕。

辅助检查：生化：谷丙转氨酶：42U/L；肌酸激酶同工酶2.29IU/L；乳酸脱氢酶401IU/L；α-羟丁酸脱氢酶367IU/L。

血常规、CRP：1.05mg/dl；ESR：11.00mm/dl均正常；RF：514IU/ml。

目前口服药物：

1.来氟米特20mg qd。

2.依托考昔片60mg qn（逐减）。

3.泼尼松15mg qd。

4.柳氮1g tid。

5.中药。

建议：

1.控制饮食。定期复查生化、ESR、CRP、血常规等指标。

2.继续口服上述药物。

处方：

| 骨碎补20g | 补骨脂18g | 川断30g | 桑寄生30g |

泽兰 30g	泽泻 15g	桂枝 10g	生杜仲 30g
赤芍 12g	知母 15g	防风 15g	片姜黄 15g
桑枝 30g	制元胡 25g	青风藤 25g	秦艽 30g
豨莶草 15g	羌活 15g	独活 12g	醋鳖甲 30g
醋龟甲 30g	炙山甲 6g	生薏苡仁 35g	伸筋草 25g
川牛膝 25g			

14剂，水煎服，早晚饭后半小时~1小时服用

按上方患者随后继续跟诊治疗，因家中有事，中间改为中成药口服3个月。后期继续中药口服。

【按】此例阎师是通过远程会诊明确诊断类风湿关节炎患者，辨证尪痹之湿热伤肾证。治疗上阎师给予补肾清热、化湿散寒、舒筋通络治之。阎师认为：①久病伤肾。肾藏精，精生骨髓，骨髓充实，骨骼强壮，运动捷健。肾的精气盛衰，直接影响骨骼的生长、营养、功能等。故《素问·阴阳应象大论》："肾主骨髓。"阎师以骨碎补、补骨脂、川断、桑寄生、生杜仲为君，以补肝肾、助筋骨为要。②痹证之为病，乃外邪入内，气血痹阻不通，筋脉关节失于濡养而致，且易化火伤阴，病程一般较长，病性多为寒热虚实夹杂。患者肾虚为本，关节多红肿晨僵疼痛为实，因湿多则肿，寒多则痛，风多则动，热多则红，辨证为实热，本虚标实，滋补肝肾为主，清利湿热为辅，故方中用桂枝芍药知母汤，桂枝善于温经通脉，调合营卫。知母性苦寒而质不燥，既能清气分实热，又可清肾经虚火。清热不伤正，滋阴不恋邪。防风祛风除湿，白术健脾补虚、燥湿除痹。桂枝、芍药、知母合用，养阴清热，调和营卫，充益五脏之气，和血脉，利湿消肿。随病情变化，郁久化热，患者又服用了温燥之品，则热重明显，故用知母、秦艽等清热药物；方中也运用四妙汤，以清热利湿、强壮筋骨。加强祛湿之力，防止湿滞邪恋，加用泽兰、泽泻、茯苓、猪苓祛湿化瘀。重用生薏苡仁，缓和拘挛、通利关节。故全方寓有桂枝芍药知母汤、四

妙汤解标实之意。③"气滞则血瘀，瘀则痛"，阎师注重调畅气机，如明·方谷《医林绳墨》所言"治痹莫贵于行气"，如此气行则津血得以运行，痰瘀也就无以化生。防风为"风药中之润剂"，不仅能入血分而止血，又能引邪外出于气分。片姜黄归肝、脾经，可破血行气，增强防风行气之力。④患病时间长、病情重的顽固性痹证，用藤类药物，如青风藤、桑枝、独活、羌活、秦艽等药物，舒筋通络、活络利节，加用引经药物一上一下，互为调达。⑤类风湿关节炎关节痹阻多瘀，故阎师给予祛瘀活血之药，加用了醋鳖甲、醋龟甲、炙山甲增强祛瘀之功，该品为滋养肝肾阴血，介为血肉有情之品，入下焦肝肾，养阴血而无滋腻之患。

（余婧，陈铁民）

类风湿关节炎医案12

患者： 李某某　　女　　63岁

初诊： 2017年5月21日

主诉： 双腕、双手近端指间关节肿痛8年，加重1年。

现病史： 患者8年前无明显诱因出现右手指食指近端指尖关节疼痛、肿胀，继而出现右手腕关节肿胀疼痛，未予重视，未做检查与治疗。后逐渐出现左手腕关节疼痛，伴晨僵，活动两小时后晨僵缓解，于当地医院就诊，完善RF 182IU/ml，ESR 47mm/h，诊断为类风湿关节炎，予以尪痹胶囊口服1年，症状未见明显减轻。2015年于北京协和医院风湿门诊就诊，查ESR 69mm/h，CCP 1635U/ml，AFP（+），抗核抗体（IgG型）（+），抗细胞浆抗体（+），LIA（+），CRP 19.51mg/L。双手X线片：双手骨质疏松，双手放大像，印象：符合类风湿关节炎。给予口服白芍总苷胶囊、雷公藤多苷片、甲氨蝶呤片、叶酸等药物治疗，手近端指间关节、双手腕关节肿胀疼痛症状明显减轻。近1年自行停药后出现眼干，双手腕关节疼痛加重，肩胛部疼痛，右侧为重，视物模糊，受凉后双手近端指间关节疼痛，伴肿胀，关节局部烧灼感，伴晨僵，活动两小时后晨僵缓解。于外院眼科行泪液分检查右眼3−，左眼1−，伴口干，畏风寒，遂于我院风湿免疫专家门诊就诊。

现症： 眼干，双手腕关节疼痛加重，肩胛部疼痛，右侧为重，视物模糊，受凉后双手近端指间关节疼痛，伴肿胀，关节局部烧灼感，伴晨僵，活动两小时后晨僵缓解。于外院眼科行泪液分检查右眼3−，左眼1−，伴口干，畏风寒，纳食可，睡眠可，大小便正常。舌淡红略暗，苔白少津，脉沉略弦细。

既往史：既往体健，否认高血压、冠心病、糖尿病病史；否认乙肝、结核等传染病史；否认外伤史。

过敏史：否认食物及药物过敏史。

家族史：无家族遗传病史。

体格检查：双手指间关节、双手腕关节肿胀，皮温略高，局部无破溃。余（−）。

实验室检查：（2017年4月10日宁夏人民医院）RF 35.9IU/ml，ESR 30mm/h。SSA（＋），SSB（−）。

诊断：中医：尪痹

　　　　西医：1.类风湿关节炎

　　　　　　　2.干眼症

辨证：肾虚标热证

治法：滋阴补肾，养阴生津，祛风通络，通利关节

处方：

生地15g	山萸肉15g	生山药15g	茯苓15g
牡丹皮10g	泽兰20g	泽泻20g	麦冬15g
天花粉12g	天冬12g	玉竹15g	石斛12g
青风藤25g	秦艽25g	伸筋草30g	葛根25g
鸡血藤25g	骨碎补20g	补骨脂15g	豨莶草15g
制元胡25g	醋鳖甲30g	桑寄生30g	炮山甲6g

28剂，水煎服，早晚分服，日一剂

患者眼干建议请眼科会诊。

方解：方中以生地、山萸肉、生山药滋阴补肾、清热涩精、健脾为君，茯苓、泽泻健脾渗湿，助山药之健运，牡丹皮清泄相火，并制约山萸肉之温涩，泽兰活血通经、利水消肿，天冬、麦冬清热生津、养阴润燥，天花粉清热泻火、生津止渴，玉竹、石斛、葛根清热生津、生津止渴，诸药合用为臣；青风藤、秦艽、伸筋草、豨莶草祛风湿、

通经络、止痹痛，鸡血藤活血舒筋，补骨脂、骨碎补、桑寄生滋补肝肾、强筋健骨，元胡行气止痛，共为佐使。炮山甲活血通络止痛，引药直达病所。

二诊：2017年6月25日

服上方药28剂后，患者现双手腕疼痛减轻，劳累后出现口干、眼干，肩胛部疼痛缓解，纳食可，睡眠可，大便稀，2~4次/日，小便调，畏风寒，汗可。舌淡红略暗，苔薄黄少津，脉沉略弦细。辅助检查（2017年5月21日）血常规正常，肝肾功能正常，CRP<5mg/l，ESR37mm/h，RF 90.60IU/ml，SSA（+），SSB（-）。眼科会诊后明确诊断干眼症。患者仍眼干、口干，外院眼科会诊明确诊断干眼症，畏风寒，予原方基础上加大药物用量为生地18g、山萸肉20g、生山药20g、茯苓20g、泽兰25g、石斛15g、鸡血藤30g，加强滋阴清热、健脾、养阴生津、温经养血之效。

诊治同前，守方加减。

处方：

生地18g	山萸肉20g	生山药20g	茯苓20g
牡丹皮10g	泽兰25g	泽泻20g	麦冬15g
天花粉12g	天冬12g	玉竹15g	石斛15g
青风藤25g	秦艽25g	伸筋草30g	葛根25g
鸡血藤30g	骨碎补20g	补骨脂15g	豨莶草15g
制元胡25g	醋鳖甲30g	桑寄生30g	炮山甲6g

60剂，水煎服，早晚分服，日一剂

三诊：2017年8月27日

服药后患者病情减轻，受凉后右肩部时有疼痛，自行停中药1个月后，现劳累、受凉后时有双手腕关节疼痛，口干明显，仍眼干，畏风寒，纳食可，睡眠可，大便1~5次/天，偏稀，小便调。舌淡红，苔白，少津，脉沉略弦细。原方基础上改量生地20g、生山药15g、茯苓

25g、天花粉15g、天冬10g，加强滋阴清热、健脾之效；患者上肢关节疼痛减轻，予以减量伸筋草25g、葛根20g，去秦艽。鸡血藤改25g。

处方：

生地20g	山萸肉20g	生山药15g	茯苓25g
牡丹皮10g	泽兰25g	泽泻20g	麦冬15g
天花粉15g	天冬10g	玉竹15g	石斛15g
青风藤25g	伸筋草25g	葛根20g	桑寄生30g
鸡血藤25g	骨碎补20g	补骨脂15g	豨莶草15g
制元胡25g	醋鳖甲30g	炮山甲6g	

28剂，水煎服，早晚分服，日一剂

四诊： 2017年9月24日

患者服药后病情稳定。现双手腕关节轻微疼痛，右肩部受凉或劳累后偶有疼痛，口干、眼干明显减轻，脱发明显，畏风寒，余一般状况可。大便1~2次/天，睡眠可，纳食可，小便正常。舌淡红苔白，脉沉略弦细。患者口干明显减轻，现脱发严重，予以原方，减量生地为12g，加熟地12g加强补血养阴、填精益髓之效，改生山药20g、泽泻10g健脾利湿，患者右肩部受凉后疼痛，改葛根25g起解肌散寒通络之效。

处方：

生地12g	山萸肉20g	生山药20g	茯苓25g
牡丹皮10g	泽兰25g	泽泻10g	麦冬15g
天花粉15g	天冬10g	玉竹15g	石斛15g
青风藤25g	伸筋草25g	葛根25g	桑寄生30g
鸡血藤25g	骨碎补20g	补骨脂15g	豨莶草15g
制元胡25g	醋鳖甲30g	炮山甲6g	熟地12g

60剂，水煎服，早晚分服，日一剂

五诊：2017年11月5日

患者服药后病情稳定。受凉或劳累后双手腕关节、右肩部偶有轻微疼痛，口干缓解，双眼干，左手第三掌指关节腱鞘囊肿，中指近端指间关节活动不利，脱发减轻，畏风寒，时有反酸，食欲差，入睡困难，易醒，汗出少，大小便正常。舌脉同前。患者中指关节活动不利，仍双眼干，予以改茯苓20g、泽兰30g、天冬12g、伸筋草30g、鸡血藤30g、生地10g，加强健脾养阴、通络养血之效，并加芦根25g、百合25g，加强养阴清热生津之效。患者无颈部不适症状，肩部疼痛明显减轻，予以去葛根。

处方：

生地10g	山萸肉20g	生山药20g	茯苓20g
牡丹皮10g	泽兰30g	泽泻10g	麦冬15g
天花粉15g	天冬12g	玉竹15g	石斛15g
青风藤25g	伸筋草30g	桑寄生30g	醋鳖甲30g
鸡血藤30g	骨碎补20g	补骨脂15g	豨莶草15g
制元胡25g	炮山甲6g	熟地12g	芦根25g
百合25g			

35剂，水煎服，早晚分服，日一剂

六诊：2017年12月16日

患者服药后病情明显好转。现劳累或受凉后偶有双手腕关节、右肩胛部、左手中指近端指间关节疼痛，脱发好转，畏寒减轻，口干、眼干夜间明显，面部皮肤干燥，汗出减少，纳食可，眠可，大便2~5次/日，稀便，小便调。舌尖红、苔白，脉沉略弦细。原方基础上改茯苓25g、天冬10g、生地12g、芦根30g、百合30g，加强滋阴生津，患者舌红，面部皮肤干燥，加连翘25g防止滋阴药物过多而化热，起苦坚防热之功，去熟地。

处方：

生地12g	山萸肉20g	生山药20g	茯苓25g
牡丹皮10g	泽兰30g	泽泻10g	麦冬15g
天花粉15g	天冬10g	玉竹15g	石斛15g
青风藤25g	伸筋草30g	桑寄生30g	醋鳖甲30g
鸡血藤30g	骨碎补20g	补骨脂15g	豨莶草15g
制元胡25g	炮山甲6g	芦根30g	连翘25g
百合30g			

60剂，水煎服，早晚分服，日一剂

2个月后电话随诊，目前周身关节无明显疼痛，活动正常，脱发缓解，现病情稳定，一般状况可，嘱其定期门诊复诊。

【按】本例类风湿关节炎辨证为"肾虚标热证"。本患者病史8年，病程日久，痹证日久不愈，久病入肾，久病伤阴，郁久化热，故而成肾虚标热之象，故可见关节肿痛，关节局部烧灼感。本病病位在骨，与肾、督关系密切。治疗上予以滋阴清热、滋补肝肾为法，故老师予以补肾育阴汤加祛风通络、通利关节之品，方中生地滋阴补肾、清热凉血。山茱萸补养肝肾，并能涩精，取肝肾同源之意，山药补益脾阴，亦能固肾，三药配合，肾、肝、脾三阴并补，是为三补。泽泻利湿而泄肾浊，并能减地黄之滋腻，茯苓淡渗脾湿，并助山药之健运，与泽泻共泄肾浊，助真阴得复其位，丹皮清泄虚热，并制山茱萸之温涩。三药称为三泻。六味合用，三补三泻；病程日久伤阴，故可见口干、眼干，予以麦冬、天花粉、玉竹、石斛养阴生津；病久损及经络，筋脉痹阻，故可见关节疼痛，治疗上予以青风藤、秦艽、伸筋草、葛根、豨莶草祛风除湿、通经络、利关节，鸡血藤养血活血，骨碎补、补骨脂、桑寄生补肾强筋、壮督，天冬、鳖甲滋阴清热，防养阴药物过多而化热；炮山甲活血通络，引药直达病所。经一段时间治疗后，患者口干、关节疼痛症状明显减轻，脱发症状明显，予以易生地为熟地，加强补血养阴、填精益髓之效。

　　阎师认为本证由于素体疾病日久，营血虚耗，气血不足，肝肾亏虚，外感风寒湿之邪，以致邪侵人体，注入经络，留于关节，痹阻气血而为病。如《素问·痹论》篇中指出："风寒湿三气杂至，合而为痹也。"此患者年老体弱，或年轻时过于劳作，致肾虚，营卫不和，卫外不固，感受风寒湿邪等侵入肾，伤骨损筋，致关节活动不能，形体羸弱致"尪"，然邪郁久化热，或久服温热之品，致邪从热化，变生热象之证，故老师于辨证之时加入清热利节之品，如牡丹皮、知母、青风藤、秦艽、豨莶草，另热亦伤阴，致阴伤燥生出现口干、眼干等不适，故又应加入益阴润燥之品及清热解毒之品，如石斛、鳖甲、天冬、生地；纵观全方，诸药配伍相得益彰，取效甚佳。

（王春苹）

类风湿关节炎医案13

患者： 李某　女　47岁

初诊： 2014年4月27日

主诉： 双手腕、双膝关节肿痛，双足疼痛9年。

现病史： 9年前，经常劳累受凉后出现双手腕部、双膝肿痛，双足疼痛。3年前于北京医院诊断类风湿关节炎，给予中成药，草药汤剂治疗（具体不详），症状改善不明显。后于北京协和医院查：查ESR 7mm/h，RF 10.6IU/ml，CRP 5.28mg/L；血常规大致正常；肝肾功能：ALT 12U/L，抗ccp抗体（－），AFP（－），AKA（－），ANA（－）。双手腕X线，符合RA表现；双膝X线：轻度骨质增生。诊断为类风湿关节炎，现为进一步治疗来诊。

现症： 双手第五掌指关节，右手第3、5指近端指间关节肿胀变形，双腕关节肿痛，双膝关节疼痛，双肩关节疼痛，双足跖趾关节疼痛，胸闷时作，畏寒，多汗，无发热，眠可，纳可，二便调，舌淡红苔薄黄，脉沉弦细。

既往史： 体健。否认高血压、冠心病、糖尿病病史；否认乙肝、结核等传染病史；否认外伤史。

过敏史： 否认药物及食物过敏史。

家族史： 否认家族遗传性疾病史。

体格检查： 双手第五掌指关节，右手第3、5指近端指间关节肿胀变形，双腕关节肿胀，双膝关节压痛，双肩关节压痛，双足跖趾关节压痛。

诊断： 中医：尪痹

　　　　西医：类风湿关节炎

辨证：肾虚寒盛证

治法：补肾祛寒，化湿散风，舒筋通络

处方：

骨碎补20g	补骨脂20g	川断25g	桑寄生25g
桂枝10g	赤芍15g	知母15g	防风15g
片姜黄12g	桑枝25g	伸筋草25g	葛根25g
制元胡20g	羌活15g	独活15g	仙灵脾10g
鸡血藤25g	青风藤20g	秦艽20g	海桐皮15g
炮山甲6g			

21剂，日一剂，水煎服，早晚两次温服

方解：方中以补骨脂、川断温肾助阳、补肝肾、强筋骨为君药；骨碎补、桑寄生增强补肝肾、强筋骨之力，共为臣药；桂枝、羌活、独活、秦艽、青风藤、片姜黄、伸筋草、防风、鸡血藤、海桐皮散风寒湿邪、止痹痛为佐药；赤芍、知母、葛根、仙灵脾滋阴清热、温阳共为佐使。全方共奏补肾祛寒、化湿散风、活瘀通络、强壮筋骨之功。

二诊：2015年5月18日

服药后症情减轻，双手麻木不适，时疼痛，发热，晨起双手发僵2小时，畏寒，纳可，眠可，二便调。天气变化时，双膝关节偶有疼痛。舌淡红白苔，边齿痕，脉沉略弦滑。去秦艽，加海风藤。服药后症情减轻，然疼痛仍在，改川断30g、桑寄生30g，加强补肝肾、强筋骨。改桑枝30g、伸筋草30g、鸡血藤30g、青风藤25g加强祛风湿活血通络之效。制元胡，性温，味辛苦，入心、脾、肝、肺，是活血化瘀、行气止痛之妙品，尤以止痛之功效，改元胡25g加强行气止痛治疗。

诊治同前，守方加减。

处方：

骨碎补20g	补骨脂20g	川断30g	桑寄生30g
桂枝10g	赤芍15g	知母15g	防风15g

片姜黄 12g	桑枝 30g	伸筋草 30g	葛根 25g
制元胡 25g	羌活 15g	独活 15g	仙灵脾 10g
鸡血藤 30g	青风藤 25g	秦艽 20g	海桐皮 15g
炮山甲 6g			

28剂，日一剂，水煎服，早晚两次温服

三诊： 2014年6月22日

服药后症状减轻，手部肿胀减轻，疼痛好转，双膝关节仍疼痛，时发热，畏寒，纳可，大便3~4次/日，成形便，小便调，舌淡红略白苔，脉沉弦细。骨密度示：骨质疏松。给予钙尔奇600mg口服，1次/日，白芍总苷胶囊0.6g，口服，3次/日，服药后疼痛减轻。患者骨质疏松，且仍有关节疼痛，改补骨脂25g、赤芍12g、知母18g、制元胡30g、青风藤30g，加强补肾壮骨、调和营卫、活血止痛之功效。海风藤祛风湿、通经络、止痹痛，用于风寒湿痹，肢节疼痛，筋脉拘挛，屈伸不利。鹿衔草祛风湿、强筋骨，用于风湿痹痛，肾虚腰痛，腰膝无力。秦艽，辛、苦，平，归胃、肝、胆经，祛风湿，清湿热，止痹痛，用于筋脉拘挛，骨节酸痛，三药均入肝、胆经，以祛风通络、强筋骨，治疗关节疼痛，故加海风藤25g、鹿衔草10g、秦艽25g。

处方：

骨碎补 20g	补骨脂 25g	川断 30g	桑寄生 30g
桂枝 10g	赤芍 12g	知母 18g	防风 15g
片姜黄 12g	桑枝 30g	伸筋草 30g	葛根 25g
制元胡 30g	羌活 15g	独活 15g	仙灵脾 10g
鸡血藤 30g	青风藤 30g	秦艽 25g	鹿衔草 10g
炮山甲 6g	海风藤 25g		

28剂，日一剂，水煎服，早晚两次温服

四诊： 2014年7月20日

服药后关节疼痛减轻，双膝、足趾关节疼痛时作，畏寒喜暖，二便调，舌淡红白苔，脉沉弦细。给予盐酸氨基葡萄糖2粒/次，3次/日保护软骨。患者畏寒喜暖为营卫不和所致改桂枝12g，赤芍15g，肾苦燥，宜食辛以润之；肺苦逆，宜食苦以泻之。知母之辛苦寒凉，下则润肾燥而滋阴，上则清肺金泻火，乃二经气分药也。故改知母为20g，用于方中既能滋阴润燥，又可防川断、桑寄生之燥热之性。患者足趾关节仍疼痛故改秦艽30g，并加海桐皮15g以增强祛风湿止痛之效，去葛根、鹿衔草。

处方：

骨碎补20g	补骨脂25g	川断30g	桑寄生30g
桂枝12g	赤芍15g	知母20g	防风15g
片姜黄12g	桑枝30g	伸筋草30g	海风藤25g
制元胡30g	羌活15g	独活15g	仙灵脾10g
鸡血藤30g	青风藤30g	秦艽30g	海桐皮15g
炮山甲6g			

28剂，日一剂，水煎服，早晚两次温服

五诊： 2014年8月19日

在当地医院查RF（－），血常规，肝肾功能均在正常范围，服药后症情减轻，然劳累及受凉后加重，纳可，二便调，淡红白苔，脉沉弦细。目前唯劳累后受凉稍疼痛，畏寒改补骨脂20g、桂枝15g、知母15g继续补肾壮骨、调和营卫。千年健归肝、肾经，有祛风湿、壮筋骨的功效，用于风寒湿痹，腰膝冷痛，拘挛麻木，筋骨痿软，故方中加千年健15g以加强祛风湿、壮筋骨之效。

处方：

骨碎补20g	补骨脂20g	川断30g	桑寄生30g
桂枝15g	赤芍15g	知母15g	防风15g
片姜黄12g	桑枝30g	伸筋草30g	海风藤25g
制元胡30g	羌活15g	独活15g	仙灵脾10g

| 鸡血藤30g | 青风藤30g | 秦艽30g | 海桐皮15g |
| 炮山甲6g | 千年健15g | | |

28剂，日一剂，水煎服，早晚两次温服

患者坚持服药4个月余，双手腕部肿痛，双膝关节疼痛，双肩关节疼痛，双足跖趾关节疼痛明显缓解。当地医院查RF（−），血常规、肝肾功能均在正常范围。嘱继服上方以维持巩固疗效。

【按】本例类风湿关节炎患者属中医尪痹之肾虚寒盛证，为尪痹中最常见的证型。治以补肾壮骨、散寒除湿、活血化瘀通络之法。患者肾虚寒盛证，过用温热药则伤阴，故初诊时阎师已用桑枝、青风藤等性平防化热之品，知母、秦艽滋阴清热，另一方面，本患者年龄已近50岁，天癸将竭，加之类风湿关节炎常导致骨量减少，均亦造成骨质疏松症的发生，因此首诊阎师遣药之中即重用补肾温阳之品，一方面改善尪痹肾虚之候，另一方面则补肾以达壮骨之功，此后患者完善骨密度检查，证实此患者已有骨质疏松，在阎师的用药中这充分体现了《素问·四气调神大论》中"是故圣人不治已病治未病，不治已乱治未乱"的精神。阎师在辨治尪痹之时，常提倡"治未病"学术思想的重要性，"治未病"最早可见于《黄帝内经》中，在《难经·七十七难》也曾提出："所谓治未病者，见肝之变，则知肝当传之于脾，故先实其脾气，无令得受肝之邪。故曰治未病焉。"阎小萍教授诊治风湿病经验丰富，提出"欲尪"的概念，并指出把握"欲尪"辨证时间窗，运用四诊详辨"欲尪"的临床特点，及早予以补肾壮骨为基础的治疗法则，根据患者个体的差异性，酌情调配以"调补中州""调和营卫""活血通络"等治法，以防其"骨损、筋挛、肉削、形尪"，达到更好的治疗效果，及时减少患者的病痛、减轻关节功能障碍，提高患者的生活质量。

（刘权）

类风湿关节炎医案14

患者： 傅某某　女　58岁

初诊： 2016年3月20日

主诉： 多关节肿痛11年，加重半年。

现病史： 患者诉11年前无明显诱因出现双手近端指间关节、双腕、双膝、足趾关节疼痛，伴有红肿，皮温略高，就诊于当地医院，诊断为关节炎，为进一步明确诊断，前往新疆维吾尔自治区中医院风湿病科就诊，诊断为类风湿关节炎，给予中药及中成药口服（具体不详），疗效欠佳，随后给予甲氨蝶呤10mg qw及来氟米特10mg qd口服，肿痛症状有所缓解，1个月后复查出现肝功能损伤、脱发，故立即停药保肝治疗，后给予白芍总苷胶囊0.6g bid、雷公藤10mg tid口服，病情控制尚可，后反复查RF>2000IU/ml，遂于2014年前往南京治疗，在南京解放军454医院，建议停西药，给予小针刀及口服中药治疗，病情逐渐加重，生活不能自理，更换中药治疗方案后继续服用5个月，症状略有好转，但关节肿胀疼痛仍存在，日常生活需要辅助，不能完全自理，之后服用中药过程中出现皮肤瘙痒，诊断为湿疹，故停用中药，口服雷公藤后明显好转，但仍有明显关节肿胀疼痛的症状，近半年上述疼痛肿胀症状加重，现为求进一步诊治，遂来就诊。

现症： 双手近端指间关节肿痛，难以屈伸，伴有晨僵，活动20分钟后可缓解，肩关节疼痛明显，右膝关节、双踝关节疼痛，伴有肿胀，皮温稍高，自觉怕热，无明显出汗，乏力，饮食可，因疼痛影响睡眠，夜寐欠佳，大小便正常。舌淡红苔白腻，脉沉细。

既往史：无特殊。

过敏史：否认食物及药物过敏史。

家族史：否认家族遗传病史。

体格检查：脊柱无畸形，腰骶部有明显压痛，无叩击痛。双手关节屈曲僵硬，双踝关节肿胀、伸展受限，肩关节、右膝关节压痛明显，双下肢无水肿，双膝腱反射存在。

辅助检查：血常规正常，生化正常。

RF 1579IU/ml，ESR 117mm/h，CRP11.4mg/L。

抗CCP>200，AKA弱阳性，ANA：1:100，抗SSA弱阳性，HLA-B27阳性。

IgG22.6g/L，IgA4.1g/L，IgM3.59g/L，补体C31.84g/L。

骨密度正常。右膝关节MRI：右膝关节退行性改变。

肺部CT平扫：1.双肺纤维硬结钙化灶并左肺肺大泡。2.胸腺区多发小结节状稍高密度影。3.肝左外叶小囊肿。

骶髂关节CT：1.双侧骶髂关节病变。2.腰椎、骶椎骨质增生。

诊断：中医：1.尪痹

　　　　　　　2.大偻

　　　　西医：1.类风湿关节炎

　　　　　　　2.强直性脊柱炎

　　　　　　　3.干燥综合征不除外

辨证：肾虚寒盛证

治法：补肾散寒，健脾利湿，活血通络

处方：

骨碎补20g	补骨脂15g	川断25g	桑寄生30g
桂枝10g	赤芍12g	知母15g	生地15g
防风15g	片姜黄15g	桑枝30g	制元胡25g

青风藤 25g	秦艽 25g	羌活 15g	独活 15g
豨莶草 15g	生薏苡仁 30g	茯苓 30g	砂仁[打] 10g
炙山甲 15g	醋鳖甲 30g		

　　　　　　　40剂，日一剂，水煎服，早晚两次温服

　　方解：方中主药以骨碎补、补骨脂、川断、桑寄生补肾强骨；桂枝、赤芍调和营卫；桑枝、元胡、片姜黄通络行气、活血止痛；防风、秦艽、羌活、独活、青风藤、豨莶草以祛风胜湿，舒筋活络；薏苡仁、茯苓、砂仁健脾胃、利湿气；知母、生地滋阴润燥，防补肾温阳后从热化；醋鳖甲、炙山甲为使取其气血有情之品填髓益精并通经活络，搜剔沉疴。

　　联合西药：甲氨蝶呤 10mg qw+次日叶酸 10mg；雷公藤 10mg tid；白芍总苷胶囊 0.6g bid

　　二诊：2016年4月30日

　　服药1个月后疼痛及肿胀均有缓解，双手伸展活动较前明显缓解，晨僵5分钟左右，双踝无明显红肿，肩关节活动受限，停药偶有反复，复查ESR：77mm/h，CRP：（－），RF：1076.6IU/ml，患者唇腺活检暂时排除干燥综合征；前方有效，药以中病，守上方稍事出入。改补骨脂为18g，虑其温补恐从热化，故减之；药已中病，但患者病程日久，久病及肾，久病入络，故桑寄生加至30g、秦艽30g、元胡30g，生地减至10g以防寒伤脾胃；加络石藤25g以缓解局部关节红肿之势，加伸筋草25g以辅助增强舒筋活络止痛之功。

　　处方：

骨碎补 18g	补骨脂 15g	川断 30g	桑寄生 30g
桂枝 10g	赤芍 12g	知母 15g	生地 10g
防风 15g	片姜黄 15g	桑枝 30g	制元胡 30g
青风藤 25g	秦艽 30g	羌活 15g	独活 15g
豨莶草 15g	生薏苡仁 30g	茯苓 30g	砂仁[打] 10g

络石藤25g	伸筋草25g	炙山甲15g	醋鳖甲30g

60剂，日一剂，水煎服，早晚两次温服

三诊：2016年6月28日

患者续服中药2个月，服药后双手指间关节肿痛明显缓解，偶有双肩、双踝关节疼痛，已无明显晨僵，自觉双膝疼痛，下蹲及上下楼困难，乏力明显，自觉怕热，出汗不多，无口干眼干，纳可，眠尚可，大小便正常。复查ESR 43mm/h，CRP 3.8mg/L，RF 785.5IU/ml。

患者右膝疼痛，双踝偶有肿胀，故加用泽兰25g活血利水，配合薏苡仁、茯苓利水之功；减生地防止其滑肠下利；加龟甲30g以增强山甲、鳖甲填髓益精、通经活络、搜剔沉疴之力，同时减缓患者阴虚劳热之症状。

处方：

骨碎补20g	补骨脂18g	川断30g	桑寄生30g
桂枝10g	赤芍12g	知母15g	泽兰25g
防风15g	片姜黄15g	桑枝30g	制元胡30g
青风藤25g	秦艽30g	羌活15g	独活15g
豨莶草15g	生薏苡仁35g	茯苓30g	醋龟甲30g
络石藤25g	伸筋草30g	炙山甲15g	醋鳖甲30g

30剂，日一剂，水煎服，早晚两次温服

四诊~九诊：2016年8月8日~2017年6月19日

患者前后经过6次诊治，历时1年，坚持以中药汤剂为主治疗，周身关节疼痛情况基本可以控制，偶有受凉受累后加重，期间疼痛反复时，在下面处方的基础上进行加减。如加强元胡30g、海桐皮15g之力以活血止痛、疏风通络，如有双膝下蹲困难症状，调以木瓜15g、伸筋草30g；如下肢轻度浮肿，水湿不运，加以泽兰25g、泽泻25g通利下焦；如偶有感冒咽痛者，则加以板蓝根20g、连翘25g清热解毒利咽。

处方：

骨碎补20g	补骨脂18g	川断30g	桑寄生30g
桂枝10g	赤芍12g	板蓝根20g	连翘25g
防风15g	片姜黄12g	桑枝30g	制元胡25g
青风藤25g	秦艽30g	羌活15g	独活15g
豨莶草15g	伸筋草30g	茯苓30g	生炒薏苡仁各30g
炙山甲15g	醋鳖甲30g	醋龟甲30g	海桐皮15g

90剂，日一剂，水煎服，早晚两次温服

十诊： 2017年9月20日

患者坚持随诊后，病情好转，无明显关节疼痛，劳累及受凉后偶有双手、双膝关节疼痛不适，无明显晨僵，余关节无特殊不适，无口干，眼干，纳眠可，二便调。复查ESR 6 mm/h，CRP 3.3 mg/L，RF 285.5IU/ml；患者目前病情平稳，日常生活不受影响，仅依靠西药就能控制，炎症指标明显缓解，故决定间断服用中药治疗，患者就诊1年余，服药切中病机，病情缓解明显，故予以守方治疗。

处方：

骨碎补20g	补骨脂18g	川断30g	桑寄生30g
桂枝10g	赤芍12g	防风15g	片姜黄12g
桑枝30g	制元胡25g	青风藤25g	秦艽30g
羌活15g	独活15g	茯苓30g	炒薏苡仁35g
豨莶草15g	伸筋草30g	泽兰30g	泽泻30g
炙山甲15g	醋鳖甲30g	醋龟甲30g	

14剂，日一剂，水煎服，早晚两次温服

【按】 患者为女性，中年起病，患病10余年，同时患者有类风湿关节炎和强直性脊柱炎，中医病名为尪痹和大偻，阎师认为，尪痹主要是风、寒、湿三气杂至之邪，尤其是寒湿之邪，深侵入肾累及肝，而致骨损筋挛。本病病程较长，寒湿贼风，痰浊瘀血，互为交结，凝聚不散。经络闭阻，气血不行，又可加重病情发展。久痹亦可化热，则更为复杂。而大偻是邪侵入督，寒邪入侵肾督，阳气不得开阖，是大偻的主要病机特点。尪痹以侵犯四肢关节，尤其是小关节为主，而大偻以侵犯脊柱为主。由于两者有着肾虚寒凝入骨的共同病机特点，因此，临床上两病有共同之处。尪痹、大偻也和其他疾病一样，常因人、因地、因时而出现不同证候，又因病程较长，在疾病不同阶段也有不同证候，再兼病邪的传变、病情转化，常见虚实夹杂。虽然尪痹临床常见肾虚寒盛证、肾虚标热轻证、肾虚标热重证3种证候，但以肾虚寒盛证为多见；大偻可出现肾虚督寒证、邪郁化热证、痹阻肢节证、邪及肝肺证4种证候，我国北方以肾虚督寒证较多见，但不离肾虚寒凝入骨这一共同的病机特点。

此患者中年起病，两病同时存在，固有先天禀赋不足，但也有后天寒邪入侵，初病新起，症状尚轻，未能及时控制病情，渐至寒凝入骨，伴随痰浊瘀血，关节出现肿胀变形，疾病深侵肝肾，久病入络，病情难以控制，疼痛加重，活动受限，逐渐影响日常生活。患者脉沉细，沉为里证，细为血弱，故寒在里，寒性收引，气血必然瘀滞，流通不畅，导致寒凝入骨。

治疗上此病当以补肾祛寒为主，辅以化湿疏风，祛瘀通络，强筋壮骨；顾其大偻之证，加以强督通活血脉之法；若见邪郁化热时，须减燥热之品，加用苦寒清润之品；若已化热之证，则宜先拟补肾清热法，俟标热得清后，再转补肾祛寒法。

（侯吉刚，陈铁民）

类风湿关节炎医案15

患者：王某某　男　68岁

初诊：2015年8月13日

主诉：反复多关节肿痛30余年，加重半年。

现病史：患者诉30年前受凉后出现双手关节肿胀，未予重视，自行外用膏药治疗，症状稍有好转，后时有加重，遂于当地医院就诊，查相关检查（具体不详），考虑风湿病，给予止痛药物及外用药物治疗，症状无缓解，双手关节肿胀逐渐加重，晨僵，约5分钟左右，活动后可缓解，并伴周身游走性疼痛，双上肢无力，未系统诊治，再去医院就诊，自行在家休养。近3年来出现双肘、双肩、颈项部疼痛，遂在当地医院住院治疗，查RF 70.40IU/ml，ESR 140mm/h，抗CCP>200AU/ml（<2.5），诊断类风湿关节炎，予以口服药物（具体不详），控制尚可，近半年上述疼痛肿胀症状加重，遂来就诊。

现症：周身多关节肿胀疼痛，以手、腕关节为主，疼痛游窜不定，腰酸乏力明显，四肢欠温，偶有耳鸣头昏，口干少津，不欲饮水，出汗偏多，时有畏风，纳尚可，夜寐欠佳，大便偏稀，日2~3次，小便如常。舌淡白苔略厚腻，脉沉弦细尺弱。

既往史：糖尿病病史4年，目前口服二甲双胍片，控制尚可，5年前因膝关节变形故行双膝关节置换术。

过敏史：否认药物过敏史。

家族史：否认家族遗传病史。

体格检查：双手关节屈曲僵硬，双腕关节肿胀，伸展受限，关节压痛明显。

诊断：中医：尪痹

西医：类风湿关节炎

辨证：肾虚寒盛证

治法：补肾散寒，祛风利湿，活血通络

处方：

骨碎补20g	补骨脂20g	川断25g	桑寄生25g
桂枝10g	赤芍15g	桑枝25g	制元胡20g
防风15g	片姜黄12g	伸筋草25g	葛根25g
青风藤20g	秦艽25g	羌活15g	独活15g
鸡血藤30g	海风藤20g	醋龟甲30g	炙山甲10g

90剂，日一剂，水煎服，早晚两次温服

方解：方中主药骨碎补、补骨脂、川断、桑寄生补肾强骨；桂枝、赤芍调和营卫；桑枝、元胡、片姜黄通络行气，活血止痛；防风、秦艽、羌活、独活、葛根祛风胜湿，舒筋活络；伸筋草、青风藤、鸡血藤、海风藤祛风湿，通经络；醋龟甲、炙山甲为使，取其气血有情之品填髓益精并通经活络，搜剔沉疴。

二诊：2015年11月13日

患者连服3个月，疼痛及肿胀均有缓解，双手伸展活动较前明显缓解，晨僵1分钟左右，双腕无明显红肿，停药偶有反复，前方有效，药以中病，守上方稍事出入。改补骨脂为12g，虑其温补恐从热化，故减之；患者便稀，赤芍减至12g，减以护胃肠不至寒凉；增加桑寄生至30g，加强补肾壮骨之力；改桑枝30g、元胡25g、伸筋草30g、秦艽30g，加豨莶草15g以增强舒筋活络、行气止痛；去海风藤，加知母15g防止外邪郁久化热。

处方：

骨碎补20g	补骨脂12g	川断25g	桑寄生30g
桂枝10g	赤芍12g	桑枝30g	制元胡25g

防风 15g	片姜黄 12g	伸筋草 30g	葛根 25g
青风藤 20g	秦艽 30g	羌活 15g	独活 15g
鸡血藤 30g	醋龟甲 30g	炙山甲 10g	豨莶草 15g
知母 15g			

45 剂，日一剂，水煎服，早晚两次温服

三诊： 2015 年 12 月 28 日

患者续服中药 45 天，服药后双手腕关节肿痛明显缓解，偶有颈部、双肩、双肘关节疼痛，已无明显晨僵，自觉腰酸明显，肾区疼痛，右下肢有放射性疼痛，行走受限，乏力明显，口干，出汗较多，纳可，眠欠佳，大便稀日 3 次，小便正常。患者自觉腰酸明显，现年事已高，肾气亏虚，故加强壮腰固肾之力，改川断 30g，加生地 15g、杜仲 30g；颈部关节疼痛，督脉之所主，为一身阳气之所聚，故改葛根 30g 引入项背，舒解颈部之困，升达督脉之阳气；患者便稀不调，去知母清热解毒之力；患者右下肢放射痛不通，故改炙山甲以加强通经活络，用其气走窜之性引经气以达病所。

处方：

骨碎补 20g	补骨脂 15g	川断 30g	桑寄生 30g
桂枝 10g	赤芍 12g	桑枝 30g	制元胡 25g
防风 15g	片姜黄 15g	伸筋草 30g	葛根 30g
青风藤 20g	秦艽 30g	羌活 15g	独活 15g
鸡血藤 30g	醋龟甲 30g	炙山甲 15g	豨莶草 15g
生地 15g	杜仲 30g		

30 剂，日一剂，水煎服，早晚两次温服

四诊~十二诊： 2016 年 1 月 25 日~2016 年 12 月 23 日

患者前后经过 9 次诊治，历时 1 年，坚持以中药汤剂为主治疗，周身关节疼痛情况基本可以控制，偶有受凉受累后加重，在此期间以下面处方为基础进行加减。如出现夜间发热明显，加以女贞子10g、旱莲草10g、枸杞20g、知母15g滋阴退虚热之品；有胸痛气憋胃胀痛症状，调以砂仁10g、香附12g、佩兰12g行气止痛化湿；有饮食欠佳，胃痞满不适，加用焦三仙各10g、砂仁10g、陈皮15g、郁金15g，以消食化积、行气除痞；后以白术15g、山药25g养胃阴、健脾气以固其根本；出现夜尿频多，加用狗脊30g、山药25g、杜仲25g以固肾气。

处方：

骨碎补20g	补骨脂15g	川断30g	桑寄生30g
桂枝10g	赤芍15g	桑枝30g	制元胡30g
防风15g	片姜黄12g	伸筋草30g	青风藤25g
秦艽30g	羌活15g	独活15g	豨莶草15g
醋龟甲30g	炙山甲10g	醋鳖甲30g	砂仁10g
狗脊30g	丹参30g	生山药25g	生杜仲25g

90剂，日一剂，水煎服，早晚两次温服

十三诊：2017年3月13日

患者坚持随诊后，病情好转，无明显关节疼痛，劳累及受凉后偶有双手、双腕关节疼痛不适，无明显晨僵，余关节无特殊不适，无口干，眼干，纳眠可，二便调。因患者要回老家休养，要求带方续服，患者就诊2年，服药切中病机，病情缓解明显，故予以守方治疗。

处方：

骨碎补20g	补骨脂15g	川断30g	桑寄生30g
桂枝10g	赤芍15g	桑枝30g	制元胡25g
防风15g	片姜黄15g	伸筋草12g	青风藤25g
秦艽30g	羌活15g	独活15g	豨莶草15g
醋龟甲30g	炙山甲10g	醋鳖甲30g	砂仁后下10g
狗脊30g	生白术25g	泽兰15g	泽泻15g

14剂，日一剂，水煎服，早晚两次温服

【按】患者为老年男性，患病30余年，期间未能规范诊治，此证初起，风寒湿邪兼而有之，患病日久，深侵肝肾，入骨入络，形成痹阻，筋骨、经络、血气阻滞，终至关节失利，渐至变形、僵硬。关节肿胀变形，一由蕴积已久，肝肾亏耗，二由郁阻血脉，化热入络；腰酸乏力、耳鸣头昏已证患者天癸竭，地道不通；四肢欠温，皆由寒邪郁闭经络血脉，致使气血运行不畅；口干少津，不欲饮水，出汗偏多，是因湿邪弥散周身，三焦气化不及，湿邪留守关节，致关节肿胀，津液输布不达，口干而不欲饮，汗多从腠理而出；时有畏风，大便偏稀确为风邪作乱，风邪善走，流窜周身，外致肢末，内扰肠腑；舌淡白苔略厚腻为寒湿所主，脉沉弦以痛症而引，双尺弱是肝肾之气不足；痛则烦扰心神，夜寐难安。故而诊断为尪痹，肾虚寒盛证。"尪痹"这一病名，是焦树德先生在1981年提出的，主要指类风湿关节炎、强直性脊柱炎等具有关节变形、骨质受损的疾病（痹病）而言。以补充行痹、痛痹、着痹分类的不足。其病因是风寒湿之邪与痰瘀互结，导致关节肿胀疼痛畸形。在治疗此类痹证患者时有5点需要注意：①寒湿郁久必化热，需适当配以清热药。②久痹损伤筋骨，需配养血通络药。③肾为先天之本，主骨，脾为后天之本，是气血生化之源。需配补肾健脾药，固先后天之本，才可使气血得养，筋骨得复，脉络得通，正气充沛，则祛邪有力。④兼用气血有情之品填髓益精，药强力宏，又可搜剔顽疾。⑤久痹痰瘀深伏筋骨，应特别注意化痰行湿活血，血脉通畅有利于后续治疗。

（侯吉刚，陈铁民）

类风湿关节炎医案16

患者：林某　男　30岁

初诊：2017年3月12日

主诉：周身多关节对称性疼痛2年余，加重半年。

现病史：患者约2年前无明显诱因出现双踝关节交替性疼痛，足背肿胀，肤色红，肤温高，予塞来昔布后关节疼痛症状稍有好转，但未见完全缓解，后逐渐出现双腕关节交替性疼痛，伴晨僵，期间多次于外院治疗，效果未见明显缓解。1个月前在我科住院治疗，完善检查后提示诊断类风湿关节炎，予甲氨蝶呤12.5mg、1次/周，柳氮磺吡啶1.0g、3次/日，症状无明显缓解，现为求进一步诊治来诊。

现症：双踝、双腕关节疼痛，双膝关节偶有疼痛，伴晨僵，周身皮疹，无瘙痒，色红，压之不褪色，伴多汗，汗出后畏寒加重，恶风。纳可，眠差，夜尿2~3次。舌淡边有齿痕，苔淡红苔白黄，脉沉略弦。

既往史：乙肝病原携带者；否认高血压、冠心病、糖尿病病史；否认结核等传染病史；否认外伤史。

过敏史：否认药物过敏史。

家族史：否认家族遗传性疾病史。

体格检查：双腕、双踝、双膝关节压痛（＋）。

诊断：中医：尪痹

　　　　西医：类风湿关节炎

辨证：湿热证

治法：清热祛湿，活血通络凉血

处方：

桂枝 10g	白芍 10g	赤芍 6g	生甘草 10g
生姜 10g	大枣 10g	制附片 6g	豨莶草 15g
海风藤 20g	鸡血藤 25g	海桐皮 15g	伸筋草 25g
葛根 25g	生地 12g	当归 10g	川芎 10g
白鲜皮 10g	丹皮 10g		

14剂，日一剂，水煎服，早晚两次温服

方解：患者肾虚为本，湿热为标，此次发病以湿热证为急症，故遵循急则治其标为原则，先解湿热之症，故方中以豨莶草、海风藤、鸡血藤、伸筋草、海桐皮、葛根清热祛湿通络，共为君药；生地、白鲜皮、丹皮清热凉血为臣药，当归、川芎行气，气行则血行，桂枝、赤白芍、生姜、大枣调和营卫。

二诊：2017年3月29日

服用上药14剂后，患者诉双踝关节酸痛，双腕双膝关节疼痛减轻，周身皮疹较前减轻，无瘙痒，汗出改善，发热轻微，无恶寒，纳眠可，二便调。舌暗红边有齿痕苔薄略黄，脉沉细略弦滑。患者经上7剂药清热祛湿通络后，热证已解，突出表现为肾虚夹湿证，治疗当以补肾祛湿为主，佐以活血通络。方中以狗脊温补肾阳为君药；杜仲、桑寄生补肝肾、续筋骨，鹿角霜温阳强督，共为臣药；伸筋草舒筋活络，秦艽、羌活、独活、防风以祛风胜湿，桂枝、赤芍调和营卫，桑枝、元胡、片姜黄通络行气、活血止痛，共为佐药。

处方：

狗脊 25g	桑寄生 30g	杜仲 25g	鹿角霜 10g
桂枝 10g	赤芍 10g	知母 12g	防风 12g
片姜黄 12g	桑枝 20g	元胡 20g	伸筋草 20g
秦艽 25g	羌活 12g	独活 12g	连翘 30g

| 土茯苓30g | 生地12g | 当归10g | 川芎10g |

60剂，日一剂，水煎服，早晚两次温服

三诊： 2017年5月10日

患者诉双腕双踝关节疼痛轻微，其余关节无不适，周身少量皮疹色淡红，纳眠可，二便调。加丹皮、白薇清热凉血。

处方：

狗脊30g	桑寄生30g	炒杜仲25g	鹿角霜10g
桂枝10g	赤芍10g	知母15g	防风15g
片姜黄12g	桑枝20g	元胡20g	伸筋草20g
秦艽25g	羌活12g	独活12g	连翘30g
土茯苓30g	生地12g	当归10g	川芎10g
丹皮10g	白薇12g		

14剂，日一剂，水煎服，早晚两次温服

患者坚持随诊服药半年后，无明显关节疼痛，纳眠可，二便调。2017年11月7日复查ESR 2mm/h，CRP<1mg/L。嘱继服上方以维持巩固疗效。

【按】 此例类风湿关节炎是中医尪痹中肾虚湿热证，依据缓急标本原则，阎师初诊重在解除湿热标证，湿热诸症解后方为补肾治其本，故二诊补肾方中用狗脊为补肾益血、壮督脉、利俯仰之要药，作为君药。杜仲配桑寄生，杜仲可补肝肾、强腰膝，偏于补肾阴，桑寄生既能补肝肾、强筋骨，偏于补肾阴，又可祛风湿、调血脉，两药相须为用，使补肾壮腰、强健筋骨之力大增，兼可驱邪通脉；鹿角片补肾阳、益精血、强筋骨、行血消肿，但该患者为青年男性，易从阳而化热，故方中改用入肾阳之力稍弱的鹿角霜以补督脉、壮六阳、生精益髓、强壮筋骨，诸药共为臣药。佐桂枝、赤芍调和营卫，具有抵邪入侵、祛邪外出之作用；羌活配独活，羌活散风除湿为太阳经药，主治腰以上疾病，疗督脉为病，脊强而厥，独活辛散通达，胜湿活络，蠲痹止痛，主治腰以下疾病；加郁金、元胡、片姜黄行气活血，片姜黄配防风，一血一气，均入肝脾经，防风兼入膀胱经，片姜黄擅治风痹臂痛，活血行气，相互引领，祛风疗痹止痛效佳，加葛根、伸筋草，以除足太阳膀胱经之风寒湿邪、舒筋缓急，诸药皆为佐药。诸药合用，共奏补肾强督、散寒除湿、活血化瘀通络之效。

（甘晓维，孔维萍）

血清阴性类风湿关节炎医案17

患者： 于某某　女　50岁

初诊： 2017年1月16日

主诉： 周身多关节肿痛5个月余。

现病史： 患者诉5个月前无明显诱因出现多关节肿痛，以双手近端指间关节为主，屈伸受限，在当地医院就诊，考虑关节炎，为进一步明确诊断，遂前往新疆维吾尔自治区人民医院，查ANA1∶100（胞浆颗粒型）、ENA、AKA、RF、抗CCP均阴性，结合患者多关节对称性肿痛，累计双手近指、掌指关节、双腕、双膝、双踝关节，伴有晨僵大于1小时，双手双腕X线：骨质疏松，部分近节关节间隙变窄，关节面模糊，关节超声示多关节积液、滑膜增生及滑膜炎，双手MRI可见骨髓水肿，诊断为血清阴性类风湿关节炎，给予甲氨蝶呤10mg/周、羟氯喹200mg bid，来氟米特10mg qn，益赛普25mg1周2次，用药2周后周身关节肿痛有所缓解，使用益赛普1个月后停用，余药物连续服用5个月，期间未行相关检查，近来因来氟米特断药，自行停服，目前口服甲氨蝶呤、叶酸、羟氯喹控制疾病，症状有所反复，遂来就诊。

现症： 双上臂疼痛，抬举受限，双膝下蹲时疼痛，平素口干，怕冷，时有畏风，出汗偏多，伴有乏力，纳寐可，大小便如常。舌暗红苔略厚腻边有齿痕，脉沉细。舌暗红苔略厚腻边有齿痕，脉沉细。

既往史： 体健。

过敏史： 否认食物及药物过敏史。

家族史： 否认家族遗传病史。

体格检查： 双手关节屈曲僵硬，双肘、双肩关节有压痛，伸展受限，双膝骨擦音，凉髌征存在。

诊断： 中医：尪痹

西医：血清阴性类风湿关节炎

辨证： 肾虚寒湿证

治法： 补肾散寒，祛风利湿，活血通络，调和营卫

处方：

骨碎补20g	补骨脂20g	川断25g	桑寄生25g
桂枝10g	赤芍15g	桑枝25g	制元胡20g
防风15g	片姜黄12g	伸筋草25g	葛根25g
青风藤20g	秦艽25g	羌活15g	独活15g
鸡血藤30g	海风藤20g	醋龟甲30g	炙山甲10g

30剂，日一剂，水煎服，早晚两次温服

方解： 方中主药以骨碎补、补骨脂、川断、桑寄生补肾强骨；桂枝、赤芍调和营卫；桑枝、元胡、片姜黄通络行气，活血止痛；防风、秦艽、羌活、独活、葛根以祛风胜湿，舒筋活络；伸筋草、青风藤、鸡血藤、海风藤祛风湿，通经络；醋龟甲、炙山甲为使取其气血有情之品填髓益精并通经活络，搜剔沉疴。

二诊： 2017年2月20日

续服甲氨蝶呤、叶酸、羟氯喹，嘱完善胸部CT等相关检查，同时服用中药，中药连服1个月，疼痛及肿胀均有缓解，双手伸展活动较前明显缓解，晨僵1分钟左右，双臂可抬举，前方有效，药以中病，守上方稍事出入。改补骨脂为15g，虑其温补恐从热化，故减之；增加桑寄生至30g，加强补肾壮骨之力；患者便稀，赤芍减至12g，减以护胃肠不至寒凉；改元胡25g、伸筋草30g、秦艽30g，加豨莶草15g以增强舒筋活络、行气止痛；加徐长卿祛风湿兼顾健脾护胃，去海风藤加知母15g防止外邪郁久化热，龟甲30g改为醋鳖甲30g，以增强养阴

的功效；因患者经济原因，故去炙山甲。

处方：

骨碎补20g	补骨脂15g	川断25g	桑寄生30g
桂枝10g	赤芍12g	桑枝25g	制元胡25g
防风15g	片姜黄12g	伸筋草30g	葛根25g
羌活15g	独活12g	鸡血藤25g	豨莶草15g
知母15g	徐长卿15g	醋鳖甲30g	仙灵脾10g
秦艽30g			

60剂，日一剂，水煎服，早晚两次温服

三诊： 2017年5月8日

患者间断服用中药3个月余，服药后双膝关节活动较前缓解，偶有下肢浮肿，双手、双腕无明显晨僵，仍有双臂抬举不利，偶有乏力、口干，出汗较多，纳可，眠欠佳，大便、小便正常。患者出现潮热汗出，现七七任脉虚，太冲脉衰少，天癸竭，地道不通，故形坏而肾精气衰。故加强壮腰固肾之力，改川断30g，偶有下肢浮肿，考虑其肾气衰，肾主水之职失司，故加用泽兰20g、泽泻20g利水兼活血；患者仍有口干，故知母加至18g，去掉葛根，同时加强行气活血之效，桑枝改为30g，片姜黄改为15g。

处方：

骨碎补20g	补骨脂18g	桑寄生30g	川断30g
桂枝10g	赤芍12g	桑枝30g	制元胡25g
防风15g	片姜黄15g	知母18g	伸筋草30g
羌活15g	独活15g	鸡血藤30g	豨莶草15g
徐长卿15g	醋鳖甲30g	泽兰20g	泽泻20g
仙灵脾12g			

30剂，日一剂，水煎服，早晚两次温服

四诊： 2017年6月2日

患者服用中药1个月，无明显关节疼痛，劳累及受凉后偶有双手、双腕关节疼痛不适，无明显晨僵，余关节无特殊不适，无明显关节疼痛，无口干，眼干，纳眠可，二便调。患者目前无明显口干眼干，故知母减至15g；寒象较前稍弱，故补骨脂减少为15g，羌活、独活各减至12g，去掉仙灵脾，防其苦温之热，加入秦艽20g、青风藤20g，增强祛风疗效，另外秦艽为风中润剂，虑其有化燥之嫌。

处方：

骨碎补20g	补骨脂15g	桑寄生30g	川断30g
桂枝10g	赤芍12g	桑枝30g	制元胡25g
防风15g	片姜黄15g	知母15g	伸筋草25g
羌活12g	独活12g	豨莶草15g	徐长卿15g
醋鳖甲30g	泽兰20g	泽泻20g	青风藤20g
秦艽20g			

14剂，日一剂，水煎服，早晚两次温服

后半年守上方治疗，病情明显缓解，未再发作。

【按】患者为绝经期女性，发病初期因实验室检查均为阴性，未明确诊断，后依据临床症状及主要实验室检查、影像学检查诊断血清阴性类风湿关节炎明确。此类疾病同属于痹证范畴，"因风寒湿三气合而成为痹"这一痹证的总病机亦是本病的总病机。但同时本病，亦属尪痹范畴，其发病除风、寒、湿三气杂至深侵筋骨，骨损肉削，最根本的是由于机体的肝肾亏虚、气血虚弱的内在因素。肝肾不足、气血亏虚、表虚不固、复感外邪乃尪痹发生的病因病机。此外，痰浊与瘀血在历节病的发生发展过程中亦起着重要的作用。它既是疾病过程的病理产物，又是疾病发生发展的病因之一，痰瘀互结、闭阻经络、深入骨骱，则致关节肿胀、疼痛、僵硬、畸形，并使病情逐渐加重，缠绵难愈。本例患者七七之年，正值任脉虚，太冲脉衰少，天癸竭，地道不通，故形坏而精衰。加之外感风寒湿，深侵入肾，肾主骨，故出现手、肘、肩、膝关节肿痛。补肾祛寒治尪汤直戳病机，具有补肾祛寒、化湿疏风、活血通络、强筋壮骨之功。由于病已入络，致瘀血阻滞经络，出现四肢多关节固定部位疼痛，且有活动屈伸不利，故在补肾祛寒、化湿疏风基础上，宜加强活血通络之力，使瘀血除，而收良效。对于瘀血痼疾，在用药时可加入风类药如青风藤、豨莶草、秦艽，以加强祛风湿，借助风力濡养全身筋脉的功效。

（侯吉刚，陈铁民）

类风湿关节炎并发间质性肺病医案18

患者：马某　男　65岁

初诊：2018年5月6日

主诉：右膝关节疼痛6年余，加重伴双腕、双手脚肿痛1个月。

现病史：6年前无明显诱因出现关节肿痛、当地医院诊断为类风湿关节炎，曾注射英夫利西单抗两年半，后改注射类克，后因肺间质纤维化停用，改口服泼尼松10mg qod，至就诊时已服2个月。2018年4月18日患者出现膝关节疼痛加重，并伴见双腕、双手脚肿痛。血常规：白细胞10.7×10^9/L；血生化：Ur 3.37mmol/L、UA 453μmol/L；RF 1550.0IU/ml，免疫球蛋白：IgA 5.4g/L、IgM 2.51g/L。双肺CT：双肺间质性纤维化、双肺气肿、双肺散在小结节、部分钙化、冠状动脉及主动脉粥样硬化、胸膜增厚粘连、甲状腺左叶钙化灶。患者为求进一步治疗就诊于阎师门诊。

现症：双膝关节疼痛右侧尤重、双手腕MCP、PIP肿痛、咳嗽、咳吐黄色黏痰、偶有头晕、乏力、嗜睡、畏风寒、口干甚、纳可、眠差、大便时稀时溏，夜尿3~4次。舌淡红暗白苔中根部著，脉沉滑。

既往史：18年前曾行2/3胃体切除术。

过敏史：否认过敏史。

家族史：否认家族遗传病史。

体格检查：双腕、双手指无变形。

诊断：中医：尪痹

　　　　西医：1.类风湿关节炎

2.间质性肺病

辨证：肾虚标热证

治法：补肾清热理肺，活瘀通络止痛

处方：

骨碎补20g	补骨脂15g	川断25g	桑寄生25g
炒杜仲25g	桂枝10g	赤芍10g	防风15g
片姜黄12g	桑枝25g	元胡25g	知母15g
伸筋草25g	葛根25g	青风藤25g	秦艽25g
鸡血藤25g	羌活12g	独活12g	豨莶草15g
徐长卿15g	炮山甲颗粒12g		

14剂，日一剂，水煎服，早晚两次温服

方解：方中以补骨脂温补元阳为君药；杜仲、川断、桑寄生阴阳双补、强筋续骨共为臣药；桂枝、赤芍调和营卫、扶正祛邪，桑枝、元胡、炮山甲、鸡血藤活血止痛、行气通络，防风、青风藤、秦艽清热除湿、祛风通络，羌活配独活气血双调、祛风散寒除湿，伸筋草舒筋活络兼祛风湿，豨莶草祛风湿通经络，徐长卿配片姜黄行气活血、健脾除痹，知母滋阴济水共为佐药；炮山甲搜风通络为使药。全方共奏补肾理肺、清热活血通络之效。

二诊：2018年5月27日

服用上药14剂后，患者述右膝关节、双手腕MCP、PIP疼痛程度较前明显缓解，右侧肢体麻木，胸闷，偶有咳嗽、咳痰，痰黄质黏、不易咯出，偶有头晕，纳可，反酸，无恶心、呕吐，大便日行1~2次、质可，小便可。舌淡红略暗苔白边黄，脉沉滑。2018年5月3日复查：ESR 25mm/h、RF 1462.8IU/ml，抗CCP抗体 520U/ml、APF（＋）、AKA（－）。上方改川断30g、桑寄生30g以增强补肾温阳治本之功。右侧肢体麻木，故改伸筋草30g、片姜黄15g、桑枝30g以增强活血止痛、行气通络之效，偶有头晕，血压较初诊时升高现为100/50mmHg，故加入

丹参、改葛根30g、羌活15g配炮山甲、元胡、鸡血藤、桑枝等活瘀通络、养血安神，去炒杜仲；胸闷、咳嗽、咳痰、痰黄质黏、不易咯出考虑为痹证日久风寒湿邪郁久化热扰肺为咳为痰故加入苏梗、杏仁以奏理肺气、止咳痰之功，患者纳可、反酸，无恶心、呕吐，苏梗又可兼理脾胃之逆行之气。大便日行1~2次、质可，小便可。舌淡红略暗白腻苔边黄，脉沉滑。

诊治同前，守方加减。

处方：

骨碎补20g	补骨脂15g	川断30g	桑寄生30g
桂枝10g	赤芍10g	防风15g	片姜黄15g
桑枝30g	元胡25g	知母15g	伸筋草30g
葛根30g	青风藤25g	秦艽25g	鸡血藤25g
羌活15g	独活12g	豨莶草15g	徐长卿15g
炮山甲颗粒12g	苏梗12g	杏仁10g	丹参30g

30剂，日一剂，水煎服，早晚两次温服

三诊：2018年6月24日

服用上药30剂后，患者诉右膝关节虽仍有疼痛，但程度较前进一步明显缓解，仍有口干、咽干、痰多、不易咯出，颈项部僵硬酸胀、颜面部自觉肿胀，双手拇指、跖趾疼痛、晨僵、双肩部仍有不适感、纳可、睡安、二便调。舌淡红略暗白腻苔，脉沉略弦滑。

上方改桂枝12g、赤芍12g以增强调和营卫、扶助正气之力。颈项部僵硬酸胀、颜面部自觉肿胀，双手拇指、双足跖趾疼痛、晨僵、双肩部仍有不适感故改元胡30g、鸡血藤30g以增强通络行气，活血止痛之功；改知母18g以增强滋阴济水之功。

处方：

骨碎补20g	补骨脂15g	川断30g	桑寄生30g
桂枝12g	赤芍12g	防风15g	片姜黄15g

桑枝 30g	元胡 30g	知母 18g	伸筋草 30g
葛根 30g	青风藤 25g	秦艽 30g	鸡血藤 30g
羌活 15g	独活 15g	豨莶草 15g	徐长卿 15g
苏梗 12g	杏仁 10g	丹参 30g	炮山甲颗粒 12g

30剂，日一剂，水煎服，早晚两次温服

四诊：2018年7月29日

服用上药30剂后，患者诉右膝关节疼痛进一步缓解，口干、咽干、咳嗽、咳痰亦缓解，仍咳少量黄痰、肩颈部僵硬、双手拇指、足跖疼痛缓解、纳差，眠可，大便日行1~2次。舌淡红略暗白腻苔，腻较前缓解，脉沉略弦滑。

上方加炒枳壳15g、炒黄芩6g以理肺气、清肺热化痰；改补骨脂18g以增强补肾温阳之力，诸症均缓解改桂枝10g、赤芍10g，肩颈部僵硬、双手拇指、双足跖趾关节疼痛缓解改羌活12g、独活12g。

处方：

骨碎补 20g	补骨脂 18g	川断 30g	桑寄生 30g
桂枝 10g	赤芍 10g	防风 15g	片姜黄 15g
桑枝 30g	元胡 25g	知母 18g	伸筋草 30g
葛根 30g	青风藤 25g	秦艽 30g	鸡血藤 30g
羌活 12g	独活 12g	豨莶草 15g	徐长卿 15g
苏梗 12g	杏仁 10g	丹参 30g	炮山甲颗粒 12g
炒黄芩 6g	炒枳壳 15g		

30剂，日一剂，水煎服，早晚两次温服

五诊：2018年9月2日

服用上药30剂后，右膝关节已无明显疼痛，活动度较前明显改善，偶有胸闷、咳嗽、咯少量黄色黏痰，纳可，眠安，大便2日一行，小便量较前减少，舌淡红略暗白苔，脉沉。上方去徐长卿15g，增加千年健15g祛风除湿、通痹止痛、芳香健脾和胃，已无明显口干故改知母15g，偶有胸闷、咳嗽、咯少量黄色黏痰故改苏梗10g。

处方：

骨碎补20g	补骨脂18g	川断30g	桑寄生30g
桂枝10g	赤芍12g	防风15g	片姜黄15g
桑枝30g	元胡25g	知母15g	伸筋草30g
葛根30g	青风藤25g	秦艽30g	鸡血藤30g
羌活15g	独活12g	豨莶草15g	苏梗10g
杏仁10g	丹参30g	炒枳壳15g	千年健15g
炮山甲颗粒12g			

日一剂，水煎服，早晚两次温服

患者坚持规律随诊规范服药5个月余，病情好转，右膝关节、双手腕MCP、PIP关节已无明显疼痛，余关节亦无特殊不适，偶有咳嗽、咳痰，无口干，眼干，纳眠可，二便调。为巩固疗效，患者仍不远千里定期复诊。

【按】患者为老年男性，65岁，已明确诊断类风湿关节炎6年余，辗转多地，病情反复，缠绵不愈，现已出现间质性肺病，除右膝关节、双手腕MCP、PIP关节疼痛外，偶有咳嗽、咳痰不爽亦严重影响患者生活。阎师详察病情后指出该患者为老年男性素体正气不足肺肾两虚是发病基础，久居西北寒冷之处感受风寒之邪，加之病史较长且未能规范使用糖皮质激素、非甾体抗炎药等治疗药物，导致痹证日久风寒湿邪郁而化热出现寒热错杂、虚实夹杂之肾虚标热、瘀血阻络证。阎师指出该患者不仅患有类风湿关节炎，还合并有间质性肺病，中医属于尪痹的肾虚标热证。

类风湿关节炎是一种以关节滑膜慢性炎症、关节进行性破坏为特征的自身免疫性疾病，病变并非局限于关节，也可累及心、肺、肾和皮肤、血管等组织。由于肺含有丰富的血管和结缔组织而容易受累，间质性肺病是类风湿关节炎最为常见的肺部表现，早期以肺泡炎症为主，晚期表现为肺间质纤维化。本例患者，初诊时标热虽不显著，但已有口干等化热之端倪。阎师辨治时本着"治病求本，有斯证则用斯药"原则，从肾虚进行辨治，先清标热，待标热得清后渐渐转为补肾祛寒之法以治其本。久病入络，该患者病程日久已出现肺间质性病变，肺间质病变即肺间质纤维化，现代医学认为，器官纤维化具有细胞外基质增生沉积等相同的病理特点，瘀血导致肺络不通，肺失宣降，故而出现呼吸困难、气不得吸、气短、动则加重、口唇紫绀、干咳、喘憋等症状，瘀血既是肺间质病变的继发因素，也是其病程中重要的病机变化。痰浊、瘀血阻滞肺络，使肺失宣降而发病。因此在诊治类风湿关节炎合并肺间质病变之时，阎师常重用丹参养血活血、祛瘀通络，并酌情配伍行气行血之药活瘀通络，其中郁金配片姜黄取推气散之方意行气活血，使全方"动起来"。此外，阎师擅用炙山甲一方面与丹参相伍用增强其活血通络之功，又可引药归经直达病所，临床疗效显著，值得深究细考。

（刘寰宇，董秋梅）

第四篇　骨关节炎（骨痹）

骨关节炎（osteoarthritis，OA）是一种最常见的关节疾病。是以关节软骨的变形、破坏及骨质增生为特征的慢性关节病，本病的发生与衰老、肥胖、创伤、炎症、关节过度使用、代谢障碍及遗传等因素有关。临床主要表现为关节疼痛、肿胀、弹响、屈伸受限等，其常好发于负重和易被磨损的关节，如手、膝、髋、足、颈椎和腰椎关节。影像学检查X线片表现为关节间隙不等宽或变窄，关节处的骨质疏松、骨质增生或关节膨大乃至关节变形，软骨下骨板硬化和骨赘形成等。

骨关节炎属于中医学的"痹证""骨痹"范畴，研究证实，骨关节炎的发病与肝、肾、脾三脏存在着密切的相关性，病因以外感风寒湿邪、内伤肝肾不足、气血失调、跌打损伤为主。中医学认为肝肾亏虚是痹证发病的内在前提，而风寒湿邪侵袭及跌仆扭伤为发病诱因。故治疗上，应把握本虚标实的病机，针对其发病根本展开治疗。

骨关节炎医案1

患者：王某　女　60岁

初诊：2016年12月26日

主诉：双手关节疼痛变形11年。

现病史：患者11年前接触冷水后出现双手第二近端指间关节肿胀、疼痛，自行间断外涂扶他林乳剂，肿痛无明显改善。7年前患者双手第二、三掌指关节及近端指间关节先后出现肿胀、疼痛，伴轻度活动受限，就诊于当地医院，行X线检查示退行性变，未系统治疗。后双手多关节肿痛反复发作，每于受凉受风时明显。1年前双手多关节肿胀、疼痛加重，伴明显活动受限，就诊于"西苑医院"，查ESR14mm/h，风湿三项示RF、抗链"O"均阴性、CRP3.2mg/l，类风湿关节炎抗体谱阴性，双手及腕关节X线示双手退行性改变。诊断为骨性关节炎，与中药治疗（具体不详），效果不明显。

现症：双手近端指间关节、远端指间关节均肿胀疼痛，以第1、2、3近端指间关节为著，肿胀明显，伴皮温升高，活动受限。颈部偶有不适，双膝关节时有隐痛，于劳累、负重后明显。余关节无明显不适。畏寒怕冷明显，无明显乏力，无眼干、口干等特殊不适，纳食可，睡眠一般，二便调。舌淡红略暗白苔，脉沉略弦细。

体格检查：双手掌指关节轻度肿胀，轻压痛，近端指间关节肿胀、皮温升高，压痛明显，双手第2、3、4远端指间关节赫伯登结节，双膝关节骨擦音（＋）。

既往史：浅表性胃炎7年，颈椎病19年，胆囊息肉7年。否认乙肝、结核等传染病史；否认外伤史。

过敏史： 否认食物药物过敏史。

婚育史： 适龄婚育，配偶及子女体健。

个人史： 无特殊，否认烟酒史。

家族史： 否认。

诊断： 中医：骨痹

　　　　西医：骨关节炎

辨证： 肝肾亏虚，邪闭肢节，郁久化热证

治法： 补益肝肾，清热利节，活血通络

处方：

狗脊30g	川断25g	桑寄生30g	盐杜仲25g
威灵仙15g	鸡血藤25g	伸筋草25g	葛根25g
桂枝10g	赤芍15g	防风15g	片姜黄12g
知母15g	青风藤20g	秦艽20g	羌活15g
独活12g	海桐皮15g	忍冬藤30g	徐长卿15g

21剂，日一剂，水煎服，早晚分服

方解： 方中川断性微温味苦、辛、甘，归肝、脾经，偏于补肾阳，为"疏利气血筋骨第一药"，具有"补而不滞，行而不泄"之特点，补益肝肾，强筋健骨。桑寄生性微温味苦、甘，归肝、肾经，偏于补肾阴，既能补肝肾、强筋骨，又可祛风湿、调血脉。两药相须为用，共奏补肾柔肝、强筋健骨之效。狗脊性温味苦、甘，归肝、肾经，苦温能散风寒，甘温以补肝肾、强腰膝、坚筋骨。本品能行能补，《本草正义》有云："能温养肝肾，通调百脉，强腰膝，坚脊骨，利关节，而驱痹着，起痿废。"杜仲性温味甘，入肝、肾经，可补肝肾、强筋骨，《神农本草经》："主腰脊痛，补中，益精气，坚筋骨。"二药合用既能加强补肾养肝温阳之效，又能祛风除湿、强筋健骨。桂枝辛甘而温，气薄升浮，可解肌表、通阳气。赤芍性寒味酸，可敛阴液、养营血而

入里。两药相合，使营卫得调，邪气有出路。再配合滋阴润燥，入胃、肾经之知母，取仲景"桂枝芍药知母汤"之祛风除湿、通阳散寒佐以清热之意。防风、片姜黄，二药入肝、脾两经，防风行气，姜黄活血，二者相须为用，使周身气血得以运行，祛风止痛。患者以双手小关节疼痛为主证，故配合青风藤、鸡血藤、忍冬藤、伸筋草、秦艽等通透肢节、祛风除湿之药，其中青风藤入肝经，既散风寒湿痹，又舒筋活血、鸡血藤补血活血、舒筋通络、活血通经，二药并用使邪祛而不留瘀。羌活入膀胱、肾经，祛风胜湿，引药上行，达于上肢手关节，独活、海桐皮二者均入肝、肾经，可引药下行，除下肢膝关节之痹为佐药。使以威灵仙性急善走通十二经祛风除湿。诸药合用，共奏补肾养肝、祛邪利节、清热通络之效。

二诊：2017年1月16日

服药后，患者诉双手多关节肿痛较前缓解，掌指关节肿胀消退，近端指间关节及远端之间关节仍有肿胀不适，皮温正常，仍有轻度活动受限，左手为著。双膝关节仍有隐痛，于劳累、负重后明显。颈部偶有不适。畏寒怕风明显，时有自汗、盗汗。余无特殊不适。纳食可，睡眠不佳，入睡困难。二便正常。舌淡红略暗白苔，脉沉略弦细。上月方去葛根、忍冬藤，加络石藤25g、炒枣仁30g，改伸筋草30g、知母12g、秦艽25g。

诊治同前，守方加减。

处方：

狗脊30g	川断25g	桑寄生30g	盐杜仲25g
威灵仙15g	鸡血藤25g	伸筋草30g	桂枝10g
赤芍15g	防风15g	片姜黄12g	知母12g
青风藤20g	秦艽25g	羌活15g	络石藤25g
独活12g	海桐皮15g	徐长卿15g	炒枣仁30g

21剂，日一剂，水煎服，早晚分服

三诊： 2017年2月6日

服药后，患者诉双手多关节肿胀、疼痛较前缓解明显，屈伸不利减轻，双膝关节疼痛发作较前缓解，劳累、上下楼后明显，休息后可缓解。余关节无明显不适。畏寒较前好转，汗出减少，近一月偶有乳房胀痛，睡眠一般，纳食可，二便正常。舌淡红白苔，脉沉细。上方加香附25g，改川断30g、独活15g。

处方：

狗脊30g	川断30g	桑寄生30g	盐杜仲25g
威灵仙15g	鸡血藤25g	伸筋草25g	桂枝10g
赤芍15g	防风15g	片姜黄12g	知母15g
青风藤20g	秦艽20g	羌活15g	络石藤25g
独活15g	海桐皮15g	徐长卿15g	炒枣仁30g
香附25g			

56剂，日一剂，水煎服，早晚分服

四诊： 2017年4月3日

服药后，患者双手关节肿胀、疼痛缓解明显，偶有屈伸不利，活动不受明显影响。双膝关节疼痛较前缓解，骨擦音不明显。余关节无明显不适。畏寒怕风，乳房胀痛缓解，乏力不明显，汗出不明显。纳眠可，二便调。舌淡红略暗苔白，上方去香附、知母，加海风藤20g，改盐杜仲30g，鸡血藤30g，赤芍12g，络石藤30g。

处方：

狗脊30g	川断30g	桑寄生30g	盐杜仲30g
威灵仙15g	鸡血藤30g	伸筋草25g	桂枝10g
赤芍12g	防风15g	片姜黄12g	海风藤20g
青风藤20g	秦艽20g	羌活15g	络石藤30g
独活15g	海桐皮15g	徐长卿15g	炒枣仁30g

35剂，日一剂，水煎服，早晚分服

1个月余后患者双手关节及双膝关节疼痛不明显，无明显的肿胀，无活动受限，皮温正常。畏寒、怕风及汗出较前减轻，乳房胀痛好转。纳食可，睡眠可，二便调。继续门诊随诊，坚持中药治疗。

【按】患者为中老年女性，60岁，曾于11年前出现双手第二近端指间关节肿胀、疼痛，外涂药物症状无明显缓解。7年前患者双手第二、三掌指关节、近端指间关节及远端之间关节先后出现肿胀、疼痛，伴轻度活动受限，X线检查示退行性变，未系统治疗。后双手多关节肿痛反复发作，1年前肿痛加重，就诊于西苑医院，查双手及腕关节X线示双手退行性改变，即请阎师诊治，结合患者病史、体征及辅助检查结果，目前骨关节炎诊断明确。患者以双手及膝关节肿胀、疼痛，伴活动受限为主证，中医诊断为骨痹。结合脉症四诊合参，辨证属肝肾亏虚，邪闭肢节，郁久化热证，治以补益肝肾、清热利节、活血通络之法。

骨痹的发生与肝、脾、肾三脏存在密切的关系，该患者为老年女性，符合《内经》中对七七之后女性生理的描述，即"天癸竭，地道不通，形败，神衰"，故肝肾不足为其病发之基础。阎师认为，骨痹的发病为本虚标实证候，因本病多发于年迈之人，其本虚在五脏之功能渐衰，具体而言，脾为气血生化之源，脾虚则湿盛，湿聚生痰；心肺虚气血运行无力，则易聚易滞，运行不利；肝虚则气郁血涩；肾虚温煦失司，肾精亏虚，气血行于脉中艰涩易瘀。而其标实在风寒湿等外邪侵入，同时，痰瘀等病理产物互结阻于关节，病久可见郁而化热之症。故在治疗骨痹时以补肾为根本，辅以养肝柔筋之品，同时注重补益先天之本脾胃，配合调和营卫，燮理枢机，同时注意活血通络。

（陈璐，任志雄）

骨关节炎医案2

患者：符某　女　57岁

初诊：2018年1月2日

主诉：双踝关节疼痛10年余，加重半年。

现病史：患者10余年前受凉后出现双踝关节疼痛、肿胀，活动稍受限，休息后可缓解，未予重视。后双踝关节疼痛间断发作，畏寒喜暖，劳累后肿胀，关节无变形，口服中成药（具体不详）及针灸理疗等，可稍缓解。半年前患者久行后症状加重，入院行双踝关节X线片示：双踝关节退变，左内踝软组织肿胀。现为求进一步诊治，就诊阎师门诊。

现症：双踝关节肿胀疼痛，皮色不红，屈伸不利，双肩关节时有疼痛，腰膝酸软，口中黏腻不爽，胃脘胀闷，食欲欠佳，畏寒畏风，大便质稀不成形，2~3次/日，小便可。舌暗苔白黄腻，脉弦细略沉。

既往史：既往体健，否认高血压、冠心病、糖尿病病史；否认乙肝、结核等传染病史；否认外伤史。

过敏史：否认药物过敏史。

家族史：否认家族遗传性疾病史。

体格检查：双踝关节压痛（＋），局部皮温稍高，皮色不红。

辅助检查：CRP 4mg/l，ESR 28mm/h，RF、ANA抗体谱、抗CCP、AKA、APF（－）。

诊断：中医：骨痹

　　　　西医：骨关节炎

辨证：肾虚湿热证

治法：补益肝肾，化湿清热

处方：

骨碎补20g	补骨脂18g	川断30g	桑寄生30g
桂枝10g	赤芍10g	知母10g	防风15g
片姜黄15g	桑枝30g	制元胡25g	青风藤25g
秦艽30g	豨莶草15g	羌活15g	土贝母20g
独活15g	伸筋草30g	茯苓30g	连翘30g

14剂，水煎服，早中晚三次饭后半小时温服

方解：骨碎补、补骨脂、川断、桑寄生温补肝肾、强骨祛风为君药；桂枝、赤芍调和营卫、祛邪达表，防风、羌活、独活祛风散寒除湿，青风藤、秦艽、伸筋草、豨莶草祛风湿、通经络，知母祛湿清热；片姜黄、制元胡活血行气、通络止痛；土贝母苦寒开泄、化痰散结，连翘清热解毒、消肿散结，其性寒又制诸药温热太过。全方标本兼治，充分体现补益肝肾、化湿清热的治则思想。

二诊：2018年1月16日

患者诉双踝关节疼痛较前稍缓解，仍有肿胀，晨僵，活动半小时可缓解，局部皮温稍高，皮色不红，双肩关节疼痛减轻，腰膝酸软不适，口干，胃脘胀闷，食欲欠佳，大便质稀不成形，2次/日，小便可。舌暗苔白黄腻，脉弦细略沉。湿邪黏腻重浊，不易速愈，方中加炒薏苡仁30g、莲子15g以健脾渗湿，增量知母至15g以增强清热泻火、生津润燥之力。

诊治同前，守方加减。

处方：

骨碎补20g	补骨脂18g	川断30g	桑寄生30g
桂枝10g	赤芍10g	知母15g	防风15g
片姜黄15g	桑枝30g	制元胡25g	青风藤25g

秦艽 30g	豨莶草 15g	羌活 15g	土贝母 20g
独活 15g	伸筋草 30g	茯苓 30g	连翘 30g
炒薏苡仁 30g	莲子 15g		

14剂，水煎服，早中晚三次饭后半小时温服

三诊：2018年2月2日

患者诉双踝关节疼痛肿胀较前均有减轻，晨僵，活动10余分钟可缓解，局部皮温稍高，皮色不红，夜间关节喜放在被外，但不能久置，双肩无明显疼痛，腰部酸困缓解，口干，大便成形，1~2次/日，小便可。舌质红苔白黄，少津，脉弦细略沉。方中加土茯苓30g、苦地丁25g、黄柏10g以清热利湿，改元胡至30g以加强活血散瘀、理气止痛之力，改知母18g加强清热之功，患者热邪较重，减量川断25g，湿邪渐去，去莲子。

处方：

骨碎补 20g	补骨脂 18g	川断 25g	桑寄生 30g
桂枝 10g	赤芍 10g	知母 18g	防风 15g
片姜黄 15g	桑枝 30g	制元胡 30g	青风藤 25g
秦艽 30g	豨莶草 15g	羌活 15g	土贝母 20g
独活 15g	伸筋草 30g	茯苓 30g	连翘 30g
炒薏苡仁 30g	土茯苓 30g	苦地丁 25g	黄柏 10g

28剂，水煎服，早中晚三次饭后半小时温服

四诊：2018年3月6日

患者诉双踝关节疼痛肿胀较明显缓解，无明显晨僵，局部皮温不高，现行走如常，双肩无明显疼痛，腰部偶有酸痛，口干减轻，大便成形，1~2次/日，小便可。舌暗苔白，脉弦细略沉。现患者热象渐去，上方去黄柏，改知母15g，防寒凉之品久服伤及肾阳；现患者上肢无明显疼痛，去羌活，加泽兰25g以活血通络利水。

处方：

骨碎补20g	补骨脂18g	川断25g	桑寄生30g
桂枝10g	赤芍10g	知母15g	防风15g
片姜黄15g	桑枝30g	制元胡30g	青风藤25g
秦艽30g	豨莶草15g	泽兰25g	土贝母20g
独活15g	伸筋草30g	茯苓30g	连翘30g
炒薏苡仁30g	土茯苓30g	苦地丁25g	

28剂，水煎服，早中晚三次饭后半小时温服

五诊—九诊： 2018年9月10日

患者现双踝关节久行后稍觉酸痛，无肿胀，局部皮温不高，余关节无明显疼痛，无口干眼干，无明显畏寒怕热，无乏力，纳眠可，二便调。舌暗苔薄白，脉沉弦细。复查ESR、CRP（－）。嘱患者中药1剂分2~3日服用，避风寒，随诊时间3个月~6个月/次。

【按】患者为58岁，天癸已绝，肝肾亏虚，中气不足，酿湿生痰，瘀血阻络，筋骨失养而发本病。肾主骨生髓，为一身元气之本，肾精充实则髓盈骨坚，肾虚骨髓空虚则筋骨失其所养，易于感受外邪并产生痰瘀内邪而发骨痹。肝藏血主筋，为罢极之本，肝肾同源，本虚在肝肾亏虚、筋脉失养，则见腰膝酸软疼痛，劳累尤甚。痰瘀阻络，留着关节，故见关节疼痛，肿胀僵硬，血不养筋，筋骨失养，则致关节屈伸不利。肾虚外感风、寒、湿邪杂至，痹而化热，故出现关节肿痛，局部皮温稍高，口干不欲饮，舌暗苔白黄腻，少津，脉沉细略弦。

阎师以简驭繁，以寒热为纲论治骨痹，凸显实用价值。"寒热为纲"辨证论治必须基于中医风湿病的辨病共性，这一共性即为肝肾不足，风湿之邪深侵，引起风寒湿或风湿热邪痹阻经络，治疗则在"补肝肾、祛风湿"的治疗大法之上，执简驭繁，"寒者热之，热者寒之"，分别采用"祛风除湿散寒"和"祛风除湿清热"。并须防用药后邪气从

阳热化或从阴热化的问题，因为药物干预后，原来的疾病病态平衡会被打破，治疗的目的是补益肝肾、祛除风寒湿热之邪，使患者重新回到生理的健康平衡状态，这也体现出阎师用药注重审证求因，有是证用是药，以达到寒热平衡。

（王琬茹，任志雄）

骨关节炎医案3

患者：李某　男　76岁

初诊：2017年5月10日

主诉：多关节疼痛20年余，加重半年。

现病史：患者20余年前无明显诱因出现双膝关节、腰部疼痛，未予治疗，后逐渐出现双髋、双踝、双肩、颈部等关节疼痛，就诊于当地医院诊断为骨关节病，予止痛等对症治疗，患者症状缓解。半年前着凉后多关节疼痛加重，就诊于当地医院查RF、ASO、CRP正常，ESR 40mm/h，膝关节X线示双胫骨髁间隆突增生变尖，关节面硬化，双髌骨外上缘骨刺赘生，膝关节侧缘骨质增生。颈椎MRI示颈椎退变，C_{2-3}、C_{3-4}、C_{4-5}、C_{5-6}椎间盘突出，诊断为骨关节炎，予口服硫酸氨基葡萄糖0.6g tid、洛索洛芬60mg tid，疼痛间断发作，现为求进一步中医诊治来诊。

现症：左髋、左肩、左踝、双膝关节疼痛不适、僵硬，无红肿，行动时疼痛加重，腰痛，平素自觉怕冷明显，受凉后疼痛加重，得温则痛减，余关节无特殊不适，头晕，乏力，无明显眼干、口干，纳眠可，二便调。舌暗红苔白，脉沉细。

既往史：否认。

过敏史：否认药物过敏史。

家族史：否认。

体格检查：左髋、左肩、左踝、双膝关节压痛，无红肿，双膝关节骨摩擦音，凉髌征消失，左侧4字试验阳性。

诊断：中医：骨痹

西医：骨关节炎

辨证：寒湿痹阻证

治法：补益肝肾，散寒除湿

处方：

骨碎补20g	补骨脂10g	桑寄生25g	生杜仲25g
狗脊25g	仙灵脾15g	鸡血藤15g	青风藤15g
海桐皮15g	白芍10g	炒白术15g	桂枝10g
桑枝25g	泽兰15g	泽泻20g	天麻12g
钩藤20g	橘红15g	茯苓20g	茺蔚子12g

14剂，日一剂，水煎服，早晚两次温服

方解：方中以骨碎补、补骨脂温补肝肾、壮筋骨、祛骨风为君药；仙灵脾、杜仲、狗脊、桑寄生加强补肾养肝温阳的作用，又能祛风除湿强筋骨为臣药；青风藤、海桐皮、鸡血藤散风寒湿痹、舒筋活血。泽兰、泽泻活血化瘀兼利水消肿，桂枝、白芍调和营卫，茯苓、白术、橘红以健脾和胃、渗湿化痰，天麻、钩藤补肝肾阴虚之不足，共为佐药。诸药合用，共奏补益肝肾、散寒除湿、活血通络之效。

二诊：2017年6月7日

服用上药14剂后，患者诉怕冷稍缓解，自觉髋、膝、踝、肩关节冷痛稍减轻，关节疼痛，无肿胀感，活动不利，晨僵，腰背部僵痛不适，余关节无明显不适，仍有头晕，无头痛，无视物旋转，无口干，纳食可，夜寐佳，大便1~2日一行，舌暗红苔薄白，脉沉细。患者头晕，上方加龟甲30g，既能滋阴潜阳，治疗阴虚阳亢头晕，又能补肾、强骨。增量桑寄生30g、狗脊30g、补骨脂15g以增强补肝肾强腰膝之效，加羌活12g、独活12g以增强祛风除湿之力。患者左髋关节疼痛，为湿浊与血瘀合邪滞于胆（肝）经之环跳穴深处，增量泽兰20g、泽泻25g增强活血通络利水之效。

诊治同前，守方加减。

处方：

骨碎补20g	补骨脂15g	桑寄生30g	生杜仲25g
狗脊30g	仙灵脾15g	鸡血藤15g	青风藤15g
海桐皮15g	白芍10g	炒白术15g	桂枝10g
桑枝25g	泽兰20g	泽泻25g	天麻12g
钩藤20g	橘红15g	茯苓20g	茺蔚子12g
羌活12g	独活12g	龟甲30g	

14剂，日一剂，水煎服，早晚两次温服

三诊：2017年7月5日

患者诉近1个月怕冷明显缓解，关节冷痛程度较前减轻，行走及晨起时关节僵硬缓解，头晕、乏力亦减轻，无明显口干、眼干等特殊不适，纳食可，夜寐佳，二便可，舌暗红苔白，脉沉细。上方加锁阳12g以加强温补肾阳之力，缓解关节冷痛症状。加千年健15g以加强祛风湿、强筋骨、温通活血之力，并有调和脾胃之功。

处方：

骨碎补20g	补骨脂15g	桑寄生30g	生杜仲25g
狗脊30g	仙灵脾15g	鸡血藤15g	青风藤15g
海桐皮15g	白芍10g	炒白术15g	桂枝10g
桑枝25g	泽兰20g	泽泻25g	天麻12g
钩藤20g	橘红15g	茯苓20g	茺蔚子12g
羌活12g	独活12g	锁阳12g	千年健15g

14剂，日一剂，水煎服，早晚两次温服

患者坚持随诊服药1年，病情好转，无明显关节疼痛，劳累及受凉后偶有膝、腰背部不适，无明显晨僵，无头晕，纳眠可，二便调。

2017年8月2日复查ESR 9mm/h，CRP<1mg/L。嘱继服中药以维持巩固疗效。

【按】此例骨关节炎为中医骨痹的寒湿痹阻证。因患者年事渐高，肝肾亏虚，中气不足，酿湿生痰，瘀血阻络，筋骨失养致病。本证在肝肾亏虚、痰瘀阻络基础上发生，由于正气不足，卫外受损，使机体易于感受风寒湿邪。寒性凝滞，主收引，寒流关节，痹阻气血，故见关节冷痛，屈伸不利。寒为阴邪，遇寒则血愈凝涩，得热则舒，畏寒恶风且夜间加重。又湿性重浊黏滞，湿注经络关节，气血运行受阻愈甚，且病情缠绵难愈。舌暗红、苔白，脉沉细。阎师认为此均为寒湿浊瘀痹阻之象。

《素问·长刺节论》曰："病在筋，筋挛节痛，不可以行，名曰筋痹。""病在骨，骨重不可举，骨髓酸痛，寒气至，名曰骨痹。"《素问·痹论》曰："骨痹不已，复感于邪，内舍于肾。"阎师依据《内经》理论及全国名老中医焦树德教授学术思想，提出了"补益肝肾、祛痰通络"为主的治疗法则，并创立了骨痹通方，作为治疗骨痹的基础方药，并在以"寒热为纲"辨治骨关节炎"肝肾亏虚"共性的基础上，依据"寒热为纲"的学术思想深入辨证，形成基于"肾虚"的以"寒热为纲"辨治膝骨关节炎的方案。寒湿痹阻证主症见膝、手、髋等关节冷痛，屈伸不利，局部皮色不红，触之不热，畏风畏寒，得热则舒，夜间痛重，兼症见纳谷欠佳，或大便稀溏，小便清长。本案例依据症状和舌苔脉象辨证属于寒湿痹阻证无误，依据阎师理论，在补益肝肾、祛痰通络的基础上加以散寒除湿中药，收效明显。此外，本案例中患者头晕属于肝肾阴虚、肝阳上亢之征，予天麻、钩藤、龟甲补肝肾阴虚之不足，取天麻钩藤饮之意。

（刘赛，任志雄）

骨关节炎医案4

患者： 高某　女　67岁

初诊： 2017年9月27日

主诉： 间断全身多关节疼痛10年，加重1个月。

现病史： 患者10年前着凉后腰、膝关节疼痛，无红肿，无畸形，无晨僵，关节活动时有摩擦音，热敷理疗后缓解，未给予特殊诊治。此后患者着凉或活动量大时易出现腰、膝关节疼痛，并逐渐出现髋、肩、手指关节疼痛，行热敷理疗及口服抗炎止痛药可自缓慢缓解。1个月前淋雨后再次出现腰、膝、髋、肩、手指关节疼痛，无红肿，无皮疹，伴有晨僵10余分钟，活动后缓解，右手DIP2可见赫伯登结节，外院查ESR 17mm/H，CRP<0.32mg/L，RF <11IU/ml，ASO<146 IU/mL，膝关节X线示双膝关节髁间隆突、胫骨平台关节面边缘增生，髌骨后缘增生，膝关节间隙及髌骨关节间隙稍狭窄，诊断为骨关节炎，予硫酸氨基葡萄糖0.628g，3次/日，洛索洛芬60mg，3次/日，症状缓解，现为求进一步诊治来诊。

现症： 腰、膝、髋、肩、手指关节疼痛，上下楼梯及蹲起时膝关节疼痛加重，无红肿，无皮疹，伴有晨僵10余分钟，活动后缓解，余关节无特殊不适，畏寒怕风，得热则舒，口干，纳眠可，大便干，小便调。舌暗苔白，脉弦细。

既往史： 既往体健，否认高血压、冠心病、糖尿病病史；否认乙肝、结核等传染病史；否认外伤史。

过敏史： 否认药物过敏史。

家族史： 否认家族遗传性疾病史。

体格检查： 右手DIP2可见赫伯登结节，双膝关节骨擦音，双膝内侧间隙压痛，其余关节无红肿。

诊断： 中医：骨痹

西医：骨关节炎

辨证： 寒湿痹阻证

治法： 补益肝肾，散寒除湿，活血化瘀通络

处方：

骨碎补20g	补骨脂15g	川断30g	桑寄生30g
赤芍10g	片姜黄12g	桑枝30g	元胡25g
伸筋草30g	秦艽25g	豨莶草15g	羌活12g
独活12g	徐长卿15g	郁金15g	丹参30g
桂枝10g	防风15g	生地15g	天冬10g
党参10g			

14剂，日一剂，水煎服，早晚两次温服

方解： 方中骨碎补补肾强骨，补骨脂补肾壮阳，共为君药。川断配桑寄生，川断可补肝肾、强腰膝，偏于补肾阳，为"疏利气血筋骨第一药"，桑寄生既能补肝肾、强筋骨，偏于补肾阴，又可祛风湿、调血脉，两药相须为用，使补肾壮腰、强健筋骨之力大增，兼可驱邪通脉，共为臣药。佐桂枝、赤芍调和营卫，具有抵邪入侵、祛邪外出之作用；羌活配独活，羌活散风除湿为太阳经药，主治腰以上疾病，疗督脉为病，脊强而厥，独活辛散通达，胜湿活络，蠲痹止痛，主治腰以下疾病；加郁金、元胡、片姜黄行气活血，片姜黄配防风，一血一气，均入肝、脾经，片姜黄擅治风痹臂痛，活血行气，相互引领，祛风疗痹止痛效佳。髋之部位乃胆经循行之位，且肝胆相为表里，郁金为引经药，入肝、胆经，具有疏肝解郁、活血通络之效。伸筋草、秦艽、徐长卿、豨莶草共行祛风除湿、通络止痛之用，诸药皆为佐药。

诸药合用，共奏补益肝肾、散寒除湿、活血化瘀通络之效。

二诊：2017年10月11日

服用上药14剂后，患者诉腰、膝、髋、肩、手指关节疼痛程度较前有缓解，晨僵、口干亦缓解，仍有畏寒怕风，纳眠可，大便干，小便调，舌暗红苔白，脉弦细。上方加生白术30g、黄芪15g以益气固表，加海桐皮15g以加强祛风湿通络止痛之力。患者口干缓解，原方去天冬。

诊治同前，守方加减。

处方：

骨碎补20g	补骨脂15g	川断30g	桑寄生30g
赤芍10g	片姜黄12g	桑枝30g	元胡25g
伸筋草30g	秦艽25g	豨莶草15g	羌活12g
独活12g	徐长卿15g	郁金15g	丹参30g
桂枝10g	防风15g	生地15g	海桐皮15g
生白术30g	黄芪15g		

14剂，日一剂，水煎服，早晚两次温服

三诊：2017年10月25日

患者诉近期腰、膝、髋、肩、手指关节疼痛程度较前明显缓解，几乎无明显晨僵，纳眠可，仍有畏寒怕风、大便干，舌暗红苔白，脉弦细。上方加肉苁蓉30g、生白术35g以润燥滑肠增强通便之力，且能补肾益精，增加赤芍12g、生地25g既能活血祛瘀通络，又能制肉苁蓉、黄芪、生白术等药温热之性。加鸡血藤30g增强活血舒筋活络之力。

处方：

骨碎补20g	补骨脂15g	川断30g	桑寄生30g
赤芍12g	片姜黄15g	桑枝30g	元胡25g

伸筋草30g	秦艽25g	豨莶草15g	羌活12g
独活12g	徐长卿15g	郁金15g	丹参30g
桂枝10g	防风15g	生地25g	生白术35g
黄芪18g	鸡血藤30g	肉苁蓉30g	

14剂，日一剂，水煎服，早晚两次温服

患者坚持随诊服药2个月后，病情好转，无明显腰、膝、髋、肩、手指关节疼痛，无晨僵，偶有畏寒怕风，无口干，纳眠可，二便调。2017年11月29日复查ESR 9mm/h，CRP<0.2mg/L。嘱继服上方以维持巩固疗效。

【按】患者为老年女性，于10年前着凉后腰、膝关节疼痛，后逐渐出现髋、肩、手指关节疼痛，喜温怕冷，无红肿，无皮疹，伴有晨僵10余分钟，活动后缓解，1个月前淋雨后症状加重，ESR、CRP、ASO、RF均正常，膝关节X线示"双膝关节髁间隆突、胫骨平台关节面边缘增生，髌骨后缘增生，膝关节间隙及髌骨关节间隙稍狭窄"，即请阎师诊治，西医诊断为骨关节炎，中医诊断为骨痹，辨证属寒湿痹阻证。

阎师在治疗中重视四气五味在配方中的使用，《神农本草经》序录云："药有酸咸甘苦辛五味，又有寒热温凉四气。"这是有关药性基本理论之一的四气五味的最早概括。四气，就是寒、热、温、凉四种药性。寒凉和温热是对立的两种药性；寒和凉之间、热和温之间，是程度上的不同，也就是说药性相同，但在程度上有差别，温次于热、凉次于寒。阎师在用药时善于温热与寒凉药物的配伍使用，如本医案中增加肉苁蓉、黄芪、生白术等温性药物的剂量后，阎师亦增加了赤芍、生地等寒凉药物的用量。其他如徐长卿配伍千年健，葛根配伍片姜黄，葛根配伍防风，川楝子配伍元胡等都体现了这一学术思想。

（刘赛，任志雄）

骨关节炎医案5

患者： 张某某　女　69岁

初诊： 2017年5月21日

主诉： 双膝关节肿胀疼痛5年，加重7个月。

现病史： 患者5年前无明显诱因出现双膝关节疼痛，肿胀，右侧为重，于北京同仁医院系统检查，明确诊断为双膝骨性关节炎、滑膜炎，给予局部关节腔内注射玻璃酸钠，症状未见明显缓解，后就诊于北京医院，给予骨疏康胶囊、硫酸氨基葡萄糖胶囊等药物治疗，休息时症状稍减轻，活动疼痛仍明显。7个月前出现上述症状加重，双膝关节活动轻度受限，局部疼痛肿胀，伴骨擦音，就诊于北医三院，行双膝关节片示：双膝退行性病变，右膝关节髌骨软化，双膝骨质增生。查骨密度示：骨量减少。RF、AKA、APF、抗CCP抗核抗体谱阴性，明确诊断为骨性关节炎，严重骨质疏松。给予硫酸氨基葡萄糖胶囊、骨化三醇软胶囊、尪痹片、痹祺胶囊等药物口服，并予以注射用玻璃酸钠关节腔内注射，并于东直门中医院行自制外用药包外敷，症状缓解不明显，遂于我院风湿免疫专家门诊就诊。

现症： 双膝关节肿胀疼痛，无力，右侧为重，活动时伴骨擦音，局部皮温略高，腰背部酸痛、发凉感，脐周及少腹部发凉感，畏寒，纳食可，睡眠可，二便调。舌淡红，苔薄黄，脉沉略弦细。

既往史： 既往体健，否认高血压、冠心病、糖尿病病史；否认乙肝、结核等传染病史；否认外伤史。

过敏史： 否认药物过敏史。

家族史： 无家族遗传病史。

体格检查：双膝关节肿胀，皮温略高，骨擦音明显，凉髌征消失，浮髌试验（±）。

诊断：中医：骨痹、骨痿

　　　　西医：膝骨性关节炎，骨质疏松

辨证：肝肾亏虚证

治法：补肝肾，强筋骨，活血络，止痹痛

处方：

骨碎补20g	补骨脂15g	川断25g	桑寄生25g
桂枝10g	赤芍10g	防风12g	片姜黄12g
桑枝25g	制元胡25g	青风藤20g	秦艽25g
羌活12g	独活12g	豨莶草15g	徐长卿15g
鸡血藤25g	醋鳖甲30g	泽兰20g	泽泻20g
炮山甲6g			

14剂，日一剂，水煎服，早晚分服

方解：方中以骨碎补、补骨脂补肾活血、壮阳为君。川断、桑寄生滋补肝肾、强筋骨，桂枝温经通脉、调和营卫，赤芍活血止痛，四药合用为臣。片姜黄、桑枝温经通络、祛风寒，制元胡行气止痛，青风藤、秦艽、羌活、豨莶草、徐长卿祛风湿、止痹痛、利关节，独活除久痹，且性善下行，以祛下焦与筋骨间的风寒湿邪，鸡血藤温经、养血、通络，鳖甲滋阴清热，诸药共用为佐。使药以泽泻入气分，利水渗湿而泄热；泽兰入血分，活血祛瘀，消散瘀滞，并能消肿利水。二药配合，气血同治，利水行血消肿。炮山甲活血通络，引药直达病所。诸药合用，共奏补肾壮阳、强筋健骨、通利关节之效。

二诊：2017年6月4日

服上药14剂后，患者诉腰背部酸痛、发凉感缓解，双膝关节肿胀减轻，活动后仍觉疼痛，局部皮温略高，右侧为重，畏寒减轻，脐周发凉感缓解，少腹部仍有发凉感，纳食可，睡眠可，大便2~3次/天，

小便调。舌淡红，苔薄黄中略厚，脉沉略弦细。患者双膝关节肿胀、腰背部酸痛减轻，予以原方基础上减量为独活10g、泽兰15g、泽泻15g，关节局部皮温高，予以加土茯苓20g清热除湿、通利关节。

诊治同前，守方加减。

处方：

骨碎补20g	补骨脂15g	川断25g	桑寄生25g
桂枝10g	赤芍10g	防风12g	片姜黄12g
桑枝25g	制元胡25g	青风藤20g	秦艽25g
羌活12g	独活10g	豨莶草15g	徐长卿15g
鸡血藤25g	醋鳖甲30g	泽兰15g	泽泻15g
炮山甲6g	土茯苓20g		

14剂，日一剂，水煎服，早晚两次温服

三诊：2017年6月18日

患者诉服药近1个月双膝关节肿胀明显减轻，活动量大后感乏力，上下楼活动时偶感双膝关节疼痛，右侧明显，右膝关节局部皮温略高，双下肢偶感畏寒，纳食可，大便1~2次/天，睡眠可，小便调。舌淡略红，苔白略腻，脉沉略弦细。患者关节局部仍有热感，活动后疼痛，舌淡略红，苔白略腻，予原方基础上加连翘15g、土茯苓改15g清热祛湿，加络石藤20g强筋骨、利关节，双下肢畏寒并加千年健15g加强温经散寒、祛风湿、壮筋骨之效。

处方：

骨碎补20g	补骨脂15g	川断25g	桑寄生25g
桂枝10g	赤芍10g	防风12g	片姜黄12g
桑枝25g	制元胡25g	青风藤20g	秦艽25g
羌活12g	独活10g	豨莶草15g	徐长卿15g
鸡血藤25g	醋鳖甲30g	泽兰15g	泽泻15g

| 炮山甲6g | 土茯苓15g | 连翘15g | 络石藤20g |
| 千年健15g | | | |

21剂，日一剂，水煎服，早晚两次温服

四诊： 2017年7月16日

服药后患者右膝关节肿痛缓解，局部皮温正常，双下肢畏寒缓解，偶有右大腿外侧发凉，时有乏力、腹胀，余一般状况可，饮食、睡眠尚可，大小便正常。舌淡红，苔白，脉沉略弦。经治疗后患者膝关节疼痛肿胀缓解，关节局部皮温正常，予原方基础上去土茯苓、连翘、络石藤。患者偶有乏力、腹胀，加生黄芪15g、桑寄生改30g加强补中益气、滋补肝肾、强健筋骨之效，并加枳壳12g行气消胀，且与片姜黄相伍为"推气散"之意，此起"气行血行"之效。

处方：

骨碎补20g	补骨脂15g	川断25g	桑寄生30g
桂枝10g	赤芍10g	防风12g	片姜黄12g
桑枝25g	制元胡25g	青风藤20g	秦艽25g
羌活12g	独活10g	豨莶草15g	徐长卿15g
鸡血藤25g	醋鳖甲30g	泽兰15g	泽泻15g
炮山甲6g	千年健15g	生黄芪15g	枳壳12g

14剂，日一剂，水煎服，早晚两次温服

经治疗后患者双膝关节肿胀疼痛明显减轻，腰背部酸痛、发凉感缓解，现病情基本稳定，嘱其定期门诊复诊。

【按】 本例双膝骨性关节炎属于中医骨痹之肝肾不足证。本患者年岁已高，为近七十岁老者，长期劳作日久，致肝肾亏虚，正气不足，卫外受损，使机体易于感受风寒湿邪。寒性凝滞，主收引，寒留关节，瘀阻气血，故见关节疼痛，屈伸不利。又湿性重浊黏滞，气血运行受阻，筋骨失养愈甚，湿气聚而成形为痰，流注经络关节，在骨为赘，久之痰瘀互为因果、互相影响，以致病情缠绵难愈而为骨痹，故可见膝关节疼痛、肿胀、僵硬、屈伸不利。

《素问·脉要精微论》曰："膝者，筋之府，屈伸不能，行则偻附，筋将惫矣。"说明膝关节正是骨痹的主要好发部位。外邪是骨痹发病的诱因，但其重要的病理因素是痰和瘀，KOA患者的关节外观常表现为肿胀僵硬，甚至变形，阎师认为这是痰瘀胶结于经络关节的重要特征。阎师强调骨痹的治疗应以"肾虚"为根本，以"寒热辨证"为纲，以补益肝肾为主，兼化瘀活血，结合其寒热辨证的方法，常用经验方"骨痹通方"为基础方，偏寒者则合桂枝附子汤加减，偏热者则合四妙汤加减治之。结合本案例，患者高龄，平素劳作过之，肝肾不足，风寒湿邪乘虚而入致骨损、筋挛、络阻、湿滞之"骨痹"，常服温热之品，加之久病亦有化热之势，但热非极甚，故而在临证方中加入清热利节之品，如青风藤、络石藤、千年健等，络石藤此物善走经脉，通达肢节，如《别录》：主大惊入腹，除邪气，养肾，主腰髋痛，坚筋骨，利关节。如《本草正义》：千年健，今恒用之于宣通经络、祛风逐痹，颇有应验。盖气味皆厚，亦取其辛温走窜之作用。诸药合用则药到病除，终获佳效。

（王春苹）

骨关节炎医案6

患者：马某　　女　　48岁

初诊：2015年10月18日

主诉：右腕关节疼痛40天，双膝关节疼痛2天。

现病史：患者1年前无明显诱因出现双膝关节疼痛，局部皮温正常，无肿胀，上楼困难，就诊于二炮总医院骨科，查双膝关节X线示：双膝关节退行性病变；骨密度检查未见异常，实验室检查未见异常。诊断为双膝骨关节炎，给予硫酸氨基葡萄糖胶囊2粒口服，3次/日，芬必得口服止痛治疗，经治疗双膝关节疼痛缓解。半年前左手腕开始疼痛，40天前右腕关节出现针刺样疼痛。2天前双膝关节再次出现疼痛，关节无肿胀，局部皮温正常。现为求进一步诊治来诊。

现症：双膝关节疼痛，屈伸稍受限，上楼时明显，无肿胀，皮温正常。双腕关节针刺样疼痛，局部无肿胀，皮温正常。自觉身热，少汗，关节畏寒，纳可，眠可，二便调。舌淡红白苔，边有齿痕，脉沉略弦细。

既往史：既往体健。否认高血压、冠心病、糖尿病病史；否认乙肝、结核等传染病史；否认外伤史。

过敏史：否认药物过敏史。

家族史：否认家族遗传性疾病史。

体格检查：双膝关节骨擦音明显，局部压痛（＋），双膝凉髌征存在。

辅助检查：双膝关节X线片示：双膝关节退行性病变；骨密度未

见异常；实验室检查未见异常。

诊断：中医：骨痹

西医：双膝骨关节炎

辨证：肾虚寒侵，瘀血阻络

治法：补肾壮骨，养肝荣筋，除湿利节，活血通络

处方：

骨碎补20g	补骨脂15g	川断25g	桑寄生25g
桂枝10g	赤芍10g	防风15g	片姜黄12g
桑枝25g	制元胡20g	威灵仙15g	青风藤20g
秦艽25g	鸡血藤30g	海风藤20g	盐杜仲25g
伸筋草30g	炮山甲6g		

14剂，日一剂，早晚分服

方解：方中以骨碎补、补骨脂为补肾壮骨，为君药；川断、桑寄生增强补肝肾、强筋骨之力，共为臣药；桂枝、防风、桑枝、秦艽、盐杜仲、青风藤、片姜黄、海风藤、伸筋草，散风寒湿邪而止痹痛为佐药；赤芍、制元胡、鸡血藤活血止痛共为使。全方共奏补肾壮骨，补肝荣筋，活络利节，活血通络。

二诊：2015年10月21日

服药后症情减轻，双膝、双腕疼痛发作频次、程度均减轻，膝关节、腕关节无明显发热，疼痛遇寒加重，纳可，二便调，舌淡红白苔，脉沉弦细。服药后患者症情减轻，加强补肾壮骨通络药物治疗，改桑寄生30g、川断30g，二药均入肝、肾经，川断偏于温补肝肾、强筋壮骨，桑寄生性苦、甘、平，苦能燥，甘能补，偏补肾阴，祛风湿又长于补肝肾、强筋骨，对痹证日久，伤及肝肾，腰膝酸软，筋骨无力者尤宜，二药合用增强补肝肾、强筋骨、祛风湿之效。赤芍性苦、微寒，归肝经，清热凉血、散瘀止痛，与川断相配，防川断温补太过生火之弊。桑枝归肝经，祛风湿、利关节，性平，祛风湿而善达四肢经络，

通利关节，痹证新久、寒热均可应用，尤宜于关节酸痛麻木者。秦艽，祛风湿，通络止痛，退虚热，清湿热，辛散苦泄，质偏润而不燥，为风药中之润剂，风湿痹痛，筋脉拘挛，骨节酸痛，无论寒热新久均可配伍应用，其性偏寒，与赤芍一起可牵制仙灵脾。川断火热之性，加强健脾除湿之效。海桐皮，祛风湿、通络止痛，性苦、辛，平，辛能散风，苦能燥湿，主入肝经，能祛风湿，行经络，止疼痛，达病所，尤善治下肢关节痹痛。仙灵脾味辛、甘，温，归肾、肝经，辛温散寒、祛风胜湿，入肝肾强筋骨。诸药合用补肝肾强筋骨，通利关节，活血祛瘀止痛。

诊治同前，守方加减。

处方：

骨碎补20g	补骨脂15g	川断30g	桑寄生30g
桂枝10g	赤芍12g	防风15g	片姜黄12g
桑枝30g	制元胡20g	威灵仙15g	青风藤20g
秦艽30g	鸡血藤30g	海风藤20g	海桐皮15g
伸筋草30g	仙灵脾10g	炮山甲6g	

28剂，日一剂，早晚分服

三诊： 2015年11月22日

服药后症情减轻，日渐疼痛缓解较前明显，发生次数减少。关节处仍有畏寒，程度减轻，纳可，大便1~2次/日，微溏稀，小便调，舌暗红白苔，脉沉略弦滑。海风藤，辛、苦，微温，归肝经，祛风湿，通络止痛，辛散、苦燥、温通，为治风寒湿痹，肢节疼痛，筋脉拘挛，屈伸不利的常用药。松节，苦、辛，温，归肝、肾经，祛风湿，通络止痛，辛散苦燥温通，能祛风湿，通经络而止痛，入肝肾而善祛筋骨间风湿，性偏温燥，尤宜于寒湿偏盛之风湿痹证。豨莶草止痛，壮筋骨，消风散热，除筋骨疼痛。患者关节畏寒加强祛风强筋健骨、利节药物治疗，海风藤、松节、豨莶草加强祛风寒通络止痛之效。

处方：

骨碎补 20g	补骨脂 15g	川断 30g	桑寄生 30g
桂枝 10g	赤芍 12g	防风 15g	片姜黄 12g
桑枝 30g	制元胡 20g	威灵仙 15g	青风藤 20g
秦艽 25g	鸡血藤 30g	海风藤 30g	海桐皮 15g
伸筋草 30g	仙灵脾 10g	松节 12g	豨莶草 15g
炮山甲 6g			

14 剂，日一剂，早晚分服

四诊： 2015 年 12 月 6 日

服药后症状进一步减轻，腕部仍有疼痛，双膝关节疼痛已不影响活动。膝关节畏寒畏风，纳可，二便调，舌暗红白苔，脉沉略弦滑。患者风寒之邪较重，关节疼痛，加强补肝肾、强筋骨、祛风除湿止痛药物治疗，改制元胡 25g、青风藤 25g、秦艽 30g、松节 15g 以加强祛风寒、除湿通络止痛之效。

处方：

骨碎补 20g	补骨脂 15g	川断 30g	桑寄生 30g
桂枝 10g	赤芍 12g	防风 15g	片姜黄 12g
桑枝 30g	制元胡 25g	威灵仙 15g	青风藤 25g
秦艽 30g	鸡血藤 30g	海风藤 30g	海桐皮 15g
伸筋草 30g	仙灵脾 10g	松节 15g	豨莶草 15g
炮山甲 6g			

14 剂，日一剂，早晚分服

五诊： 2015 年 12 月 20 日

服药后腕关节疼痛不适缓解，膝关节症状缓解，劳累受凉后腕、膝出现酸软不适，自觉身热，纳可，眠安，二便调。舌淡红白苔，脉沉略弦滑。患者受凉后腕、膝关节酸软不适寒湿之邪偏重，加强温阳散寒药物治疗改桂枝12g，关节活动可去威灵仙、仙灵脾、松节通利关节之药物。患者自觉身热为阴虚内热所致。病情日久加之寒湿留恋，形成痰瘀，加醋鳖甲以滋阴潜阳、软坚散结，亦可引诸药直达病所。患者自觉身热，为肾阴虚，虚火所至，知母清热泻火、生津润燥，入肾经而能滋肾阴、泻肾火。患者关节疼痛加徐长卿以加强祛风止痛、芳香健脾、除湿之效。

处方：

骨碎补20g	补骨脂15g	川断30g	桑寄生30g
桂枝12g	赤芍12g	防风15g	片姜黄12g
桑枝30g	制元胡25g	知母15g	青风藤25g
秦艽30g	鸡血藤30g	海风藤30g	海桐皮15g
伸筋草30g	徐长卿15g	醋鳖甲30g	豨莶草15g
炮山甲6g			

21剂，日一剂，早晚分服

六诊： 2016年1月10日

服药后症情减轻，双手腕不适疼痛明显减轻，无畏寒，双膝关节劳累后时疼痛，屈伸尚利，关节畏寒畏风，纳可，大便1~2次/日，时溏便，小便调，舌淡红白苔根黄，脉沉略弦滑。患者畏风寒营卫不调，劳累后关节疼痛改桂枝10g、赤芍10g以调和营卫，改海风藤25g、知母18g、松节15g滋阴通利关节。患者大便偏稀，醋鳖甲偏寒故去醋鳖甲。

处方：

骨碎补20g	补骨脂15g	川断30g	桑寄生30g
桂枝10g	赤芍10g	防风15g	片姜黄12g
桑枝30g	制元胡25g	知母18g	青风藤25g
秦艽30g	鸡血藤30g	海风藤25g	海桐皮15g

伸筋草30g	徐长卿15g	豨莶草15g	松节15g
炮山甲6g			

21剂，日一剂，早晚分服

七诊：2016年1月31日

服药后症状减轻，仍有双手腕关节疼痛，然劳累活动后疼痛程度较前明显减轻，畏寒，四末不温仍作，纳可，二便调，舌淡红薄白苔，脉沉略弦滑。患者畏寒寒，邪明显改桂枝12g、赤芍12g、海风藤30g、知母15g，加强调和营卫、滋阴祛风药物。仙灵脾10g，以加强补肾阳、强筋骨祛风湿治疗。关节不利症状减轻故去松节。

处方：

骨碎补20g	补骨脂15g	川断30g	桑寄生30g
桂枝12g	赤芍12g	防风15g	片姜黄12g
桑枝30g	制元胡25g	知母15g	青风藤25g
秦艽30g	鸡血藤30g	海风藤30g	海桐皮15g
伸筋草30g	徐长卿15g	豨莶草15g	仙灵脾10g
炮山甲6g			

14剂，日一剂，早晚分服

患者坚持随诊服药3个月后，病情好转，无明显腕、膝关节疼痛，劳累及受凉后偶有膝关节不适，畏风寒改善，纳眠可，二便调。嘱继服上方以维持巩固疗效。

【按】患者为中年女性，48岁，于1年前即出现双膝关节疼痛，半年前左手腕开始疼痛，40天前右腕关节出现针刺样疼痛。畏风寒，劳累后症状加重，关节活动受限，影响日常生活。双膝关节X线示：双膝关节退行性病变，即请阎师诊治，西医诊断为此例骨关节炎，中医诊断为骨痹，辨证肾虚寒侵、瘀血阻络证。方中骨碎补、补骨脂为补肾壮骨，为君药。川断配桑寄生，川断可补肝肾、强腰膝，偏于补肾阳，桑寄生既能补肝肾、强筋骨，偏于补肾阴，又可祛风湿、调血脉，两药相须为用，共为臣药，使补肾壮腰、强健筋骨之力大增，兼可祛邪通脉；佐桂枝、赤芍调和营卫，具有抵邪入侵、祛邪外出之作用；片姜黄配防风，一血一气，均入肝、脾经，防风兼入膀胱经，片姜黄擅治风痹疼痛，活血行气，相互引领，祛风疗痹止痛效佳，加入桑枝、青风藤、海风藤、鸡血藤、海桐皮、伸筋草、徐长卿、豨莶草、仙灵脾、炮山甲补肝肾、强筋骨、祛风湿、活血通络。通则不痛，患者整个治疗过程中都有炮山甲、赤芍，活血通络止痛为使。诸药合用，共奏补肾壮骨、散寒除湿、活血化瘀通络之效。

（刘权）

骨关节炎医案7

患者：郑某　男　63岁

初诊：2016年1月22日

主诉：间断双膝、双肘关节肿痛2年。

现病史：患者于2年前出现双膝关节肿痛，未予重视，自行口服双氯芬酸约1个月余症状缓解停服，后双膝、双肘关节疼痛反复出现，每于劳累或受风后加重，后就诊于中日友好医院中医风湿免疫科，查双膝、双肘关节X线示：骨质增生。骨密度示：低骨量。ESR、CRP、RF均未见异常。

现症：双膝关节、左肘关节红肿热，无明显畏寒，口微干，纳可，眠可，二便调。舌淡红白苔，边齿痕，脉沉略弦细。

既往史：高血压病史。

过敏史：否认。

辅助检查：双膝、双肘关节X线示：骨质增生。骨密度示：低骨量。ESR、CRP、RF均未见异常。

诊断：中医：痹证

　　　　西医：骨关节炎

辨证：肾虚寒侵，瘀血阻络

治法：补肾益肝，祛瘀通络

处方：

| 骨碎补20g | 补骨脂15g | 川断25g | 桑寄生25g |
| 桂枝10g | 赤芍10g | 防风15g | 片姜黄12g |

桑枝25g	制元胡25g	伸筋草25g	泽兰20g
生杜仲30g	青风藤25g	秦艽25g	络石藤25g
醋龟甲30g	炮山甲10g	醋鳖甲30g	忍冬藤30g
土茯苓25g			

28剂，日一剂，早晚分服

方解： 骨碎补、补骨脂、川断、桑寄生补益肝肾，共为君药，忍冬藤、醋鳖甲、醋龟甲、炮山甲、青风藤、制元胡通络止痛，其中忍冬藤清热解毒、通络止痛；络石藤善走经脉，祛风湿、消瘀止痛，加炮山甲、醋鳖甲通络之力强，引药直达病所，诸药合用，共奏补肾益肝、祛瘀通络之功。

二诊： 2016年2月21日

口服药后，双膝及左肘关节肿胀较前缓解，仍疼痛，晨僵明显，纳可，二便调，舌淡红白苔，脉沉弦细。服药后症情减轻改为桑寄生30g、川断30g、片姜黄15g、桑枝30g、伸筋草30g、泽兰25g、秦艽30g、络石藤30g以加强补肝肾、强筋骨、通络之效。患者晨僵明显为湿邪偏重加茯苓30g、生薏苡仁30g、猪苓15g、健脾除湿达到祛僵的目的。湿邪偏重去生杜仲；醋鳖甲性咸、寒，归肝、肾经，滋阴潜阳、软坚散结，患者湿邪偏盛故去之，防生湿。

诊治同前，守方加减。

处方：

骨碎补20g	补骨脂15g	川断30g	桑寄生30g
桂枝10g	赤芍10g	防风15g	片姜黄15g
桑枝30g	制元胡25g	伸筋草30g	泽兰25g
青风藤25g	秦艽30g	络石藤30g	醋龟甲30g
炮山甲10g	忍冬藤30g	土茯苓25g	茯苓30g
生薏苡仁30g	猪苓15g		

28剂，日一剂，早晚分服

三诊：2016年3月20日

曾于2016年3月15日查血常规、肝肾功、ESR、CRP、RF均未见明显异常。服药后关节肿胀不适减轻，晨僵减轻，面部生痤疮。口干欲饮，无明显畏寒，纳可，大便日行3~4次，小便调，舌淡红白苔，脉沉略弦滑。继续加强补肾壮骨、利湿通利关节之补骨脂18g、土茯苓30g、威灵仙15g。湿邪较之前减轻故去生薏苡仁、猪苓、青风藤。患者泄泻即脾为湿困，加焦白术15g，健脾利湿，下焦湿邪偏盛加泽泻25g利湿，面部痤疮加疮家圣药连翘25g。

处方：

骨碎补20g	补骨脂18g	川断30g	桑寄生30g
桂枝10g	赤芍10g	防风15g	片姜黄15g
桑枝30g	制元胡25g	伸筋草30g	泽兰25g
焦白术15g	秦艽30g	络石藤30g	醋龟甲30g
炮山甲10g	忍冬藤30g	土茯苓30g	茯苓30g
泽泻25g	连翘25g	威灵仙15g	

14剂，日一剂，水煎服

四诊：2016年4月10日

服药后症状进一步减轻，双膝关节疼痛减轻，晨僵时间较前减短，双肘关节偶有疼痛，易出汗，无明显畏寒畏风，纳可，二便调，舌胖边齿痕，白苔，脉沉略弦滑。病久寒湿之邪入络故疼痛难消加木瓜10g，豨莶草10g进一步加强通络止痛之效。

处方：

骨碎补20g	补骨脂18g	川断30g	桑寄生30g
桂枝10g	赤芍10g	防风15g	片姜黄15g
桑枝30g	制元胡25g	伸筋草30g	泽兰25g
焦白术15g	秦艽30g	络石藤30g	醋龟甲30g

炮山甲10g　　忍冬藤30g　　土茯苓30g　　茯苓30g

泽泻25g　　　连翘25g　　　威灵仙15g　　木瓜10g

豨莶草10g

28剂，日一剂，水煎服

　　患者服药后病情好转，无明显膝关节疼痛，劳累及受凉后偶有肘关节不适，晨僵改善，纳眠可，二便调。嘱继服上方以维持巩固疗效。

【按】本例患者年事较高，肝肾亏虚，痰瘀阻络化热，壅滞关节经络，气血不畅之关节红肿热痛。阎老紧紧抓住患者肝肾亏虚，不能濡养经脉骨骼的病机，以补肾壮骨为主要治疗原则，给予忍冬藤、醋鳖甲、醋龟甲、炮山甲、青风藤、豨莶草、羌活、制元胡通络止痛。其中忍冬藤清热解毒，通络止痛；络石藤善走经脉，祛风湿，消瘀止痛；豨莶草祛风湿、利筋骨，善逐风湿诸毒，加炮山甲、醋鳖甲通络之力强，引药直达病所。全方配合，达到补肝肾、强筋骨、散瘀血痰瘀，患者服药效果显著。

（刘权）

第五篇　回纹型风湿症
（周痹）

回纹型风湿症（Panlindromic rheumatism，PR），又名复发性风湿症，是一种以急性关节炎和关节周围炎为特征的不常见的反复发作的病症，本病的主要临床表现为反复出现的关节或关节旁的红肿热痛以及功能障碍，发作时常为一个关节区，受累关节的分布与类风湿关节炎类似，发作时间可持续几小时甚至几天，发作后无任何关节遗留症状，发作间歇期可无任何症状。发作期间血沉和各种急性反应指标可增高。本病成年男女均可发病，发病年龄多见于30~60岁，男女患病率为（0.55~1.7∶1）

回纹风湿症隶属中医"痹病"的范畴，因其症状快速出现和消失，酷似《内经》所言"周痹"，即"周痹者，在于血脉之中，随脉以上，随脉以下，不能左右，各当其所"。还云："风寒湿气，客于外分肉之间，迫切而为沫，沫得寒则聚，聚则排分肉而分裂也，分裂则痛，痛则神归之，神归之热，热则痛解，痛解则厥，厥则他痹发，发则如是。"本病之基本病机为脾肾亏虚，风寒湿热之邪外侵人体，客于血脉之中、分肉之间，邪气随血脉流窜，使真气不得周转，气血脉络阻滞而为病。阎小萍教授认为此病在内未深入到脏腑，在外未散发到皮肤，而只是滞留于分肉之间，使真气不能周流全身，故称之为"周痹"。

回纹型风湿症医案1

患者：谭某　男　27岁

初诊：2018年7月4日

主诉：间断双腕关节交替肿胀疼痛10年余。

现病史：患者10年前无明显诱因出现腕关节红肿疼痛，压痛（＋），伴皮温升高，活动受限，就诊于外院急诊，查ESR、CRP升高（具体数值不详），未予明确诊断，后肿胀持续3~5天后自行缓解，状如常人。后双腕关节肿痛交替出现，5~8次/年，均持续3~5天后可自行缓解，未予特殊诊治。4个月前患者无明显诱因再次出现左腕关节肿胀疼痛，伴皮温升高，活动受限，就诊中日友好医院风湿免疫科，查ESR 28mm/h↑，CRP 2.96mg/dl↑，RF、AKA、APF、抗CCP（－），ANA 1∶40，左腕关节MRI：左腕关节腔积液，予乐松60mg口服，后患者症状缓解。现为求进一步诊治来诊。

现症：无明显关节疼痛不适，无光过敏、雷诺现象、眼干、口干等其他特殊不适，纳眠可，二便调。舌淡红略暗苔白，脉沉略弦滑。

既往史：既往体健，否认高血压、冠心病、糖尿病病史；否认乙肝、结核等传染病史；否认外伤史。

过敏史：否认药物过敏史。

家族史：否认家族遗传性疾病史。

诊断：中医：周痹

　　　　西医：回纹型风湿症

辨证：肾虚标热轻证

治法：补肾强筋，清热除湿，通络止痛

处方：

骨碎补20g	补骨脂15g	川断25g	桑寄生25g
忍冬藤30g	土茯苓30g	青风藤25g	秦艽25g
桂枝10g	赤芍10g	知母15g	络石藤25g
豨莶草15g	防风15g	片姜黄15g	桑枝25g
制元胡25g	醋鳖甲30g	醋龟甲30g	徐长卿15g
泽兰25g			

14剂，日一剂，水煎服，早晚两次分服

方解：川断、桑寄生、骨碎补、补骨脂以补肾祛寒、填精补血、强壮筋骨为君药；知母清热解毒燥湿，醋龟甲、醋鳖甲清热滋阴、补肾健骨，秦艽、豨莶草清热通络、祛风除湿，为臣药；桂枝配赤芍，调和营卫，有抵邪入侵、祛邪外出的作用；片姜黄配伍桑枝，横走肩臂，善治上肢疾患；且片姜黄配防风，一血一气，活血行气，互相引领，祛风疗痹止痛力佳；用青风藤、络石藤、忍冬藤等藤类药，取藤能达肢节之意，泽兰既活血化瘀，又利水湿，共为佐药，诸药合用，共奏补肾强筋、清热除湿、通络止痛之功。

二诊：2018年7月18日

患者诉近日双腕关节肿胀疼痛未再发作，无光过敏、雷诺现象、眼干、口干等其他特殊不适，纳眠可，大便质黏，成形，小便调。舌淡红略暗苔白，脉沉略弦滑。中药改方为桑寄生30g以加强补肝肾、强筋骨之功，患者舌苔白，大便质黏，考虑脾虚湿困较著，加焦白术15g、生山药30g以加强健脾利湿之效，并可防苦寒之品伤脾胃；患者现无明显关节疼痛，去络石藤、徐长卿。

诊治同前，守方加减。

处方：

骨碎补20g	补骨脂15g	川断25g	桑寄生30g

忍冬藤30g	土茯苓30g	青风藤25g	秦艽25g
桂枝10g	赤芍10g	知母15g	焦白术15g
豨莶草15g	防风15g	片姜黄15g	桑枝25g
制元胡25g	醋鳖甲30g	醋龟甲30g	山药30g
泽兰25g			

14剂，日一剂，水煎服，早晚两次分服

三诊：2018年8月1日

患者诉7月24日发作一次，右腕关节红肿疼痛，程度较前减轻，无明显活动受限，夜间痛醒一次，持续1~2天后症状完全缓解，口周皮疹，色红，时有瘙痒疼痛，无光过敏、雷诺现象、眼干、口干等其他特殊不适。纳眠可，二便调，舌淡苔薄白，脉沉弦细。上方加炒黄柏10g以清热燥湿、泻火解毒，改秦艽30g、桑寄生25g、赤芍12g、知母12g、桑枝30g、连翘30g以加强祛风除湿、清热解毒之功。

处方：

骨碎补20g	补骨脂15g	川断25g	桑寄生25g
忍冬藤30g	土茯苓30g	青风藤25g	秦艽30g
桂枝10g	赤芍12g	知母12g	焦白术15g
豨莶草15g	防风15g	片姜黄15g	桑枝30g
制元胡25g	醋鳖甲30g	醋龟甲30g	山药30g
泽兰25g	炒黄柏10g	连翘30g	

14剂，日一剂，水煎服，早晚两次分服

四诊：2018年8月15日

患者诉近半月关节疼痛未再发作，口周皮疹，色红，自觉瘙痒疼痛较前稍缓解，无光过敏、雷诺现象、眼干、口干等其他特殊不适。纳眠可，大便稍干，1~2次/日，小便调，舌淡红略暗白苔，脉沉略弦细。患者大便稍干，去焦白术，患者现热证较前减轻，且无关节疼痛，上方减量为知母10g、元胡20g、防风12g，现苔白稍腻，加茯苓20g以增加健脾利湿之效。

处方：

骨碎补20g	补骨脂15g	川断25g	桑寄生25g
忍冬藤30g	土茯苓30g	青风藤25g	秦艽30g
桂枝10g	赤芍12g	知母10g	茯苓20g
豨莶草15g	防风12g	片姜黄15g	桑枝30g
制元胡20g	醋鳖甲30g	醋龟甲30g	山药30g
泽兰25g	黄柏10g	连翘30g	

14剂，日一剂，水煎服，早晚两次分服

五诊： 2018年8月29日

患者诉近半月关节疼痛未再发作，然鼻翼两侧、口唇周围红色皮疹，部分皮疹顶"白头"。无光过敏、雷诺现象、眼干、口干等其他特殊不适，服药后肠鸣音明显，无明显腹痛、腹泻。舌尖红略暗，苔薄白少津，脉沉细略弦滑。复查ESR、CRP（−）。患者鼻翼两侧、口唇周围红色皮疹，上方加炒黄芩6g、炒黄连6g、升麻6g以清肺脾湿热，加莲子心6g以清泻心火，改知母12g、黄柏12g以增强清泻热邪之力，现无关节筋骨疼痛，去忍冬藤。

处方：

骨碎补20g	补骨脂15g	川断25g	桑寄生25g
炒黄芩6g	土茯苓30g	青风藤25g	秦艽30g
炒桂枝10g	赤芍12g	知母12g	茯苓20g
豨莶草15g	防风12g	片姜黄15g	桑枝30g
制元胡20g	醋鳖甲30g	醋龟甲30g	山药30g
泽兰25g	黄柏12g	连翘30g	炒黄连6g
莲子心6g	升麻6g		

14剂，日一剂，水煎服，早晚两次分服

经3个月治疗后，患者症状明显缓解，疼痛程度减轻，持续时间缩短，发作频率减少，ESR、CRP均降至正常范围。后在此基础上随症加减继续治疗。

【按】患者关节疼痛程度重，发作较频繁，5~8次/年，每次发作持续3~5天后方可缓解，查ESR、CRP均异常，腕关节MRI示关节腔积液，ANA 1：40，故西医诊断为回纹型风湿症。患者肝肾亏虚，正气不足，风寒湿之邪容易侵袭，痹阻经络，气血运行不畅，故关节疼痛、僵硬，痛处不定。青年男性，易从阳化热，一则寒邪郁久易化热，二则青年男性纯阳之体，寒邪易从阳化热。治疗上补肾强筋、清热除湿、通络止痛外，根据患者临床表现，辨证论治，加用黄连，直泻胃腑之火；升麻清热解毒，升而能散，可宣达郁遏之伏火，有"火郁发之"之意，并为引经之品；黄芩清热燥湿，以清肺热。《素问·至真要大论》曰："诸痛痒疮，皆属于心"，故加用连翘、莲子心入心经，以泻心火。随着患者热象减轻，阎师酌减清热之品，并将补肾健脾、活血通络之法贯穿始终，祛邪不忘扶正，扶正不忘清除余邪。《素问·四气调神大论》说："故圣人不治已病治未病，不治已乱治未乱。"对于周痹的辨治，也体现了《黄帝内经》治未病的思想。

（王琬茹，任志雄）

回纹型风湿症医案2

患者： 彭某某　男　50岁

初诊： 2014年5月22日

主诉： 发作性双腕关节红肿疼痛10年，加重半年。

现病史： 患者10年前无明显诱因出现右腕关节红肿疼痛，伴皮温升高，自行敷用膏药2~3天后可缓解；后双腕关节交替发病，1~3次/年，红肿热痛明显，于多家医院就诊，未明确诊断，后就诊于北京某医院，查HLA–B27、ANA、AKA、APF、抗CCP均（–），ESR20mm/h，CRP7.2mg/L，诊断为回纹型风湿病，予帕夫林口服、青鹏软膏、扶他林外用治疗，症状有所缓解。近半年来发作较前频繁，6~8次/月，现为进一步治疗特请阎师诊治。

现症： 双腕关节交替发作性疼痛，红肿热痛明显，1周左右缓解，偶有左足趾红肿疼痛，时左足跟疼痛，偶有口干，无眼干，畏寒怕冷，汗出明显，夜间甚，无发热，无皮疹，腹部发凉，服帕夫林后腹泻明显，纳眠可，二便调。舌淡红略暗白苔，脉沉略弦滑。

体格检查： 双腕关节皮色红，皮温高，压痛（＋）。

既往史： 否认高血压、冠心病、糖尿病病史；否认乙肝、结核等传染病史；否认外伤史。

过敏史： 否认食物、药物过敏史。

家族史： 否认家族遗传病史。

诊断： 中医：周痹

　　　　西医：回纹型风湿病

辨证：肝肾亏虚，湿热痹阻

治法：健脾补肾，祛风散邪，清热通络止痛

处方：

烫狗脊20g	补骨脂20g	枸杞子30g	薏苡仁15g
炙山甲15g	青风藤25g	秦艽25g	忍冬藤30g
防风15g	羌活15g	独活12g	生石膏_{先煎}30g
桂枝10g	赤芍10g	连翘30g	

14剂，水煎服，日一剂，早晚分服

方解：狗脊，平补肝肾、温养气、甘益血，主治机关缓急、周痹、寒湿膝痛；《本草纲目择要》提及：枸杞主五内邪气、热中消渴、周痹风湿；薏苡仁健脾渗湿除痹，能舒经脉，缓和拘挛；方中烫狗脊、枸杞子、薏苡仁健脾补肾养肝、强筋壮骨，以平补为主共为君药；桂枝、赤芍调和营卫，祛邪达表，引邪外出；羌活专主上部之风寒湿邪，显与独活之专主身半以下者截然分用，其功尤捷，而外疡之一切风湿寒邪，着于肌肉筋骨者亦分别身半以上，身半以下，而以羌、独各为主治；羌活、独活配伍可祛周身之风寒湿邪；风为百病之长，防风为祛风除湿仙药，配伍羌活、独活祛周身风寒湿邪；《本草汇言》：青风藤，散风寒湿痹之药也，能舒筋活血，正骨利髓，故风病软弱无力，并劲强偏废之证，须与枸杞合用方善也。《本草便读》：凡藤蔓之属，皆可通经入络，此物善治风疾，故一切历节麻痹皆治之；患者热象明显，故用生石膏、连翘等清热解毒之品，同时在应用寒凉之品注意顾护脾胃。

二诊：2014年6月18日

患者诉服药后恶心呕吐3次，现已停服；现间断双手第2掌指关节疼痛，握拳时疼痛加重，左肘晨僵；1天前出现右膝关节红肿热痛，皮温升高，皮色偏红，持续3小时后缓解；现畏寒，盗汗，口腔溃疡，左耳耳鸣，纳眠可，二便可，大便2次/日。舌淡红略暗白薄苔，脉沉弦细。患者二诊时关节红肿热痛，伴有口腔溃疡，因此在配伍时当加

重清热解毒之品，加土茯苓，清热解毒，除湿利关节，同时可以治疗口腔溃疡《本草纲目》谓其："健脾胃，强筋骨，去风湿，利关节，止泄泻。治拘挛骨痛，恶疮痛肿。"；玄参滋阴降火解毒，既可清体内实火，又可养阴生津，同时有止盗汗之功；黄连、黄柏清热燥湿，清中焦、下焦湿热之邪，同时可入肾经，泻相火，除骨蒸、盗汗；佐以砂仁，入脾、胃经，为醒脾调胃之要药，辛散温通，气味芬芳，化湿醒脾、行气温中之效均佳，且防苦寒之品伤及中焦脾胃之功。

诊治同前，守方加减。

处方：

烫狗脊20g	补骨脂20g	枸杞子30g	薏苡仁15g
炙山甲15g	青风藤25g	秦艽25g	忍冬藤30g
防风15g	羌活15g	独活12g	生石膏_{先煎}30g
桂枝10g	赤芍10g	连翘30g	砂仁10g
土茯苓20g	元参10g	黄连10g	黄柏10g

30剂，日一剂，水煎服，早晚分服

三诊：2015年3月26日

双腕关节、双手掌指关节疼痛、肿胀较前减轻，皮色不红，皮温略高，较前好转。近3个月发作2次，每次发作程度较前减轻。着凉后双侧膝关节、髋关节呈发作性疼痛，伴有活动不利，夜间盗汗，无明显疲劳，无明显畏寒怕冷，饮食可，睡眠差，二便可。舌淡红边齿痕薄白苔，脉沉弦细。患者下肢关节着凉后疼痛，下肢湿邪较重，因此独活加至15g，独活辛散通达，胜湿活络，蠲痹止痛，主治下肢疾病；患者关节疼痛明显缓解，热势已去，因此去生石膏、黄连、元参，加知母12g、赤芍15g、生地15g既可清实热亦可清虚热，同时可以护阴生津。

处方：

| 烫狗脊20g | 补骨脂20g | 枸杞子30g | 薏苡仁15g |

灸山甲15g	青风藤25g	秦艽25g	忍冬藤30g
防风15g	羌活15g	独活15g	知母12g
桂枝10g	赤芍10g	连翘30g	砂仁10g
土茯苓20g	黄柏10g	赤芍15g	生地15g

45剂，日一剂，水煎服，早晚分服

四诊： 2015年5月19日

患者诉双手偶有胀痛、僵硬感，偶有双膝关节疼痛，均较前有所缓解。继续用上药加减以善其后。

【按】 患者为中年男性，主因发作性双腕关节红肿疼痛10年，加重半年请阎师诊治，患者双腕关节交替发作性疼痛，红肿热痛明显，1周左右缓解，偶有左足趾疼痛、红肿，偶有左足跟疼痛，偶有口干，无眼干，无关节畸形，实验室检查未见阳性结果，结合症状体征、病史特点及实验室检查，西医诊断回纹型风湿症，中医诊断：周痹，中医辨证为肝肾不足、湿热痹阻证。阎师总结出周痹的病因病机是脾肾亏损，风寒湿热之邪外袭，客于血脉之中、分肉之间，随脉上下，真气不得周转而为病。在治疗上当以补肾健脾、祛风散邪、清热通络止痛为治疗原则。

在治疗回纹型风湿症时，诸多方药中或是清热育阴（护阴），或是清热利节，或是清热除湿，总不离清热之品，因症属反复红肿热痛乃因邪胜、邪热之象，一直由于诸因蕴藏其中而肾虚邪侵又为其本，故治当不离"补肾清热"为其特点。

（白雯，乔树斌）

回纹型风湿症医案3

患者： 元某　男　25岁

初诊时间： 2014年12月29日

主诉： 多关节间断性疼痛4年余。

现病史： 患者4年余前，无明显诱因出现双膝关节、双肩关节疼痛，活动稍受限，无肿胀，未予特殊诊治。2年前，无明显诱因出现全身多关节游走性疼痛，就诊于当地医院（具体不详），未予明确诊断，予扶他林外涂治疗，症状可稍缓解。后多关节游走性疼痛反复发作。2个月前再次发作，就诊于北医三院，查血常规、肝肾功能（－），CRP 2.19mg/dl，ESR（－），抗核抗体谱（－），抗AKA、抗CCP抗体（－），诊断考虑回纹型风湿病，继续予扶他林外涂治疗。

现症： 双膝、双肩、双髋关节疼痛，未见明显肿胀，皮温高，无明显口干、眼干，时有口腔溃疡。纳眠可，二便调。舌淡红苔黄，脉沉略弦细。舌红色暗，脉弦细略沉。

既往史： 既往体健，否认高血压、冠心病、糖尿病病史；否认乙肝、结核等传染病史；否认外伤史。

过敏史： 否认药物过敏史。

家族史： 否认家族遗传性疾病史。

诊断： 西医：回纹型风湿症

　　　　　中医：周痹

辨证： 湿热内蕴证

治法： 清热利湿，活络利节

处方：

青风藤 20g	秦艽 25g	忍冬藤 30g	桑枝 25g
桂枝 10g	赤芍 15g	丹皮 12g	白薇 12g
威灵仙 15g	防风 15g	片姜黄 12g	制元胡 20g
元参 15g	羌活 15g	独活 15g	伸筋草 25g
沙苑子 15g	郁金 15g	徐长卿 15g	千年健 15g

14 剂，日一剂，水煎服，早晚分服

方解：方中以千年健补益肾气；防风、片姜黄、桑枝、元胡活血止痛，祛风通络；桂枝、赤芍调和营卫；青风藤、秦艽、忍冬藤清热祛湿；白薇、丹皮清透虚热、凉血散瘀；郁金、沙苑子以活血通络，通行肝胆经循行处之气血；元参清热凉血；伸筋草、徐长卿舒肝柔筋；羌活、独活祛风除湿，引药归经。诸药共同起到补益肾气、养肝荣筋、活血通络的功效。

二诊：2015 年 1 月 12 日

患者服药后 14 天游走性疼痛未再发作，1 天前双膝关节疼痛再次出现，使用扶他林乳剂外涂，稍缓解。现症见双膝、双肩关节间断隐痛，无明显红肿及活动受限，现口腔溃疡反复发作，平均 1 次/月，纳眠可，二便调。舌红苔黄，脉沉略弦滑。处方加强连翘祛心经之火的作用，同时加强祛风、通络、止痛之品的用量，上方去威灵仙、徐长卿，加豨莶草 15g、连翘 25g，改为青风藤 25g、桑枝 30g、白薇 15g、制元胡 25g、元参 18g。

诊治同前，守方加减。

处方：

青风藤 25g	秦艽 25g	忍冬藤 30g	桑枝 30g
桂枝 10g	赤芍 15g	丹皮 12g	白薇 15g
防风 15g	片姜黄 12g	制元胡 25g	元参 18g

羌活15g	独活15g	伸筋草25g	沙苑子15g
郁金15g	豨莶草15g	连翘25g	

60剂，日一剂，水煎服，早晚分服

三诊：2015年3月9日

患者服药后，游走性疼痛发作间期延长，1个月左右发作1次，发作时双肩、双髋关节疼痛较前稍有缓解，皮温皮色均正常，双膝关节未有明显发作。口腔溃疡仍有发作，但较前好转。汗出明显，纳眠可、二便调。色淡红黄白苔，脉沉略弦细。2015年1月方去豨莶草，加泽兰15g以加强活血祛瘀之效，同时改秦艽30g、忍冬藤25g、元参20g、连翘30g。

诊治同前，守方加减。

处方：

青风藤25g	秦艽30g	忍冬藤25g	桑枝30g
桂枝10g	赤芍15g	丹皮12g	白薇15g
防风15g	片姜黄12g	制元胡25g	元参20g
羌活15g	独活15g	伸筋草25g	沙苑子15g
郁金15g	泽兰15g	连翘30g	

60剂，日一剂，水煎服，早晚分服

四诊：2015年5月4日

患者游走性疼痛发作间期延长至1~2个月发作一次，且发作时双肩、双髋等关节疼痛较前有缓解明显，皮温皮色均正常。口腔溃疡偶有发作，汗出不明显，纳食可、二便调。继续门诊随诊，坚持中药治疗。

【按】患者为青年男性，多关节游走性疼痛，结合ESR（－）、抗核抗体谱（－）、抗AKA、抗CCP抗体（－），诊断考虑"回纹型风湿症"。结合此病例，可体现阎师诊治回纹型风湿症的特点如下：首先，回纹型风湿症以关节游走性红肿疼痛为多见，阎小萍教授在诊治时，多伍用清热、凉血、解毒等寒凉之品，如生石膏、寒水石、黄连、黄柏等，但该患者仅表现为多关节游走性疼痛，关节无明显红肿，皮温正常，尽管患者存在口腔溃疡、苔黄等热象，但在用药中未过用寒凉之品，一方面患者病程日久，湿邪内蕴，寒凉之品会加重寒湿；另一方面阎小萍教授认为本病的病因为脾肾两虚，过用寒凉损伤脾胃，也不利于湿邪的祛除。其次，回纹型风湿症以四肢多关节肿痛为多见，该患者除四肢关节游走性疼痛外时有双侧髋关节疼痛，治疗在利用藤类通达四肢的基础上，加用郁金、泽兰、沙苑子以活血通络，通行肝胆经循行处之气血。最后，本病例中元参的运用也颇具特色，元参和生地都是清热凉血药，两者都能清热凉血，两者的不同之处在于元参还可清热解毒，可能治疗心经炽热之热毒，患者口腔溃疡，治疗上元参联合入心经之连翘以清毒热；另一方面，元参和生地虽然都有滋阴的作用，在元参多为滋阴降火，而生地为补阴，结合该患者的年龄，治疗上选择元参更为适合。从以上方面不难看出，阎师在诊治疾病之时，临证审证用药，因人制宜的思想可见一斑。

（赵超群，靖卫霞）

回纹型风湿症医案 4

患者： 陈某　男　30岁

初诊： 2018年1月22日

主诉： 四肢关节阵发性疼痛3年余，加重半年。

现病史： 患者诉3年前因膝关节扭伤出现阵发性膝关节疼痛，疼痛发作时膝关节皮色红、皮温增高、肿胀、疼痛，自行贴敷膏药缓解，未规范化治疗。此后双膝、双肘、双肩经常出现阵发性红肿热痛，每次发作只侵犯1个关节，发作频率每月1次，不经治疗可自行缓解。曾于2016年12月就诊于中国人民解放军总医院查风湿三项，ESR：12mm/h、CRP：正常、RF<9.6IU/ml。诊断为回纹型风湿症，予口服甲泼尼龙8mg，1次/日；羟氯奎0.2g，1次/日，1周后改为0.2g，2次/日。甲氨蝶呤7.5mg，1次/周；1周后改为1.0mg，1次/周；再1周后，改为12.5mg，1次/周。症状无明显缓解。2017年5月因发作频率增加，复就诊于北京某医院，关节疼痛5~6天发作一次、肿不甚，疼痛累及颈、腰部，偶有足底部红肿，发作后服用吡罗昔康缓释片20mg可缓解。此医院同意回纹型风湿症的诊断，调整用药如下：甲氨蝶呤10mg，1次/周；羟氯奎0.2g，2次/日。症状减轻，现患者为寻求中医药治疗来诊。

现症： 发作时右踝、右膝、右肘、双手拇指指腹交替性出现阵发红肿疼痛，昼轻夜重，反复口腔溃疡，伴见低热、心胸烦热、头晕、神疲乏力、纳谷欠馨、寐差、二便调。舌尖红、略暗，苔黄薄，脉沉弦滑。

既往史： 既往体健，否认高血压、冠心病、糖尿病病史；否认乙肝、结核等传染病史；膝关节外伤病史。

过敏史：否认药物过敏史。

家族史：否认家族遗传性疾病史。

体格检查：无关节畸形。

诊断：中医：周痹

　　　　西医：回纹型风湿症

辨证：肾虚标热证

治法：清热滋阴，活瘀通络，补益肝肾，调和营卫

处方：

生石膏 30g	知母 15g	生甘草 10g	生地黄 15g
通草 6g	淡竹叶 10g	连翘 25g	青风藤 25g
炒黄柏 10g	苍术 6g	焦白术 15g	秦艽 25g
豨莶草 15g	防风 15g	片姜黄 12g	羌活 12g
独活 12g	桑枝 25g	忍冬藤 30g	土茯苓 30g
醋鳖甲 30g			

14剂，日一剂，水煎服，早晚两次温服

方解：因病处发作期郁热较重故用辛甘大寒之生石膏辛散解肌以透郁热，配味苦之知母清热滋阴共为君。盐黄柏、生地黄助君药滋阴降火，苍术、黄柏清热燥湿，淡竹叶、连翘辛凉宣透郁热，宣畅气机，使营热外达共为臣。佐以秦艽祛风通络；羌活配独活，羌活散风除湿为太阳经药，主治腰以上疾病，疗督脉为病，脊强而厥；独活辛散通达，胜湿活络，蠲痹止痛，主治腰以下疾病；焦白术补气健脾、防止苦寒药伤胃气、片姜黄配防风一血一气止痹痛。桑枝、忍冬藤、土茯苓清热利节。青风藤祛风湿、通经络、止痹痛。

二诊：2018年2月5日

患者自述服用上方14剂后，低热改善、心中烦热减轻、食欲增加、寐差见缓，大便日行2~3次，质稀，小便调。舌略暗、白苔、瘀

斑，脉弦细略沉滑。因患者食欲改善，故去掉苍术、焦白术等燥湿之品；炉火虽熄、灰中有火故阎师在睡眠改善后去掉通草、淡竹叶等引热下行之品，增加知母用量，添入醋龟甲，合醋鳖甲起到滋阴以熄灭灰中之火之效；新添制元胡、地丁、徐长卿以清热除邪、通经活络；增量秦艽、片姜黄、羌活、独活、桑枝、生甘草等用量祛风通络。

诊治同前，守方加减。

处方：

生石膏 30g	知母 20g	生甘草 12g	生地黄 15g
连翘 25g	青风藤 25g	炒黄柏 10g	秦艽 30g
豨莶草 15g	防风 15g	片姜黄 15g	羌活 15g
独活 15g	桑枝 30g	忍冬藤 30g	土茯苓 30g
醋鳖甲 30g	制元胡 25g	醋龟甲 30g	地丁 25g
徐长卿 15g			

14剂，日一剂，水煎服，早晚两次温服

三诊： 2018年3月12日

患者述服用上药14剂后，患者自述右踝、右膝关节、右肘外侧、右肩关节发作性红肿较前缓解、发作频率较前降低，现1~3周发作1次，红、肿均较前明显减轻。偶有头晕、发热已无。发作期、缓解期均已无明显口干欲饮、心中烦热等不适，纳差、眠差、大便1~2日一行，质稀。诊治同前，守方加减。上方新添陈皮梳理气机，通行十二经，威灵仙15g祛风湿，引药直达病所。桂枝、赤芍，调和营卫以达抵邪入侵、祛邪外出之作用；络石藤25g助秦艽等祛风通络。热已去故去徐长卿、盐黄柏等清热之品，增加生地黄、制元胡、苦地丁滋阴之品用量。

处方：

生石膏 30g	知母 20g	生甘草 12g	生地黄 18g
连翘 25g	青风藤 25g	秦艽 30g	豨莶草 15g

防风15g	片姜黄15g	羌活15g	独活15g
桑枝30g	忍冬藤30g	土茯苓30g	醋鳖甲30g
制元胡30g	醋龟甲30g	地丁30g	陈皮15g
威灵仙15g	桂枝10g	赤芍12g	络石藤25g

14剂，日一剂，水煎服，早晚两次温服

患者已坚持随诊服药半年，病情好转，发作时关节红肿程度较前明显减轻、间歇期明显延长，现1~3周发作1次，红、肿均较前明显减轻，偶有头晕、原有发热已无。发作期、缓解期均无明显口干欲饮、心中烦热等不适，纳差、眠差、大便1~2日一行，质稀，仍坚持继续服药维持治疗。

【按】患者陈某为青年男性，30岁，反复发作四肢关节肿痛，每次发作只侵犯1个关节，病程3年，发作频率已从1个月一次缩短至3~5日一次，服用吡罗昔康缓释片20mg可缓解，即请阎师诊治。阎师详追其发病历程，患者家住湖南、嗜食辛辣、形体单薄、面色特点、风湿三项：ESR、CRP、RF均未见异常，故阎师认同其既往诊断，西医诊断为回纹性风湿症，中医诊断为周痹，辨证属肾虚标热证。

阎师提出周痹是素体禀赋不足之人因受风寒湿热之邪侵袭引起，以经络痹阻、气血凝滞引起的以痛为主症之"痹证"。在急性发作期，证候表现为突发受累关节及周围组织、筋脉等肿胀、走注、疼痛，甚者局部热、红，并伴见口干咽燥、渴喜冷饮、纳谷欠馨、溲黄、便干甚或身热等，舌多见质红或暗红，苔白黄相兼或黄苔，脉滑数，兼见沉弦细等。治宜清热祛风、除湿通络；方宜白虎加术汤，或二妙散等酌情加减化裁。对于本患者，即是典型素体蕴热，其面色暗红，稍遇外来之辛辣、温热炙博之品即可引动内蕴之热，即阎师常言之"炉火虽熄、灰中有火"之理。此类患者所有化热之因皆可引动其内蕴之火热的发作，故阎师长于临证时首先在其发作时祛其火之源，如嘱患者戒烟酒、辛辣，并热以出路，在本例患者治疗过程中用通草、淡竹叶等导其热从小便而出。待火热改善后即进入缓解期，在此期间，患者无红肿热痛等症状，几近常人，即加入醋龟甲合醋鳖甲以起到滋阴以熄灭炉中之火之效，待炉中之火熄灭后，增强咸寒入肾滋阴之品的应用，犹如在火盆中缓慢渗入水以灭灰中之火。如此调治，患者之所苦终之久疾有愈期矣。阎师将治病求本的思想，贯穿于治疗的全过程。深悟阎师治病之法，每每感叹。

（刘寰宇，董秋梅）

回纹型风湿症医案5

患者：张某　男　48岁

初诊：2018年3月22日

主诉：多关节间歇性红肿疼痛10年余。

现病史：患者诉10年前无明显诱因出现发作性左侧膝关节红肿疼痛、发作时关节活动受限，持续5~6日后自行缓解如常人。后累及关节渐增多，发作时曾累及过肘、腕、指、膝、踝、趾等多个关节。2016年曾就诊于当地医院，诊为回纹型风湿病。检查示：ESR 13mm/h、ENA（－）、免疫球蛋白、补体、肝肾功能等未见异常，予口服药艾得辛、草乌甲素片，无明显疗效，且发作较前频繁、症状较前加重，为求进一步治疗，就诊于阎师处。

现症：双手关节及面部僵硬不舒，晨僵1小时，双膝关节疼痛、皮色红、皮温增高、屈伸不利，伴手足心热、心烦、口干，无多汗，纳食可，寐安，大便日行1次，质稀溏，小便偏黄、量可。舌胖淡红略暗、白苔，脉沉弦细。

既往史：糖尿病史12年、2016年行头皮脂肪瘤手术、虹膜炎、肌腱端炎。

过敏史：西乐葆、乐松药物过敏史。

家族史：否认家族遗传病史。

体格检查：双膝凉髌征消失、皮温增高。

诊断：中医：周痹

西医：回纹型风湿症

辨证：肾虚标热证

治法：清热除邪利节，补肾育阴固本

处方：

焦白术 15g	生山药 15g	青风藤 25g	秦艽 25g
生薏苡仁 30g	知母 15g	土茯苓 30g	桂枝 10g
赤芍 10g	防风 15g	片姜黄 12g	桑枝 25g
制元胡 25g	豨莶草 15g	怀牛膝 12g	生杜仲 25g
威灵仙 15g	忍冬藤 25g	醋鳖甲 30g	

14剂，日一剂，水煎服，早晚两次温服

方解：方以土茯苓、忍冬藤清热利节为君，焦白术、生山药健脾燥湿，秦艽、桑枝、青风藤祛风通络，生杜仲补肾温阳，知母、醋鳖甲育肾阴，共为臣。桂枝、赤芍、防风、片姜黄、豨莶草、生薏苡仁等助邪出，共为佐，威灵仙引药直达病所为使。

二诊：2018年4月26日

患者述近1个月双手关节疼痛发作了2次，每次持续4~5天、疼痛时手掌根部伴红肿疼痛、以右手拇指、左手食指为重，其疼痛程度较前减轻、晨僵时间缩减至30分钟，大便日行1~2次，质稀溏，小便色黄；大便稀溏故用辛温之补骨脂补肾温阳、温脾止泻；口干欲饮、小便色黄等热蕴于内之象仍存，故增加知母、赤芍用量以清热育阴并新增甘咸寒之醋龟甲益肾，生石膏清其胃热泻火解除肌肤红肿之征，赤芍合桂枝内蕴桂枝汤之意调和营卫以利邪出；土茯苓以祛湿利节；丹皮合骨碎补温补肾阳治其肾虚之本更有活瘀通络之能；纳食可故去焦白术、生山药；下肢疼痛不显、发作关节数减少故去怀牛膝、威灵仙；增加生杜仲以补肾温阳、忍冬藤通络利节，处方如下。

处方：

秦艽 30g	青风藤 25g	知母 18g	豨莶草 15g
桑枝 30g	制元胡 25g	片姜黄 12g	桂枝 10g

土茯苓 30g	赤芍 12g	防风 15g	生杜仲 30g
金银藤 30g	醋鳖甲 30g	牡丹皮 12g	烫骨碎补 20g
醋龟甲 30g	生石膏 30g	徐长卿 15g	盐补骨脂 15g

14剂，日一剂，水煎服，早晚两次温服

三诊：2018年5月10日

患者述自上次复诊至今仅出现右膝、右足跟等部位的游走性疼痛、口干、心烦。舌淡略暗边瘀点白苔，脉沉细略弦滑。患者口干故上方减少辛温之桂枝用量、加清热燥湿之盐黄柏10g、加入性寒入肾的寒水石30g，共奏清热、育阴、凉血之效。且清营之寒水石合清气分之石膏能合同清其内蕴之热；白薇12g，咸苦寒，清热凉血、泻火解毒并增加知母用量以养阴清热。

处方：

秦艽 30g	青风藤 25g	知母 20g	豨莶草 15g
桑枝 30g	制元胡 25g	片姜黄 12g	桂枝 8g
土茯苓 30g	赤芍 12g	防风 15g	生杜仲 30g
金银藤 30g	醋鳖甲 30g	牡丹皮 12g	烫骨碎补 20g
醋龟甲 30g	生石膏 30g	徐长卿 15g	盐补骨脂 15g
盐黄柏 10g	寒水石 30g	白薇 12g	

14剂，日一剂，水煎服，早晚两次温服

四诊：2018年5月31日

患者自述上次复诊后至今日双侧掌腕指关节、左腕、右腕、右踝游走性疼痛，伴双下肢沉重，纳食可，寐安，二便调，右膝凉髌征消失。舌淡红略暗白苔，脉沉细略弦滑。因患者仍有热邪内蕴故上方去掉苦寒之盐黄柏加公英20g、地丁20g以合寒水石、石膏清热之功，并增加制元胡、白薇、赤芍的用量以清热散邪。

处方：

秦艽 30g	青风藤 25g	知母 20g	豨莶草 15g
桑枝 30g	制元胡 30g	片姜黄 12g	桂枝 8g
土茯苓 30g	赤芍 15g	防风 15g	生杜仲 30g
金银藤 30g	醋鳖甲 30g	牡丹皮 12g	烫骨碎补 20g
醋龟甲 30g	生石膏 30g	徐长卿 15g	盐补骨脂 15g
寒水石 30g	白薇 15g	公英 20g	地丁 20g

14剂，日一剂，水煎服，早晚两次温服

五诊： 2018年6月21日

患者述自上次复诊至今日右手第3、4指掌指关节疼痛，夜间加重，双腕关节偶有不适已无明显疼痛，纳眠可，二便调。舌淡红略暗白苔，脉沉细略弦滑。《本草纲目》："薏苡仁，阳明药也，能健脾益胃。"筋骨之病，以治阳明为本，故拘挛筋急，上方加生薏苡仁30g以祛湿解利关节，去性微寒之牡丹皮12g。增加苦地丁、片姜黄、蒲公英、桂枝的用量，同时减少知母、制元胡的用量。

处方：

秦艽 30g	青风藤 25g	知母 18g	豨莶草 15g
桑枝 30g	制元胡 25g	片姜黄 15g	桂枝 8g
土茯苓 30g	赤芍 15g	防风 15g	生杜仲 30g
金银藤 30g	醋鳖甲 30g	生薏苡仁 30g	烫骨碎补 20g
醋龟甲 30g	生石膏 30g	徐长卿 15g	盐补骨脂 15g
寒水石 30g	白薇 15g	公英 25g	地丁 20g

14剂，日一剂，水煎服，早晚两次温服

结语： 现经中药治疗5个月后，患者关节疼痛发作频率减少，间歇期延长，累及关节数明显减少，且发时已无明显红肿疼痛，仅感觉关节少有不适，后不见患者来诊。

【按】患者为中年男性，反复发作多关节游走性红肿疼痛，累及肘、腕、指、膝、踝、趾等多个关节，发作期关节周围皮肤红肿，间歇期如常人、发作时症状一般在数小时达到高峰、持续4~5日消退，无关节畸形，无活动受限。症状上符合回纹型风湿症发作期红肿疼痛、间歇期如常人的特征，且实验室检查未见异常，故阎师认同其回纹型风湿症的诊断。以清热除邪利节、补肾育阴固本为治，给予相应药物进行治疗。首诊后病情即见减轻，后每次复诊均回报病情减轻，至坚持服药治疗5个月余后，发作频率减少，间歇期延长，以无明显关节红肿疼痛、仅偶觉关节不适，后不见患者来诊。

在此例病例的诊治过程中阎师时刻不忘此患者病之本为肾虚肝肾不足，标为热，肾虚相火之热，久病蕴热于内。阎师标本同治，发作期清热除邪、利节为主，但不忘补肾育阴固本。缓解期补肾温阳治本，兼清热祛除内潜之热邪等。标本兼顾犹如太极之图阴阳鱼之消长变化，以达平衡正与邪，使邪去正安病愈之效。

（刘寰宇，董秋梅）

回纹型风湿症医案6

患者： 朱某　男　30岁

初诊： 2019年5月27日

主诉： 多关节反复疼痛5年余，加重3个月。

现病史： 患者5年余前无明显诱因出现双手多关节疼痛，每次单关节发作，发作时关节红肿热痛，持续1天左右自行缓解，就诊于当地诊所，考虑腱鞘炎，未予特殊诊治，后大约每月发作1次，每次持续约1天左右症状缓解，状如常人。逐渐发展到每月发作三四次，2015年就诊于当地医院，考虑回纹型风湿症，予口服药物（具体不详）。1个月后，患者自觉症状缓解不明显，遂停药。期间于私人门诊口服中药治疗，未见明显疗效。2017年就诊于中日友好医院中医风湿科门诊，给予白芍总苷胶囊、骨龙胶囊及中医汤剂口服，后因胃肠道不适反应停服骨龙胶囊。3个月前开始累及双腕、双肩、双膝外侧及右侧颞颌关节反复红肿热痛，每次发作仅累及单个关节，每月发作5~6次，每次持续3~4天，于2019年5月8日就诊于我科，查ESR：7mm/h，CRP：0.787mg/dl，RF<20IU/ml，免疫球蛋白+补体（－），类风湿关节炎抗体谱+抗核抗体谱（－），血常规、肝肾功能均（－）。诊断为回纹型风湿症，给予白芍总苷胶囊0.3g，3次/日；美洛昔康15mg，1次/日。症状无明显缓解，2天前突发左足跟疼痛，痛势剧烈，现为求进一步治疗请阎师诊治。

现症： 左足跟红、肿、热、痛，余关节无明显不适，平素怕冷，无口干、眼干及口腔溃疡，纳寐可，二便调。舌淡红略暗边尖红，脉沉细略弦。

既往史：既往体健，否认高血压、冠心病、糖尿病病史；否认乙肝、结核等传染病史；否认外伤史。

过敏史：否认药物过敏史。

家族史：否认家族遗传性疾病史。

诊断：中医：周痹

　　　　西医：回纹型风湿症

辨证：湿热阻滞证

治法：清热除湿，补肾温阳，活血通络

处方：

骨碎补20g	补骨脂15g	杜仲25g	桑寄生25g
忍冬藤30g	土茯苓30g	青风藤25g	秦艽25g
桂枝10g	赤芍12g	知母15g	黄柏6g
防风15g	片姜黄15g	桑枝25g	元胡25g
豨莶草15g	羌活12g	独活12g	徐长卿15g

7剂，日一剂，水煎服，早晚两次温服

方解：本方补骨脂、骨碎补、杜仲、桑寄生以补肾温阳、填精补血、强壮筋骨为君药。知母、黄柏清热解毒燥湿；秦艽、豨莶草清热通络、祛风除湿；桑枝、防风、羌活、独活、桂枝、片姜黄既能驱散风邪除湿，又能制约寒凉药物伤脾肾阳气，且片姜黄配防风，一血一气，均入肝、脾经，防风兼入膀胱经，片姜黄善治风痹臂痛，活血行气，相互引领，祛风疗痹止痛效佳；桂枝、赤芍调和营卫，祛风固表，具有抵邪入侵、祛邪外出之作用；用青风藤、忍冬藤两藤类药，取"藤蔓达肢节"之意，共为臣药，君臣相合，补肾与清热并举，体现了《黄帝内经》中标本兼治的精神。治风先治血，赤芍、片姜黄可养血活血，主治关节肢体之肿胀疼痛，在入肝（胆）经之片姜黄、元胡诸药引入下祛除足跟之疼痛效佳；徐长卿祛风湿行胃气，诸药皆为佐

药。诸药相合，标本兼顾，动静结合，寒热协调，共奏补肾温阳、清热除湿、活血化瘀通络之效。

二诊：2019年6月3日

服用上药7剂后，患者关节疼痛发作次数未减少，但疼痛程度较前明显减轻，伴见口腔溃疡频作，色红，纳寐可，大便1~2次/日，偶有稀水便，小便调，舌淡红略暗边尖红，脉沉细略弦。患者口腔溃疡频作，上方去徐长卿，改赤芍15g、秦艽30g、知母18g、黄柏10g、桑枝30g及羌活15g增强清热祛风通络之效，改桑寄生30g增强补肾阴之效。患者大便稀，上方加茯苓30g、泽兰25g，因茯苓甘淡入脾，淡渗利水而不伤正，泽兰辛散苦泄温通，既能活血祛瘀，又能利水消肿，两药配合功兼活血、渗湿两效。

诊治同前，守方加减。

处方：

骨碎补20g	补骨脂15g	杜仲25g	桑寄生30g
忍冬藤30g	土茯苓30g	青风藤25g	秦艽30g
桂枝10g	赤芍15g	知母18g	黄柏10g
防风15g	片姜黄15g	桑枝30g	元胡25g
豨莶草15g	羌活15g	独活12g	茯苓30g
泽兰25g			

14剂，日一剂，水煎服，早晚两次温服

三诊：2019年7月29日

患者因故未能及时复诊，口服上方至今，诉服药后20天内偶发单个手指关节、足趾关节、单肩关节及右膝外侧红肿疼痛，6月28日至今关节疼痛未发作，偶有口腔溃疡，但溃疡面积较前明显减小，口干，纳寐可，大便1~2次/日，偶有大便稀，小便调，舌淡红边尖红，脉沉细略弦。患者偶有下肢关节疼痛，上方改独活15g增强祛下身风寒湿邪之效。患者大便稀减轻，减茯苓至25g。口腔溃疡较前减轻，口干，加甘辛大寒入肺、胃经之生石膏25g以清热泻火，改黄柏8g、知母20g、络石藤25g增强清热祛风通络之效，减桑寄生至25g祛风湿、补肝肾。

处方：

骨碎补20g	补骨脂15g	杜仲25g	桑寄生25g
忍冬藤30g	土茯苓30g	青风藤25g	秦艽30g
桂枝10g	赤芍15g	知母20g	黄柏8g
防风15g	片姜黄15g	桑枝30g	元胡25g
豨莶草15g	羌活15g	独活15g	茯苓25g
泽兰25g	生石膏25g	络石藤25g	

14剂，日一剂，水煎服，早晚两次温服

嘱继服上方以维持巩固疗效。

【按】该回纹型风湿症为中医周痹的湿热阻滞证，为周痹中常见的证型。阎师指出，回纹型风湿症发病年龄多在30岁到60岁之间，多数患者为湿热阻滞证，虽表现为热象，但肾阳亏虚为本，治疗应注重补肾温阳，兼顾风湿热诸邪孰轻孰重，随症治之，并将活血通络之法贯穿始终。另外，阎师在整个风湿病辨治中，非常注意调理脾胃，因脾主运化，既包括运化水谷精微，也包括运化水湿，固护脾胃其意有二：一是风湿病的基本病机为风寒湿（或热）合而为痹，其中湿邪至关重要，湿性黏滞，往往使风湿病缠绵难愈，调理脾胃有助于湿邪的祛除；二是风湿病病程冗长，易反复发作，往往需要长期用药，顾护了后天脾胃，使长期治疗成为可能，是一切治疗的基础。三诊时患者自觉口腔溃疡较前明显减轻，口干，舌边尖红，故阎师加用生石膏入胃清热泻火，敛疮生肌，使脾胃健而气血畅。

（王凤春，杨永生）

回纹型风湿症医案7

患者： 钱某某　男　53岁

初诊： 2019年5月27日

主诉： 多关节疼痛3年余。

现病史： 患者3年前出现右腕关节肿胀、疼痛，皮色变红，皮温升高，数天后自行缓解，状如常人。于当地医院查RF、ANA抗体谱、CCP（－），IgA 477mg/dl，CRP 7.28mg/dl，ESR 48mm/h，右腕MRI：右侧月骨后缘关节面下损伤，囊变？腕关节周围积液，肌骨超声：右腕关节滑膜炎，考虑"痛风？类风湿关节炎？"，未予明确诊断，予口服非甾体类抗炎药及关节腔注射后症状缓解。患者3年来症状反复发作，平均7~8天发作1次，发作频繁，疼痛持续2~3天，每次单关节发作，曾累及至右腕、右手第2~3掌指关节、双膝关节，发作时自行服用非甾体类抗炎药对症治疗。患者1天前突发右腕关节痛，5小时到达峰值。即请阎师诊治。

现症： 右腕关节疼痛明显，伴肿胀、皮温高、皮色红，无晨僵，余关节无明显不适，纳可，夜寐欠安，二便调。舌淡红略白苔少津，脉沉略滑。

既往史： 既往体健。否认高血压、冠心病、糖尿病病史；否认乙肝、结核等传染病史；否认外伤史。

过敏史： 否认药物过敏史。

家族史： 否认家族遗传性疾病史。

诊断： 中医：周痹

　　　　西医：回纹型风湿症

辨证：脾肾亏虚，湿热阻络证

治法：清热除湿，祛风利节，兼以补肾健脾

处方：

骨碎补20g	补骨脂15g	桑寄生25g	生杜仲25g
青风藤25g	秦艽25g	土茯苓30g	忍冬藤25g
桂枝10g	赤芍10g	知母12g	豨莶草15g
防风15g	片姜黄15g	桑枝25g	制元胡25g
羌活12g	独活12g	徐长卿15g	制鳖甲30g

7剂，日一剂，水煎服，早晚两次温服

方解：治疗以秦艽、忍冬藤清热通络、祛邪利节，为君药；羌活、独活、防风、豨莶草、土茯苓胜湿活络、蠲痹止痛，骨碎补、补骨脂、桑寄生、生杜仲补肾健脾，共为臣药；桑枝、青风藤取"以枝达肢，以蔓达节"之意，以祛风除湿、通利关节，元胡、片姜黄通络活血，桂枝、赤芍调和营卫，鳖甲、知母清内蕴之热，并防日久化热伤阴，共为佐药；徐长卿祛湿利节，同时顾护健脾和胃，为使药。患者药后症减，故缓解期时以骨碎补、补骨脂、桑寄生、生杜仲补肾健脾为主，并减生杜仲之量以防过用温阳之品阳盛化热，热灼血络而致瘀，热与湿相裹反致病情加重，同时减清热除湿之品。

二诊：2019年6月3日

患者诉1日前右腕关节再发疼痛，可不服止痛药。刻下右腕关节稍有疼痛、稍有肿胀、皮温略高、皮色略红，纳可，寐安，二便调。舌淡红暗苔白，脉沉略滑。患者关节仍有肿痛、皮温升高，上方改秦艽30g、忍冬藤30g、桑枝30g、羌活15g以增强清热除湿通络之效；改知母15g以增强清热邪之功；加泽兰25g，改赤芍12g以活血通络利水；改桑寄生30g、生杜仲30g以增强补肾之力。

诊治同前，守方加减。

处方：

骨碎补20g	补骨脂15g	桑寄生30g	生杜仲30g
青风藤25g	秦艽30g	土茯苓30g	忍冬藤30g
桂枝10g	赤芍12g	知母15g	豨莶草15g
防风15g	片姜黄15g	桑枝30g	制元胡25g
羌活15g	独活12g	徐长卿15g	制鳖甲30g
泽兰25g			

7剂，日一剂，水煎服，早晚两次温服

三诊： 2019年6月17日

患者诉关节肿痛由原来的7天发作一次，每次2~3天，减为11天发作1次（6月14日），1天缓解，且关节红肿疼痛程度较前明显减轻。刻下右腕无明显不适，口干，纳可，寐安，二便调。舌淡红暗苔白，脉沉略滑。患者无关节肿痛，减羌活至12g；热象缓，减知母至12g；减生杜仲至25g以防阳盛化热；改泽兰30g以增强活血通络利水之效。患者口干，加芦根20g。

诊治同前，守方加减。

处方：

骨碎补20g	补骨脂15g	桑寄生30g	生杜仲25g
青风藤25g	秦艽30g	土茯苓30g	忍冬藤30g
桂枝10g	赤芍12g	知母12g	豨莶草15g
防风15g	片姜黄15g	桑枝30g	制元胡25g
羌活12g	独活12g	徐长卿15g	制鳖甲30g
泽兰30g	远志12g	芦根20g	

14剂，日一剂，水煎服，早晚两次温服

【按】 该例回纹型风湿症属中医为周痹的脾肾亏虚、湿热阻络证。在周痹的治疗上阎师以补肾健脾、清热除湿、祛风通络为基本大法，又根据其发病特点分发作期和缓解期两个阶段辨证论治。在急性发作期，关节及周围组织肿胀、走窜疼痛明显，甚至局部皮色发红、皮温升高，常伴有口干咽燥、便干溲黄等热象较为突出，"急则治其标"，总以清热祛风、除湿通络为主，常用白虎加术汤、二妙散等加减治疗。在缓解期，证候表现不明显，患者常"状若常人"，"缓则治其本"，应意识到风湿病发病与脾肾亏虚密切相关，总以补肾强骨、养肝柔筋为要，同时仔细辨别其"虚"脏腑，辨证论治予以相应治疗，如痰湿者，予双调脾肺、祛痰除湿；脾阳不足者，予温补脾阳等。结合本案，患者就诊时为急性发作期，故阎师注重清其邪气，尤其提出湿与热为两种病邪，交织在一起为湿热，治之应除其湿（包括"风胜湿"），清其热，以防或治湿与热互结，祛邪的同时又不忘本，加入知母、鳖甲为清热育阴之品，具有清热育阴之功。

（梁丙楠，付滨）

第六篇　痛风

痛风是体内嘌呤代谢紊乱、尿酸生成过多或排泄减少，以及尿酸盐结晶在体内沉积所致的一组疾病，其主要特点为高尿酸血症、痛风性急性关节炎反复发作、痛风石形成，晚期可引起关节骨质侵蚀甚至畸形，严重者可累及肾脏等其他重要脏器。

中医学中已有关于"痛风"的记载，最早见于梁代陶弘景《名医别录》中，目前认为先天禀赋不足，脾的运化和肾的气化功能失调是本病的发病基础。本病为本虚标实之证，清热利湿、化痰祛瘀、辟秽祛风是其治疗的关键。

痛风医案1

患者：宁某　男　42岁

初诊日期：2014年8月4日

主诉：间断双足趾关节疼痛10年余，加重伴双踝关节疼痛1年。

现病史：患者10年余前饮酒后出现右足MTP1关节红肿疼痛，局部皮温升高，活动障碍，就诊于北京大学第三医院，查肾功能示尿酸明显升高（化验单未见，具体不详），诊断为痛风性关节炎，予秋水仙碱口服治疗，后患者症状缓解，未规律就诊服药。此后患者间断出现双足趾关节交替疼痛，多于饮酒后发作，自服NSAIDs类药物缓解，未规律诊治。近1年余患者多次出现双足MTP1关节及双踝关节交替红肿疼痛，伴明显活动受限，未予系统诊治。现为求进一步诊治来诊。

现症：左足MTP1、左踝关节肿胀疼痛明显，皮温升高，伴活动受限，偶有左足跟针刺样疼痛，余关节无特殊不适。口干明显，时有口臭。饮食可，睡眠可，大便2~3日一行，质偏干，小便调。舌淡红略暗薄白苔根略黄，脉弦细左略滑。

既往史：脂肪肝病史7年。否认乙肝、结核等传染病史；否认外伤史。

过敏史：否认药物过敏史。

家族史：否认家族遗传病史。

体格检查：左足MTP1及左踝关节压痛明显，双耳均可触及痛风石。

辅助检查：肾功：UA 598 IU/ml

诊断：中医：痛风

　　　　西医：痛风性关节炎

辨证：脾肾亏虚，湿热内蕴证

治法：补肾健脾，化湿清热，活血通络

处方：

生地20g	茯苓30g	山药15g	山萸肉20g
丹皮12g	泽兰25g	泽泻30g	砂仁10g
元参20g	萆薢12g	络石藤25g	知母20g
桑枝30g	金银藤30g	海桐皮15g	郁金15g
青风藤25g	连翘20g	土茯苓20g	土贝母20g
豨莶草15g			

28剂，日一剂，水煎服，早晚两次温服

方解：方中生地黄味甘纯阴，主入肾经，既滋阴补肾，又凉血活血，为君药。山萸肉酸温，主入肝经，滋补肝肾，秘涩精气，山药甘平，主入脾经，《景岳全书》称其"健脾补虚，涩精固肾"，补后天以充先天，共为臣药，君臣相协不仅滋阴益肾之力相得益彰，且兼具养肝健脾之效。泽兰微温，活血化瘀兼利水消肿，泽泻淡寒入肾，长于利湿泄热，泽兰配泽泻，水血同治、相得益彰，主治关节肢体之肿胀疼痛。丹皮苦、辛，微寒，主入肝、肾经，清热凉血，兼以活血祛瘀，此方中主以清泻相火。土茯苓淡渗利湿，砂仁温化水湿，既可助泽兰、泽泻泄肾浊，同时可助山药健脾充养后天之本。萆薢味苦性平，主入肾、胃经，利湿去浊、祛风除痹，为治疗痛风急性发作期要药，《神农本草经》：主腰背痛，强骨节，风寒湿周痹。患者以足趾小关节红肿疼痛为主要表现，故大量使用络石藤、青风藤、金银藤、桑枝、海桐皮等祛风湿、利关节，尤以小关节为主，通经络止痛。同时佐以知母、连翘、土茯苓、土贝母、元参等清热凉血活血之品，使湿热得除，瘀血得通，诸药合用，共奏补肾健脾、化湿通络之效。

二诊：2014年9月1日

服用上药28剂后，患者诉左足MTP1及左踝肿胀疼痛缓解明显，

无活动受限，时有左足跟针刺样疼痛，余关节无特殊不适。口干较前稍缓解。饮食可，睡眠可，大便1~2日一行，时偏干，小便调。舌淡红略暗白苔，脉沉略弦滑。患者目前处于缓解期，左足MTP1及踝关节肿胀疼痛缓解，根据"急则治其标，缓则治其本"的原则，此时可减少清利湿热之品的药物，以补肾健脾为主。故上方去萆薢，改生地25g、山萸肉25g、泽兰30g、泽泻20g、元参25g、络石藤30g、连翘25g。

诊治同前，守方加减。

处方：

生地25g	茯苓30g	山药15g	山萸肉25g
丹皮12g	泽兰30g	泽泻20g	砂仁10g
元参25g	络石藤30g	知母20g	桑枝30g
金银藤30g	海桐皮15g	郁金15g	青风藤25g
连翘25g	土茯苓20g	土贝母20g	豨莶草15g

28剂，日一剂，水煎服，早晚两次温服

三诊： 2014年9月29日

患者诉近1个月无明显足趾关节及踝关节肿痛不适，左足跟疼痛不适较前缓解。仍有口干，偶有口苦。饮食可，睡眠可，大便1~2次/日，便质基本正常。舌淡红略暗白苔，脉沉略弦细。此时患者急性期已过，处于疾病恢复期，应以补肾健脾为主，同时不忘活血通络、温化痰瘀，故改丹皮为丹参加强其活血祛瘀消痛之功，加用性温味辛化湿行气祛瘀之徐长卿使恢复期痰瘀得化。上方去砂仁、丹皮，加徐长卿15g、丹参30g，改元参为30g，泽泻15g，生地为30g。

处方：

生地30g	茯苓30g	山药15g	山萸肉25g
丹参30g	泽兰30g	泽泻15g	徐长卿15g
元参30g	络石藤30g	知母20g	桑枝30g

金银藤30g	海桐皮15g	郁金15g	青风藤25g
连翘25g	土茯苓20g	土贝母20g	豨莶草15g

28剂，日一剂，水煎服，早晚两次温服

患者坚持随诊服药3个月后，病情较前好转，痛风未再大发作，偶有足趾关节及踝关节不适可自行缓解，余关节无特殊不适，口干，纳眠可，二便调。2018年12月18日复查肾功UA 299 IU/ml。嘱注意低或无嘌呤饮食，每日饮水大于2500ml，忌烟酒，继服上方以维持巩固疗效。

【按】患者为中年男性，42岁，于10余年前间断出现双足趾及踝关节交替红肿疼痛，伴明显活动受限，曾于北京大学第三医院查血尿酸明显升高，且双耳痛风石已形成，故痛风性关节炎诊断明确。本病中医诊断为痛风，属痹证范畴，患者平素饮食不节，湿热内聚，发病时关节及周围肌肉红肿热痛，屈伸不利，结合舌脉，四诊合参，辨为脾肾亏虚、湿热内蕴证，治以补肾健脾、化湿活血通络之法，以六味地黄方为基础方加减。

阎师认为"虚、浊、热、瘀"是痛风发生及发展的病机关键，本病本虚标实，以脾肾亏虚为本，湿热、痰瘀外侵经络、骨节为标，而脾肾亏虚、湿热痰瘀搏结贯穿疾病始终。在治疗方面，阎师更是有以下几个特点：首先，痛风治疗分两期论治，即急性期和慢性期。急性期清热通络治其标，注重健脾利湿。阎师认为痛风发病的根本在于脾胃，临床上痛风患者大多饮食失节，嗜食肥甘厚味、饮酒无度，致使脾胃受损，湿热内生流注关节经络所致，故急性期除清热通络治标外，也不能忘健脾利湿。而在慢性期，患者关节红肿热痛基本缓解，需以健脾补肾求其本，注重温化痰瘀。肾为先天之本，经脾胃代谢后产生的浊液，需由肾气的蒸化、开阖，浊者则化为尿液，下输膀胱排出体外。若肾气不足，肾的蒸化开阖和推动作用失常，则浊阴不降，留滞体内。同时，肾主骨生髓，若肾精亏虚，则湿热痰瘀搏结筋骨不得泄利，积渐日久，闭阻经络，突发骨节剧痛，或兼夹凝痰，变生痛风结节。久之，痰浊瘀腐则溃流脂浊，痰瘀胶固，则致关节畸形。故慢性期治疗更应治病求本，健脾以助水湿之运化，温通以助浊毒之消散，补肾以助骨质之恢复，同时不忘温化痰瘀。其次，阎师在治疗痛风石注重兼夹症的辨证论治，如治疗痛风引起的肾脏损害，阎师常用利湿通淋排石之法等。第三，治疗期间强调饮食调摄，注重生活护理。痛风属代谢类疾病，故在饮食方面应格外注意，阎师强调严格的低或无嘌呤饮食，忌烟酒，要求每日饮水量需大于2500ml从而加强尿酸排泄。护理方面，急性发作时应卧床休息，抬高患肢，配合局部冷敷，慢性期应注意局部关节保暖，防止外邪侵入复发，避免受累关节负重或活动过度，以防关节损伤。

（陈璐，任志雄）

痛风医案2

患者： 宋某　男　36岁

初诊： 2018年3月20日

主诉： 间断跖趾关节肿痛2年。

现病史： 患者2年前进食海鲜后出现左足第一跖趾关节红肿热痛，疼痛剧烈，入夜尤甚，行动受限，余关节无疼痛不适，就诊于当地医院查尿酸677μmol/L，诊断为痛风，予秋水仙碱治疗后，疼痛缓解，后未予特殊诊治。其后患者双足第一跖趾关节、右踝关节疼痛间断发作，间断服用降尿酸药物（具体不详），近1年关节疼痛发作3次，1周前受凉后再次出现左足第一跖趾关节疼痛，复查尿酸650μmol/L，诊断为痛风性关节炎，予苯溴马隆50mg、1次/日，依托考昔60mg、1次/日治疗，症状缓解，现为求进一步诊治来诊。

现症： 左足第一跖趾关节疼痛，行走症状加重，踝关节酸痛，双下肢沉重乏力，无明显眼干、口干，畏热，纳眠可，大便1日一行，质黏不成形，小便调。舌暗苔黄白腻，脉沉细略弦滑。

既往史： 高脂血症病史，否认高血压、冠心病、糖尿病病史；否认乙肝、结核等传染病史；否认外伤史。

过敏史： 否认药物过敏史。

家族史： 否认家族遗传性疾病史。

体格检查： 左足第一跖趾关节压痛，皮温不高。

诊断： 中医：历节

　　　　　西医：痛风性关节炎

辨证： 肝肾阴虚，湿浊痹阻

治法：补益肝肾，清利湿浊

处方：

生地20g	山药20g	山茱肉20g	茯苓30g
丹皮12g	泽兰25g	泽泻25g	萆薢25g
青风藤25g	豨莶草15g	羌活12g	益智仁15g
骨碎补20g	独活15g	赤芍12g	土茯苓30g
徐长卿15g	车前子15g	元胡25g	桂枝10g

14剂，日一剂，水煎服，早晚两次温服

方解：泽兰配伍泽泻为君，泻湿浊，防炼津生晶石，茯苓淡渗脾湿，助泽泻以泄肾浊，配伍山药、山萸肉，增强健脾利湿之功，牡丹皮清泄相火，共为臣药，佐以萆薢、益智仁，利水通淋，配以羌活、独活等祛风除湿之品，诸药合用，共奏补益肝肾、清利湿浊之功。

二诊：2018年4月4日

服用上药14剂后，患者诉左足第一跖趾关节疼痛较前明显缓解，无明显肿胀，仍有压痛，踝关节自觉久行后酸痛，余关节无明显不适，无口干、眼干，纳眠可，大便1日一行，仍不成形，舌暗红苔黄白腻，脉沉滑。上方改泽兰30g以加强行水消肿之功，患者痛风反复发作，经久不愈，符合中医"久病必瘀""久病入络"之观点，湿浊凝滞于经络关节，影响血行，久之血脉瘀滞，瘀血阻络。上方加当归12g、鸡血藤25g以补血活血通络，加威灵仙15g、海桐皮15g以加强祛湿通经络止痛之力。

诊治同前，守方加减。

处方：

生地20g	山药20g	山萸肉20g	茯苓30g
丹皮12g	泽兰30g	泽泻25g	萆薢25g
青风藤25g	豨莶草15g	羌活12g	益智仁15g
骨碎补20g	独活15g	赤芍12g	土茯苓30g

徐长卿15g	车前子15g	元胡25g	桂枝10g
当归12g	鸡血藤25g	威灵仙15g	海桐皮15g

28剂，日一剂，水煎服，早晚两次温服

三诊：2018年5月3日

患者诉近2周左足第一跖趾关节无明显疼痛，无活动不利，踝关节酸痛较前明显缓解，时有乏力，纳一般，无食欲，眠可，腹胀，时有肠鸣，大便2~3次/日，不成形，舌暗红苔白腻，脉沉滑。患者现时有乏力，无食欲，大便质稀不成形，考虑脾虚湿困较著，加焦白术15g、黄芪15g，改生山药30g以加强健脾利湿之效，并可防苦寒之品伤脾胃；患者现无明显关节疼痛，去青风藤、土茯苓，改元胡20g。

处方：

生地20g	山药30g	山茱肉20g	茯苓30g
丹皮12g	泽兰30g	泽泻25g	草薢25g
焦白术15g	豨莶草15g	羌活12g	益智仁15g
骨碎补20g	独活15g	赤芍12g	徐长卿15g
车前子15g	元胡20g	黄芪15g	桂枝10g
当归12g	鸡血藤25g	威灵仙15g	海桐皮15g

28剂，日一剂，水煎服，早晚两次温服

四诊：2018年6月3日

患者诉跖趾关节无明显疼痛，无肿胀，乏力较前缓解，双下肢无明显沉重感，纳眠可，小便调，大便成形。嘱患者低嘌呤饮食，适宜运动，2018年9月复查尿酸389.8 μmol/L，ESR、CRP（-）。嘱继服上方以维持巩固疗效，半年后随访，痛风未再发作。

【按】患者为青年男性，跖趾关节红肿热痛程度重，入夜症状加剧，行动受限，发作频繁，进食肥甘厚腻或受凉劳累后发作，3~4次/年，查尿酸值偏高，痛风诊断明确。痛风与中医学中的"历节""白虎历节风"等相类似，其走注于关节，痛势甚剧。元代朱丹溪在《丹溪心法》中列有痛风专篇，认为痛风的病因主要为痰、风热、风湿和血虚。后代医家将"痹证"中的"痛痹"或"行痹"统归为痛风。浊、痰、瘀是病之标，肝、脾、肾功能失常是病之本。肝、脾、肾功能失常，加之多食膏粱厚味，湿浊内生，聚而成痰，阻碍血行，血不行则瘀、浊、痰互结，滞留骨节筋肉，蕴久化毒。

阎师在治疗痛风时，常采用六味地黄丸加减，予六味地黄汤原方熟地改为生地滋阴补肾、清热凉血；山茱萸补养肝肾，并能涩精，取肝肾同源之意；山药补益脾阴，亦能固肾，三药配合，肾、肝、脾三阴并补，是为"三补"。泽泻利湿而泄肾浊，并能减地黄之滋腻；茯苓淡渗脾湿，并助山药之健运，与泽泻共泄肾浊，助真阴得复其位；丹皮清泄虚热，并制山茱萸之温涩，是为"三泻"。六味合用，在原方加减药物剂量上佐以调整，但重用"三泻"之品，方中重用泽兰配伍泽泻为君，泻湿浊，防炼津生晶石，反伤脏腑；茯苓淡渗脾湿，助泽泻以泄肾浊，配伍山药、山萸肉，增强健脾利湿之功，牡丹皮清泄相火，共为臣药，佐以萆薢、益智仁，祛风除湿；利水通淋，配以川断、桑寄生、羌活、独活等补肝肾、强筋骨、祛风除湿之品，诸药合用，补益肝肾之余，并可清利湿浊，防湿久化浊，浊滞生热，炼津生石，以致骨伤脏伤。

（王琬茹，任志雄）

痛风医案3

患者： 李某　男　42岁

初诊： 2017年11月22日

主诉： 间断发作右跗趾关节红肿疼痛，伴血尿酸升高7年余。

现病史： 患者7年前进食肥甘厚味后出现右侧第一跗趾关节红肿疼痛，疼痛剧烈，拒按，无其他关节疼痛不适，就诊于当地医院查血尿酸676.8μmol/L，诊断为痛风，予抗炎止痛及降尿酸等治疗后，复查尿酸485.7μmol/L，关节疼痛逐渐缓解。后患者右足第一跗趾关节疼痛间断发作，予降尿酸治疗后均缓解。数天前劳累后再次出现右侧第一跗趾关节疼痛，无明显红肿，查尿酸437.9μmol/L，ESR 1mm/h，CRP 6mg/L，再次诊断为痛风。予苯溴马隆50mg、1次/日，依托考昔60mg、1次/日治疗，症状缓解，现为求进一步诊治来诊。

现症： 右侧第一跗趾关节疼痛，足背疼痛，无明显红肿，余关节无特殊不适，无明显眼干、口干，平素自觉恶风畏寒，纳可，睡眠一般，大便每日一行、不成形，小便调。舌红色暗，苔黄白腻，脉沉滑。

既往史： 否认乙肝、结核等传染病史；否认外伤史。

过敏史： 否认药物过敏史。

家族史： 否认家族遗传病史。

体格检查： 右侧第一跗趾关节压痛，无明显红肿，足背压痛，余关节无特殊不适。

诊断： 中医：痛风

西医：痛风性关节炎

辨证：肝肾不足，痰浊阻络证

治法：补益肝肾，健脾祛湿，化痰通络

处方：

生地20g	山药20g	山萸肉20g	茯苓30g
丹皮12g	泽兰30g	泽泻25g	萆薢25g
青风藤25g	豨莶草15g	防风15g	羌活12g
桑寄生30g	骨碎补20g	益智仁15g	海桐皮15g
土茯苓30g	黄芪20g	徐长卿15g	车前子15g
桂枝10g	赤芍12g	元胡25g	

14剂，日一剂，水煎服，早晚两次温服

方解：方中生地滋阴补肾、填精益髓为君药；山萸肉补养肝肾，取"肝肾同源"之源；山药、桑寄生补益脾阴，滋肾阴。骨碎补、益智仁温肾阳、暖脾阳，以除"湿胜、痰生、浊聚"之源；萆薢、青风藤、海桐皮、豨莶草、徐长卿、羌活祛风湿利关节、通经络止痛，共为臣药。土茯苓淡渗脾湿，与泽泻共利湿而泄肾浊，并能减地黄之滋腻，助山药之健运；丹皮清泄虚热，并制山萸肉之温涩；车前子利水渗湿、止泻祛痰；桂枝、赤芍调和营卫，具有抵邪入侵、祛邪外出之作用，共为佐药。使以元胡活血行气、止痛通络。诸药合用，共奏补肝肾、健脾祛湿、化痰通络之效。

二诊：2017年12月20日

服用上药14剂后，患者诉右侧第一跖趾关节仍有压痛，疼痛程度较前减轻，无肿胀感，足背痛较前亦有减轻，余关节无明显不适，无口干、眼干，纳眠可，大便1日一行，仍不成形，舌暗红苔黄白腻，脉沉滑。上方加当归12g、鸡血藤25g以补血活血，加威灵仙15g、蚕沙12g以加强祛湿通经络止痛之力。

诊治同前，守方加减。

处方：

生地20g	山药20g	丹皮12g	泽兰30g
泽泻20g	萆薢15g	青风藤25g	豨莶草15g
防风15g	羌活15g	桑寄生30g	土茯苓30g
车前子15g	桂枝10g	赤芍10g	当归12g
威灵仙15g	山萸肉20g	茯苓30g	骨碎补20g
黄芪20g	鸡血藤25g	益智仁12g	蚕沙12g

14剂，日一剂，水煎服，早晚两次温服

三诊： 2018年1月17日

患者诉近1个月右侧第一跖趾关节及足背疼痛明显缓解，余关节亦无特殊不适，无明显口干、眼干等特殊不适，纳眠可，大便2次/日，舌暗红苔白，脉沉滑。患者大便不成形，次数较前增加，上方加砂仁10g、陈皮15g、炒薏苡仁35g以健脾化湿，理气和胃。

处方：

生地20g	山药20g	山萸肉15g	茯苓30g
泽兰25g	丹皮12g	泽泻15g	萆薢15g
青风藤20g	土茯苓25g	防风15g	车前子15g
羌活12g	骨碎补20g	赤芍12g	桂枝10g
黄芪30g	益智仁15g	桑寄生30g	炒薏苡仁35g
砂仁10g	豨莶草15g	陈皮15g	

14剂，日一剂，水煎服，早晚两次温服

患者坚持随诊服药半年后，发病次数明显减少，由服药前约2个月发作1次，减至约半年发作1次，每次发作持续时间亦缩短，病情明显缓解，无明显关节疼痛，无口干、眼干，纳眠可，小便调，大便成形。2018年3月14日复查尿酸389.8μmol/L，ESR 2mm/h，CRP<1mg/L。嘱继服上方以维持巩固疗效。

【按】患者为中年男性，42岁，于7年前进食肥甘厚味后出现右侧第一跖趾关节红肿疼痛，疼痛剧烈，拒按，无其他关节疼痛不适，查尿酸 676.8 μmol/L，诊断为"痛风"，予抗炎止痛及降尿酸等治疗后，关节疼痛逐渐缓解。数天前劳累后再次出现右侧第一跖趾关节疼痛，无明显红肿，查尿酸 437.9 μmol/L，ESR：1mm/h，CRP 6mg/L，即请阎师诊治，西医诊断为痛风性关节炎，中医诊断为痛风，辨证属肝肾不足、痰浊阻络证。

中医学中"痛风"病名最早见于梁代陶弘景的《名医别录》，经诸代医家的发展，对痛风相关的认识逐步深入。阎师对痛风的病因病机有着独到的认识，她提出痛风为本虚标实之证，其发病之本以脾肾两虚为主，先天禀赋不足，脾的运化和肾的气化功能失调，决定了痛风的发病基础。平素食膏粱厚味，内生湿热蕴于脏腑，脏腑积热是发生本病的重要原因。而湿热痰瘀外阻关节经络、内流脏腑为发病之标，若逢酗酒食厚味，或感受外来湿热之邪，引发内蕴湿热毒邪，内外合邪而发病，此为痛风的主要诱发因素。而疾病过程中痰湿热毒瘀浊滞筋脉可附于骨节，形成结节瘰疬（痛风石）。循经窜络，正虚邪恋，致使疾病反复发作。而过度劳倦、饮食不节重伤脾胃、七情内伤或外伤等，是本病的其他诱发因素。

（刘赛，任志雄）

痛风医案4

患者： 郑某某　男　52岁

初诊： 2017年7月30日

主诉： 足趾关节红肿热痛反复发作10年，加重2天。

现病史： 患者10年前无明显诱因出现右侧第一足趾关节疼痛，未予重视，自行按摩治疗。后呈反复发作，并伴局部关节红肿，皮温升高，时有右踝关节红肿热痛，于当地医院就诊，查尿酸600μmol/L左右，予以系统检查后，明确诊断为痛风性关节炎，给予口服药物治疗（具体用药不详），服药后症状缓解。平日未注意饮食，运动量一般，后上述症状反复发作。2天前出现上述症状加重，伴右手第2、3、4、5近端指尖关节疼痛，时有双肘关节活动后疼痛，现为求进一步治疗就诊。

现症： 右足第1、2足趾关节红肿热痛，右踝关节红肿热痛，右手第2、3、4、5近端指尖关节疼痛，活动轻度受限，平日畏热，汗出，纳食可，眠可，大小便调。舌红，苔黄略厚，脉沉滑。

既往史： 既往体健。否认高血压、冠心病、糖尿病病史；否认乙肝、结核等传染病史；否认外伤史。

过敏史： 否认药物过敏史。

家族史： 否认家族遗传性疾病史。

体格检查： 双耳廓皮下可触及1~2个小米粒大小的痛风石。

辅助检查： 血常规正常。肝功：ALT：65.1U/L，余正常。肾功：尿酸：659μmol/L，尿常规未见异常。泌尿系超声：左肾结石可能，前列腺肥大；双足正位片：右足大趾符合痛风性关节炎表象。

　　诊断：中医：痛风

　　　　　　西医：痛风性关节炎、高尿酸血症

　　辨证：脾肾不足，湿热蕴结证

　　治法：健脾补肾，清热利湿，通络，通利关节

　　处方：

生地15g	山萸肉15g	生山药20g	茯苓20g
泽兰20g	泽泻20g	牡丹皮12g	青风藤25g
秦艽25g	制元胡25g	防风15g	姜黄12g
桑枝25g	豨莶草15g	羌活15g	独活12g
土茯苓25g	忍冬藤30g	制鳖甲30g	徐长卿15g
炙山甲6g			

14剂，日一剂，水煎服，早晚两次温服

　　健康宣教指导：建议低嘌呤或无嘌呤饮食，每日饮水量达2500~3000ml，其中约1500ml苏打水，适量运动。

　　方解：本方以生地、山萸肉、山药健脾、清热、补肾为君，茯苓、泽泻、泽兰健脾渗湿利水共为臣，牡丹皮清热滋阴，制元胡行气止痛，青风藤、秦艽、姜黄、桑枝、豨莶草等祛风除湿、清热利节，羌活、独活滋补肝肾、祛风湿共为佐药，土茯苓、忍冬藤、鳖甲、徐长卿清热解毒、疏风通络，炮山甲活血通络、引药直达病所，共为佐使。全方共奏健脾补肾、清热利湿、通利关节之效。

　　二诊：2017年8月14日

　　服上方14剂后右足第1、2足趾关节、右踝关节疼痛缓解，局部红肿略减轻，右手第2、3、4、5近端指尖关节疼痛稍缓解，局部皮温略高，余关节无明显不适感。偶有左足底涌泉穴位处疼痛，畏热，纳食可，睡眠可，大小便正常。舌淡红，苔白略腻，脉沉略弦滑。实验室检查回报：抗核抗体谱阴性，RF阴性；血沉18mm/h，CRP3mg/l，双

髋MRI：双髋关节未见明显异常；骶髂关节片：未见明显异常。嘱其西药口服同前，继续低嘌呤或无嘌呤饮食，多饮水，加强运动。经治疗后患者关节疼痛好转，关节局部红肿热痛略减轻，予原方基础上加大剂量，泽兰25g、泽泻25g、独活15g、土茯苓30g、生地18g，加强健脾清热利湿之效，并加海桐皮15g加强祛风除湿、利水和中。

诊治同前，守方加减。

处方：

生地18g	山萸肉15g	生山药20g	茯苓20g
泽兰25g	泽泻25g	牡丹皮12g	青风藤25g
秦艽25g	制元胡25g	防风15g	姜黄12g
桑枝25g	豨莶草15g	羌活15g	独活15g
土茯苓30g	忍冬藤30g	制鳖甲30g	徐长卿15g
炙山甲6g	海桐皮15g		

30剂，水煎服，早晚分服，每日一剂

1个月后门诊复诊，患者症状明显减轻，复以原方继服14剂巩固疗效，并嘱其定期复诊，定期复查肾功能。

【按】中年患者，长期嗜食肥甘厚味、酒食，导致脾运失司，运化不及，脾肾二脏清浊代谢紊乱，浊毒内伏，致痰湿内生，凝滞于关节，肾司二便功能失调，则湿浊排泄缓慢，以致痰浊内聚。或脏腑积热，湿热毒邪流注关节、肌肉、骨骼，气血运行不畅而成痛风，如《证治准绳·杂病·痛风》认为："风湿客于肾经，血脉瘀滞所致"，但亦有血气虚劳者，如《医学入门·痛风》："血气虚劳不营养关节、腠理，一剂嗜食肥甘酒酪以致湿郁成痰流注关节者。"又如《痹论》云："热毒气从脏腑中出，攻于手足，则赤热肿痛也，人五脏六腑井荣输，皆出于手足指，故此毒从内而生，攻于手足也。"故可见手、足趾关节、筋骨、肌肉疼痛、麻木、重着、屈伸不利。病程日久不愈，邪留经络关节，郁而化热，故可见关节红肿热、畏热；病久气血耗伤，肝肾亏虚，脾气虚弱，气血精液生化乏源，故而形成脾肾不足之象。故阎师治疗痛风时既注重清热除湿祛邪，又不忘健脾补肾，常予以六味地黄汤合清热祛湿、通利关节之药治疗。

阎师在痛风的辨治中，注重脾肾不足之内因，即饮食无度，嗜食肥甘厚味伤于脾，脾失健运，水湿不化则聚而生痰化浊，痰浊日久则化热，下则伤及肾水，损及其所主之"骨"，加之先天不足，肾阳亏虚不能温煦脾阳，水湿不化更易湿聚化浊。故在治疗痛风时，老师强调补益脾肾，使脾土调肾水足，肾精充。同时为防湿热之邪损伤之，在补益时不忘湿浊之邪之利出，因湿浊痰瘀久蕴于内化热伤骨损筋，故又于方中加用清热祛湿、化瘀利节之品，如土茯苓、海桐皮、忍冬藤等，如此"有此证，用足药"则获佳效。

（王春苹）

第七篇　银屑病关节炎与反应性关节炎

银屑病关节炎医案1

患者：赵某　男　44岁

初诊：2012年2月23日

主诉：全身多关节疼痛6年加重6个月，牛皮癣1年。

现病史：患者6年前受凉后出现全身多关节疼痛，关节无肿胀变形，就诊于北京中医药大学附属医院，诊断为类风湿关节炎，给予中药治疗6个月（具体检查及药物不详），症状减轻后停药。3年前开始出现双手关节、右腕关节、双足关节、右踝关节疼痛，间断口服止疼药物对症处理，关节疼痛反复发作。1年前全身出现皮疹、色红，有脱屑，于当地医院诊断为银屑病，间断外用药物治疗（具体药物不详），皮疹时轻时重。6个月前全身多关节疼痛较前加重，自行口服止痛药物对症治疗，关节疼痛进行性加重，现为进一步治疗请阎师诊治。

现症：左手远端指间关节（DIP）3、5关节变形，左手近端指间关节（PIP3）关节发热、肿胀、疼痛，右腕及右踝关节疼痛，无红肿，下午时疼痛较重；劳累后伴有颈椎不适，偶可见双膝、双肩关节疼痛。全身可见牛皮癣，以四肢、耳际明显，皮肤瘙痒伴脱屑。畏寒，易汗出，无口干、眼干，纳眠可，大便偏干，1次/天，小便偏黄。舌淡红略暗白苔，脉沉略弦细。

既往史：既往体健。否认高血压、冠心病、糖尿病史；否认乙肝、结核等传染病史；否认手术、外伤、输血史。

过敏史：否认药物过敏史。

家族史： 无家族遗传病史。

体格检查： 左手DIP3、5关节变形，左PIP3关节肿痛，皮温升高；全身可见牛皮癣，以四肢、耳际明显，伴脱屑。

辅助检查： 尿常规、肝肾功能未见明显异常。CRP 4.6mg/dl，ESR 27mm/h，RF 20.4IU/ml。（2012年2月19日中日友好医院）

诊断： 中医：痹证

　　　　西医：银屑病关节炎

辨证： 肾虚湿热证

治法： 补肾壮骨，清热祛湿，活血通络

处方：

生地15g	当归10g	川芎6g	赤芍12g
川断20g	桑寄生25g	炒杜仲20g	狗脊30g
青风藤25g	络石藤20g	桑枝20g	鸡血藤20g
防风15g	片姜黄15g	制元胡15g	羌活15g
独活12g	土茯苓20g	地丁20g	徐长卿15g

14剂，日一剂，水煎服，早晚分服

方解： 方中生地、当归、川芎、赤芍（四物汤）清热凉血、养血活血；川断、桑寄生、炒杜仲、狗脊祛风湿，补肝肾，强筋骨；青风藤、络石藤、桑枝、防风、片姜黄、制元胡、羌活、独活、鸡血藤祛风散寒除湿，通络止痛；土茯苓、徐长卿二者既可除湿利关节，又可治疗皮疹，土茯苓清热解毒，兼可消肿散结；徐长卿祛风止痒；紫花地丁清热解毒，凉血消肿。

二诊： 2012年3月8日

患者左手中指、小指指间关节畸形，服药后关节红肿热痛较前好转，服药后皮疹减轻；关节无晨僵，颈部及膝关节畏寒怕风，无口干眼干，纳眠可，大便干，1次/日。舌淡红略暗白薄苔，脉沉略弦滑。皮疹较前减轻，改生地18g、川芎10g、赤芍15g加强清热凉血活血之

功；患者畏寒怕风，炒杜仲加至25g加强补肾壮骨；患者关节疼痛较前减轻，故减鸡血藤；关节仍有红肿热痛，以上肢关节疼痛为主，故改络石藤25g、桑枝25g、土茯苓25g，加秦艽25g，加强清热除湿利关节之效。

诊治同前，守方加减。

处方：

生地18g	当归10g	川芎10g	赤芍15g
川断20g	桑寄生25g	炒杜仲25g	狗脊30g
青风藤25g	络石藤25g	桑枝25g	秦艽25g
防风15g	片姜黄15g	制元胡15g	羌活15g
独活12g	土茯苓25g	地丁20g	徐长卿15g

21剂，日一剂，水煎服，早晚分服

三诊： 2012年3月29日

患者诉左手指间关节、右腕关节、双足趾关节、右踝关节游走性疼痛，局部皮温略高，牛皮癣较前改善，坐后站立时膝关节疼痛明显，无口干眼干，无明显汗出，纳眠可，大便稀，2~3次/日，小便调。舌淡红略暗薄白苔根略著，脉沉略弦滑。患者皮疹较前改善，故脱屑处仍有瘙痒，故改生地25g加强清热凉血，当归12g养血补血润燥；关节游走性疼痛，改青风藤加至30g、桑枝加至30g、炒杜仲加至30g加强祛风除湿之力；局部皮温略高改土茯苓30g、秦艽30g加强清热除湿之力；皮肤及关节仍有热象，故改地丁25g加强清热解毒之效；患者皮疹减轻，瘀血减轻故去川芎；患者下肢关节疼痛，加海桐皮15g祛风除湿、通络止痛，善治下肢关节疼痛。

诊治同前，守方加减。

处方：

| 生地25g | 当归12g | 海桐皮15g | 赤芍15g |
| 川断20g | 桑寄生25g | 炒杜仲30g | 狗脊30g |

青风藤30g	络石藤25g	桑枝30g	秦艽30g
防风15g	片姜黄15g	制元胡15g	羌活15g
独活12g	土茯苓30g	地丁25g	徐长卿15g

28剂，日一剂，水煎服，早晚分服

四诊：2012年4月26日

1周前无明显诱因出现双下肢疼痛、行走困难，现较前好转，左手指间关节、右腕关节、双足趾关节、右踝关节疼痛较前减轻，双膝关节疼痛较明显，下蹲后站起困难，牛皮癣较前好转，轻度脱屑，无口干、眼干，纳眠可，大便稀，2次/日，小便调。舌淡红略暗薄白苔，脉沉略弦滑。患者皮疹减轻，局部皮肤略红，故生地30g加强清热凉血，皮肤轻度脱屑，故减当归，加霜桑叶30g，以其甘寒凉之性清肺热润肺燥而宣发肺气；患者双膝关节疼痛加重，故改桑寄生30g、元胡20g，加补骨脂20g加强补肾壮骨、行气止痛之用；改络石藤30g加强清热除湿通经络。

诊治同前，守方加减。

处方：

生地30g	霜桑叶30g	海桐皮15g	赤芍15g
川断20g	桑寄生30g	炒杜仲30g	狗脊30g
青风藤30g	络石藤30g	桑枝30g	秦艽30g
防风15g	片姜黄15g	制元胡20g	羌活15g
独活12g	土茯苓30g	地丁25g	徐长卿15g
补骨脂20g			

30剂，日一剂，水煎服，早晚分服

患者坚持服药半年后，双手、左膝、足跟已无明显疼痛，足踝、足趾关节疼痛减轻，行走无碍，皮疹及瘙痒明显好转，偶有眼干、口干，畏寒，纳眠可，大便后肛周瘙痒，小便可。嘱患者注意饮食起居，继服上方巩固疗效。

【按】银屑病关节炎（PsA）是一种与银屑病相关的关节病，具有银屑病皮疹，关节和周围软组织疼痛、肿胀、压痛、僵硬和运动障碍，部分患者可有骶髂关节炎或（和）脊柱炎，并呈迁延、易复发，晚期可致关节强直，导致残废。约75%PsA患者皮疹出现在关节炎之前，约10%出现在关节炎之后，同时出现者约15%。本病与中医学痹病中的"尪痹""历节病"较为相似，其皮肤损害则相当于"白疕""蛇虱""疕风"等病种。阎师认为其病因病机为由于机体阴阳失调，复感风寒湿热诸邪侵袭，内外合邪，闭阻经络，阴精津液营血不能达于肌肤关节而致。结合本病例的临床表现及特点，符合银屑病关节炎的临床特点。其病机特点为患者过劳伤肾，肾气不足，卫外不固，而致风、寒、湿邪深侵，发为痹证之疾。肾主骨，肾虚加之风寒湿邪深侵，日久闭阻经络，不通则痛，故周身多关节疼痛；寒湿之邪郁久化热发于体表则可见皮肤鳞屑样表现。在治疗上，阎师强调仍以补虚固本为主，兼以清热除湿，活血通络为辅。

方中以川断、桑寄生、炒杜仲、狗脊补肾壮骨为主；青风藤、络石藤、桑枝、防风、片姜黄、制元胡、羌活、独活、鸡血藤祛风散寒除湿，通络止痛；生地、当归、川芎、赤芍（四物汤）清热凉血、养血活血；土茯苓、徐长卿二者既可除湿利关节，又可治疗皮疹，土茯苓清热解毒，兼可消肿散结；徐长卿祛风止痒。阎师在治疗关节病变时仍以补肾壮骨为基本大法，兼以祛风散寒、除湿通络；在治疗皮疹时，阎师常言"皮肤无燥不起屑，而底盘嫩红，刮之血丝缕缕，为血中瘀热，热又生内风，加重风燥而起屑"，阎师认为皮疹的病因可归为风邪与瘀血并以化热为主，在治疗上当以祛风活血通络为主，兼以清热凉血解毒；同时阎师还强调调节肺的宣发肃降，认为肺主一身之表，外合皮毛，宣发卫气，在治疗上当清其肺热、宣其肺气；阎师认为霜桑叶之甘寒凉而润肺燥止痒，尤其是以桑叶配伍清湿热之土茯苓而治白屑红点之银屑病皮疹有奇功。

　　阎师主张：①辨治银屑病关节炎一定要内外同治，皮肤之疾切不可忽视；②本病会出现腰脊背痛提示有肾损的表现；如脊强或弯曲、指骨示笔帽征等均提示为骨损筋挛之证；指甲松脆"顶针指"等均为筋之余爪甲之变；以上临床症状均提示肝肾不足（亏损）所致，因此仍用补肾养肝壮骨之大法。

（白雯，乔树斌）

银屑病关节炎医案2

患者： 徐某　男　57岁

初诊： 2014年12月28日

主诉： 周身皮疹2年余，伴腰骶部疼痛1年。

现病史： 2年前无明显诱因出现周身皮疹，局部脱屑，干燥无渗出，就诊于当地医院诊断银屑病，于对症治疗具体用药不详，1年前无明显诱因出现腰骶部疼痛，予当地医院就诊，未行诊断。10月前就诊于上海长征医院化验HLA-B27（＋）抗"O"：36IU/ml，RF：20IU/ml，ESR：16mm/h。诊断：银屑病性关节炎，给予柳氮磺吡啶1g bid，西乐葆1片、1次/日，后至上海第六人民医院，诊断：SPA，给予口服白芍总苷胶囊0.6g tid。近期腰骶部疼痛，无腹股沟疼痛、颈部疼痛，无膝关节疼痛，就诊于阎师处：症见腰骶部疼痛，周身皮肤散在皮疹，脱屑局部干燥无渗出。骶髂关节CT：双侧关节间隙不窄，关节面尚可，双侧骶髂关节髂骨缘可见增生硬化。ESR：15mm/L，CRP：33.3mg/dl。

现症： 腰骶部疼痛，腰骶部肌肉僵硬，无翻身困难，无夜间疼醒，周身皮肤散在皮疹，脱屑局部干燥无渗出，无畏寒，无发热，无咽干、口干，纳可，眠可，二便调。舌红苔白黄，脉沉略弦滑。

既往史： 体健；否认高血压、糖尿病等慢性病史；否认肝炎、结核等传染病史。

过敏史： 否认食物药物过敏史。

体格检查： 腰骶部压痛（＋），周身皮肤散在皮疹，脱屑局部干燥无渗出。

辅助检查：（2014年11月22日吴江第一人民医院）。ESR：15mm/L，CRP：33.3mg/dl。骶髂关节CT：双侧关节间隙不窄，关节面尚可，双侧骶髂关节髂骨缘可见增生硬化。

诊断：中医：大偻

　　　　西医：银屑病关节炎

辨证：肾虚标热证

治法：补肾壮骨，健脾除湿

处方：

狗脊30g	川断25g	桑寄生30g	盐杜仲25g
制元胡20g	青风藤25g	鹿角霜10g	伸筋草25g
葛根25g	防风15g	片姜黄12g	桑枝25g
羌活15g	独活15g	络石藤30g	制元胡25g
土茯苓25g	白芷10g	连翘30g	醋龟甲30g
炮山甲6g			

7剂，水煎服，日一剂，早晚温服

二诊：2015年1月4日

服药3天后未服"塞来昔布"，疼痛稍减轻，纳可，二便调，舌胖齿痕淡红。脉沉略弦滑。疼痛减轻，症情明显化解，处方加强补肾壮骨药物治疗改为川断30g、盐杜仲30g，改伸筋草30g、桑枝30g、徐长卿15g，活血通络治疗。加醋鳖甲30g加强通络治疗，白芷15g入阳明经加强利湿治疗。

诊治同前，守方加减。

处方：

狗脊30g	川断30g	桑寄生30g	盐杜仲30g
制元胡20g	青风藤25g	鹿角霜10g	伸筋草30g
葛根25g	防风15g	片姜黄12g	桑枝30g

羌活15g	独活15g	络石藤30g	土茯苓25g
白芷15g	连翘30g	醋龟甲30g	徐长卿15g
醋鳖甲30g	炮山甲6g		

28剂，水煎服，日一剂，早晚温服

三诊： 2015年2月1日

服药后（约3小时以上似空腹）胃脘部不适。腰骶部疼痛，左下肢"牛皮癣"多处但有结痂，无明显痒，服药后症情进一步减轻，患者皮疹也较以前好转，患者出现胃脘部不适，腰骶部疼痛，为脾湿所致，加强健脾利湿药物治疗，在原方基础上减桑枝，加茯苓30g、炒薏苡仁30g健脾利湿，纳可，二便调，舌淡红苔黄白，脉沉略弦滑。

诊治同前，守方加减。

处方：

狗脊30g	川断30g	桑寄生30g	盐杜仲30g
制元胡20g	青风藤25g	鹿角霜10g	伸筋草25g
葛根25g	防风15g	片姜黄12g	羌活15g
独活15g	络石藤30g	土茯苓25g	白芷15g
连翘30g	醋龟甲30g	徐长卿15g	制鳖甲30g
茯苓30g	炒薏苡仁30g	炮山甲6g	

28剂，水煎服，日一剂，早晚温服

四诊： 2015年3月8日

服药后骶髂关节疼痛减轻。皮损无变化，无夜间疼痛，纳可，大便，水样便。小便调，舌淡红苔白腻，现口服SASP：1.0g bid改为1.0g tid。患者症情减轻，但每日大便2~3次，脾湿泄泻症状突出，加强健脾止泻利湿药物加莲子肉15g、白豆蔻10g健脾祛湿止泻治疗，加桑叶30g入肺经，肺为水之上源通调水道加强利水治疗，患者腰骶部疼痛血瘀阻滞加鸡血藤30g活血祛瘀止痛。

诊治同前，守方加减。

处方：

狗脊30g	川断30g	桑寄生30g	盐杜仲30g
制元胡20g	青风藤20g	鹿角霜10g	伸筋草25g
葛根25g	防风15g	片姜黄12g	羌活15g
独活15g	络石藤30g	土茯苓25g	白芷15g
连翘30g	醋龟甲30g	徐长卿15g	制鳖甲30g
茯苓30g	炒薏苡仁35g	炮山甲6g	莲子肉15g
桑叶30g	鸡血藤30g	白豆蔻10g	

28剂，水煎服，日一剂，早晚温服

五诊： 2015年4月19日

服药后骶髂处疼痛进一步减轻，自觉有"浮齿感"，夜寐汗多，纳可，大便稀，每日3~4次，小便调，舌淡红苔白腻，脉沉略弦滑。患者大便稀，每日3~4次脾湿症状明显，继续在原方基础上加强健脾利湿药物治疗，改土茯苓为30g利湿，加砂仁6g健脾。

诊治同前，守方加减。

处方：

狗脊30g	川断30g	桑寄生30g	盐杜仲30g
制元胡20g	青风藤20g	鹿角霜10g	伸筋草25g
葛根25g	防风15g	片姜黄12g	羌活15g
独活15g	络石藤30g	土茯苓30g	白芷10g
连翘30g	醋龟甲30g	徐长卿15g	制鳖甲30g
茯苓30g	炒薏苡仁30g	炮山甲6g	莲子肉15g
桑叶30g	鸡血藤30g	白豆蔻10g	砂仁6g

35剂，水煎服，日一剂，早晚温服

六诊： 2015年7月25日

皮疹较前减轻，骶髂关节疼痛基本消失，纳可，每日大便1~2次，正常成形便，无夜间疼痛，脊背僵硬不适，舌淡红苔略腻，脉沉略弦滑。患者虽脾湿泄泻症状减轻，但患者皮疹仍在，继续加强健脾利湿，茯苓30g，制元胡25g，葛根25g，连翘25g，患者泄泻缓解去莲子肉、砂仁、炒薏苡仁、白豆蔻。

诊治同前，守方加减。

处方：

狗脊30g	川断30g	桑寄生30g	盐杜仲30g
制元胡25g	青风藤20g	鹿角霜10g	伸筋草25g
葛根25g	防风15g	片姜黄12g	羌活15g
独活15g	络石藤30g	土茯苓30g	白芷10g
连翘25g	醋龟甲30g	徐长卿15g	制鳖甲30g
茯苓30g	炮山甲6g	桑叶30g	鸡血藤30g

35剂，水煎服，日一剂，早晚温服

【**按**】阎师认为银屑病关节炎治疗既要治疗银屑病也要治疗关节炎，双管齐下才能得到满意的治疗效果，本例患者就诊时已辗转国内多家医院，治疗效果不佳，究其原因为诊断不明确。患者就诊于阎师首先明确诊断，其次中西药合用，阎师强调该病必须皮肤科和风湿科联合治疗。阎师认为此病例病机为肝肾亏虚为本，寒湿痹阻经络，留滞关节，气血凝滞，不通则痛，寒湿之邪瘀久化热，发于皮肤而表现为白疕。治疗原则当以补肾壮骨、养肝荣筋、祛寒除湿、活血化瘀。银屑病关节炎皮肤表现严重时，当从热毒或血热论治，但不可一见到银屑病皮疹，就凉血活血，临床上需详审证求因。在整个辨治过程中，活血化瘀贯穿治疗始终，同时也说明瘀血是银屑病关节炎的一个病理因素。对于疾病性质的辨证，需结合皮损症状及关节症状的轻重缓急，谨当遵循"急则治其标，缓则治其本"的治疗原则，分期治之；其病机特点不外乎"风热燥毒瘀虚"，在不同时期拟予不同的治疗大法。

（刘权）

反应性关节炎医案

患者：李某　女　41岁

初诊：2015年9月14日

主诉：右膝关节肿痛4个月。

现病史：患者于4个月前无明显诱因出现右膝关节肿胀，活动受限，就诊于当地医院，行膝关节穿刺检查诊为滑膜炎，予青霉素、滑膜炎颗粒，症状略好转，后患者病情反复，伴见右膝关节疼痛，皮温升高，就诊于浙江大学附属第二医院，查：ASO↑，RF（+），ESR：40mm/h，查右膝关节MRI示：右膝关节积液，髌上囊肿胀，部分滑膜皱襞增厚，滑膜皱襞综合征可疑，右膝关节组成骨轻度骨质疏松。诊为：滑膜炎。于西乐葆20mg口服bid，柳氮磺胺吡啶肠溶片（SASP）1g口服bid治疗，患者症状无明显缓解，后患者就诊于杭州综合医院，追问病史并完善相关检查：HLA-B27（-），骶髂MRI未见明显异常，ANA，抗-CCP，RF未见明显异常。ESR：30mm/h，诊为反应性关节炎，予SASP1g口服bid治疗，西乐葆20mg口服bid，并曾用中药治疗，效不佳。现患者为求进一步治疗，就诊于中日友好医院中医风湿病科。

现症：右膝肿痛，活动受限，皮温高，屈伸不利，左肘关节活动后疼痛，无明显活动受限；偶有左膝疼痛，腰背疼痛，其余关节无明显疼痛，畏寒，口干，眼干，眼涩，纳可，眠可，小便调，大便2日一行。舌淡红白苔，脉沉略弦滑。

既往史：体健。否认高血压、糖尿病等慢性病史；否认肝炎、结核等慢性病史。

过敏史： 否认食物药物过敏史。

体格检查： 右膝肿痛，活动受限，皮温高，屈伸不利，左肘关节活动后疼痛，无明显活动受限。

辅助检查： 右膝关节MRT示：右膝关节积液，髌上囊肿胀，部分滑膜皱襞增厚，滑膜皱襞综合征可疑，右膝关节组成骨轻度骨质疏松。HLA-B27（-），骶髂MRI未见明显异常，ANA，抗-CCP，RF未见明显异常。ESR：30mm/h。

诊断： 中医：湿热痹

西医：反应性关节炎

辨证： 肝肾不足，湿热下注

治法： 清热除湿，通络利节，佐以补肾壮骨

处方：

苍术10g	白术15g	知母20g	盐黄柏12g
桑寄生25g	川断25g	生薏苡仁30g	金银藤30g
青风藤25g	秦艽25g	防风15g	片姜黄12g
桑枝25g	制元胡25g	生石膏30g	甘草10g
豨莶草15g	煅寒水石30g	猪苓15g	茯苓30g
醋龟甲30g	醋鳖甲30g	山甲珠15g	

28剂，水煎服，日一剂，早晚分服

给予：1.新癀片外用治疗。

2.扶他林乳剂外用。

3.SASP1.0g口服，2次/日。

方解： 以四妙散去牛膝为君药以清热除湿，臣药以制元胡、金银藤、青风藤、桑枝、防风、豨莶草、秦艽、防风、姜黄以祛风除湿、通络利节，佐药以桑寄生、川断补肝肾，壮筋骨；醋龟甲、醋鳖甲滋阴潜阳、益肾健骨；寒水石、生石膏、知母清热泻火，防燥热伤阴，

白术、茯苓、猪苓健脾除湿；炙山甲引药直达病所，甘草调和诸药共
为使药。诸药合用共奏清热除湿，通络利节。

二诊：2015年10月11日

服药后右膝关节红肿热痛较前减轻，皮温较前减低，稍畏寒，不
易出汗，于当地医院查ESR：12mm/h（10月6日）。血常规、肝肾功
能大致正常。舌淡红白苔，脉沉略弦细。服药后病情改善，说明辨证
准确，疗效确切。故加强补肝肾、强筋骨药物，改桑寄生30g、川断
30g、秦艽30g、桑枝30g。苍术性温，恐久用苍术助热毒之邪，故去
之。炮山甲为山甲珠之提取形态可以互换。加炮山甲6g，患者关节红
肿热痛减轻，热邪减轻，但仍肿胀，湿邪明显故加泽兰20g、砂仁10g
加强活血通络、醒脾祛湿之意义。

处方：

白术15g	知母20g	盐黄柏12g	桑寄生30g
川断30g	生薏苡仁30g	金银藤30g	砂仁10g
青风藤25g	秦艽30g	防风15g	片姜黄12g
桑枝30g	制元胡25g	生石膏30g	甘草10g
豨莶草15g	煅寒水石30g	猪苓15g	茯苓30g
醋龟甲30g	醋鳖甲30g	炮山甲6g	泽兰20g

21剂，水煎服，日一剂，早晚分服

继予：1.新癀片外用治疗。

2.SASP 1.0g口服，2次/日。

三诊：2015年11月1日

服药后右膝关节红肿热痛较前更加减轻，稍畏寒，不易出汗，
左肘关节骨擦音消失，劳累后疼痛加重。月经前症状加重。局部畏
寒、畏风，纳可，二便调，舌淡红白苔，脉沉弦滑。服药后症情减
轻，但患者劳累后关节疼痛明显，说明湿热之邪仍明显，故加海桐
皮15g、黄柏10g、制元胡30g、泽兰25g以增强清热利湿、活血通

利关节。

处方：

白术 15g	知母 20g	盐黄柏 10g	桑寄生 30g
川断 30g	生薏苡仁 30g	金银藤 30g	砂仁 10g
青风藤 25g	秦艽 30g	防风 15g	片姜黄 12g
桑枝 30g	制元胡 30g	生石膏 30g	甘草 10g
豨莶草 15g	煅寒水石 30g	猪苓 15g	茯苓 30g
醋龟甲 30g	醋鳖甲 30g	炮山甲 6g	泽兰 25g
海桐皮 15g	土茯苓 25g	泽泻 25g	

28 剂，水煎服，日一剂，早晚分服

四诊： 2015 年 11 月 29 日

服药后症状稍缓解，现膝关节活动仍受限，影响行走，有骨擦音，有肿胀，时有发热疼痛。肘关节偶有骨擦音，其余关节无明显不适，受凉、劳累后不适。本次月经时无膝关节不适，时有腰疼乏力，纳可，大便调，患者于 11 月 25 日廊坊人民医院查 ESR：2mm/h，CRP：0.6mg/L，RF：4.4IU/ml，均在正常范围，舌淡红苔白，脉沉弦滑。服药后湿热之邪明显减轻，故去黄柏、煅寒水石、白术、生石膏、甘草、猪苓；患者关节活动仍有受限，故加强除湿通利关节的药物，用量改知母 15g、泽兰 30g、土茯苓 30g。葛根味甘、辛，性凉，归肺、胃经，《本草经疏》："葛根，发散而升，风药之性也，故主诸痹。"伸筋草归肝、脾、肾经，有祛风除湿、舒筋活络的功效，用于脊背关节酸痛，屈伸不利。故加葛根 20g，伸筋草 25g。

处方：

知母 15g	伸筋草 25g	桑寄生 30g	葛根 20g
川断 30g	生薏苡仁 30g	金银藤 30g	砂仁 10g
青风藤 25g	秦艽 30g	防风 15g	片姜黄 12g

桑枝30g	制元胡30g	豨莶草15g	茯苓30g
醋龟甲30g	醋鳖甲30g	炮山甲6g	泽兰30g
海桐皮15g	土茯苓30g	泽泻25g	

28剂，水煎服，日一剂，早晚分服

电话随访，患者症情平稳，1年未就诊。

【按】本例患者辗转于多家医院治疗，效果均不理想，究其主要原因为诊断不明确，治疗不得法。后就诊于杭州综合医院完善相关检查，诊断：反应性关节炎。诊断明确，但治疗效果不佳，也未口服中药治疗。阎师追述病史于就诊前10余日曾因饮食不洁而致腹痛，腹泻每日达6次之多，自服"黄连素"治疗后腹泻症状缓解，嗣后即出现左膝关节肿热疼痛等，阎师考虑为反应性关节炎，中医诊断为：湿热痹，辨证为肝肾不足、湿热下注。

阎师认为本病的病因病机为气血不足，肝肾亏虚，风寒湿热诸邪乘虚侵袭，痹阻经脉、关节、肌肉、气血不畅，日久内生痰浊瘀血。其性质为本虚标实，气血不足、肝肾亏虚为本，寒湿、湿热、痰浊、瘀血为标。因此在治疗上，虽以祛邪为要，但不忘补益肝肾之本。在本案例中，阎师以四妙散清热祛湿为基础方加减治疗，伍入大量祛湿通络、清热解毒之品改善关节症状，同时配伍祛风湿、补肝肾之桑寄生、川断，祛邪不忘扶正。此病例因饮食不洁导致关节炎的病变，因此在治疗中阎师尤其注重胃肠脾胃的调节，伍入白术、茯苓、猪苓、薏苡仁等健脾除湿之品，在疾病后期，葛根既可除痹证，又可升脾胃之阳，调节胃肠功能。

反应性关节炎发病前后多由肠道感染、泌尿系生殖系统感染、结核感染或链球菌感染、扁桃体炎等病史，因此首先应积极彻底治疗原发病。有些病例在就诊时，原发病症状基本消失，但在临证辨治时，仍要兼顾处理原发病的预防与治疗，因肠道感染引起的病变加强胃肠功能调节，伍入葛根、白术、茯苓等；因泌尿系感染引起的病变时，伍入大小蓟、甘草、淡竹叶、通草等。同时要嘱患者做好预防，避免误食馊腐不洁之物，避免饮食过量或恣食肥甘厚腻、辛辣之品；另外应避免不洁性交，预防性病。

（刘权）

第八篇　产后痹

产后痹医案1（欲偻）

患者：王某　女　38岁

初诊：2019年4月29日

主诉：左臀深部疼痛半年余，加重2个月。

现病史：患者自述8个月前行剖宫产术后多次受寒，满月后出现左臀深部疼痛，严重时连及大腿根部疼痛，近5个月出现腰骶部疼痛，发作急，发作时腰骶部无力，无法直立，右侧臀深部偶有不适，双足跟疼痛，双侧腕关节、掌指关节，双侧膝关节、左踝关节，左侧跖趾关节肿胀疼痛、下颌关节疼痛，遂于2019年4月15日就诊于当地医院，未予明确诊断，3天前于当地行火针治疗，症状较前好转。为进一步治疗，遂来我科就诊。

现症：左臀深部及大腿根部、腰骶部疼痛，右髋部不适，双足跟疼痛，双侧腕关节、掌指关节，双侧膝关节、左踝关节，左侧跖趾关节肿胀疼痛、下颌关节疼痛，自觉发热，无明显口干、眼干，无咳嗽，偶有气短，月经前多关节疼痛症状加重，平素畏寒、怕风，大便1次/日，不成形，小便调，纳眠可。舌淡红略暗白苔，脉沉细略弦，尺弱。

既往史：2014年、2018年行剖宫产手术。

个人史：否认药食物过敏史。

家族史：无AS家族史，否认高血压、糖尿病等。

辅助检查：2019年4月15日于当地查：

HLA–B27（–）

抗核抗体弱阳性，1∶100

ENA（–）、CCP（–）、AKA（–）、ANCA（–）

ESR 9.5mm/h，CRP <3.23mg/L，RF 21.3 IU/ml，抗"O"57IU/ml

骶髂关节示：双侧骶髂关节面骨质硬化

骶髂X线示：双侧骶骨面耳状面下局部骨密度增高

骶髂CT示：双侧骶髂关节炎Ⅰ～Ⅱ级。

双髋MRI示：双侧髋关节少量积液。

诊断：中医：产后痹，大偻－欲偻

　　　　西医：1.脊柱关节病　2.弥漫性结缔组织病

辨证：肾虚督寒证

治法：补肾强督，补肾祛邪，调和营卫，活血通络

处方：

狗脊30g	川断25g	桑寄生30g	盐杜仲25g
桂枝10g	赤芍10g	防风15g	片姜黄15g
桑枝25g	制元胡25g	青风藤25g	秦艽25g
鸡血藤30g	海风藤25g	豨莶草15g	羌活15g
独活15g	泽兰25g	郁金15g	茯苓30g

14剂，日一剂，水煎服，分三次温服

方解：方以狗脊温补肾阳、强督坚骨为君药；川断、桑寄生、杜仲补肝肾、续筋骨，共为臣药；桂枝、赤芍调和营卫，羌活、独活、豨莶草、防风以祛风胜湿，桑枝、元胡、片姜黄、海风藤、青风藤、鸡血藤通络行气、活血利节，泽兰活血通络利水，茯苓健脾祛湿共为佐药；郁金疏肝解郁、活血通络，且入肝胆经，又能引药直达病所，故而为使药，共奏补肾强督、散寒除湿、活血通络之效。

二诊：2019年6月10日

患者诉腕关节、膝关节疼痛已较前明显好转，腰骶部疼痛，仍有畏寒，怕风，偶有前额头痛，汗出较前增多，月经前自觉疲乏及关节疼痛加重，月经后疼痛减轻，月经量较多，纳少，眠差，大便1次/日，成形，小便调，舌淡红略白，脉沉细略弦。患者仍有腰骶痛且畏

寒怕风症状较重，将烫狗脊增加至35g，加黄芪20g、鹿角霜10g；患者腕膝关节仍有疼痛，故赤芍增加至12g，秦艽加至30g，白芷15g，增强通络利节、祛邪止痛之效；患者头颈部不适、眠差，加葛根30g升津舒肌；加百合30g养心安神。

诊治同前，守方加减。

处方：

烫狗脊35g	桑寄生30g	盐杜仲30g	桂枝10g
赤芍12g	防风15g	片姜黄15g	白芷15g
桑枝30g	制元胡25g	青风藤25g	秦艽30g
鸡血藤30g	豨莶草15g	羌活15g	焦白术15g
独活15g	泽兰30g	郁金15g	茯苓30g
伸筋草30g	葛根30g	鹿角霜10g	黄芪20g
百合30g			

14剂，日一剂，水煎服，早晚两次温服

三诊： 2019年8月5日

服药后腰骶部疼痛改善，约1个月前（7月1日）已停用依托考昔，畏寒，怕风较前减轻，汗出减少，现颈部、右肩及双膝疼痛，指尖关节自觉不适，经期关节疼痛略加重，经后疼痛减轻，纳尚可，睡前自觉胃脘胀满，眠可，大便1次/日、成形，小便调。舌淡红略白，脉沉细略弦。患者经期关节疼痛加重，因此加丹参20g、海风藤25g增强活血化瘀通络之力，加乌药15g理气和胃缓其胃脘胀满，再加威灵仙15g缓其指节的疼痛。头颈部不适已缓解，关节疼痛已减轻，去白芷、葛根、鸡血藤，减量秦艽至25g，伸筋草减至25g，泽兰减至20g。汗出已减少，黄芪减至15g。

处方：

烫狗脊35g	桑寄生30g	盐杜仲30g	桂枝10g
赤芍10g	防风15g	片姜黄15g	桑枝30g

制元胡30g	青风藤25g	秦艽25g	威灵仙15g
海风藤25g	豨莶草15g	羌活15g	焦白术15g
独活15g	泽兰20g	郁金15g	伸筋草25g
鹿角霜10g	黄芪15g	乌药15g	丹参20g

14剂，日一剂，水煎服，早晚两次温服

患者服药后腰骶疼痛明显减轻，手足心热较前缓解，余关节无明显不适。嗣后该患者定期门诊复诊以巩固疗效，并嘱患者每日坚持适宜运动，均衡饮食。

【按】产后痹是指妇女产后因受风寒湿等外界环境影响出现的以肢体关节肌肉疼痛、酸胀、麻木、怕冷、恶风或功能受限等为主要表现的一种疾病。此案患者产后出现臀深部、腰骶部疼痛，究其原因，乃肾督阳气不足，产后气血亏虚，营卫不和，腠理开泄，又适逢外出遇风，外邪乘袭，客于肌表，阻滞脉络，发为痹痛。肾督阳虚仍是其病之根，因此阎师及时用狗脊、桑寄生、杜仲、鹿角霜补肝肾、强筋骨，又可祛风湿、调血脉，该患者有腰骶部的疼痛，至经期疼痛加重，月经色暗有血块，故阎师运用祛邪利节、活血通络之品，如青风藤、桑枝、伸筋草、豨莶草、秦艽、羌活、独活、丹参等，使邪祛络通，筋骨得以濡养；患者平素易汗出，畏寒怕风，此为营卫失和的表现，阎师在此时加上桂枝、赤芍、防风调和营卫，及时顾护人体之藩篱，使外邪不侵，骨不受伤，气血充盛。《傅青主女科》云："凡病起于血气之衰，脾胃之虚，而产后尤甚。"脾肾为先后天之本，气血生化之源，产后尤其要不忘顾护脾胃，脾肾同调既治其根，又顾其本。该患者平素便溏、腹胀，因此阎师应用健脾益肾之品如白术、山药、茯苓、薏苡仁等，又加入理气和胃之品如乌药、陈皮理气和中，既可滋后天而养先天，使气血得充，骨髓得养，又可且可防方中滋阴养肾之药败胃所致中土不滞，生化无穷。

（孙文婷，孔维萍）

产后痹医案2（骨痹）

患者：李某某　　女　　39岁

初诊：2016年11月24日

主诉：多关节疼痛10余年，加重3个月。

现病史：患者于2005年3月流产后约1年出现多关节疼痛，未予重视，未经系统诊治。10余年来关节疼痛反复发作，2016年6月于中日友好医院风湿病门诊行RF（−），ESR：4mm/h，抗核抗体谱阴性，HLA−B27（−），骶髂关节CT及肩关节超声未见明显异常，于中草药汤剂治疗后效果不明显，近3个月来症状逐渐加重，双踝内侧肿痛，右侧为重，自觉腰、颈部脊柱关节疼痛作响，外院查血沉4mm/h，双膝X线片：双膝关节轻度退行性病变。双手、双足、双踝、颈椎、胸椎X线片未见异常。抗核抗体谱阴性，RF（−），骶髂关节CT：未见明显异常。腰椎片：腰椎轻度退行性病变。HLA−B27（−）。骨密度检测：未见明显异常。腰椎MRI：腰椎骨质增生，$L_{2/3}$、$L_{4/5}$椎间盘轻度膨出，L_5/S_1椎间盘突出，L_{2-5}椎体上缘多发莫氏结节。诊断为骨性关节病，给予对症治疗，症状未见明显减轻，现为求进一步诊治，再次于我院门诊就诊。

现症：现自觉双踝、颈、腰、背多处疼痛，双踝内侧肿胀，右侧为重，自觉多关节作响，夜间盗汗明显，情绪急躁易怒，小便频，大便溏结不畅，偶有心慌、胸闷，睡眠差。舌淡红、苔白，脉沉略弦细。

既往史：既往体健，否认高血压、冠心病、糖尿病病史；否认乙肝、结核等传染病史；否认外伤史。

过敏史：否认药物过敏史。

家族史：无家族遗传病史。

体格检查：肿痛关节无明显皮温升高，关节活动无受限。

诊断：中医：产后痹（骨痹）

　　　　西医：骨关节炎

辨证：肾虚寒湿证

治法：补肾健骨，活血通络，通利关节

处方：

骨碎补20g	补骨脂20g	川断25g	桑寄生25g
桂枝12g	赤芍12g	防风15g	片姜黄12g
桑枝25g	制元胡25g	青风藤25g	秦艽25g
鸡血藤30g	豨莶草15g	海桐皮15g	伸筋草30g
羌活15g	独活15g	海风藤20g	炮山甲6g

14剂，日一剂，水煎服，早晚两次温服

方解：方中以骨碎补、川断补肾阳、强筋骨为君，补骨脂、桑寄生滋补肝肾，增强川断、骨碎补补肾壮骨之效，合桂枝、赤芍温经和营、活血通络，防风祛风除湿，共为臣；片姜黄、桑枝、元胡、青风藤、秦艽、鸡血藤、豨莶草等祛风湿、止痹痛、通经络，诸药合用亦为佐，海桐皮祛风除湿、活血通络，伸筋草祛风湿、通经络，羌、独活散风寒、舒筋活血、通络止痛，海风藤温经通络为佐使药，起加强佐药之祛风除湿、活血通络之效，炮山甲活血通络，引药直达病所。

二诊：2016年12月8日

服药后周身关节疼痛减轻，现仍觉双踝关节、腰背部、颈项疼痛明显，阴雨天加重，畏风寒，畏热，出汗多，头昏沉感，不能食凉食，食后腹泻，睡眠差，小便频，大便正常。平日痛经史。舌淡红苔白，脉沉略弦细。

患者颈项疼痛，头昏沉感，进食凉食后腹泻，予原方基础上加葛

根20g、佩兰12g起解肌化湿之效，缓解颈项疼痛及腹泻症状。仍腰背部疼痛，改为桑寄生30g、川断30g，并加杜仲25g，加强补肾强筋骨之效。

诊治同前，守方加减。

处方：

骨碎补20g	补骨脂20g	川断30g	桑寄生30g
桂枝12g	赤芍12g	防风15g	片姜黄12g
桑枝25g	制元胡25g	青风藤25g	秦艽25g
鸡血藤30g	豨莶草15g	海桐皮15g	伸筋草30g
羌活15g	独活15g	海风藤20g	炮山甲6g
葛根20g	佩兰12g	杜仲25g	

14剂，日一剂，水煎服，早晚两次温服

三诊： 2016年12月22日

服药后病情平稳，现周身关节疼痛缓解，偶有受凉后腰背部疼痛，双踝关节活动多后偶有肿胀，余一般状况可，饮食尚可，睡眠一般。大小便正常。舌淡红，苔白，脉沉略细。患者现大便正常，于原方基础上去佩兰，加威灵仙15g入十二经祛除新旧之邪，如《药品化义》："灵仙，性猛急，盖走而不守，宣通十二经络。主治风、湿、痰壅滞经络中，致成痛风走注，骨节疼痛，或肿，或麻木。风胜者，患在上，湿胜者，患在下，二者郁遏之久，化为血热，血热为本，而痰则为标矣，以此疏通经络，则血滞痰阻，无不立豁。"并将元胡改30g加强祛风通经络止痛之效。

处方：

骨碎补20g	补骨脂20g	川断30g	桑寄生30g
桂枝12g	赤芍12g	防风15g	片姜黄12g
桑枝25g	制元胡30g	青风藤25g	秦艽25g

鸡血藤30g	豨莶草15g	海桐皮15g	伸筋草30g
羌活15g	独活15g	海风藤20g	炮山甲6g
葛根20g	杜仲25g	威灵仙15g	

30剂，日一剂，水煎服，早晚两次温服

患者坚持随诊服药3个月后，病情好转，周身关节疼痛症状缓解，一般状况可，纳眠可，二便调。2017年1月29日复查ESR4 mm/h，CRP<4mg/L。嘱继服上方2个月以维持巩固疗效。

【按】本病系感受风寒邪气或久居潮湿之地，加之小产后肾气亏虚，肝血不足，气血不足，卫外不固，腠理不密，导致邪气乘虚而入，或因产后气血大虚，血虚筋脉失养；或气虚卫阳不固，风寒湿邪乘虚袭入关节肌肉，内侵、闭阻经络，导致经络痹阻，客于脊柱、关节，导致局部气血运行阻滞，骨失所养，筋骨失养，故可见周身关节疼痛，颈、腰背部疼痛。本病乃正虚邪实之证，正虚为肾元亏虚，肝血不足，脾气虚弱等，致骨失所养，筋骨不坚，不能束骨而利机关。邪实是风寒湿外邪侵袭、瘀血内阻等，经脉痹阻。邪实与正虚交杂兼并为患，而成骨痹-肾虚寒湿之候。舌淡白、苔白，脉沉略弦细为肾虚寒湿之象。本患者系女性，小产后1年出现关节疼痛症状，以虚证突出，尤以肝肾亏虚为本，故而在治疗时予以补肾益精、滋补肝肾、强筋健骨为法，佐以活血通络、通利关节之品。予以阎师经验方骨痹通方加减治疗。方中骨碎补、补骨脂温补肝肾、壮筋骨、去骨风为主要药物，杜仲、川断、桑寄生加强主药补肾养肝作用，又能祛风除湿强筋骨；桂枝、防风祛风温经散寒，赤芍活血通络，片姜黄、桑枝共用祛风通络走上肢，缓解肩背部及上肢痹痛；元胡行气止痛，青风藤入肝散风寒湿痹、又舒筋活血；鸡血藤补血活血、舒筋通络；如《陈素庵妇科补解·产后遍身疼痛方论》言："产后遍身疼痛……风寒余血十有五六，治宜调和营卫，祛关节间之风，经髓间瘀血，加以补气行血之药，则痛自止。"秦艽、豨莶草、海风藤、海桐皮祛风除湿利关节；

羌、独活祛风湿，利关节，止痛；炮山甲活血通络，引药直达病所。

阎师在治疗此类患者时，认为产后痹病程久远，致肝肾虚损，或先天体质羸弱，肝肾不足者，常从滋补肝肾以荣筋脉论治。辨证治以补肾养肝、壮骨荣筋为先，如明代《医方类聚》言："夫产后中风，筋脉四肢挛急者，是气血不足，脏腑俱虚，日月未满，而起早劳役，动伤脏腑，虚损未复，为风邪所乘，风邪冷气初客于皮肤经络。"明·秦景明《幼科全针》曰："痹者，内因肝血不足，外被寒湿所中，盖肝主筋，通一身之血脉也。"并以散寒祛风、除湿利节，复诊时又加用解肌、加强祛风通利之品，并用威灵仙一味入十二经祛除新旧之邪，故能收功。本方加减治疗产后痹中彰显出扶正祛邪，标本兼治，少佐化痰湿活血药物能防痰、瘀形成于未然，而加用又可除已形成之痰瘀。

（王春苹）

第九篇　血管炎疾病

青斑样血管病医案

患者： 李某　女　16岁

初诊： 2017年8月1日

主诉： 双下肢皮损2年余。

现病史： 患者2年前无明显诱因出现双下肢皮损，色暗，受凉后症状加重，双侧脚踝为著，后渐出现疼痛，皮肤破溃，色素沉着，就诊北京大学第一医院查：ANA 1：320，抗心磷脂抗体IgM 27.44，IgA 3.38g/L，狼疮抗凝物0.81，冷球蛋白定性试验（+），ESR18mm/h，诊断为青斑样血管病，予云南白药、阿司匹林、双嘧达莫等治疗，自觉疼痛、肿胀缓解。1年前复诊时，患者仍新发皮疹，左踝破溃，予沙利度胺、阿司匹林、双嘧达莫治疗，现口服羟氯喹0.2g，2次/日，沙利度胺50mg，1次/日，贝前列素钠40mg，2次/日。

现症： 几天前右足再次出现红色皮损，尚未破溃，仍有疼痛，畏寒喜暖，四末不温，纳食差，睡眠欠安，大小便正常。舌淡红略暗苔白薄黄，脉沉细略弦滑。

既往史： 否认高血压、糖尿病、冠心病、脑梗死及精神病史，否认肝炎、结核、疟疾等传染病史。

过敏史： 否认药物过敏史。

婚育史： 未婚未育，13岁月经初潮，周期正常，行经无腹痛。

家族史： 父母健在，否认家族性遗传病史。

体格检查： 双足内踝外踝、右小腿近足处可见大片暗红斑，已结痂，伴色素沉着，右足外侧新发红色皮损，未破溃，无流脓流液，触痛明显。

诊断：中医：脉痹

西医：青斑样血管病

辨证：肾虚热毒证

治法：补肾通阳，清热解毒

处方：

当归12g	桂枝12g	赤芍12g	通草6g
细辛3g	甘草10g	丹参25g	泽兰25g
泽泻25g	桑叶25g	白芷20g	连翘25g
金银花25g	知母12g	地丁20g	蒲公英20g
鸡血藤30g	黑附片3g	干姜3g	豨莶草15g
醋鳖甲30g			

14剂，日一剂，水煎服，早晚两次分服

方解：方中以桂枝温经通阳、利血脉，赤芍养血柔筋脉，养阴而清郁热，共为君药；知母清热除烦、滋阴润燥，金银花清热解毒、疏风散热，紫花地丁、蒲公英、连翘清热解毒、凉血消肿，均为臣药；佐以少量附子、干姜、细辛共奏温阳散寒、驱逐阴寒之功，并防诸药寒凉伤及阳气，桑叶、白芷，二者均解表入肺，共为使药，共奏补肾通阳、清热解毒之效。

二诊：2017年8月16日

右足背仍有红色皮损，尚未破溃，疼痛明显，双下肢及腰臀均有皮色改变，仍有口干，眼干不明显，怕冷明显，无光过敏，汗出较多，白天为主，纳眠可，二便调，舌淡红边尖略红，苔薄白，脉沉细略弦滑。患者皮疹色红，口干明显，上方加龟甲30g、生地12g以增强滋阴益肾之效，去通草、细辛，改桂枝10g、赤芍15g、连翘30g、双花30g、知母15g、地丁25g、蒲公英25g，加强清热解毒之功。

诊治同前，守方加减。

处方：

当归12g	桂枝10g	赤芍15g	甘草10g
丹参25g	泽兰25g	泽泻25g	桑叶25g
白芷20g	连翘30g	金银花30g	知母15g
地丁25g	蒲公英25g	黑附片3g	干姜3g
鸡血藤30g	豨莶草15g	鳖甲30g	龟甲30g
生地12g			

14剂，日一剂，水煎服，早晚两次分服

三诊：2017年8月30日

右足背仍有红色皮损，尚未破溃，疼痛不明显，近1周双侧内足弓处出现新发皮损，色红未破溃，双下肢及腰臀均有皮色改变，仍有口干，眼干不明显，怕冷明显，无光过敏，汗出不多，纳眠可，二便调。舌略红微暗，苔薄白，脉沉略弦滑。患者双下肢及臀腰部皮色暗，舌质稍暗，考虑瘀血所致，上方加丹皮10g以增强清热活血、凉血散瘀之效，改丹参30g、白芷25g、地丁30g、蒲公英30g、生地15g、桑叶30g，寒热并调，散皮表之邪。

处方：

当归12g	桂枝10g	赤芍15g	甘草10g
丹参30g	泽兰25g	泽泻25g	桑叶30g
白芷25g	连翘30g	金银花30g	知母15g
地丁30g	蒲公英30g	鸡血藤30g	黑附片3g
干姜3g	豨莶草15g	鳖甲30g	龟甲30g
生地15g	丹皮10g		

28剂，日一剂，水煎服，早晚两次分服

四诊：2017年9月27日

右足背红色皮损较前面积减小，未破溃，疼痛不明显，双下肢及腰臀部均有斑片状皮色改变，无明显眼干，口干缓解，怕冷明显，纳眠可，大便2次/日，服中药后即有便意，大便不成形，小便调。近两月月经经量减少，周期推迟7~10天。舌淡红苔白，脉沉略弦滑。上方加红藤12g，既增强清热解毒之功，兼可活血通经；患者现热证减轻，改为桂枝12g、赤芍12g、白芷30g、增加黑附片4g、干姜4g，增强温阳散寒、驱逐阴寒之功，并防诸药寒凉伤及阳气，去泽泻。

处方：

当归10g	桂枝12g	赤芍12g	甘草10g
丹参30g	泽兰25g	桑叶30g	白芷30g
连翘30g	金银花30g	知母15g	地丁30g
蒲公英30g	鸡血藤30g	黑附片4g	干姜4g
豨莶草15g	鳖甲30g	龟甲30g	生地15g
丹皮12g	红藤12g		

28剂，日一剂，水煎服，早晚两次分服

继续上述治疗方案巩固治疗4周，患者双足及双侧小腿未出现新发皮损，无结痂，无疼痛等不适。嘱继续口服羟氯喹、沙利度胺、贝前列腺素钠治疗，可间断口服中草药调理。患者后定期随诊，自觉症状明显缓解，双下肢无新发皮损，无疼痛等不适，双下肢及腰臀部斑片状皮色改变较前减轻。1年后随访，患者间断口服中草药，并减羟氯喹、沙利度胺、贝前列腺素钠剂量，病情控制可。

【按】青斑样血管病（livedoid vasculopathy，LV）于19世纪50年代由FELDAKER首先提出，是一种真皮内血管阻塞性、非炎性皮肤病，主要临床表现为双下肢远端反复出现网状青斑、疼痛性溃疡以及瓷白色萎缩性瘢痕。LV多好发于中青年女性，患病人群中男女比约为1∶3。主要表现为慢性病程，可有阵发性加重。如本病例所示，LV的好发部位为下肢，尤其是足背部、跟部区域，且分布多呈对称性，少数患者也可发作于上肢等部位。LV在中医学中无相应病名，从本病病变部位、病机、病理因素分析，可归于"脉痹""皮痹""脱疽""血瘀证"等范畴，当病变侵犯内脏时可归于"五脏痹"。

本例医案中患者为青年女性，慢性起病，阳气虚弱，寒湿侵袭，久瘀化热，蕴而成毒，外达肌肤肢末，阳络伤则出现皮肤破溃、肿胀疼痛、结痂、脱屑等，平素畏寒明显、久病舌红、苔薄白或薄黄、脉沉均为阳虚热郁之征。阎师认为，本病的病因病机主要是正气亏虚，肺脾肾三脏虚弱，卫外不固，风寒湿三气杂至，合而为痹，痹阻脉络，久蕴化热，蕴而成毒，内舍于脏腑，致脏腑功能失调，且外达肌肤肢体末端，气血阴阳失调，阳络损伤则致皮肤破溃，局部肿胀疼痛，出现结痂、脱屑等症状，而热毒久稽，耗伤正气，病情可由实转虚，出现乏力，面色无华，患侧肢体发凉、乏力、麻木等。方中桂枝芍药知母汤合五味消毒饮加减，《金匮要略·中风历节病脉证并治篇》曰："诸肢节疼痛，身体魁羸，脚肿如脱，头眩短气，温温欲吐，桂枝芍药知母汤主之。"主要由桂枝、白芍、甘草、防风、附子、麻黄、生姜、白术、知母等组成，治以祛风除湿、温经散寒、滋阴清热之法；五味消毒饮则为治疗外科疔毒的名方，出自《医宗金鉴》，由金银花、蒲公英、紫花地丁、野菊花、紫背天葵子组成，功用为清热解毒、消散疔疮。阎师治疗上述病例方中桂枝温经通阳，利血脉，化瘀滞，散寒气；芍药养血柔筋脉，养阴而清郁热。桂枝、芍药相配，调和营卫，保持营卫通畅而使邪有出路，共为君药。知母清热除烦，滋阴润燥，而和关节；金银花归肺、心、胃经，有清热解毒、疏风散热的作用；紫花地丁清热解毒、凉血消肿，用于疔疮肿毒，为治疗毒要药；蒲公英消肿散结、清热解毒，均为臣药。本例患者病程较长，平素畏寒明显，下肢色暗，考虑疾病后期阴阳互损，寒热兼见，"寒者热之，热者寒之"，故佐以少量附子、干姜、细辛共奏温阳散寒、驱逐阴寒之功，并防诸药寒凉伤及阳气，且《素问·调经论篇》指出："血气者，喜温而恶寒，寒则泣不能流，温则消而去之。"治血脉贵在温通。方中大量使用桑叶、白芷，两者均解表入肺，桑叶性偏凉，入肺可润皮毛，白芷性偏温，可温散在表之邪，在风湿病中，白芷入阳明经，入肌肉，配伍桑叶，可防白芷辛散太过，两者合用，寒热并调。阎师将活血化瘀之法贯穿始终，患者足部结痂色暗，为瘀阻之象。方中当归活血化瘀；鸡血藤补血活血、通经活络，共为佐药。诸药合用，共奏补肾通阳、清热解毒之功。并嘱患者继续服用羟氯喹、沙利度胺、贝前列素钠以抗血小板凝集、调节免疫治疗，与国内外的西医治疗报道一致。

阎师提出"五连环"的中医特色疗法，包括健康教育、医疗体育、中药为主、内外兼治、中西合璧五项内容，以人为本，不盲目排斥西药，甚至借助于西药的部分优势，以急则治其标为原则，中西合璧，中西融合，各种方法综合运用以达到速效的目的，使起效时间缩短，治疗效果显著。本例患者前期服用抗血小板聚集、调节免疫等西药2年，症状缓解不明显，皮损反复发作，后就诊于阎师门诊，按照中西医结合的思路，加用扶正祛邪、标本兼治、寒热并调、活血通络之中药，控制皮损发展，促进溃疡愈合，1年后复诊，患者病情控制尚可，未再复发。中西医结合治疗在改善患者生活质量，调节免疫功能，降低复发率，避免不良反应等方面，具有独特的优势。阎师诊治LV的经验充分体现了审症求因、辨证论治的学术思想，值得我等后辈医家学习借鉴。

（王琬茹，任志雄）

大动脉炎医案

患者： 王某　女　40岁

初诊： 2018年7月12日

主诉： 右上肢劳累后酸痛伴颈项痛4年，加重2个月。

现病史： 患者4年前体检发现双上肢血压明显不一致，且右上肢劳累后酸痛，伴颈项痛，于当地医院诊为大动脉炎。3年后于当地医院复查（具体结果不详），改予激素、白芍总苷胶囊，疗效不佳。2个月前患者症状加重于当地医院复查血管B超提示头臂干、右侧锁骨下动脉、右侧颈总动脉中、外膜弥漫性增厚，考虑大动脉炎改变；右侧颈总动脉管腔狭窄。

现症： 右上肢劳累后酸痛，伴颈项痛，时有右上肢麻木不适，时有头晕，出汗多，无畏寒发热，无口干、眼干，经调，纳眠可，二便调。舌暗红略白苔，右脉未及，左脉沉细。

既往史： 既往体健。否认高血压、冠心病、糖尿病病史；否认乙肝、结核等传染病史；否认外伤史。

过敏史： 否认药物过敏史。

家族史： 否认家族遗传性疾病史。

体格检查： 右侧血压测量不出，左侧血压130/70mmHg。

诊断： 中医：脉痹

　　　　西医：大动脉炎

辨证： 阳虚寒凝证

治法： 温阳散寒，解凝宣痹

处方：

当归 12g	桂枝 10g	白芍 6g	赤芍 6g
生甘草 10g	通草 10g	青风藤 25g	山萸肉 25g
鸡血藤 30g	白芷 20g	泽兰 25g	天麻 12g
钩藤 20g	怀牛膝 12g	茯苓 30g	木瓜 15g

7剂，日一剂，水煎服，早晚两次温服

方解： 方中以桂枝汤去生姜、大枣，加当归、通草组成。其中当归甘温，养血和血；桂枝辛温散寒，温通血脉，是为君药。白芍、赤芍养血和营、活血通络，助当归补益营血，是为臣药。通草通经脉，畅血行；兼以木瓜、鸡血藤活血祛瘀之品，加强全方"通"之效；《本草汇言》中记青风藤，可"散风寒湿痹之药也，能舒筋活血，正骨利髓，故风病软弱无力，并劲强偏废之证，久服常服，大建其功"，钩藤在陈士铎《本草新编》中以"此物祛风甚速，有风证者，必宜用之"，二药合用共奏祛风之效；同时《本草便读》中记载"天麻定虚风，理眩晕"，天麻另一名为定风草，独入肝经，能治一切虚风眩晕之证，故以天麻祛内风；山萸肉、泽兰、怀牛膝共用以加强温补脾肾之效；白芷入阳明大肠经和太阴肺经，作为引经药；甘草，益气健脾养血，共为佐药。甘草调和诸药药性而为使药。

二诊： 2018年7月19日

服上药7剂，患者诉头晕症状有减轻，右臂近端背部麻木酸重，平素易起急，生气后胸闷气短。舌暗红，略薄白苔，右脉未及，左脉略沉细。辅助检查：全主动脉CT：1.弓上动脉狭窄闭塞改变，病源性质考虑大动脉炎（冠状动脉未见钙化灶。头臂干、右侧颈总动脉及右侧锁骨下动脉管壁普通环形增厚，管腔中重度狭窄，右锁骨下动脉发出椎动脉后闭塞，右侧腋动脉侧支可见显影，较左侧纤细。左颈总及左锁骨下的动脉未见异常改变）；2.盆腔少量积液。

患者平素易起急，生气后胸闷气短，加用苏梗12g、香附15g以疏理肝气，调畅气机；配合连翘30g、杏仁10g以轻轻宣畅上焦。

处方：

当归12g	桂枝12g	白芍6g	赤芍8g
生甘草10g	通草10g	青风藤25g	山萸肉25g
鸡血藤30g	白芷20g	泽兰25g	天麻12g
钩藤20g	怀牛膝12g	茯苓30g	木瓜15g
连翘30g	苏梗12g	醋香附15g	苦杏仁10g

14剂，日一剂，水煎服，早晚两次温服

三诊：2018年8月2日

服上药14剂，现患者诉头晕减轻，右臂近端背部麻木酸重感较前减轻，久行后右腿偶有麻木，整体情况均有改善，无明显口干、眼干，无明显寒热不适，纳眠可，二便调。舌暗红，略薄白苔，右脉未及，左脉略沉细。

患者服上方后头晕及肢体背部麻木酸重感较前减轻，但久行后仍偶有肢体麻木，故将当归、白芍、泽兰药量加大，以加强通经络之用，加用桑寄生25g取其通达经络、驱逐湿痹之效。

处方：

当归15g	桂枝12g	白芍8g	赤芍8g
生甘草12g	通草10g	青风藤25g	鸡血藤30g
山茱萸25g	白芷15g	泽兰30g	天麻12g
钩藤20g	怀牛膝15g	茯苓30g	木瓜15g
连翘30g	苏梗12g	醋香附15g	苦杏仁10g
桑寄生25g			

28剂，日一剂，水煎服，早晚两次温服

四诊：2018年8月30日

服上药28剂，患者诉做家务后右上臂、肩关节酸痛，休息后可缓解，久行久蹲后右腿酸痛，自觉怕冷，服中药后汗多，无口干、眼干，纳眠可，大便2~3次/日，小便调，月经无。舌暗红略薄白苔，右脉无，左脉略弦细。

患者诉自觉怕冷，药后多汗，加用乌药12g、仙灵脾10g以温肾阳；加用防风15g以助卫阳抵御风邪。

处方：

当归15g	桂枝15g	白芍8g	赤芍10g
生甘草12g	通草10g	青风藤25g	鸡血藤30g
山茱萸25g	白芷15g	泽兰30g	天麻12g
钩藤20g	怀牛膝15g	茯苓30g	木瓜15g
连翘30g	苏梗12g	醋香附15g	桑寄生25g
乌药12g	防风15g	仙灵脾10g	桑枝25g

28剂，日一剂，水煎服，早晚两次温服

五诊： 2018年11月1日

服上药，患者诉头晕好转，右侧肩关节酸麻，无活动受限，关节有冷感，活动后关节痛，心慌胸闷，无胸痛，多汗，无怕冷，纳眠可，二便调，停经4个月。舌淡红，苔薄白，右脉细弱，左脉沉略滑。

患者月经停滞4个月，舌色淡红，脉细弱，加用丹参20g以加强活血之力，加用生黄芪以健脾益气；患者肢体酸麻症状略有减轻，去掉通草、木瓜、白芍。

处方：

当归15g	桂枝15g	赤芍10g	生甘草12g
青风藤25g	鸡血藤30g	白芷18g	泽兰30g
天麻12g	钩藤20g	怀牛膝12g	茯苓30g
连翘30g	醋香附15g	桑寄生30g	防风15g
仙灵脾10g	桑枝30g	丹参20g	生黄芪20g

28剂，日一剂，水煎服，早晚两次温服

患者坚持随诊服药半年，病情好转，头晕及右侧上肢麻木酸重症状减轻。嘱患者继服上方以维持巩固疗效。

【按】患者为中年女性，40岁，于4年前间断出现右上肢劳累后酸痛伴颈项痛，近两个月出现右上肢劳累后酸痛伴颈项痛加重，时有右上肢麻木、头晕。血管CT提示弓上动脉狭窄闭塞改变，头臂干、右颈总动脉、右锁骨下管壁环形增厚，管腔中重度狭窄，右锁骨下动脉发出椎动脉后闭塞，各房室无增大。即请阎师诊治，西医诊断为大动脉炎，中医诊断为脉痹，辨证属阳虚寒凝证。方中当归甘温，养血和血；桂枝辛温，温经散寒、温通血脉，两药共用，以达到温养经脉之效，共为君药。方中赤芍养血活血和营，助当归补益营血；鸡血藤活血补血，调经止痛，舒筋活络，可助桂枝疏通经脉；泽兰辛散温通，不寒不燥，性较温和，行而不峻，能疏肝气而通经脉，具有祛瘀散结而不伤正气的特点，丹参能通行血脉，擅长活血祛瘀，配伍泽兰可消癥瘕积聚，四味活血之药合用加强活血之力，合为臣药。患者头晕且伴有上肢麻木症状，天麻在叶天士《本草经解》中记载"天麻气平味辛，入肺而通水道，能活血而散风。四肢脾主之，因于湿则大筋软短而成拘挛也，肺亦太阴，水道通调，则太阴湿行，脾湿解则拘挛愈。"在此取天麻行太阴肺经且除太阴脾湿之效，同时，天麻别名定风草，陶弘景《本草经集注》中记载防风"主大风，头眩痛"，两者配伍钩藤合用，可起到补肝脑、定虚风之效。茯苓、生黄芪健脾益气，温补中焦；怀牛膝、桑寄生、仙灵脾温补肝肾，五药合用共同补益先后天之用。方中白芷在黄元御的《玉楸药解》中记载有"入手太阴肺、手阳明大肠经。发散皮毛，驱逐风湿"之效，该患者右上肢血管闭塞，恰为手太阴、手阳明经脉循行之处，白芷引药入经；桑枝擅长祛风通络，尤适于上肢痹痛；青风藤散风寒湿痹之药，能舒筋活血，三药合用加强上肢祛风除湿之效。连翘味苦性微寒，可泻六经之血热，取其苦寒之性味以调和诸药之热。方中香附味甘辛，微苦能降微甘能和，性平而不寒不热，可疏肝解郁，调理气机，行气止痛。生甘草缓和药性，调和诸药。

患者以头晕和肢体麻木为主要症状，结合体征及其辅助检查，大动脉炎诊断明确。阎师曾指出大动脉炎即"脉痹"在治疗中应注重辨证分型，脉痹主要是由于先天禀赋不足或后天失养，气血阴阳诸不足基础上，外感六淫之邪乘虚侵袭体内，留滞经脉，经络闭阻，气血运行不畅，而致瘀血阻滞脉络出现。"夫脉不出者，寒气闭塞也"，故"凝而不流"为本病主要特点。阎师对该患者辨证为阳虚寒凝证，在温经通络的基础上，重用活血药物，以达到解凝的作用，同时，加用温补脾肾之药，培补先天和后天之本，以助气血生化。患者为中年女性，平素脾气急躁，偶有胸闷气短之症，在温补时易化火，故用连翘，取其苦微寒之药性，调和诸药之温热，使整体方药不致过热化火；配以香附辛甘微苦疏理气机，以防气机郁滞进而化火。整体方药中突出温经通络之主效，重用活血化瘀解决血脉凝滞，同时药物寒热配伍，脾肾兼顾，配合引经药，充分体现了中医整体观念的实际应用。

（张辰，邱新萍）

风湿性多肌痛医案

患者： 蒋某　女　62岁

初诊： 2016年4月14日

主诉： 全身关节、肌肉疼痛5个月余。

现病史： 患者5个月前受凉后出现全身各关节、肌肉疼痛，2016年1月20日于海南省人民医院就诊，查：RF-IgM>200 IU/ml，ESR、风湿八项均正常，2016年1月25日开始服用醋酸泼尼松15mg（qd），后全身疼痛症状减轻。2016年2月20日查RF 7.0 IU/ml，CRP正常范围内，血常规未见明显异常，醋酸泼尼松逐渐减量至10mg（qd）。2019年3月29日于北京协和医院查RF 6.4 IU/ml，嘱继续服用醋酸泼尼松10mg（qd）。

现症： 全身各关节及肌肉疼痛剧烈、活动受限，无发热畏寒，无口干、眼干，纳可，纳差，大小便可。舌淡暗边瘀斑，苔黄，脉沉略弦滑。

既往史： 2001年甲状腺癌根治术。

过敏史： 否认药物过敏史。

家族史： 否认家族遗传性疾病史。

体格检查： 上肢抬举受限，下肢下蹲受限。

辅助检查： 2016年3月29日（北京协和医院）：RF 6.4 IU/ml，抗CCP（–），APF（–），AKA（–）。全身骨扫描：①下段胸椎及腰椎分布不均匀，相当于第9/10胸椎、第1腰椎异常所见；②相当于右第1前肋异常所见，考虑良性病变可能；③双肩、双膝关节异常所见，为炎性病变；④余骨骼未见明显异常。

诊断：中医：痹证

西医：风湿性多肌痛

辨证：肝肾亏虚，寒湿痹阻证

治法：补益肝肾，强筋健骨，散寒除湿通络

处方：

桑寄生30g	川断25g	烫狗脊30g	生杜仲25g
桂枝10g	赤芍10g	知母15g	防风15g
片姜黄15g	桑枝30g	制元胡25g	羌活15g
独活15g	青风藤25g	秦艽30g	蚕沙_{包煎}15g
伸筋草30g	郁金15g	香附15g	徐长卿15g
山甲珠6g	醋鳖甲30g		

14剂，日一剂，水煎服，早晚两次温服

方解：方中以桑寄生补肝肾、除风湿为君药；川断、狗脊补肝肾、强筋骨，醋鳖甲滋阴潜阳，共为臣药；羌活、独活、徐长卿、防风、青风藤、秦艽、蚕沙以祛风胜湿，伸筋草舒筋活络，桑枝、元胡、片姜黄、山甲珠活血行气、祛瘀通络止痛，桂枝、赤芍调和营卫，知母滋阴清热，共为佐药；郁金、香附疏肝解郁、理气活血通络，引药直达病所，故而为使药，共奏补益肝肾、强筋健骨、散寒除湿通络之效。

西医治疗：醋酸泼尼松片15mg qod、12.5mg qod，雷公藤多苷片20mg tid

二诊：2016年4月25日

患者诉服用上药14剂后全身肌肉、骨骼、关节疼痛较前明显好转。现自觉心慌，无胸闷、心前区疼痛，乏力，无明显汗出，纳可，睡眠欠佳，二便调。舌淡红略暗，薄白苔少津，脉沉略弦滑。患者睡眠欠佳，上方加炒酸枣仁30g、夜交藤25g、茯苓30g以养心安神，且茯苓可健脾，改善脾胃虚弱导致的乏力症状；川断加量至30g以增强补肝肾、强筋骨之力。

诊治同前，守方加减。

处方：

桑寄生30g	川断30g	烫狗脊30g	生杜仲25g
桂枝10g	赤芍10g	知母15g	防风15g
片姜黄15g	桑枝30g	制元胡25g	羌活15g
独活15g	青风藤25g	秦艽30g	蚕沙_{包煎}15g
伸筋草30g	郁金15g	香附15g	徐长卿15g
山甲珠6g	醋鳖甲30g	炒酸枣仁30g	夜交藤25g
茯苓30g			

14剂，日一剂，水煎服，早晚两次温服

三诊： 2016年5月23日

患者诉服用上方2周后全身肌肉、关节疼痛明显好转，2周前因受凉出现双踝关节疼痛、红肿，遂就诊于北京协和医院，醋酸泼尼松片由12.5mg qd调至15mg qd，1周前踝关节疼痛缓解。近日纳可，寐差，口干，眼干，二便可。舌淡红略暗白黄少津，脉沉略弦滑。复查ESR 7mm/h，CRP 0.22ng/dl，AKA、APF、抗CCP（–），抗核抗体谱：ANA 1：40核仁型。血常规未见异常。

上方去川断、蚕沙、香附、夜交藤，加补骨脂15g以补肾壮阳，豨莶草15g以祛风湿利关节，生甘草6g以调和诸药，生杜仲加量至30g以加强补肝肾、强筋骨之力，知母加量至20g以滋阴清热。

处方：

桑寄生30g	烫狗脊30g	生杜仲30g	桂枝10g
赤芍10g	知母20g	防风15g	片姜黄15g
桑枝30g	制元胡25g	羌活15g	独活15g
青风藤25g	秦艽30g	伸筋草30g	郁金15g
徐长卿15g	山甲珠6g	醋鳖甲30g	炒酸枣仁30g
茯苓30g	生甘草6g	补骨脂15g	豨莶草15g

14剂，日一剂，水煎服，早晚两次温服

患者坚持随诊服药3个月后，肌肉关节无明显疼痛，双膝关节行走后偶有疼痛，口干减轻，纳眠可，二便调。醋酸泼尼松片逐渐减量，嘱继服上方以维持巩固疗效。

【按】患者为中老年女性，5个月前受凉后出现全身各关节、肌肉疼痛，小剂量糖皮质激素有效，西医诊断为风湿性多肌痛，中医诊断为痹病，辨证属肝肾亏虚、寒湿痹阻证。其肝肾亏虚为本，寒湿痹阻为标，故方中采用桑寄生、川断、狗脊等大剂量的补肝肾强筋骨药为主，兼以羌活、独活、徐长卿、防风、青风藤、秦艽、蚕沙等祛风散寒除湿。方中桑寄生既能补肝肾、强筋骨，又可祛风湿、调血脉，《神农本草经》谓其"主腰痛，小儿背强，痈肿，安胎，充皮肤，坚发齿，长须眉"，故为君药。川断补益肝肾，强筋健骨，通利血脉，"为续绝伤、补不足、理腰痛之要药也"（《本草经疏》），狗脊为补肾益血、壮督脉、利俯仰之要药，桑寄生、川断、狗脊三者相须为用，大大增强了补肝肾、强筋骨之力。羌活、独活均可祛风散寒、除湿止痛，羌活入足太阳膀胱经，以除头项肩背之痛见长，主上半身风寒湿痹，而独活主入少阴肾经，性善下行，善治下半身如腰膝、腿足关节的疼痛，二者合用主一身之风湿痹痛。徐长卿、防风、青风藤、秦艽、蚕沙等加强祛风散寒除湿之力，桑枝、元胡、片姜黄、山甲珠活血行气、祛瘀通络止痛，桂枝、赤芍调和营卫，共为佐药。同时寒湿之邪易于从阳化热，故配伍醋鳖甲，其味甘性寒，可滋阴潜阳、退虚热、息内风，并能软坚散结，使内外风不相引动，以致关节疼痛迅速缓解。山甲珠味咸微寒，性善走窜，内达脏腑，外通经络，活血祛瘀，在通利经脉、透达关节的同时，使"血行风自灭"，有助于醋鳖甲滋阴息风。知母滋肾阴润燥以防桂枝等的燥热。风湿性多肌痛好发于中老年女性，由于更年期等因素，多有情志不畅，故予郁金、香附疏肝解郁，同时又可理气活血通络，引药直达病所。诸药合用，共奏补益肝肾、强筋健骨、散寒除湿通络之效。

（杨文雪，孔维萍）

结节性红斑医案1

患者：王某　女　45岁

初诊：2015年8月6日

主诉：双侧小腿结节红斑伴疼痛1年。

现病史：患者1年前无明显诱因出现双侧小腿结节红斑，质硬，伴疼痛，无明显瘙痒感，数天可自行消退，时有颈背部疼痛，伴晨僵，5分钟左右可自行缓解，右肩、右踝、左腕时有疼痛，无明显活动受限，就诊当地医院考虑结节性红斑，予治疗，效果不佳。后患者病情时有反复，现就诊于阎师门诊治疗。

现症：双侧小腿硬性结节红斑，伴压痛，时有腰背疼痛，颈肩部疼痛，余周身关节无明显不适，纳眠可，二便调，舌淡红略暗苔白黄相兼，脉沉略弦细。舌淡红略暗白黄兼苔，脉沉略弦细。

既往史：既往体健。否认高血压、冠心病、糖尿病病史；否认乙肝、结核等传染病史；否认外伤史。

过敏史：否认药物过敏史。

家族史：否认家族遗传性疾病史。

体格检查：双下肢散在暗红色结节，大小1~3cm不等，质硬，伴触痛。

诊断：　中医：痰核

　　　　　西医：结节性红斑

辨证：湿热蕴结

治法：补肾壮骨，清热利结

处方：

知母20g	骨碎补20g	补骨脂20g	川断30g
独活15g	制元胡25g	防风15g	连翘30g
羌活15g	青风藤25g	桑寄生30g	秦艽30g
生牡蛎30g	土贝母25g	元参30g	桑枝30g
片姜黄12g	炒枳壳15g	生石膏_{先煎}30g	伸筋草30g

60剂，水煎服，日一剂，早晚两次温服

方解： 方中以骨碎补、补骨脂、川断、桑寄生补肾壮骨为君，以治病求本；臣以消瘰丸（元参、贝母、牡蛎）为基本，方中贝母，清热化痰、消瘰散结，牡蛎咸平微寒，可软坚散结，元参苦寒，滋润清热，软坚散结；防风、桑枝祛风通络止痛；炒枳壳配片姜黄，寓"推气散"，以行气活血；石膏与知母相伍，清泻胃热的同时又有防清热之品伤阴之弊。连翘为使，可入心经，又可清热散痰结。诸药相合，以补肾壮骨，清热利结。

二诊： 2015年10月8日

服用上方2个月后，患者诉双侧小腿仍有结节红斑，质硬，伴压痛，疼痛较前稍有好转，腰背疼痛明显缓解，时有颈部不适，无明显活动受限，右侧大腿根部时有疼痛，口干不欲饮，皮肤干燥，易疲劳，纳眠可，二便调。舌淡红略暗黄白兼苔，脉沉略弦滑。处方于上方加减：减伸筋草、生石膏，加郁金15g、沙苑子15g以通经活血通络，通行肝胆经循行之处的郁滞，加忍冬藤20g清经络中的风热，将土贝母减至20g。

诊治同前，守方加减。

处方：

知母20g	骨碎补20g	补骨脂20g	川断30g
独活15g	制元胡25g	防风15g	连翘30g

羌活 15g	青风藤 25g	桑寄生 30g	秦艽 30g
生牡蛎 30g	土贝母 20g	元参 30g	桑枝 30g
片姜黄 12g	炒枳壳 15g	郁金 15g	沙苑子 15g
忍冬藤 20g			

60剂，水煎服，日一剂，早晚两次温服

三诊： 2016年1月7日

患者诉颈部疼痛及腰背部疼痛明显缓解，现仍有双侧小腿散在结节，质地较前好转，仍有压痛，口干，纳眠可。上方中加丹皮12g、金银花20g以加强清热解毒、活血化瘀之功，减郁金、片姜黄、沙苑子、金银藤，将知母改成15g加强滋阴清热，青风藤20g、独活12g、制元胡20g、土贝母25g，继服。

诊治同前，守方加减。

处方：

知母 15g	骨碎补 20g	补骨脂 20g	川断 30g
独活 12g	制元胡 20g	防风 15g	连翘 30g
羌活 15g	青风藤 20g	桑寄生 30g	秦艽 30g
生牡蛎 30g	土贝母 25g	元参 30g	桑枝 30g
炒枳壳 15g	丹皮 12g	金银花 20g	

60剂，水煎服，日一剂，早晚两次温服

四诊： 2016年3月1日

患者服用上方后自觉无明显颈背部疼痛，双侧小腿结节红斑较前进一步缓解，质地变软，压痛较前减轻，时有腹胀，伴口干，纳眠可，二便调。处方在上方基础上进行调整，减金银花，加夏枯草10g、败酱草15g加强散结之效，嘱患者口服2个月停药，后电话随访患者已基本痊愈。

诊治同前，守方加减。

处方：

知母 15g	骨碎补 20g	补骨脂 20g	川断 30g
独活 12g	制元胡 20g	防风 15g	连翘 30g
羌活 15g	青风藤 20g	桑寄生 30g	秦艽 30g
生牡蛎 30g	土贝母 25g	元参 30g	桑枝 30g
炒枳壳 15g	丹皮 12g	夏枯草 10g	败酱草 15g

30剂，水煎服，日一剂，早晚两次温服

【按】此患者主诉为"双侧小腿结节红斑伴疼痛1年"，诊断为结节红斑，中医病名为"瘰核"，结合患者症见，一则素体脾肾阳虚、水湿不化，湿邪日久而化生浊瘀，浊瘀日久成痰，痰凝聚成有形之邪，即瘰核；二则病邪日久，郁积化热而致湿热搏结致病。阎师治以补肾阳、温脾阳、化水湿以治其本，并配合清热、化痰、散结以治其标。阎师认为"瘰核"之疾，多为湿邪郁久，化生为痰浊之邪，久可聚为瘰疬痰核，可挟瘀夹热，病情复杂，迁延难愈。在辨治瘰核之时，阎师常运用消瘰丸（元参、贝母、牡蛎），以此方为基，消瘰丸出自《医学心悟》，方中元参甘、苦、咸，微寒，归脾、胃、肾经，可清热滋阴、凉血散结；牡蛎咸湿，凉，主入肝、肾经，可软坚散结；贝母苦，微寒，归肺、脾经，功用清热化痰，三药相合，既可清热散结又能平抑肝气，标本兼顾，使痰消结散。从药物归经上看，消瘰丸三药侧重肝、脾、肾，阎师认为人体所受湿邪包括外湿邪和内生湿邪，而内生湿邪多责之脾肾，脾失运化，津液停滞，肾为水脏，主水液，肾气的"开"和"阖"可调整水液的分布，若脾肾两脏亏虚，则可出现水湿内停诸症，加之肝之疏泄失司，气滞不行，故可见湿聚成痰、化浊。因此在用药之时，阎师注重补肾、健脾以治其本，并配合行气、散结、活血、清热以治其标，标本兼治，诸症自除。另外，在清热散结的遣方用药方面，阎师常用连翘，其性苦，微寒，主归心经，可清热解毒、消肿散结，《神农本草经》云其"主寒热，鼠瘘，瘰疬，痈肿恶疮，瘿瘤, 结热", 且连翘素有"疮家要药"之称, 在临证辨治之时, 阎师常用此药以治疗各种疮毒痈疖, 并常配伍金银花、菊花、赤芍、红花、地丁、公英等同用, 临床疗效颇佳。此外需要注意的是, 在辨治痰核之疾, 切勿过用寒凉, 以防其伤脾碍胃, 加重湿邪停滞之嫌。

（赵超群，靖卫霞）

结节性红斑医案2

患者：贾某某　女　44岁

初诊：2016年2月14日

主诉：双小腿红斑2年。

现病史：患者2年前无明显诱因出现双小腿红斑，于北京某医院就诊诊断为结节性红斑，口服雷公藤多苷片1个月，外用药物（具体不详），症状减轻不明显，仍双小腿红斑，双膝关节疼痛，双下肢沉重，乏力，口腔溃疡，后于中日友好医院风湿科住院治疗。住院后系统检查明确诊断后出院，于阎师处行口服中草药治疗。

现症：双小腿红斑，双膝关节疼痛，双下肢沉重，乏力，口腔溃疡，无发热，睡眠可，纳食可，小便调，大便日2~3次，便稀偶呈水样便。

既往史：既往体健，否认高血压、冠心病、糖尿病病史；否认乙肝、结核等传染病史；否认外伤史。

过敏史：否认药物食物过敏史。

家族史：无家族遗传病史。

体格检查：双小腿部红斑，触诊质硬，约2.5cm×2cm及1.5cm×1.5cm大小结节，略高出皮肤，局部无破溃。余（－）。

实验室检查：补体C3：62.4mg/dl，补体C4：13.5mg/dl，抗核抗体谱阴性，抗磷脂抗体谱阴性。

诊断：中医：湿毒流注

　　　　西医：结节性红斑

辨证：肾虚湿热证

治法：补肾清热，化湿通络

处方：

桑寄生30g	防风15g	秦艽25g	青风藤20g
川断25g	骨碎补20g	茯苓30g	海桐皮15g
连翘20g	桑枝30g	生地15g	生牡蛎30g
元参20g	制元胡25g	炒薏苡仁35g	豨莶草15g
土贝母20g	郁金15g	羌活12g	独活12g
莲子肉15g			

14剂，水煎服，日一剂，早晚两次温服

方解：本方以桑寄生、川断、骨碎补祛风湿、益肝肾、强筋骨为君。防风祛风解表，青风藤、秦艽祛风湿、通经络、止痹痛，茯苓健脾利湿，和青风藤合用可有利小便之功，使热从小便而出，海桐皮祛风除湿、通络止痛，共为臣。连翘清热解毒，元参、生地滋阴清热，两者合用亦可防连翘清热伤阴；生牡蛎软坚散结，元胡行气活血止痛，薏苡仁健脾渗湿、除痹，土贝母解毒散结、消肿，莲子肉健脾补肾，诸药合用共为佐。郁金入肝经，行气凉血破瘀；羌、独活祛风湿、祛伏火、止痹痛；豨莶草祛风湿、止痹痛，共为使。诸药合用，共成补肾清热、化湿通络、利节之效。

二诊：2016年2月28日

服药后患者症状减轻，时有大腿根部疼痛，双手腕关节、肘关节疼痛，双小腿散在结节性红斑，并可伴有触痛，时有双腿肿胀，双肘时有疼痛，余周身关节无明显不适，动则汗出，乏力，眠可，小便可，大便1~2次/日。舌淡红略暗，苔白，脉沉细略弦尺弱。患者现仍关节疼痛，双腿肿胀、乏力，予原方基础上去元参，加补骨脂15g、鸡血藤25g、片姜黄12g，加强补肝肾、养血、通络之效。

诊治同前，守方加减。

处方：

桑寄生30g	防风15g	秦艽25g	青风藤20g
川断25g	骨碎补20g	茯苓30g	海桐皮15g
连翘20g	桑枝30g	生地15g	生牡蛎30g
制元胡25g	炒薏苡仁35g	豨莶草15g	补骨脂15g
土贝母20g	郁金15g	羌活12g	独活12g
莲子肉15g	鸡血藤15g	片姜黄12g	

21剂，水煎服，日一剂，早晚两次温服

三诊： 2016年3月21日

患者诉诸症减轻，右侧髋关节疼痛，双手小关节疼痛均减轻，双侧小腿散在斑块皮损，双腿肿胀减，乏力，自汗减，纳食可，夜寐可，小便调，大便不成形，每日一行。舌淡红略暗、苔白，脉沉略弦细。患者现右髋关节疼痛，双小腿散在斑块皮损，中草药予原方基础上去莲子肉、炒薏苡仁，加忍冬藤30g，改青风藤25g、连翘25g起清热祛风除湿之效，改鸡血藤20g、补骨脂18g，加强养血通络补肾之效。

诊治同前，守方加减。

处方：

桑寄生30g	防风15g	秦艽25g	青风藤25g
川断25g	骨碎补20g	茯苓30g	海桐皮15g
连翘25g	桑枝30g	生地15g	生牡蛎30g
制元胡25g	忍冬藤30g	豨莶草15g	补骨脂18g
土贝母20g	郁金15g	羌活12g	独活12g
鸡血藤20g	片姜黄12g		

35剂，水煎服，日一剂，早晚两次温服

四诊： 2016年4月28日

服药后右髋部轻微疼痛，右膝腿部疼痛，双腿肿胀，双小腿结节性红斑减少，持续时间短，面积减少。纳食可，睡眠可，大小便调。舌淡红略暗，苔白有瘀斑，脉沉略弦细。患者双小腿红斑减少，右膝腿部疼痛，双腿肿胀，中药予以原方基础上加山茱萸20g补益肝肾，《本草经疏》："山茱萸治心下邪气寒热，肠胃风邪、寒热头风、风去气来、鼻塞、面疱者，皆肝、肾二经所主，二经虚热，故见前证。此药温能通行，辛能走散，酸能入肝。逐寒湿痹者，借其辛温散结，行而能补也。气温而主补，味酸而主敛，故精气益而阴强也。"改连翘30g、制元胡20g、补骨脂15g起清热滋补肝肾、祛风通络之效。

处方：

桑寄生30g	防风15g	秦艽25g	青风藤25g
川断25g	骨碎补20g	茯苓30g	海桐皮15g
连翘30g	桑枝30g	生地15g	生牡蛎30g
制元胡30g	忍冬藤30g	豨莶草15g	补骨脂15g
土贝母20g	郁金15g	羌活12g	独活12g
鸡血藤20g	片姜黄12g	山茱萸20g	

28剂，水煎服，日一剂，早晚两次温服

五诊：2016年5月28日

服药后病情平稳，劳累后双下肢水肿，双手指关节自觉发胀，腰骶部疼痛，阴雨天时症状加重，下肢时有瘀斑，生气后右胁肋部胀痛，纳食可，眠可，二便调。舌淡红略暗，苔白，脉沉略弦细。患者手指关节肿胀，腰骶部疼痛，阴雨天加重，中药予以原方基础上去山茱萸，加元参15g清热滋阴凉血，改桑枝25g、片姜黄15g、鸡血藤25g、羌活15g、独活15g，加强滋补肝肾、活血通络、祛风利节之作用。

处方：

桑寄生30g	防风15g	秦艽25g	青风藤25g
川断25g	骨碎补20g	茯苓30g	海桐皮15g

连翘30g	桑枝25g	生地15g	生牡蛎30g
制元胡30g	忍冬藤30g	豨莶草15g	补骨脂15g
土贝母20g	郁金15g	羌活15g	独活15g
鸡血藤25g	片姜黄15g	元参15g	

28剂，水煎服，日一剂，早晚两次温服

六诊：2016年7月17日

服药后病情减轻，双下肢水肿减轻，关节肿胀减轻，腰骶部偶有疼痛，双下肢偶有皮疹，局部瘙痒，纳食可，眠可，大便偏稀，小便调。舌淡红略暗，苔白，脉沉略弦细。患者双下肢偶有皮疹，局部瘙痒，予原方基础上加土茯苓20g加强清热解毒除湿之效，改鸡血藤20g、片姜黄12g、独活12g、桑枝20g、忍冬藤25g起活血通络、祛湿利节、滋补肝肾为效。

处方：

桑寄生30g	防风15g	秦艽25g	青风藤25g
川断25g	骨碎补20g	茯苓30g	海桐皮15g
连翘30g	桑枝20g	生地15g	生牡蛎30g
制元胡30g	忍冬藤25g	豨莶草15g	补骨脂15g
土贝母20g	郁金15g	羌活15g	独活12g
鸡血藤20g	片姜黄12g	元参15g	土茯苓20g

21剂，水煎服，日一剂，早晚两次温服

经上述治疗半年后复诊，患者红斑、关节疼痛缓解，现一般状况可，嘱其定期门诊复诊，继续门诊治疗。

【按】本患者为中年女性，妇女以血为本，以血为用，在经历月经、胎孕之后，易耗血而致血虚，加之常因情志失调、贪凉受冻等，导致气血虚弱，卫表不固，难以抵御寒邪侵袭，阴寒之邪阻遏气机而致病。如清代《医宗金鉴·外科心法要诀》曰："此证生于腿胫，流行不定，或发一二处，疮顶形似牛眼，根脚漫肿……若绕胫而发，即名瓜藤缠，结核数枚，日久肿痛。"中年女性肝肾亏虚，气血不足，肝主筋，肾主骨，复感湿热之邪，湿滞经络，流注关节，故可见双膝关节疼痛；湿为阴邪，阻遏气机，损伤阳气，脾主运化水湿，其性喜燥而恶湿，故外感湿邪，留滞体内，常先困脾气，使脾阳不振，运化失职，水湿停聚，故可见双腿肿胀；湿热之邪或寒邪郁久化热，使热迫血行，故见皮肤红斑。本病为本虚标实之象，本虚为肝肾亏虚、气血不足，标实为湿热内蕴，与肾、肝、脾、经络关系密切。故在治疗时老师常用补肾祛邪治法，在滋补肝肾基础上予以清热解毒、健脾化湿、利节通络之药。故方中可见桑寄生、骨碎补、川断滋补肝肾，羌活、独活、防风祛风通络、强筋健骨；茯苓、薏苡仁、莲子肉健脾化湿，连翘、生地、元参、土贝母清热滋阴解毒、化痰散结；秦艽、青风藤、海桐皮、豨莶草祛风通络、利节。元胡行气止痛，生牡蛎、郁金行气软坚散结。临证时，如遇寒重者加鸡血藤、桂枝、干姜；湿重者加大茯苓、薏苡仁之用量；痛甚者加乳香、没药；结节肿大者加大生牡蛎、夏枯草等用量；热甚者，加大生地、土茯苓、元参之量。

老师认为本病常由于素体脾虚，或忧思伤脾，或情志抑郁，肝郁气滞，复而伐脾，或过食肥甘厚味之品，损伤脾胃，脾失健运，湿浊积聚，或寒湿积久不化，中焦脾阳不运，致使湿浊积聚，湿毒循经流注肌肤，阻隔经络，致气滞血瘀而成。或肝肾不足，气血亏虚，血不能濡养肌肤，外感湿热之邪，流注关节皮肤经络，故而可见上述症状，因而阎师在临证时以滋补肝肾贯穿全方，佐以健脾化湿、清热解毒、通利关节之品，同时也将清热散结之消瘰丸，如连翘、元参、贝母加入方中，以清其浊，解其毒，散其结。纵观全方，配伍合理，疗效显著。

（王春苹）

过敏性紫癜医案

患者：陈某　女　25岁

初诊：2018年7月4日

主诉：双下肢皮肤多发出血点20天。

现病史：患者20天前劳累后出现双下肢多发出血点，暗紫色，压之不褪色，无皮肤瘙痒，无发热，无头痛、头晕，无尿色加深等其他不适，就诊航空总医院血液科，查尿常规（－），肝肾功能（－），凝血四项（－），血常规：血红蛋白112g/L，诊断为"过敏性紫癜？"，予氯雷他定10mg、1次/日，维生素C 0.2g、3次/日，症状无明显缓解，后多发出血点面积扩大，腹部及双上肢均有散在出血点，就诊人民医院，查尿常规：潜血（＋＋），考虑诊断为过敏性紫癜，予激素（具体不详）1片、2次/日，口服1周后出血点消退，后复查尿常规：潜血（＋＋）。现请阎师进一步诊治。

现症：全身多发出血点较前消退，无光过敏、雷诺现象等不适，脱发，口干，近日自觉乏力，五心烦热，体重下降明显，纳眠可，二便调。舌体胖大，略暗，苔白，脉沉细。

既往史：既往体健，否认高血压、冠心病、糖尿病病史；否认乙肝、结核等传染病史；否认外伤史。

过敏史：否认药物过敏史。

家族史：否认家族遗传病史。

辅助检查：（2018年7月3日）尿常规：尿酮体（＋），尿蛋白（＋），潜血（＋）

诊断： 中医：肌衄

西医：过敏性紫癜

辨证： 阴虚血热证

治法： 滋阴降火，凉血止血

处方：

生地15g	山萸肉20g	山药20g	茯苓20g
丹皮12g	泽泻12g	知母15g	黄柏10g
白茅根30g	小蓟15g	黄芪20g	焦白术15g
茜草根15g	杜仲炭25g	白薇12g	

14剂，水煎服，早晚两次分服

方解： 方中知柏地黄丸加减为君药，其中知母、黄柏清退虚热，山茱萸、山药滋阴补肾，茯苓、泽泻、牡丹皮清虚热、降阴火；白茅根、小蓟、茜草根、杜仲炭凉血化瘀止血，白薇清热凉血，共为臣药；佐以黄芪、焦白术益气敛血。诸药合用，共奏滋阴降火、凉血止血之效。

二诊： 2018年7月18日

患者诉全身多发出血点已消退，无明显色素沉着，乏力较前缓解，手足心不热，1周前口腔黏膜溃疡，近日食后腹胀明显，纳眠可，大便质干，1周一行，质干不易排出，小便调。（2018年7月17日）尿常规：尿酮体（+-），尿蛋白（+-），尿潜血（-），舌淡略暗苔白，脉沉细略弦。患者斑疹消退，血热减退，上方撤减凉血清热止血之品，防过服寒凉之品伤脾胃之阳气，改丹皮10g、黄柏6g、白茅根20g、小蓟12g、茜草根12g，加强补益脾胃之品，加砂仁10g、陈皮15g，患者腹胀，腹中长鸣，加乌药12g、焦槟榔10g以降逆胃肠中之浊气；患者现出血已止，去杜仲炭，加生杜仲15g加强补肾之力。

诊治同前，守方加减。

处方：

生地15g	山萸肉20g	山药20g	茯苓20g
丹皮10g	泽泻12g	知母15g	黄柏6g
白茅根20g	小蓟12g	黄芪20g	焦白术15g
茜草根12g	白薇12g	砂仁10g	陈皮15g
乌药12g	焦槟榔10g	生杜仲15g	

14剂，水煎服，早晚两次分服

患者服药后，诉全身多发出血点已消退，无明显色素沉着，乏力较前明显缓解，近日食后腹胀明显，纳眠可，二便调。复查尿常规（－）。嘱患者多饮水，不适随诊。1个月后复查血常规、尿常规均正常。随访3个月未见复发。

【按】患者为青年女性，25岁，20天前劳累后出现双下肢多发出血点，暗紫色，压之不褪色，无皮肤瘙痒，后出血点范围扩大，腹部及双上肢均有散在出血点，查尿常规：潜血（++），即请阎师会诊，西医诊断为过敏性紫癜，中医诊断为肌衄，辨证属阴虚血热证。《景岳全书·血证》曰："血本阴精，不宜动也，而动则为病。盖动者多由火，火盛则迫血妄行。"本例患者素体肝肾阴虚，虚火灼伤脉络，即出现周身斑疹，尿液出现红细胞，口干，五心烦热，方中以知柏地黄丸加味，知柏地黄丸源于《医宗金鉴》，又称知柏八味丸，能滋阴清热、凉血止血，对出血性疾病可先安其内，使血分清凉，无发热之势，血流自然归顺，而无溢血妄行之弊。清·程钟龄在《医学心悟》"清法篇"中说："清之不应，则改为滋阴。"方中知母、黄柏清退虚热，熟地黄、山茱萸、山药滋阴补肾，茯苓、泽泻、牡丹皮清虚热、降阴火，白茅根、小蓟、茜草根、杜仲炭凉血化瘀止血，白薇清热凉血；《血证论·脏腑病机论》指出："人身之生，总之以气统血"，"血之运行上下，全赖乎脾"。《类证治裁·内景综要》曰"诸血皆统于脾"，脾为气血运行上下之总枢，其气上输心肺，下达肝肾，外灌溉四旁，充溢肌肤，所谓居中央而畅四方，血即随之运行不息。若脾虚不能统血，则血无所主，因而脱陷妄行。气不摄血则可见出血之候，故治疗时，阎师加用补中益气之品，如黄芪、白术、山药等。二诊时，患者斑疹已退，尿常规中潜血（－），阎师则撤减清热凉血止血之品，防过服寒凉之品伤脾胃之阳气，并加强补益脾胃的药物，使邪去正存，正气得以恢复。

（王琬茹，任志雄）

第十篇　炎性肌病

多发性肌炎医案

患者：刘某　女　76岁

初诊：2019年3月6日

主诉：下肢肌肉疼痛无力伴行走不能3年余。

现病史：3年前出现双下肢无力，行走时明显，下肢肌肉稍胀痛，伴心慌，偶有口腔溃疡，可自行缓解。2016年3月19日于北京市某医院门诊查肌酸激酶10041U/L、肌酸激酶同工酶278U/L、乳酸脱氢酶>811U/L、谷丙转氨酶296.1U/L、谷草转氨酶484.8U/L、肌红蛋白>900ng/ml，诊断为肌炎，予对症治疗，效果欠佳。4月6日于我院西医风湿科，收住院治疗，查肌肉活检示：坏死性肌病，肌电图结果示：神经源性损伤，CK 6000U/L，尿蛋白（+），诊断为多发性肌炎，予以静脉滴注甲泼尼龙40mg/d及人免疫球蛋白治疗。现为求中西医结合治疗，4月28日就诊于中医风湿科阎小萍教授门诊，予以辨治处方并收住院诊治。

现症：四肢无力，行走不能，无皮疹，无发热、关节疼痛，周身肌肉疼痛，平卧位抬头不能，四肢抬举及活动不利，吞咽困难；畏热喜凉，纳少，眠差，二便正常。舌淡红暗，苔薄白，脉沉细，略弦滑。

既往史：既往体健，否认高血压、冠心病、糖尿病病史；否认乙肝、结核等传染病史；否认外伤史。

过敏史：否认药物过敏史。

家族史：否认家族遗传性疾病史。

诊断：中医：肌痹

西医：多发性肌炎

辨证：脾肾亏虚证－邪欲化热证

治法：补益脾肾，滋阴清热

处方：

焦白术15g	生山药20g	山萸肉20g	生地黄10g
熟地黄10g	黄芪20g	党参12g	生甘草10g
茯苓25g	丹皮10g	泽兰20g	泽泻20g
知母15g	连翘25g	独活15g	川断25g
桑寄生25g	生杜仲25g	青风藤25g	秦艽25g
防风15g	片姜黄12g	制元胡25g	桑枝25g
炙山甲15g	醋龟甲30g		

1剂，分3次，饭后半小时至一小时之间口服

并予甲泼尼龙片24mg qd，硫唑嘌呤50mg qd，雷公藤多苷10mg tid及保肝治疗。

方解：方中以"四君子汤"（党参、白术、茯苓、甘草）补气、益气健脾，共为君药；"六味地黄丸"（生地、山药、山萸肉、泽泻、茯苓、丹皮）六味合用，三补三泻，补益肝肾之阴，并以补肾阴为主，共为臣药；黄芪益气健脾，桑寄生以补肾阴，川断、生杜仲以补肾阳；青风藤、秦艽祛邪利节，知母清热泻火、生津润燥，连翘清热解毒；佐以桑枝祛风湿、利关节，龟甲以滋阴潜阳、补肾健骨；片姜黄、泽兰、制元胡，行气活血通络。炙山甲为使药，引经之品，活血通络，引药直达病所，诸药合用，共奏健脾益肾、滋阴清热、活血化瘀通络之功。

二诊：2019年6月6日

患者服药3个月余，现四肢无力较前明显好转，可自行步行进入诊室，周身肌肉疼痛缓解，四肢抬举如常，无明显吞咽困难，可操持

一般家务，现无皮疹，无发热、关节疼痛，畏热喜凉，口干明显，纳少，眠差，二便正常。舌红暗，苔薄白，脉沉细，略弦滑。上方改党参30g、焦白术25g、炙黄芪55g以增强健脾益气之力，改生地60g、山药25g加强补肾滋阴；患者现畏热喜凉，口干明显，考虑"邪欲化热"，且患者长期服用激素，激素治疗期间患者呈现阴虚火旺之"假阳"现象，防阳盛化火伤阴，方中改连翘30g，入心经，清热解毒，加天冬15g养阴润燥生津，增滋阴清热之生地用量，以除化热伤阴之弊。中药予以原方加减，由脾肾双调、健脾益气为主渐至脾肾双调、滋阴清热。

诊治同前，守方加减。

处方：

党参30g	焦白术25g	茯苓30g	甘草6g
炙黄芪55g	陈皮15g	生地60g	山药25g
丹皮12g	泽泻15g	补骨脂10g	桑寄生30g
麦冬15g	芦根30g	天冬15g	知母20g
醋龟甲30g	连翘30g	青风藤25g	秦艽25g
防风15g	元胡25g	丹参30g	郁金12g

1剂分3次，饭后半小时至一小时之间口服

随着症状减轻，检测指标的好转，西药将甲泼尼龙片减至4mg qod，硫唑嘌呤12.5mg qod、50mg qod。

三诊： 2019年10月10日

患者现无四肢无力，周身肌肉无明显疼痛，无皮疹，无发热，已能健步进入诊室就诊，行动自如，状如常人，并已成为家中主要体力劳动者。稍觉畏热，口干较前缓解，纳少，眠欠佳，二便正常。患者现无明显肌肉无力，方中减量党参、焦白术、茯苓、炙黄芪等益气之品，现患者口干较前缓解，稍觉畏热，故减量清热之品。

处方：

党参15g	焦白术15g	茯苓25g	甘草6g
炙黄芪25g	陈皮15g	生地50g	山药20g
丹皮12g	泽泻15g	补骨脂10g	桑寄生30g
麦冬12g	天冬10g	丹参30g	知母15g
醋龟甲30g	连翘25g	青风藤25g	秦艽20g
防风15g	元胡25g		

1剂分3次，饭后半小时至一小时之间口服

现已停用甲泼尼龙片，硫唑嘌呤减至25mg qod。

嘱继服上方随症加减以维持巩固疗效。

【按】本例医案中，患者为老年女性，慢性起病，阳气虚弱，双下肢无力，行走不能，四肢肌肉疼痛，西医诊断为多发性肌炎，中医诊断为肌痹，辨证属脾肾亏虚证。患者现无皮疹，无发热，但畏热喜凉，考虑邪欲化热，治以温补脾肾，强健作强，调补中州，佐以滋阴清热之法，予四君子汤合六味地黄丸加减治疗。四君子汤（党参、白术、茯苓、甘草）为补气之首，温而不燥，补而不峻，其中焦白术甘、苦、温，入脾、胃经，健脾益气，兼以燥湿，长于补脾阳，《本草通玄》："补脾胃之药，更无出其右者。"六味地黄丸以补益肝肾之阴为主，其中山药善于益气健脾、补肺肾阴等功效，多用于脾、肺、肾气阴两虚及消渴等病证。《神农本草经》谓之"主健中补虚……久服耳目聪明"。《本草纲目》认为"益肾气，健脾胃……润皮毛"与生地黄、山萸肉配伍使用，共补脾肺肾之阴，故山药配伍焦白术，共奏补脾阳、滋脾阴之功；黄芪性微温，味甘，归脾、肺经，有补气健脾升阳、益卫固表利尿等功效。《药性赋》记载："……益元气而补三焦……外固表虚之盗汗。"《名医别录》记载："补丈夫虚损，五劳羸弱……益气，利阴气"，补气之功最强，被誉为"补气圣药"。方中以黄芪为臣药，取其补气健脾生津的功效，且补而不滞，补而不易助热；并予平补、协补、缓补之桑寄生以补肾阴，川断、生杜仲以补肾阳；患者肌肉疼痛，畏热喜凉，口干，考虑"邪欲化热"，予祛邪利节之青风藤、秦艽，共入肾经，知母苦、甘，寒，归肺、胃、肾经，清热泻火，生津润燥，配伍入心经之连翘清热解毒，合用以清诸手足少阴之热，又可护阴；佐以桑枝祛风湿、利关节，龟甲以滋阴、潜阳、补肾、健骨、清热。方中予片姜黄配伍泽兰，为"血中之气药"，防气虚血瘀，加以制元胡，行气活血通络。炙山甲为使药，活血通络，引药直达病所，诸药合用，共奏健脾益肾、滋阴清热、活血化瘀通络之功。复诊时，患者肌肉无力较前明显缓解，但口干明显，方中减益气之品，防气有余便是火，且患者长期服用激素，激素治疗期间患者呈现阴虚火旺之"假阳"现象，防阳盛化火伤阴，并加大清热之品，以除化热伤阴之弊。经7个月治疗后，患者四肢肌力明显恢复，可正常操持家务，已成为家庭主要劳动力，精神愉悦，并已停服激素，免疫抑制剂也已减量。后在此基础上随症加减继续门诊治疗。

（王琬茹，任志雄）

皮肌炎医案

患者： 聂某某　女　45岁

初诊： 2016年8月22日

主诉： 多关节疼痛3个月。

现病史： 患者诉3个月前自韩国旅游回来后出现发热，体温在38℃左右，伴有咳嗽，多为干咳，以白天较多，同时有关节疼痛，疼痛呈对称性、游走性，以小关节疼痛明显，就诊于当地门诊，行相关检查（具体不详）后诊断为"感染性发热"，予以莫西沙星抗菌治疗3天体温正常，停药6天后再次出现发热，体温在37.6~38.1℃之间，自觉周身乏力，肌肉酸痛，仍伴有咳嗽胸闷，查免疫相关检查，抗核抗体（ANA）胞浆颗粒1：640，肌酸激酶升高，皮肤活检：肩部肌肉部分横纹消失，肌束间可见少许炎细胞浸润。故请中国人民解放军总医院会诊，考虑皮肌炎，患者为进一步明确诊断，遂自行去北京协和医院就诊，完善相关检查后，诊断皮肌炎、肺间质纤维化明确，予以口服泼尼松12片qd，乙酰半胱氨酸2粒tid，复方环磷酰胺2片qd，体温逐渐正常，建议患者激素服用1个月后减量，1周减1片，逐渐减至2片，患者偶有面部及颈背部皮疹，可自行消退，腰部时有酸痛无力，双髋、双踝关节疼痛，遂来我院就诊。

现症： 患者偶有面部及颈背部皮疹，可自行消退，自觉腰部酸困无力，双髋、双踝关节疼痛，偶有咳嗽，少痰，皮温正常，肌力正常，肌肉无明显压痛，出汗较多，稍畏风，饮食、睡眠可，二便正常。舌红少津，脉弦细数。

既往史：否认。

过敏史：否认药物过敏史。

家族史：否认。

体格检查：皮肤无皮疹，肌力正常，肌肉无明显压痛，头面部、双下肢无水肿。

诊断：中医：肌痹

西医：皮肌炎

辨证：脾肾亏虚，阴虚内热证

治法：补肾强骨，滋阴清热，解肌通络，调和营卫

处方：

骨碎补20g	补骨脂15g	川断25g	桑寄生25g
青风藤25g	豨莶草15g	青蒿15g	醋鳖甲30g
秦艽25g	醋龟甲30g	生地黄15g	桂枝10g
赤芍12g	知母15g	防风15g	片姜黄15g
桑枝25g	制元胡25g	伸筋草25g	徐长卿15g

14剂，日一剂，水煎服，早晚两次温服

方解：方中主药以骨碎补、补骨脂、川断、桑寄生补肾强骨；青蒿、生地、秦艽、知母养阴退虚热，鳖甲、醋龟甲大滋真阴，桂枝、赤芍调和营卫；桑枝、元胡、防风、片姜黄通络行气、活血止痛；青风藤、豨莶草、伸筋草、徐长卿祛风活络舒筋。

二诊：2016年11月23日

患者间断服用中药3个月，腰酸无力及疼痛均有缓解，未出现皮疹，仍有咳嗽，出现咳痰，痰为黄色黏痰，出汗较多，胸中烦热，患者未及时调方，间断服药，导致出现咳嗽、咳痰增多，胸中烦热，考虑肺气失宣，痰热阻肺，故加用生石膏、芦根清宣肺热祛痰，杏仁、生甘草止咳化痰；上方以青蒿鳖甲汤大滋真阴，虑其碍于脾胃运化，故改为六味地黄汤化裁，以三补三泻，补而不滞；查其舌苔变厚，齿

痕加重，故加用黄芪、焦白术益气健脾，湿气得运，则齿痕自消；川断、桑寄生顾护肾之根本；青风藤、豨莶草祛风活络；仍以桂枝、赤芍、知母作底方，调达诸药走其营卫之所以疗血痹肢节疼痛。

诊治同前，守方加减。

处方：

桂枝 10g	赤芍 10g	知母 15g	葛根 25g
川断 25g	桑寄生 30g	生石膏 30g	生甘草 10g
杏仁 10g	芦根 20g	生地 15g	山萸肉 20g
生山药 20g	茯苓 30g	丹皮 10g	泽兰 20g
泽泻 20g	焦白术 15g	黄芪 15g	青风藤 20g
豨莶草 15g			

14剂，日一剂，水煎服，早晚两次温服

三诊： 2017年3月27日

患者因过年期间停用中药，自觉近来双下肢皮肤有烧灼感，皮温稍高，无明显皮疹，酸困无力及疼痛较前有所缓解，胸闷、气短有所好转，仍有烦热、多汗，已无咳嗽、咳痰，纳可，眠欠佳，大小便正常。患者已无咳嗽，但仍有胸闷烦热，况此病已伤及肺络，故方中去石膏加浙贝母、百合，以祛痰邪，疏通肺气以通调百脉，双下肢皮肤有灼烧感，仍有热邪作祟，用一味元参以泻无根之火，余剂量稍适加减，方以中病，当以守方安营扎寨，护正气为主、祛邪气为辅，逐渐扩大有利局面。

处方：

桂枝 10g	赤芍 15g	知母 18g	浙贝 12g
川断 30g	桑寄生 30g	百合 30g	生甘草 10g
杏仁 12g	芦根 25g	生地 20g	山萸肉 20g
生山药 20g	茯苓 30g	丹皮 12g	泽兰 25g

| 泽泻25g | 焦白术15g | 黄芪20g | 青风藤25g |
| 元参12g | 伸筋草30g |

14剂，日一剂，水煎服，早晚两次温服

四诊：2017年5月22日电话随访

患者烦热、多汗症状基本已无，期间未出现新的皮疹及烧灼感，酸困无力及疼痛较前有所缓解，胸闷气短明显好转，未再出现新的症状，自我感觉良好，遂要求停用中药，告知停用中药可导致疾病再发并且加重，患者用难以下咽中药为由拒绝服用。仍建议患者常来复诊，以长期观察此疾病的发展。

【按】患者为中年女性，患病3个月余，发病初期以发热、肌肉酸痛、乏力、咳嗽、咳痰等症状就诊，后经两家医院诊治，诊断为皮肌炎，相似中医的肌痹。皮肌炎首发症状为皮损者，占总人数的54.6%，首发症状为肌无力和（或）肌痛者仅占总人数的9.2%，有较多文献报道，皮肤症状早于肌肉症状，发生频度最高达58.5%。此患者就诊时却以乏力、酸困、咳嗽等症状就诊，肌痹的急性期已过，已逐渐向慢性期转变，病变部位在四肢肌肉肺络，当责之于肺、脾、肾三脏，故初起以补肾散寒汤、青蒿鳖甲汤、桂枝芍药知母汤为主，调补肺、脾、肾三脏之阴阳，以滋阴为主，养阴补阳，清透余热，防止热毒继续内攻脏腑，出现脏器损害，但患者服药依从性欠佳，二诊时告知患者服药的必要性，并且改变原来治疗计划，二诊以益气养阴为主进行治疗，减少清热解毒、凉血化斑药用量，增加健脾益气的药物，患者因查CT已发现肺间质改变，故而在使用中药时，采用辨病用药的方法，加用清肺润肺、止咳化痰之药，阻止进一步破坏肺络，同时借用肺通调百脉之功，将药力透达周身，另外在饮食上建议患者摄入高热量的营养供给，缓解余热对人体功能的消耗。三诊时患者病情基本已经稳定，偶有出现皮肤烧灼感，考虑与患者饮食及家中暖气过热有关，导致热毒再次复发，嘱患者加强日常护理，并适当调整处方，仍以益气养阴为主，泻去血分之热，用六味地黄汤为底方，桂枝芍药知母汤合益肾祛风、健脾胃之药，方子补泻得当，遂能中病，故而建议患者守方续治。此病虽属疑难杂病，但仍有迹可循。皮肌炎在中医学中没有相应的病名，根据其临床表现及病机，其早期类似痹证，后期类似痿证。《素问·痹论》云："风、寒、湿三气杂至，合而为痹……以至阴遇此者为肌痹。痹……在于肉则不仁，发为肉痹。"《素问·长刺节论》云："病在肌肤，肌肤尽痛，名曰肌痹。"《素问·痹论》云："肌痹不已，复感于邪，内舍于脾。""脾痹者，四肢懈惰，发咳呕汁，上为大塞。"《素问·痿论》云："肺热叶焦，则皮毛虚弱急薄，著则萎躄也……脾气热，则胃干而渴，肌肉不仁，发为肉痿。"《诸病源候论》云："此由血气虚弱，若受风寒湿毒，气血并行肌腠。邪气盛，正气少，故血气涩，涩则痹，虚则弱，故令痹弱也。"《临证指南医案》强调了脏虚致痿的病因病机。临床辨证多从"肺热炽盛、寒湿入络、毒热入营、湿热浸淫、脾虚气弱"等论治。以上辨证既与邪之性质相关，又与病因病机密切关联。从皮肌炎的临床表现先以肌痛、肌肉酸楚伴乏力或有特征性皮损为主，逐步发展为肌肉萎软无力、肌肉萎缩来看，脏腑定位关乎肺、脾二脏，而与脾的关系更为密切。本病以脾气虚弱、稳态失衡、邪气为患、湿浸毒蕴、闭阻肌腠、肌肤不荣为基本病机，同时痹久可致痿。

（侯吉刚，陈铁民）

第十一篇　系统性红斑狼疮与系统性硬化症

系统性红斑狼疮医案

患者： 白某　男　46岁

初诊： 2017年10月17日

主诉： 反复多关节疼痛2年。

现病史： 患者诉2年前无明显诱因出现左侧膝关节疼痛，曾在我院行双膝关节X线片检查提示骨质增生，曾关节腔注射玻璃酸钠注射液，自觉症状明显缓解。偶有双侧足背关节疼痛，2017年出现双手掌指关节疼痛，活动后疼痛明显加重，无皮疹，无口干，无畏光，自觉口咸，无发热，小便夜间1~2次，大便正常，故就诊我院，特邀阎小萍教授远程会诊诊治。

现症： 双手、双腕、双肩关节酸胀，多汗，口干，怕风怕冷，脱发，无明显晨僵，纳眠可，二便正常。舌淡红略暗薄白苔，脉沉滑略弦。

既往史： 高血压病1年；3年前腰部外伤史（腰椎骨裂）；1997年行阑尾炎切除术；否认冠心病、糖尿病病史；否认乙肝、结核等传染病史；否认外伤史。

过敏史： 否认药物过敏史。

个人史： 吸烟2年，已戒烟。已戒酒5年。

家族史： 父亲体健，母亲患高血压病。

体格检查： 体温36.5℃，脉搏87次/分，呼吸18次/分，血压135/83mmHg，发育正常，双肺呼吸音清，未闻及干湿性啰音，心率87次/分，律齐，各瓣膜区未闻病理性杂音，腹软，无压痛，及反跳痛，肠鸣音正常，双下肢无浮肿。双手掌指关节压痛，双膝关节凉髌征存在，双膝骨擦音明显。

辅助检查：CRP、尿酸、抗O、HLA-B27、抗CCP、RF、AKA、淋巴细胞免疫分析均正常；葡萄糖：6.7mmol/L；总胆固醇：3.06mmol/L；血常规：血红蛋白：120g/L↓；中性粒细胞比率41.4%↓；淋巴细胞比率47.9%↑；ESR：28mm/h↑；血流变：ESR：28mm/h↑；抗核抗体谱：抗核抗体IgG：阳性1∶640；抗双链DNA抗体IgG：阳性；抗SM抗体：阳性；抗SS-B抗体：阳性；抗nRNP/Sm抗体：阳性；抗SSA-A/RO52KD、抗SSA-A/RO60KD均阳性；（尿液分析、补体、胸CT、心脏彩超均未完善）。

诊断：中医：痹证

　　　　西医：系统性红斑狼疮

辨证：肝肾阴虚证

治法：滋补肝肾，通络止痛，强壮筋骨

处方：

生地15g	山萸肉15g	生山药20g	茯苓20g
丹皮10g	泽兰20g	泽泻12g	知母10g
青风藤25g	秦艽25g	鸡血藤25g	豨莶草15g
防风15g	片姜黄15g	桑枝25g	制元胡25g
羌活12g	独活10g	徐长卿15g	醋龟甲先煎30g
炙山甲先煎6g			

14剂，日一剂，早晚饭后半小时至1小时服用

方解：方中六味地黄汤加减。方中以生地为君药，以山萸肉养肝肾而涩精、山药补益脾肾而固精为臣药，三药同用，以达到三阴并补之功；并配以茯苓淡渗脾湿，助山药之益脾，且防山药敛邪，泽泻清泄肾浊，防熟地之滋腻敛邪，且可清降肾中虚火；丹皮清泄肝火，制山萸肉之温，且防酸涩敛邪，共为佐使药。各药合用，三补三泻，大开大合，使滋补而不留邪，降泄而不伤正，乃补中有泻，寓泻于补，

相辅相成之剂。以独活、羌活、徐长卿、豨莶草、防风以祛风胜湿，桑枝、制元胡、片姜黄行气通络、活血止痛，醋龟甲血肉有情之品，滋阴祛瘀、软坚散结，共为佐药，泽兰活血化瘀，入肝、胆经，为使药，直达病所。合而共谱滋补肝肾、通络止痛、强壮筋骨。

西药：

1. 依托考昔片 60mg bid。

2. 氨氯地平片 5mg qd。

3. 吗替麦考酚酯 1g bid、泼尼松 30mg qd。

二诊： 2017 年 12 月 11 日

患者诉口服中药后双手指、双腕、双肘关节仍有疼痛，自觉怕冷，偶有僵硬，活动后可缓解，怕冷，偶有口干，全身乏力，无心慌胸闷、气短等不适，大便 3~4 次/日，质软，偶成形，小便正常。查体：舌边尖红，苔薄白，脉弦尺弱。加强补肝肾之力，改生地 20g、山萸肉 20g、生山药 25g。患者大便次数偏多，给予茯苓 30g、焦白术 15g、党参 15g 四君子汤补气、益气健脾。患者上肢疼痛，故桑枝加至 30g、羌活至 15g，以祛风湿，利关节。去徐长卿。

诊治同前，守方加减。

检查： 尿液分析正常；尿微量白蛋白：40.8mg/l↑；24h 尿蛋白定量：328.05mg/24h↑；胸部 CT：右肺小结节影伴纵隔内、腋窝区多发结节影；考虑双肺局限性肺气肿；右肺下叶肺纹理模糊；左心室增大；所扫层面腹腔内多发小结节，请结合临床进一步检查。心脏彩超：左房增大；左室主动松弛功能减低。腹部彩超未见异常。视野及眼底：未见异常。

建议：

继续口服上诉药物，检测餐后 2 小时血糖。

处方：

生地 20g	山萸肉 20g	生山药 25g	茯苓 30g
丹皮 10g	泽兰 25g	泽泻 10g	知母 10g

青风藤25g	秦艽30g	鸡血藤30g	豨莶草15g
防风15g	片姜黄15g	桑枝30g	制元胡25g
羌活15g	独活10g	醋龟甲_{先煎}30g	炙山甲_{先煎}6g
黄芪30g	焦白术15g	党参15g	

14剂，水煎服，日一剂，分三次饭后0.5~1小时温服

三诊：2018年1月8日

患者诉口服中药后关节疼痛情况有所好转，仍有怕冷，偶有晨僵，活动后可缓解，偶有口干，全身乏力，无心慌胸闷、气短，无雷诺现象，无皮肤色泽变化等不适，大便3~4次/日，质软，偶成形，小便正常。查体：舌边尖红，苔薄白，脉弦尺弱。患者怕冷，故去知母甘苦寒凉药物，加仙灵脾10g补肾壮阳、祛风除湿之力，黄精18g滋肾润肺、补脾益气，加大黄芪45g、党参25g补益之力。

辅助检查：血常规：红细胞3.82×10^{12}/L↓血红蛋白102g/L；尿液分析：尿蛋白（+−），尿微量白蛋白204.5mg/L↑；血沉：22mm/h↑，C−反应蛋白（−），甲状腺功能（−）；大生化：白蛋白33.1g/L↓，血糖7.3mmol/L↑。

建议：

1.优质蛋白饮食。

2.完善糖耐量，（评估）C肽与胰岛素水平，查糖化血红蛋白。

3.吗替麦考酚酯1g bid；激素同前口服。

4.加柳氮磺胺吡啶片0.5g tid，三日后酌情考虑0.75g tid。

5.两周后调整泼尼松5mg qod、3.75mg qod。

处方：

生地25g	山萸肉20g	生山药25g	茯苓30g
丹皮10g	泽兰25g	泽泻10g	黄精18g
青风藤25g	秦艽30g	鸡血藤30g	豨莶草15g
防风15g	片姜黄15g	桑枝25g	制元胡25g

羌活10g	独活10g	醋龟甲_{先煎}30g	炙山甲_{先煎}6g

羌活10g　　　独活10g　　　醋龟甲（先煎）30g　　炙山甲（先煎）6g

黄芪45g　　　焦白术15g　　党参25g　　　　仙灵脾10g

14剂，水煎服，日一剂，分三次饭后0.5~1小时温服

四诊：2018年4月9日

患者诉口服中药后关节疼痛情况有所好转，目前双上肢手指麻木，偶有晨僵，活动后可缓解，偶有口干，全身乏力，无心慌胸闷、气短，无雷诺现象，无皮肤色泽变化等不适，大便3次/日，成形，小便正常。纳眠可，睡眠一般，查体：舌边尖红，苔薄白，脉弦尺弱。患者全身乏力，故加强补肾之力，生地30g，山萸肉25g，黄精20g，黄芪补益剂增至50g，党参30g，患者双上肢麻木，给予鸡血藤30g舒经活络，丹参30g活血化瘀。

辅助检查：血常规：血红蛋白127g/L↓，血小板320$10^9$/L↑；大生化：血糖15mmol/L↑，低密度脂蛋白4.02mmol/L↑；ESR（-），CRP（-），RF（-）；抗核抗体谱：抗核抗体IgG阳性1：320，抗Sm抗体阳性↑，抗nRNP/Sm抗体阳性↑，抗SS-A/Ro52KD阳性↑，抗SS-A/Ro60KD阳性↑，核小体抗体弱阳性↑。

建议：

1.继续服用上述药物，泼尼松30mg qd。

2.查胸部CT，查眼底视野，考虑加用强氯喹。

处方：

生地30g	山萸肉25g	生山药25g	茯苓30g
丹皮10g	泽泻10g	青风藤25g	鸡血藤30g
豨莶草15g	桑枝30g	黄精20g	黄芪50g
焦白术20g	党参30g	桂枝10g	赤芍10g
醋龟甲_{先煎}30g	炙山甲_{先煎}6g	丹参30g	生甘草10g

日一剂，水煎服，早晚分服

14剂，水煎服，日一剂，分三次饭后0.5~1小时温服

2018年至2019年初期间患者症状远程会诊数十次，症状较前明显好转，阎师继续中药加减调整，激素逐减，用药期间患者自觉服用柳氮磺胺吡啶片胃部不适，故停用，给予雷公藤多苷片口服，各项指标均大致正常，病情好转。

……

十四诊：2019年5月22日

患者诉近期口服中药后基本无关节疼痛，无明显口干、眼干，汗出较明显，无心慌胸闷、气短，无雷诺现象，大便1~2次/日，质软，成形，小便正常。查体：舌淡红苔薄白，脉沉细略弦滑。继续滋补肝肾、健脾益气调养先后天之精气血。

辅助检查：ESR、RF、CRP均正常；大生化大致正常；血常规：血小板301×10^9/L；淋巴细胞比率44.1%。

建议：

1. 泼尼松减为15mg qod、12.5mg qod；2周后减至15mg qod、11.25mg qod。
2. 其余药物同前。

处方：

生地55g	山萸肉25g	生山药25g	茯苓30g
丹皮10g	泽泻10g	泽兰15g	青风藤25g
豨莶草15g	制元胡15g	羌活12g	醋龟甲先煎30g
黄芪50g	焦白术40g	党参50g	桂枝10g
赤芍10g	桑寄生30g	生杜仲30g	生甘草10g

14剂，水煎服，日一剂，分三次饭后0.5~1小时温服

按上方，患者继续目前中药调理。继续治疗中，目前关节疼痛明显减轻，泼尼松在1片维持剂量，依托考昔片已停用。治疗后续跟进中。

【按】患者为中年男性，以"反复多关节疼痛2年"为主诉入院，患者无明显诱因出现左侧膝关节疼痛，曾在我院行双膝关节X线片检查提示骨质增生。偶有双侧足背关节疼痛，2年前出现双手掌指关节疼痛，

活动后疼痛明显加重，自觉口咸，在完善相关检查中，发现该患者狼疮抗体均为阳性，遂就诊我科，特邀阎小萍教授会诊诊治。阎师认为中医诊断为痹证，西医诊断为系统性红斑狼疮。系统性红斑狼疮属中医的"阴阳毒""红蝴蝶疮""马缨丹""内伤发热""痹证""水肿""虚劳"等范畴。阎师认为本病本虚标实，脾肾阴虚为本，晚期可出现五脏与气血阴阳俱虚，本病初在表，四肢脉络痹阻，由表入里，有浅入深。

在本患者中阎师用药有以下特点：一、患者久病并长期口服激素辛燥之品，阎师认为肾热蕴伤阴，故以六味地黄汤为主治病求源，阎师认为肾主藏精，主生长，主生殖，为先天之本，故六味地黄汤滋补肝肾，患者尿液中反复出现尿蛋白，尿蛋白是人体精微物质，肾为封藏之本，精之处，若日久不愈，则耗伤肾气，损及肾阳，精血同源，可导致血虚，脾肾两虚，故用大量补肾之药，固护肾气。二、重用四君子汤，益气补中、健脾益胃。其中党参能补元气、补脾益肺、生津止渴、宁神益智。白术归脾、胃经，能温补中气、培补脾胃、燥湿利水、固表止汗、益气安胎。茯苓归脾、心、肾经，能利水渗湿，健脾补中，宁心安神。甘草归心、肺、脾、胃经，能补脾益气、润肺止咳、清热解毒、缓急止痛、调和诸药。二方合用兼补脾肾。三、患者长期口服大量激素，可致阴虚有热，肾精不足，故在减激素的同时，由中药大量补益脾肾的药物顾互，可起保驾护航之功。故重用黄芪，大剂量黄芪补气健脾，合用四君子汤可治脾肾虚。佐以桑寄生、杜仲加强补肝肾之力，以泽兰活血化瘀，醋龟甲血肉有情之品，滋阴潜阳，防其化热，桂枝、青风藤、豨莶草以达经络四肢为使。补益肝脾肾，滋阴清热，防其化热，补气填髓，重在治本，合力直至"根本"。

阎师认为系统性红斑狼疮为肝肾精血亏虚，邪火内生，同时感受湿热内蕴。导致气血逆乱，经络痹阻，脏腑亏虚，故治疗因以肝、脾、肾亏虚为本，邪毒亢盛为标。在用中药治疗该患者中充分体现阎师用药思路，该患者继续减激素中，中药继服。

（余婧，陈铁民）

系统性硬化症医案

患者： 刘某　女　69岁

初诊： 2019年4月4日

主诉： 双手遇冷变色10余年，伴气短干咳1年。

现病史： 2008年3月无明显诱因出现双手手指遇冷变白，范围至双侧掌指关节，迅速保暖后好转，无明显疼痛或皮肤溃疡，当时未引起重视。2018年5月无明显诱因出现咳嗽，活动后气短，无发热、畏寒，受凉后症状加重，就诊于乌鲁木齐人民医院，肺CT示肺间质病变，予以止咳、化痰等对症治疗（具体不详），效果欠佳。2018年11月无明显诱因出现双手指间关节、腕关节、肩关节、膝关节、踝关节、足背关节、足底部疼痛，伴有双手、双足肿胀，双手握拳困难，无发热、皮疹、肌肉无力，未接受治疗，且关节疼痛及双手肿胀逐渐加重，遂于2019年1月就诊于中国人民解放军总医院，查肺CT示间质性肺炎，相关炎症指标升高，ANA1：320、ACA、ACL、AMA、抗SSA、抗着丝点B抗体（抗CENP-B）均为阳性，诊断为系统性硬化症，肺间质病变，予以醋酸泼尼松20mg/d（现减至3片/日）、环磷酰胺0.4g/2周，症状有所缓解，后进一步住院治疗，同时给予吸氧、替普瑞酮50mg tid、护胃、预治骨质疏松治疗，羟氯喹0.2g bid、复方磺胺甲噁唑片0.96g、2次/周，经治疗后咳嗽气短、关节疼痛症状均明显好转，出院后坚持服药，现为进一步巩固治疗，就诊我院，特邀阎小萍教授远程会诊诊治。

现症： 关节无疼痛，无僵硬，无雷诺现象，无肌肉无力、肌肉萎缩，偶有脱发，偶有咳嗽气短，口干，烦热。纳眠可，小便偏黄，大便正常。舌暗红白苔微黄，脉沉略弦滑。

既往史：高血压病史25年余，目前口服氨氯地平，控制尚可，否认冠心病、糖尿病病史；否认乙肝、结核等传染病史；否认外伤史。

过敏史：否认药物过敏史。

个人史：14岁初潮，月经周期28天，行经4天，无痛经，无血块。50岁绝经。

家族史：父亲、母亲均体健。

体格检查：体温36℃，脉搏84次/分，呼吸19次/分，血压127/78mmHg，发育正常，营养中等，周身皮肤发暗，双肺呼吸音粗，未闻及干湿性啰音，心率84次/分，律齐，各瓣膜区未闻病理性杂音，腹软，无压痛及反跳痛，肠鸣音正常，双下肢无浮肿。周身关节无明显肿胀疼痛，活动可。

辅助检查：大生化：钾3.29mmol/L，ESR：68mm/h，CRP：1.52mg/dl，查ANA1：320、ACA、ACL、AMA、抗SSA、抗CENP B均（+）。胸部CT：双肺间质性肺炎，主动脉及冠状动脉粥样硬化；X线片：双膝骨质增生，双足跟骨骨质增生；心脏彩超：主动脉瓣少量反流，左室舒张功能轻度受损；腹部彩超：胆囊壁多发息肉样改变。

诊断：中医：皮痹　肌痹

　　　　西医：1.系统性硬化症

　　　　　　　2.间质性肺病

　　　　　　　3.骨质增生（双膝、双足）

　　　　　　　4.高血压

　　　　　　　5.胆囊息肉（多发）

辨证：肝肾阴虚证

治法：补益肝肾，滋阴清热，养血通脉

处方：

知母15g　　　　炒黄柏10g　　　　旱莲草10g　　　　女贞子10g

生地20g	山萸肉15g	生山药20g	茯苓30g
泽泻15g	泽兰12g	丹皮10g	生地榆15g
白茅根30g	二蓟各12g	霜桑叶30g	白芷30g
丹参30g	土贝母20g	连翘30g	元参12g

14剂，日一剂，分三次饭后半小时至一小时服用，与西药饭

后继服隔开45~50分钟服

方解：方中知柏地黄汤合二至丸加减。方中以知柏地黄汤中的熟地黄滋肾阴、益精髓，为君药；山茱萸滋肾益肝，山药滋肾补脾，补后天以充先天；泽泻泻肾降浊，丹皮泻肝火；茯苓渗脾湿，知母、黄柏清肾中伏火、清肝火，因此知柏地黄丸在六味地黄汤三补（熟地黄滋阴、山茱萸补肝肾、山药补脾阴）与三泻（泽泻泄水利湿、丹皮清肝去虚热、茯苓利湿健脾）的基础上加用知母，黄柏具有滋阴降火之功。二至丸平补肝肾之剂，方中女贞子甘苦凉，滋肾补肝，辅旱莲草甘酸寒，滋阴益精、凉血止血。本方药性温和，补而不滞，宜常服用。地榆、白茅根、二蓟凉血；桑叶、白芷引药至皮；元参、土贝母、连翘为消瘰丸，具有清热化坚之作用。合奏补益肝肾、滋阴清热、养血通脉之功。

二诊：2019年4月18日

患者诉口服中药后未诉特殊不适，口干、皮肤干，偶有乏力，烦躁较前好转，大便2~3次/天，大便偏稀。故减炒黄柏至6g，去地榆、二蓟，患者大便稀给予补骨脂15g温肾阳止泻。

诊治同前，守方加减。

检查：ESR、CRP、抗O、RF、大生化大致正常；血常规：白细胞10.6×10^9/L，血红蛋白：161g/L；尿液分析、粪便分析均正常。抗核抗体IgG：1：320着丝点；抗SSA/RO52KD（＋）；抗着丝点B抗体（＋）。

建议：

继续服用上诉西药，注意激素减量。定期复查尿液分析。

处方：

知母15g	炒黄柏6g	旱莲草10g	女贞子10g
生地20g	山萸肉15g	生山药20g	茯苓30g
泽泻15g	泽兰12g	丹皮10g	黄芪15g
白茅根30g	霜桑叶30g	白芷30g	补骨脂15g
丹参30g	土贝母20g	连翘30g	元参15g

14剂，日一剂，分三次饭后半小时至一小时服用，与西药饭
后继服隔开45~50分钟服

三诊： 2019年5月22日

患者诉口服中药后无特殊不适，无周身关节疼痛，无畏寒怕冷，遇冷后双手无变色，偶有口干，不思饮水，劳累后偶有腰酸，大便偏稀，小便正常，纳眠可。患者大便偏稀，故加补骨脂18g增强补肾之功，山药至25g，自觉口干给予生地25g、元参18g，给予泽泻12g减少利水之力，增强泽兰20g祛瘀之功。患者烦热好转，炒黄柏减至5g。

辅助检查： 大生化，ESR、CRP。尿液分析均正常。

建议：

1.继服上诉药物。定期复查。

2.醋酸泼尼松龙片减至11.25mg qd。

处方：

知母15g	炒黄柏5g	旱莲草10g	女贞子10g
生地25g	山萸肉20g	生山药25g	茯苓30g
泽泻12g	泽兰20g	丹皮10g	黄芪15g
白茅根30g	霜桑叶30g	白芷30g	补骨脂18g
丹参20g	土贝母20g	连翘30g	元参18g

14剂，日一剂，分三次饭后半小时至一小时服用，与西药饭
后继服隔开45~50分钟服

按上方，患者继续目前中药调理。治疗后续跟进中。

【按】患者为中年女性，以"双手遇冷变色10余年，伴气短干咳1年"为主诉，患者诉2008年3月无明显诱因出现双手手指遇冷变白，遂出现咳嗽，活动后气短，肺CT示肺间质病变。1年前出现多关节疼痛，伴有双手、双足肿胀，双手握拳困难，诊断为系统性硬化症、肺间质病变。近期患者偶有咳嗽气短，口干，烦热，故就诊我院，请阎小萍教师远程会诊给予进一步治疗。明确中医诊断皮痹，肌痹。西医诊断为系统性硬化。《素问·痹论》说："夫痹之为病，不痛何也……痹在于骨则重，在于脉则血凝而不流，在于筋则屈伸，在于肉则不仁，在于皮则寒，故具此五者则不痛也。"指出了本病皮毛寒冷而不痛的症状。

阎师认为关于硬皮病病在肺、脾、肾、肝等脏器，该患者为系统性硬化症早期，累积至肺脏，出现肺间质性改变，针对该患者阎师用药特点：一、患者病程10余年，久病久虚，以至肝肾阴虚，故阎师用知柏地黄汤为基础方，以滋补肝肾，合用二至丸加强平补肝肾之力，滋阴益精，凉血止血，补而不滞。二、已病防变，从脏腑辨证中，皮痹证候凡多，但以肺为首，《素问·痹论》曰："诸痹不已，亦益内也。"痹证久客于肌肤，波及内脏，因肺主皮毛，肺气亏虚，皮肤失其柔润，变硬如革而干，故阎师用桑叶、白芷，因桑叶归肺、肝经、清凉散降，清肺润燥；白芷入肺、脾、胃经，祛风湿、活血生肌止痛，引经药达表。三、阎师认为百病多痰作祟，故阎师在治疗皮痹中用消瘰丸加减，痰瘀互凝，血脉不通，痹阻皮毛，痹阻肺气，故元参滋阴降火，苦咸消瘰；土贝母化痰消肿，解郁散结；连翘苦、平，王好古曰：手足少阳之药，治疮疡瘤瘿结核有神，合奏祛痰通络、活血化瘀之力。四、不忘补益气血，方中黄芪补气升阳、益卫固表。丹参祛瘀、生新、活血，《别录》中记载：丹参"养血，去心腹痼疾结气，腰脊强，脚痹；除风邪留热，久服利人。"丹参在方中有活血散瘀之功。《素问·调经论》说："人之所有者，血与气耳。"气与血都由人身之精所化，具有互根互用的关系。气有推动、激发、固摄等作用，血有营养、滋润等作用。故《难经·二十二难》说："气主呴之，血主濡之。"因本病痰瘀互结，气血不行为标，在祛痰化瘀同时补益气血，以调达经络，互通血脉。

阎师在治疗系统性硬化症，重在脏腑辨证，从肺、脾、肾着手，强调补肾益精，健脾养肺，标本兼治，《素问·评热病论》云："邪之所凑，其气必虚。"故脏腑功能失调、气血阴阳不足，再受风湿必病之。阎师未病先防，已达奇效。患者目前继续口服中药治疗，西药酌减，激素在维持剂量，继续治疗中。

（余婧，陈铁民）

第十二篇　儿童风湿病

风湿热医案

患者： 王某某　女　13岁

初诊： 2017年1月15日

主诉： 周身红斑伴四肢疼痛10余天。

现病史： 患者10余天无明显诱因出现咽痛，恶寒，自觉发热，自行口服氨酚黄那敏片、罗红霉素等药物，症状缓解。7天前出现全身散在红斑，呈环状，四肢关节疼痛，白天恶寒，午后发热，就诊于外院皮肤科门诊，考虑为荨麻疹，给予中成药（具体药物不详），周身红斑减少，仍四肢关节疼痛，自觉发热，后就诊于吉林大学第一医院儿童风湿免疫科，系统检查后，明确诊断为风湿热，给予抗菌治疗。症状减轻不明显，来我院风湿病门诊就诊。

现症： 咽痛，咽干，夜间咽痒，干咳，手指间关节、手腕关节、足背疼痛，时有颈项疼痛，周身少许散在红斑，畏寒，时发热，纳差，眠可，大便干，2天一次，小便黄。月经规律。既往体健。舌淡红略暗，苔白，脉沉细弦。

辅助检查： 血沉：120mm/h，RF：11IU/ml，ASO：1260IU/ml，CRP：111mg/l。超声心动图示：静息下心内结构功能未见异常。

既往史： 既往体健，否认高血压、冠心病、糖尿病病史；否认乙肝、结核等传染病史；否认外伤史。

过敏史： 否认药物过敏史。

家族史： 无家族遗传病史。

体格检查： 周身散在红斑，手腕关节肿胀，局部皮温不高。余（－）。

诊断：中医：风湿热痹证

西医：风湿热

治法：清热通络，祛风除湿

处方：

生石膏15g	知母10g	生甘草8g	桔梗8g
蜜枇杷叶10g	浙贝8g	杏仁8g	芦根15g
青风藤12g	秦艽12g	防风10g	片姜黄8g
桑枝12g	制元胡12g	双花15g	连翘15g
薄荷8g	荆芥穗8g	羌活8g	独活8g

炙山甲颗粒_{分冲}6g

14剂，水煎服，日一剂，早晚饭后温服

方解：方中以生石膏、知母清肺胃之热而除烦，甘草养胃和中，调和诸药，三药合用共成白虎汤为君，与双花、连翘疏散风热、清热解毒，合用为臣，薄荷疏散风热、清利头目，合桔梗清热解毒利咽，同时桔梗、浙贝、杏仁亦可开宣肺气止咳、清肺热，防风、荆芥穗解表散邪，芦根清热生津，共为佐；片姜黄、桑枝、青风藤祛风湿、止痹痛、通经络，羌、独活祛风湿、舒筋活络，为佐使用，炮山甲活血通络，引药直达病所。

二诊：2017年1月29日

服药1周后周身红斑消失，现时有四肢关节疼痛，咽干，无咽痛，饮食尚可，睡眠可，大小便正常。复查血常规正常，ASO：892U/L，RF：20IU/ml，CRP：1mg/L，ESR：15mm/h。舌淡红略暗，苔薄黄，脉沉略滑。中草药予原方基础上去蜜枇杷叶，加忍冬藤15g清热解毒、疏风通络，如《本草纲目》："治一切风湿气及诸肿痛，痈疽疥癣，杨梅恶疮，散热解毒。"改知母8g，桔梗6g，桑枝10g，制元胡10g，荆芥穗6g，起疏风解毒之效。

诊治同前，守方加减。

处方：

生石膏15g	知母8g	生甘草8g	桔梗6g
浙贝8g	杏仁8g	芦根15g	忍冬藤15g
青风藤12g	秦艽12g	防风10g	片姜黄8g
桑枝10g	制元胡10g	双花15g	连翘15g
薄荷8g	荆芥穗6g	羌活8g	独活8g
炙山甲颗粒_{分冲}6g			

28剂，水煎服，日一剂，早晚饭后温服

三诊： 2017年3月2日

母亲代女复诊，患者现四肢关节疼痛缓解，咽干、咽痛缓解，现一般状况可，饮食、睡眠尚可，大小便正常。复查ASO：80U/L，ESR：8mm/h，CRP：0.8mg/L。舌淡红，苔薄白，脉沉略弦。嘱原方继服30剂巩固治疗。

【按】本病是一种与A组β溶血性链球菌感染有关的全身性结缔组织的非化脓性炎症性疾病，可累及心脏、关节、中枢神经系统和皮下组织。临床表现主要为关节炎、心肌炎、环形红斑、舞蹈病和皮下结节等。病变可呈急性或慢性反复发作，可遗留心脏瓣膜变形成慢性风湿性心脏瓣膜病。本病好发于5~15岁的儿童和青少年，4岁以下或30岁以上不常见。此患者为少年女性，由于生长发育尚未完全，肾之精气等尚未完全充足，而感受风、寒、湿、热之邪而发病。先天禀赋不足，则营卫不和、腠理不密、卫外不固，是引发本病的内在因素；而风寒湿热邪侵袭机体为本病的外因。正如《灵枢·五变》说："粗理而肉不坚者，善病痹。"《济生方·痹》亦说："皆因体虚，腠理空疏，受风寒湿气而成痹也。"本病属于中医的"温病"范畴，本患者有发热、红斑、口干及便干、苔黄等热盛之象，阎师在治疗本病时常予以白虎汤为君，石膏、知母清热泻火，"有一分恶寒则有一份表证，且恶寒轻，发热重"，故治疗过程中不离银翘散加减，方中银花、连翘疏散风热，清热解毒，又可辟秽化浊，在透散卫分表邪的同时，兼顾了温热病邪易蕴结成毒及多夹秽浊之气的特点。薄荷辛凉，疏散风热，清利头目，且可解毒利咽；荆芥穗辛而微温，解表散邪，此二者虽属辛温，但辛而不烈，温而不燥，配入辛凉解表方中，增强辛散透表之力，芦根清热生津，桔梗、杏仁、枇杷叶开宣肺气而止咳利咽。浙贝清热止咳、散结，甘草既可调和药性，护胃安中，又合桔梗利咽止咳，是属佐使之用。患者关节疼痛，佐以桑枝、元胡、片姜黄、青风藤活血通络、行气止痛之效，加用炮山甲引药直达病所，并起活血通络之效。

　　本患者初起由于风热之邪上犯，起病急，变化快，热势高，除咽喉疼痛外，很快出现皮肤红斑及关节疼痛诸证。正确及时治疗，是遏止病情发展与转化的关键，处理得当，可以防止病变累及心脏。风湿热与其他痹证比较，其发病急，全身症状明显，且邪气极易内舍，以致病情多变。病虽属风湿热错杂为患，但仍有个偏盛或并重问题；以何为主，治亦有所侧重。若以湿邪为主，其治首当调理脏腑气机，灵活运用温、燥、化、宣、通、渗等治湿大法，或多法合用，上、中、下三焦同治，宣上、运中、渗下并施，并以中焦为重点。对脏腑气机要顾护肺之肃降、脾之运化、肝之疏泄、肾之开阖及三焦之气化。故而阎师在治疗过程中伍用清热利节、宣肺止咳之品。

（王春苹）

儿童强直性脊柱炎医案

患者： 袁某　女　13岁

初诊： 2017年10月15日

主诉： 双踝、双膝关节肿痛3年，加重3个月。

现病史： 患者3年前因受凉后出现双踝关节间歇性疼痛，继而出现双膝关节肿痛，活动劳累或受凉后明显，于北京儿童医院就诊，查HLA-B27（－），踝关节MRI：左右两侧跟骨、距骨内可见小片长T1、T2信号影；踝关节超声：双侧内踝、左侧外踝肌腱周围见少量积液回声。骶髂MRI：骶髂关节双侧对称，髂骨关节面左侧信号略增强，关节间隙未见狭窄及增宽，关节面未见骨质破坏改变，关节周围软组织水肿。双髋MRI：未见异常。OT实验阳性。双膝关节MRI：右膝关节少量积液，左膝关节少量积液；双踝X线片：左侧胫骨、远端骨骺内侧局限性骨质密度略低。骶髂关节CT：双侧骶髂关节髂骨面粗糙。予以明确诊断为儿童型强直性脊柱炎。给予柳氮磺胺嘧啶0.5g、2次/日，扶他林片1片、3次/日，白芍总苷胶囊0.3g、3次/日，口服治疗；并给予益赛普肌内注射治疗。经治疗后症状缓解，益赛普注射8个月后停药。3个月前因剧烈活动后再次出现双踝关节肿胀，局部皮温偏高，双膝关节肿痛，局部皮温增高，畏风寒，余无明显不适症状，遂于我院门诊就诊。大便干，小便调。

现症： 双踝关节肿胀，局部皮温偏高，双膝关节肿痛，局部皮温增高，畏风寒，余无明显不适症状，大便干，小便调。舌淡红，苔白，脉沉细略弦。

既往史： 既往体健，否认高血压、冠心病、糖尿病病史；否认乙肝、结核等传染病史；否认外伤史。

过敏史： 否认药物过敏史。

家族史： 无家族遗传病史。

体格检查： 双踝关节、双膝关节肿痛，局部皮温增高，双膝关节上下楼活动受限。

诊断： 中医：儿童大偻

　　　　西医：儿童型强直性脊柱炎

辨证： 肾虚湿热证

治法： 补肾强督，温经通络，佐以通利关节

处方：

狗脊20g	川断15g	桑寄生15g	豨莶草10g
青风藤15g	秦艽15g	伸筋草15g	桂枝8g
赤芍10g	防风10g	片姜黄10g	桑枝20g
制元胡15g	忍冬藤20g	土茯苓20g	羌活10g
独活10g	泽兰15g	泽泻15g	茯苓20g
猪苓10g	炮山甲12g		

14剂，水煎服，每次100ml，早中晚分服。

方解： 方中以狗脊、川断、桑寄生补肾壮阳、强筋健骨为君，桂枝、赤芍温经和营、活血通络，防风祛风通络，制元胡行气止痛，共为臣，豨莶草、青风藤、秦艽、伸筋草、片姜黄、祛风湿、通经络、利关节，桑枝祛风湿而通经络横行四肢，诸药合用共为佐，忍冬藤、土茯苓清热解毒、除湿利关节，羌、独活散风寒、活血止痛，羌活善治上部风湿痹痛，独活主入肾经，善治下部在里之风湿痹痛，两者合同起搜风散寒止痛之效，泽兰、泽泻健脾活血、利节，茯苓、猪苓健脾渗湿、利水消肿，共为佐使，炮山甲活血通络，为引经药，引药直达病所。

二诊：2017年10月29日

服药后患者双踝关节肿胀缓解，脊背部久坐后拘谨不舒，伴畏风寒，双膝关节肿胀减轻，局部皮温略高，纳食差，饭后胃脘不舒，腹胀，喜按，喜凉饮食，口干，大小便正常。月经后期10余日，量多，有血块。辅助检查：ESR：2mmg/h，CRP：<8mg/l，血常规正常，肝肾功能正常。舌淡红，苔白中根苔厚。脉沉略弦滑。患者纳差、腹胀，舌苔白中根苔厚，予原方基础上加砂仁8g、陈皮12g、生薏苡仁20g行气健脾、燥湿醒脾，改善症状；关节肿胀缓解，予以去猪苓、泽泻。并改桑寄生18g、伸筋草18g、桑枝15g，起舒筋通络、补肝肾之功。

诊治同前，守方加减。

处方：

狗脊20g	川断15g	桑寄生18g	豨莶草10g
青风藤15g	秦艽15g	伸筋草18g	桂枝8g
赤芍10g	防风10g	片姜黄10g	桑枝15g
制元胡15g	忍冬藤20g	土茯苓20g	羌活10g
独活10g	泽兰15g	茯苓20g	炮山甲12g
砂仁8g	陈皮12g	生薏苡仁20g	

45剂，水煎服，每次100ml，早中晚分服，每日一剂

三诊：2017年12月16日

患者服药后病情平稳，劳累后偶有双踝关节肿胀，脊背部久坐仍有不适感，食欲欠佳，胃脘部时感疼痛，畏风寒，双膝关节肿胀明显减轻。踝、膝关节局部皮温略高。睡眠可，大便稀，1~2次/日，小便调。舌体胖大，淡红，苔白，脉沉略弦滑。患者现食欲欠佳，胃脘部时感疼痛；中药予去生薏苡仁，加生山药20g加强健脾益胃、助消化，《本草纲目》认为山药能"益肾气、健脾胃、止泻痢、化痰涎、润毛皮"。患者畏风寒，脊背部不适感，加鹿角6g温肾强督，并加量伸筋草20g、桑寄生20g加强舒筋通络、滋补肝肾之功；加车前子15g，利

用车前子利水之功能减轻关节肿胀、关节积液等症状。《本经》："主气癃、止痛，利水道小便，除湿痹。"

处方：

狗脊20g	川断15g	桑寄生20g	豨莶草10g
青风藤15g	秦艽15g	伸筋草20g	桂枝8g
赤芍10g	防风10g	片姜黄10g	桑枝15g
制元胡15g	忍冬藤20g	土茯苓20g	羌活10g
独活10g	泽兰15g	茯苓20g	炮山甲12g
砂仁8g	陈皮12g	山药20g	鹿角6g
车前子15g			

40剂，水煎服，100ml，早中晚分服，每日一剂

2018年1月20日电话回访，服上方30剂后诸症明显减轻，双膝、双踝关节肿胀疼痛缓解，食欲改善，现一般状况可，舌脉同前。嘱其继服原方30剂巩固疗效。

【按】 本患者3年前已确诊为幼年强直性脊柱炎，病情反复加重，予以生物制剂、柳氮磺胺吡啶及非甾体类抗炎药物治疗，疗效欠佳，故来阎师门诊治之。老师在辨证时抓住小儿患病的主要病机特点，四诊合参，知小儿先天禀赋不足，风寒湿邪乘虚而入，寒邪深侵入肾，督阳不化，伤骨损筋，久则化热，而成大偻病肾虚湿热之证，鉴于大龄儿童处于阳盛之时，邪易从阳化热，故予以"补肾强督"治其本，佐以健脾利湿、通络利节治其标。予以补肾清热治偻汤加减治疗。方中狗脊补肝肾、入督脉、强筋骨、利俯仰；熟地补肾填精、生精养血；仙灵脾温肾壮阳、除冷风劳气；鹿角主入督脉，补肾督之阳、强骨、壮腰膝；赤芍养血活血，配桂枝和营卫，通经络，助阳气；川断补肝肾、强筋骨，杜仲补肾壮腰、强健筋骨；独活搜少阴伏火；羌活祛风除湿、骨碎补祛骨风、疗骨瘘、活瘀坚肾；防风散风寒，胜湿邪；泽兰、泽泻配牛膝，专利腰膝间死血；豨莶草、忍冬藤祛风湿、利关节，

土茯苓解毒清热、除湿、通利关节；片姜黄配桑枝横走肩臂，活血通络，引药力祛除上肢疼痛，伸筋草通经络、祛风邪，患者关节肿胀予以茯苓、猪苓、车前子健脾利水、改善关节肿胀及积液，儿童脾胃脏腑娇嫩，予以山药、陈皮、砂仁健脾和胃、顾护脾胃，炙山甲散瘀、通经络，引药直达病所。诸药合用，共奏清热祛湿、补肾强筋、活血通络利节之功，使清热而不伤阴，补肾而不滋腻，祛湿亦护脾胃。最终以达到湿热去，肾气足，气血通，经络和，患者病情得到缓解。

　　阎师认为本病主要是由于儿童脏腑娇嫩，形气未充，气血未壮，不耐风寒；或先天禀赋不足，正气偏虚，腠理不密，卫外不固，外邪乘虚侵袭肌肤，注于经络关节，气血痹阻，关节疼痛而成痹证。肾为先天之本，脾为后天之本，先天之精需要后天水谷精微的濡养，后天水谷精微又需先天之精的辅助运化，两者相辅相成，而小儿的脾胃薄弱，且饮食不知自节，容易损伤脾胃导致脾胃亏虚，脾土亏虚会影响肾水，肾水不足又会反侮脾土运化，彼此相生相克，相乘相侮，导致脾虚、肾虚或者脾肾两虚。在小儿生长发育过程中，脾肾两脏最为重要，既要培育先天之本，又要顾护后天之本。本患者辨证为肾虚督寒，然正直年少、阳气盛发之时，故而邪易从阳化热而变为肾虚湿热证，故方中重用健脾化湿、清热利节之品，且不忘治病之本"补肾强督祛寒"，标本同治，寒热并收，权重利弊，方取良效。

（王春苹）

第十三篇　混合性结缔组织病

混合性结缔组织病医案

患者： 杨某　女　37岁

初诊： 2015年1月29日

主诉： 四肢皮肤肌肉反复发硬7年。

现病史： 患者7年前出现皮肤肌肉发硬，继而面部皮肤亦发硬现较明显，伴脱发，双手晨起有僵硬、有雷诺现象，曾在多处诊治，考虑重叠综合征（硬皮病、系统性红斑狼疮），口服泼尼松等药物（具体不详）及理疗康复，治疗时可缓解，停用激素后再复发。2015年1月检查：ESR 24mm/h，CRP、RF正常，抗核抗体1：1000，抗Scl-70抗体阳性，抗SSA/RO52KD阳性，尿微量白蛋白44.8mg/L，为求进一步诊治，请阎师会诊。

现症： 四肢及面部皮肤肌肉发硬明显，遇冷后伴见雷诺现象，久致手指末端结痂，有触痛。皮肤干燥，手及足跟明显，脚掌疼痛，手指关节有晨僵，半小时缓解，手指无明显疼痛，脱发明显，月经稀少，精神可，无明显乏力，无明显出汗，饮食睡眠可，近1个月体重增重1kg，大便日行1~2次，质偏稀，小便如常，无明显泡沫尿，夜尿每日1~2次，无尿频、尿急、尿痛等其他特殊不适。舌淡胖，苔黄厚，脉濡弱数。

既往史： 20年前于宝鸡市某军区医院疑诊红斑狼疮，中西医结合治疗，曾用过激素类药物（具体不详）。

过敏史： 青霉素过敏。

个人史： 患者野外工作。

月经及婚育史： 14岁，3天/28天，2015年1月10日，平素月经量少，离异，曾怀孕2次，均自发流产。

家族史： 否认家族遗传病及先天病病史。

体格检查： 面具脸，双手指僵硬，皮肤肌肉处之僵硬感，弹性差。

诊断： 中医：肌痹、皮痹

西医：混合性结缔组织病硬皮病可能性大，系统性红斑狼疮不除外

辨证： 肝肾亏虚，气血痹阻证

治法： 滋补肝肾，祛邪通络，双调脾肺

处方：

桑寄生25g	生杜仲25g	连翘25g	地丁20g
青风藤20g	秦艽20g	桂枝12g	赤芍15g
防风15g	片姜黄12g	炒枳壳15g	当归12g
川芎10g	桑叶25g	白芷20g	鸡血藤20g
熟地12g	制元胡15g	骨碎补15g	

30剂，日一剂，水煎，早晚两次温服

方解： 桑寄生滋补肝肾、祛风湿、强筋骨，骨碎补入肾经，补肾通络祛瘀，故二药共为主药滋补肝肾、通络利节；生杜仲补肝肾、强筋骨、壮腰膝，熟地补血生精、滋肾养肝二药共为助肾阳、填肾精；桂枝、赤芍引药达肌肉皮肤，调和营卫为臣药，青风藤、秦艽、防风、片姜黄祛邪通络，鸡血藤、当归、川芎、片姜黄共奏养血活血利节、通络祛邪，同时熟地、当归、川芎、芍药又有"四物"之义，可补血调经，连翘、地丁清热解毒，防止邪气久郁，郁而化热；肺主皮毛，脾主肌肉四肢，《本草求真》："白芷气温力厚，通窍行表，为足阳明经祛风散湿……风与湿热，发于皮肤，变为疮疡燥痒；皆能温散解托，而使腠理之风悉去，留结之痈肿潜消，诚祛风上达、散湿火要剂也。"故桑叶、白芷引药入肺、胃经为使药。

二诊： 2015年3月1日

患者服药后四肢皮肤肌肉发硬有所好转，脱发减少，双手晨起有僵硬、有雷诺现象，双上肢皮肤肌肉发硬，脸颊两侧尤甚，近日左上肢出现大小0.2cm×0.2cm红斑，无突出皮肤表面，无溃破，偶有痒感，昼甚夜无，自觉口服中药后胃内有烧灼感，口有异味，无反酸、呃逆，无胃胀等不适，偶有心慌，月经周期正常，经量少，色正常，无血块，无痛经，二便正常，小便发黄。舌淡胖，苔黄厚，脉濡弱数。患者皮肤肌肉发硬症状好转，桑寄生加量至30g、骨碎补加量至20g增强补益肝肾之力，秦艽加量至25g、鸡血藤加量至25g、地丁加量至25g、桑叶加量至30g、白芷加量至25g，患者病程较长，考虑痰浊瘀凝滞，加鳖甲30g、连翘30g散瘀结。患者胃部不适，故加用砂仁10g，顾护中焦脾胃，更加干姜、炙附片缓解瘀浊阻络。

处方：

桑寄生30g	生杜仲25g	连翘30g	地丁25g
青风藤20g	秦艽25g	桂枝15g	赤芍15g
防风15g	片姜黄12g	炒枳壳15g	当归15g
桑叶30g	白芷25g	鸡血藤25g	制元胡20g
骨碎补20g	生地15g	砂仁10g	干姜3g
制附片_{先煎}3g	醋鳖甲_{先煎}30g		

30剂，日一剂，水煎，早晚两次温服

三诊： 2018年4月3日

患者服药后四肢皮肤肌肉发硬有所好转，脱发较前好转，双手晨僵好转，仍有雷诺现象，双上肢皮肤肌肉发硬，脸颊两侧尤甚，左上肢红斑形成瘢痕处偶有痒感，偶有心慌，月经周期正常，经量少，色正常，无血块，二便正常。患者目前症状好转，杜仲加量至30g温补血脉，青风藤加量至25g加强祛邪利节，患者脉闭血瘀症状较前减轻，故减白芷，患者月经量少，加益母草15g以活血调经，加伸筋草20g舒筋通络利风湿。

处方：

桑寄生30g	生杜仲30g	连翘30g	地丁25g
青风藤25g	秦艽25g	桂枝18g	赤芍15g
防风15g	片姜黄12g	炒枳壳15g	当归15g
桑叶30g	鸡血藤25g	制元胡20g	骨碎补20g
生地18g	砂仁10g	干姜5g	制附片15g
醋鳖甲30g	伸筋草20g	益母草15g	

30剂，日一剂，水煎服，早晚两次温服

患者坚持服药1年后，病情好转，皮肤肌肉发硬明显好转，面色红润，偶有雷诺现象，无头痛及关节疼痛，无明显蛋白尿，复查血常规正常，肝肾功能正常，尿微量白蛋白正常，CRP、ESR正常，嘱患者按时复诊。

【按】根据该患者望、闻、问、切及结合化验室等检查，阎师认为该患者中医诊断：肌痹、皮痹，西医诊断：混合性结缔组织病（硬皮病可能性大，系统性红斑狼疮不除外），辨证：肝肾亏虚、气血痹阻证，治法：滋补肝肾，祛邪通络，双调脾肺。《景岳全书·虚损》曰："虚邪之至，害必归肾；五脏之伤，穷必归肾。"强调久病必损及肾。

通过本病例的学习，体会阎师对疑难病的诊治特点如下：一、患者野外工作，久劳伤肾，加之患者既往多次流产，肾虚胎气不固，老师认为肾虚是关键，故用过大量补肾之品（如桑寄生、骨碎补、杜仲等药）；二、老师认为该患者脾虚湿胜，久瘀久虚，易化痰生浊，故加以健脾暖脾之药，偏补肾阳暖脾阳；三、脾主肌肉四肢，肺主皮毛，桑叶入肝、肺经，白芷入肺、胃经，连翘入肺经，该患者皮硬肌硬为漫肿漫硬，故痰浊弥漫四肢，故需要肺、胃经引经药，祛邪通络，直达皮肤肌肉四肢；四、邪瘀久易从热化，加之患者脉络挛缩，故使用干姜、制附片，佐以地丁、连翘之品防止热化，清热护阳，也体现老师治未病之义。

（韩小雨，陈铁民）

重叠综合征医案

患者：杨某，女，37岁

初诊：2015年1月9日

主诉：面部红斑20余年，伴发四肢皮肤变硬7年。

现病史：患者诉20年前无明显诱因出现面部红斑，反复就诊于当地医院，未明确诊断，后就诊于宝鸡市某军区医院诊断为系统性红斑狼疮，予以中西医结合治疗（具体不详），诉曾用激素类药物（具体不详），未坚持服用药物，期间病情时有反复，仍以面部红斑为主，自觉面部皮肤变硬，7年前出现四肢皮肤变硬，每遇寒冷肢端即现雷诺现象，双手肿胀，难以握拳，且肢端皮肤发硬，病情加重时，脸部皮肤发硬缺乏表情，皮肤无明显脱屑，后就诊于当地医院，考虑硬皮病，予以口服泼尼松等药物及康复治疗（具体不详），皮肤发硬较前改善。后患者自行停药，症状反复发作，此后患者未规律服药，目前仅口服保健品，现为进一步诊治，来我院就诊。

现症：四肢、面部皮肤发硬，脸颊两侧尤甚，伴片状发暗，偶有发痒，白天尤甚，伴晨僵、雷诺现象，脱发明显，自觉口中有异味，无反酸、呃逆，无胃胀等不适，偶有心慌，偏头痛、右侧为甚，无头晕，月经量少、色正常、无血块、无痛经、周期正常，二便正常，小便发黄。舌淡胖，苔黄厚，脉濡弱数，律不齐。

既往史：否认。

过敏史：对青霉素过敏，否认其他药物及食物过敏史。

家族史：否认家族遗传病史。

体格检查：四肢面部皮肤发硬，脸颊两侧发暗，双手关节轻度肿胀，有按压痛，心肺腹查体无异常，双下肢无明显水肿。

辅助检查：血常规、大生化（－），ESR 63mm/h，CRP、RF正常，AMA 1∶1000，抗Scl-70抗体阳性，抗SSA/RO52KD阳性，余（－）。

诊断：中医：皮痹、阴阳毒
　　　　西医：重叠综合征

辨证：湿热痹阻证

治法：清热疏风，解毒利湿，补虚祛邪，调和营卫

处方：

连翘25g	紫花地丁20g	桑寄生25g	生杜仲25g
桂枝12g	赤芍15g	防风15g	片姜黄12g
炒枳壳15g	当归12g	川芎10g	熟地12g
桑叶25g	白芷20g	青风藤20g	秦艽20g
鸡血藤20g	制元胡15g	骨碎补15g	

30剂，日一剂，水煎服，早晚两次温服

方解：方中主药以连翘、地丁清热解毒为主药，桑寄生、骨碎补、杜仲补肾中之虚，桂枝、赤芍调和营卫；推气散与防风伍用，推动药物运达周身，当归、川芎、赤芍、熟地以四物汤养血活血补阴血之不足，制元胡、片姜黄通络行气、活血止痛，青风藤、鸡血藤、秦艽祛风活络舒筋，桑叶、白芷引药直达皮肤，同时疏散表邪。

规范西药用法用量：

泼尼松片20mg qd　甲氨蝶呤片10mg qw　次日叶酸片10mg qw
白芍总苷胶囊0.6g tid　羟氯喹0.2g bid

二诊：2015年3月9日

患者依从性较差，间断服用中药2个月，四肢面部皮肤发硬较前好转，仍有晨僵、雷诺现象，面部偶现红斑，自觉服药后胃中有灼热

感，考虑患者未及时调方，间断服药，依从性差导致病情变化较大，故加以青蒿鳖甲汤大滋真阴，虑其碍于脾胃运化，调以砂仁以醒脾和胃，同时注重寒温并调，以少量四逆汤佐君臣之药鼓动阳气生发，此用意仿仲景用附、桂于肾气丸，使其少火之气壮；患者仍有面部红斑，故连翘加至30g，改熟地为生地，加强清热养阴之功效。

处方：

连翘30g	地丁25g	桑寄生30g	生杜仲25g
桂枝15g	赤芍15g	防风15g	片姜黄12g
炒枳壳15g	当归15g	青蒿10g	醋鳖甲30g
桑叶30g	白芷25g	鸡血藤25g	青风藤20g
秦艽25g	制元胡20g	骨碎补20g	砂仁10g
生地15g	干姜3g	制附片_{先煎}3g	

30剂，日一剂，水煎服，早晚两次温服

三诊： 2015年5月12日

患者续服中药2个月，四肢面部皮肤发硬较前好转，自觉面部右眼袋下陷，头痛较前好转，偶有心慌不适，自汗较多，此次来潮，月经量少，行经2日，色黑，无腹痛。前方中病，续服前方，患者热毒已退，阴伤得显，故减去地丁，加用知母以滋阴润燥，此次月经量少有瘀滞，故调以益母草15g、泽兰20g活血利水调经。继续寒温同调，以达补虚驱邪之功。

处方：

连翘30g	知母15g	桑寄生30g	生杜仲30g
桂枝15g	赤芍15g	防风15g	片姜黄12g
炒枳壳15g	当归12g	生地18g	醋鳖甲30g
桑叶30g	秦艽30g	制元胡20g	骨碎补20g
桑枝25g	青风藤25g	伸筋草25g	泽兰20g

| 砂仁10g | 干姜5g | 制附片5g | 益母草15g |

14剂，日一剂，水煎服，早晚两次温服

四诊~十七诊：

患者期间行13次远程会诊，历时2年之久，一直坚持服用中药治疗，期间西药停用羟氯喹，加用来氟米特10mg qd，泼尼松从20mg减至10mg，并缓慢减至停服激素，病情未出现加重。目前诉四肢面部皮肤发硬较前明显缓解，仍有手脚怕冷，无明显晨僵、雷诺现象，双踝部偶有肿胀，偶有右侧头痛，脱发明显，月经量偏少，无明显乏力、出汗，饮食、睡眠可，偶有大便偏稀，日2次，小便正常。患者仍愿守方治疗，故在此方基础上稍有调整。加用元参清无根之火，合用生地、丹参、土贝母以活血凉血解毒之功，月经量少，仍以香附、川芎、益母草疏肝理气、活血调经。

处方：

连翘30g	元参30g	丹参30g	桑寄生30g
桂枝20g	赤芍20g	防风15g	片姜黄15g
炒枳壳15g	当归20g	生地30g	土贝母20g
霜桑叶30g	白芷30g	香附15g	益母草15g
桑枝30g	骨碎补20g	青风藤25g	秦艽30g
川芎10g	制附片3g	干姜3g	

14剂，日一剂，水煎服，早晚两次温服

【按】患者为女性，青年发病，发病至今已有20余年，前期诊断不明，对患者的生活及身体造成极大的伤害，而重叠综合征往往病情复杂，早期常因症状不典型而使诊断难以确定，随病情的发展，各种症状相继出现而使诊断明确，但往往因误诊或诊断不及时而延误治疗，出现肢体残疾或使病情加重而难以治疗，据文献报道重叠综合征往往较单独疾病严重、难治，用药剂量也往往较大。阎师强调治疗早期加用中药，能取得良好的效果，也能减少激素用量。此患者在临床表现中，皮肤损害及关节症状较为突出，雷诺现象一直存在，伴发有内脏器官损害，在联合中药的治疗下，患者心肌得到了有效保护，同时也阻止了对肾脏的破坏，在治疗期间患者未出现肺间质纤维化。在采方用药上阎师选用五味消毒饮、桂枝芍药知母汤、青蒿鳖甲汤、六味地黄汤、补肾清热治尪汤等进行加减化裁，以达到清热疏风、解毒利湿、补虚祛邪、调和营卫的功效。阎师认为，本病以肾虚为发病之本，热毒为致病之标，在病情演变中又变生出湿热、浊毒等病理，出现阴损及阳证候。阎师治疗上述病例之五味消毒饮则为治疗外科疔毒的名方，出自《医宗金鉴》，由金银花、蒲公英、紫花地丁、野菊花、紫背天葵子组成，功用为清热解毒、消散疔疮。金银花归肺、心、胃经，有清热解毒、疏风散热的作用；紫花地丁清热解毒、凉血消肿，用于疔疮肿毒，为治疗毒要药；蒲公英消肿散结、清热解毒。《金匮要略·中风历节病脉证并治篇》曰："诸肢节疼痛，身体魁羸，脚肿如脱，头眩短气，温温欲吐，桂枝芍药知母汤主之。"桂枝芍药、知母汤主要由桂枝、白芍、甘草、防风、附子、麻黄、生姜、白术、知母等组成，治以祛风除湿、温经散寒、滋阴清热之法。上方中的桂枝芍药知母汤，桂枝温经通阳，利血脉，化瘀滞，散寒气；芍药养血柔筋脉，养阴而清郁热。桂枝、芍药相配，调和营卫，保持营卫通畅而使邪有出路。知母清热除烦，滋阴润燥，而和关节；本例患者病程较长，四肢皮损较重，尤其面部皮肤发硬，考虑疾病后期阴阳互损，寒热兼见，"寒者热之，热者寒之"，故采用桂枝芍药知母汤合五味消毒饮加减，佐以少量附子、干姜、细辛共奏温阳散寒、驱逐阴寒之功，并防诸药寒凉伤及阳气，且《素问·调经论》指出："血气者，喜温而恶寒，寒则泣不能流，温则消而去之。"治血脉贵在温通。方中大量使用桑叶、白芷，两者均解表入肺，桑叶性偏凉，入肺可润皮毛，白芷性偏温，可温散在表之邪，在风湿病中，白芷入阳明经，入肌肉，配伍桑叶，可防白芷辛散太过，两者合用，寒热并调。阎师将活血化瘀之法贯穿始终，患者面部皮肤色暗，为瘀阻之象。方中当归活血化瘀；鸡血藤补血活血、通经活络，共为佐药。诸药合用，共奏补肾通阳、清热托毒之功。并嘱患者继续服用西药调节免疫治疗，与国内外的西医治疗报道一致。因此对重叠综合征等难治性风湿病，采取中西医结合治疗是十分必要的。

（侯吉刚，陈铁民）

第十四篇　其他风湿性疾病

成人still病医案

患者：郑某　男　64岁

初诊：2018年7月23日

主诉：四肢肌肉疼痛、蹲起障碍、发热2年。

现病史：患者2年前无明显诱因出现四肢肌肉疼痛、蹲起障碍、后出现发热，最高温度40℃，不伴有胸闷、咳嗽、腹胀、关节痛，自述发病前服大量牛肉，后四肢无力，于中国人民解放军总医院急诊，予抗生素注射无效。20余天后无明显诱因出现高热，全身脱皮，发紫，饮水3500~4000ml，一天不排尿，就诊于空军总医院，予激素甲泼尼龙片24mg/d，后换用醋酸泼尼松减至5mg/d，服用至今，平素仍有发热（37.5~38.5℃）。患者1年前（2017年5月）就诊于中国人民解放军总医院，诊断为成人still病，给予激素和免疫抑制剂，补钙，护胃，护肝（具体用药不详）治疗，治疗后高热次数较前减少，但仍有低热，服用醋酸泼尼松5mg/d至今。2018年7月13日查：血清铁蛋白645ng/ml，ANA：1：320，抗SCL70（−），抗JO−1（−），抗SSA（−）。现为求进一步诊治就诊于阎小萍教授门诊。

现症：四肢肌肉疼痛，发热，纳眠可，大便2次/日，质较稀，小便正常。舌淡红苔微腻，脉沉滑略弦。

既往史：既往体健，否认手术、外伤、输血史。

过敏史：否认食物药物过敏史。

家族史：否认家族遗传病史。

诊断：中医：热痹（内伤发热）

　　　　西医：成人still病

辨证： 阴虚内热，邪阻经络

治法： 养阴清热，化瘀通络

建议：

继服泼尼松片 5mg qd。

处方：

青蒿 15g	醋鳖甲 30g	醋龟甲 30g	柴胡 15g
炒黄芩 10g	青风藤 25g	秦艽 25g	桑白皮 15g
地骨皮 12g	丹皮 12g	白薇 12g	豨莶草 15g
桂枝 10g	赤芍 10g	知母 15g	徐长卿 15g
泽兰 25g	茯苓 30g	蚕沙 12g	生甘草 10g

14 剂，日一剂，水煎服

方解： 方中鳖甲、龟甲咸寒，直入阴分，养阴清热，青蒿芳香苦寒，清热凉血，透邪外出，共为君药；臣以丹皮、黄芩、桑白皮、地骨皮助青蒿透泄阴分伏热，清热凉血；佐以桂枝、赤芍调和营卫，青风藤、秦艽、徐长卿祛风除湿、通络止痛，泽兰、蚕沙、茯苓活血祛风又能利湿化浊。诸药相合，滋中有清，清中能进，养阴而不留邪，祛邪而不伤正，共奏养阴透热、清热凉血、化瘀通络之功。

二诊： 2018 年 8 月 13 日

患者自行停用泼尼松后出现发热，体温在 37.5~40℃，四肢肌肉疼痛，乏力较前减轻，继服泼尼松 5mg qd，体温恢复正常，纳眠可，大便 2~3 次/日，偏稀，小便正常，口苦口干，舌淡红略暗，脉沉细略弦。嘱激素原剂量继服，中药上方加减。因患者仍有发热，四肢肌肉疼痛，白薇入心、脾二经，脾主肌肉，将其加至 15g 既增强其养阴清热之效，又可引药入经。秦艽加至 30g、泽兰加至 30g 增强祛风除湿通络之功，加炒黄柏 10g 清热而缓其口干口苦。阴虚日久可损其阳，加补骨脂 15g 补肾阳、强筋骨，与养阴药相伍，使阴阳并补，生化无穷。

诊治同前，守方加减。

处方：

青蒿 15g	醋鳖甲 30g	醋龟甲 30g	柴胡 15g
炒黄芩 10g	青风藤 25g	秦艽 30g	桑白皮 15g
地骨皮 12g	丹皮 12g	白薇 15g	豨莶草 15g
桂枝 10g	赤芍 10g	知母 15g	炒黄柏 10g
泽兰 30g	茯苓 30g	蚕沙 12g	生甘草 12g
补骨脂 15g			

14剂，日一剂，水煎服

三诊： 2018年9月27日

服药后患者诉症状较前明显好转，已无低热，四肢疼痛、全身肌肉疼痛较前明显减轻，乏力较前减轻，偶有肩背部不舒，腹胀，已无明显口干口苦，目前泼尼松5mg（qd），纳眠可，大便3~4次/日，质稀，小便调，舌淡暗，苔薄白，脉弦。嘱激素原剂量继服，中药上方加减，患者肩颈部不适加葛根20g生津舒肌，陈皮15g、乌药15g理气和胃，炒薏苡仁30g健脾渗湿，又可缓解其肌肉不舒感。现已无明显口干口苦，去黄柏防其久服败胃。

诊治同前，守方加减。

处方：

青蒿 15g	醋鳖甲 30g	醋龟甲 30g	柴胡 15g
炒黄芩 10g	青风藤 25g	秦艽 30g	桑白皮 15g
地骨皮 12g	丹皮 12g	白薇 15g	豨莶草 15g
桂枝 10g	赤芍 10g	知母 15g	泽兰 30g
茯苓 30g	蚕沙 12g	生甘草 12g	补骨脂 15g
葛根 25g	陈皮 15g	乌药 12g	炒薏苡仁 30g

14剂，日一剂，水煎服

患者服药后肩背不舒症状明显减轻，腹胀较前缓解，余关节无明显不适，治疗4个月后，患者已无发热，乏力症状较前明显减轻，遂将激素减停，仅服用中药治疗，随访至今未出现发热及肌肉疼痛，现患者已恢复正常工作，定期门诊复诊巩固治疗。

【按】成人斯蒂尔病（成人Still's）是一组病因及发病机制尚不清楚，临床以持续或间断高热、一过性皮疹、关节肿痛、白细胞升高及伴有肝脾淋巴结肿大为主要表现的综合征。好发年龄为16~35岁，高龄发病亦可见到。成人Still's病属中医学"热痹""内伤发热""虚劳""皮痹""温病"等范畴。阎师认为其病因病机，是由于感受风、湿、热诸邪或感受时疫、暑湿等毒邪，致使营卫不和，气血两伤，外邪痹阻经络关节，内侵脏腑，脏腑积热蕴毒；或邪热伤阴，又使阴虚内热，而形成错综复杂的临床证候。正如《诸病源候论》云："热毒气从脏腑出，攻于手足，手足则焮热、赤、肿、痛也。"在临证辨治当中，阎师将卫气营血辨证与六淫辨证相结合，将其分为4个证型。①邪犯卫分证，治宜辛凉透表、清热解毒；②热毒炽盛、气血两燔证，治宜清热透营、凉血解毒；③湿毒内蕴，痹阻经络证，治宜清热利湿、活血通络；④阴虚内热。余邪未清证，治宜养阴退热、活血通络。

此案例患者长期发热，日久气阴两伤，在疾病后期呈现阴虚内热之象，但余邪未清，切不可单纯养阴清热，要扶正与祛邪兼顾，方可奏效。在辨治过程中，阎师当以养阴清热为先，以青蒿鳖甲汤为主方加减，臣以清热祛湿之品，使湿邪得清，络脉通畅；佐以调和营卫、御邪祛邪；使以凉血化瘀之品，使热毒消散，瘀血得清。在本案例中，以养阴清热、祛湿通络之药为主，但一味补骨脂用法甚妙，使"阴得阳助，则泉源不竭"。

对于起病急骤、高热不退，且出现系统性损害的患者，应将辨证与辨病相结合，更是中西医结合的最佳时机，既要立即使用糖皮质激素和免疫抑制剂，同时要配合中药治疗，切不可孤注一掷。在病情稳定后，要利用中药的作用，快速稳步撤减激素，以免病情反复。

（孙文婷，孔维萍）

RS3PE医案

患者：吕某　女　70岁

初诊：2018年4月26日

主诉：双手肿胀6年余。

现病史：患者6年前无明显诱因出现双手、双下肢水肿，晨起明显，夜间睡前亦不能减轻，晨僵明显，于当地医院查心、肾、内分泌均无异常，2016年行双侧扁桃体摘除术后约1个月双下肢水肿消退，双手仍有明显水肿，皮色红，皮温高。2年前双手水肿加重，指甲色暗，伴关节活动受限，无麻木及其他感觉异常，2017年9月出现双侧前臂、四肢、腹部结节，当地医院诊断为结节红斑，未系统治疗。今为求进一步诊疗就诊，病程中，患者神清，精神差，无皮疹、光过敏、无口腔溃疡、无雷诺现象，无口干、眼干。

现症：双手、双腕关节肿胀，双手背、指肿著，皮色发红，活动受限，无明显疼痛，双下肢无水肿，畏寒怕风，自觉脊柱发凉，平素无汗出，夜间偶有心慌、胸闷而转醒。自觉记忆力减退。纳呆，寐一般，小便正常，大便2~3天/日，其时4~5次/日。2017年9月5日双侧上肢动静脉超声：未见明显异常。2018年4月3日当地医院查超声心动：主动脉瓣弹性减退，主动脉瓣微量反流，左室传张功能减低。舌淡红略暗，白腻苔渣腐，脉沉略弦滑。

既往史：2011年行子宫肌瘤切除术。2016年行双侧扁桃体摘除术。否认高血压、冠心病、糖尿病病史。

过敏史：否认药物过敏史。

家族史：否认家族遗传病史。

体格检查：双腕关节、双手水肿，压之不易凹陷，皮色红，皮温高，轻压痛，活动受限。双膝关节凉髌征（+－）。

诊断：中医：风湿痹病，水肿

　　　　西医：关节肿痛待查

辨证：肾虚督寒证

治法：补肾强督，散寒除湿，活血化瘀通络

处方：

桂枝 12g	赤芍 15g	知母 15g	骨碎补 25g
补骨脂 15g	川断 25g	桑寄生 25g	炒杜仲 20g
伸筋草 25g	泽兰 20g	泽泻 15g	葛根 25g
防风 15g	片姜黄 15g	桑枝 25g	制元胡 20g
丹皮 12g	土茯苓 25g	猪苓 15g	忍冬藤 30g

14剂，日一剂，水煎服，早中晚三次温服

完善双膝关节＋双手含腕关节X线；血常规、肝肾功、ESR、CRP、ANA＋ENA＋类风湿自身抗体谱。

二诊：2018年5月10日

患者诉服药后双手、双腕关节肿胀，皮色红，触之皮温高，关节疼痛不明显，双下肢无水肿，畏寒怕风明显，脊柱发凉仍较明显，无汗出，纳差，自觉胸腹痞闷不舒，夜间可因胸闷而转醒，二便正常。完善辅助检查：ANA＋ENA＋类风湿自身抗体谱均阴性；ESR：7mm/H，CRP：0.125mg/dl。余血常规、肝肾功均无异常。中药继上方中桂枝减量10g，知母增至18g，加炒黄柏10g、连翘30g，桑寄生增量至30g、泽兰加至25g，桑枝加至30g，制元胡加至25g，土茯苓加至30g加强补肝肾、清热祛湿、通利关节。

诊治同前，守方加减。

处方：

桂枝 10g	赤芍 15g	知母 18g	骨碎补 25g
补骨脂 15g	川断 25g	桑寄生 30g	炒杜仲 25g
伸筋草 25g	泽兰 25g	泽泻 15g	葛根 25g
防风 15g	片姜黄 15g	桑枝 30g	制元胡 25g
丹皮 12g	土茯苓 30g	猪苓 15g	忍冬藤 30g
炒黄柏 10g	连翘 30g		

28剂，日一剂，水煎服，早中晚三次温服

三诊： 2018年5月31日

患者诉服药后双手仍有肿胀、水肿，活动受限较前有所好转，触之皮温仍稍高，无明显关节疼痛，活动后偶有胸闷，无心前区刺痛，脊柱仍有较明显发凉感，畏寒怕风，双下肢无水肿，纳差，胃脘部满闷不舒，食少，寐一般，小便正常，大便4~5次/日。舌淡红略暗，苔黄白少津，脉沉略滑。中药继上方杜仲加量至30g，泽兰加至30g，川断加量至30g，伸筋草加至30g，葛根加至30g加强补肾阳以清热利关节，炒黄柏清肾中热，不可久用，患者胃脘部痞满不舒，加炒枳壳15g配片姜黄达推气散之功。

处方：

桂枝 10g	赤芍 15g	知母 18g	骨碎补 25g
补骨脂 15g	川断 30g	桑寄生 30g	炒杜仲 30g
伸筋草 30g	泽兰 30g	泽泻 15g	葛根 30g
防风 15g	片姜黄 15g	桑枝 30g	制元胡 25g
丹皮 12g	土茯苓 30g	猪苓 15g	忍冬藤 30g
炒黄柏 10g	连翘 30g	炒枳壳 15g	

28剂，日一剂，水煎服，早中晚分三次温服

四诊： 2018年6月28日

患者诉服药后双手仍有肿胀感，但双腕关节肿胀较前明显好转，皮色发红，手指处皮温略高，脊柱发凉感有所好转，畏寒仍较明显，但较前明显改善，纳食较前明显改善，无明显痞闷不舒感，寐可，小便正常，大便4~5次/日。舌淡红质略暗，脉沉略滑。辅助检查：右腕MRI：右腕关节月骨及三角骨改变，考虑骨髓水肿可能性大，头状骨局部信号欠均匀。胸部CT：双肺纹理增强。确定诊断：RS3PE。中药继上方中泽兰减至25g、制元胡加至30g、去炒枳壳，知母加到20g，泽泻减至12g，加徐长卿15g共奏通阳蠲痹、温阳利水之功。

处方：

桂枝 10g	赤芍 15g	知母 20g	骨碎补 25g
补骨脂 15g	川断 25g	桑寄生 30g	炒杜仲 25g
伸筋草 25g	泽兰 25g	泽泻 12g	葛根 25g
防风 15g	片姜黄 15g	桑枝 30g	制元胡 30g
丹皮 12g	土茯苓 30g	猪苓 15g	忍冬藤 30g
炒黄柏 10g	连翘 30g	徐长卿 15g	

28剂，日一剂，水煎服，早中晚分三次温服

五诊： 2018年7月26日

患者诉双手肿胀较前好转，稍有疼痛，皮肤色红，手指皮温略高，久坐后颈痛僵硬不适，稍有怕冷，患者诉近日感冒，咽痒，纳寐可，小便正常偏少，大便不成形，2日一行。舌淡红略暗，苔白黄。脉沉滑。患者外感风热，中药继上方中加地丁25g、双花25g达清热解毒，炒黄柏12g达苦泄，去徐长卿，患者小便不利，加茯苓30g，泽兰加至30g、泽泻15g。

处方：

桂枝 10g	赤芍 15g	知母 20g	骨碎补 25g
补骨脂 15g	川断 25g	桑寄生 30g	炒杜仲 25g

伸筋草 25g	泽兰 30g	泽泻 15g	葛根 25g
防风 15g	片姜黄 15g	桑枝 30g	制元胡 25g
丹皮 12g	土茯苓 30g	猪苓 15g	忍冬藤 30g
炒黄柏 12g	连翘 30g	地丁 25g	双花 25g
茯苓 30g			

28剂，日一剂，水煎服，早中晚分三次温服

六诊： 2018年8月16日

患者诉感冒已痊愈，仍有双手肿胀，稍有疼痛，皮肤略红，皮温略高，出现晨僵，持续约5~10分钟，右侧上下肢时有麻木，休息时明显，久坐后颈痛僵硬不适，畏寒症状较初诊明显改善，初诊时夏日亦不能穿半袖，现已无后背发凉症状，穿衣大致同同龄者，纳可，寐可，小便正常，大便不成形，2日一行。患者外感风热愈，中药继上方中去双花、地丁及丹皮，患者晨僵明显，加青风藤25g、秦艽25g、豨莶草15g加强补肾阴之功，炒枳壳15g，去川断、猪苓，黄柏减至10g，桂枝加至12g。

处方：

桂枝 12g	赤芍 15g	知母 20g	骨碎补 25g
补骨脂 15g	桑寄生 30g	炒杜仲 25g	伸筋草 25g
泽兰 25g	泽泻 15g	葛根 25g	防风 15g
片姜黄 15g	桑枝 30g	制元胡 25g	土茯苓 30g
忍冬藤 30g	炒黄柏 10g	连翘 30g	茯苓 30g
青风藤 25g	豨莶草 15g	秦艽 25g	炒枳壳 15g

28剂，日一剂，水煎服，早中晚分三次温服

七诊： 2018年9月13日

患者诉双手肿胀较前有缓解，仅余手指肿胀，MCP、PIP偶有晨僵，于当地医院行理疗（推拿）后颈僵不适好转，无畏寒，诉口干，无眼

干，纳可，寐可，小便正常，大便2日一行。舌淡红质略暗，白苔少津。患者诸症好转，中药继上方中桂枝减至10g，知母减至15g，去忍冬藤、茯苓，连翘减至25g，黄柏减至6g，秦艽加至30g，加元参10g加强养阴清热生津之功。

处方：

桂枝 10g	赤芍 15g	知母 15g	骨碎补 25g
补骨脂 15g	桑寄生 30g	炒杜仲 25g	伸筋草 25g
泽兰 25g	泽泻 15g	葛根 25g	防风 15g
片姜黄 15g	桑枝 30g	制元胡 25g	土茯苓 30g
炒黄柏 6g	连翘 25g	青风藤 25g	豨莶草 15g
秦艽 30g	炒枳壳 15g	元参 10g	

28剂，日一剂，水煎服，早中晚分三次温服

患者坚持随诊服药半年后，病情好转，双手仍稍有肿胀，无关节痛，无活动受限，稍有口干，无眼干，纳眠可，二便调。嘱患者随诊继续维持巩固疗效。

【按】患者为老年女性，70岁，无明显诱因于6年前出现双手、双下肢水肿，晨起加重，水肿以双手手背为主，伴明显晨僵及活动受限，影响握拳，无皮疹及光过敏、无口腔溃疡、无雷诺现象，曾于当地医院就诊，除外其他内脏疾病所致的水肿（如肾脏病、心脏病、血管系统、内分泌系统所致），全身症状亦不典型，纳呆、乏力、畏寒明显，故请阎师诊治，进一步完善相关检查，ANA+ENA+类风湿自身抗体谱均阴性；ESR：7mm/H，CRP：0.125mg/dl。余血常规、肝肾功能均无异常。右腕MRI：右腕关节月骨及三角骨改变，考虑骨髓水肿可能性大，头状骨局部信号欠均匀。胸部CT：双肺纹理增强。西医诊断为：RS3PE，中医诊断为风湿痹病，水肿。

RS3PE，即缓和的血清阴性对称性滑膜炎伴凹陷性水肿综合征，多发于老年男性，亦有部分老年女性患病者，多因年老体衰，肝肾亏

虚，外感风寒湿邪，致气血津液运行不畅而致以水肿为临床表现的疾病，故阎师初诊时，首用桂枝汤以调营卫，具有抵邪入侵、祛邪外出之作用；此外，肾者，作强之官，伎巧出焉，患者以关节活动受限为临床表现，肾主水，胃之关也，关门不利，故聚水而从其类也，上下溢于皮肤，故为水肿。水肿者，聚水而生病也。此为根本，故阎师在调营卫之基础上，不忘治本，用大量填补肾精之品，温肾阳滋肾阴，使人体水液代谢归于正常。四诊时患者诉畏寒明显好转，至五诊时基本无畏寒，虽水肿未全消退，但关节活动已基本正常，而在此过程中，补肾之中微调全方之寒热偏向，体现了阎师之辨治风湿应关注表里、寒热、虚实、阴阳双方之平衡，使病态之双方失衡，调为双方平衡之态。

（关金花，王琬茹，杨永生，任志雄）

未分化结缔组织病医案

患者：陈某某，女，60岁

初诊：2016年6月28日

主诉：多关节疼痛30余年。

现病史：患者诉30余年前无明显诱因出现胸骨柄及脊柱痛，就诊于当地医院行X线片、B超均未见异常，予以止痛药治疗（具体不详），未引起重视。后逐渐出现双肩关节、双踝关节、双髋关节疼痛，伴有僵硬感，自觉劳累后引起，仍仅服用止痛药治疗，症状无明显缓解，期间未规范治疗。2014年3月患者出现双下肢无力，行走困难，伴有明显口干、眼干症状，遂于当地医院查RF、CRP正常，ESR 28mm/L，查抗ANA 1：1000，抗ANCA（+），抗CCP（-），抗AKA（-），HLA-B27（-），余未见异常。考虑结缔组织病，予以羟氯喹0.2g bid，白芍总苷胶囊 2粒 tid口服，3个月后因症状缓解自行停药。停药后1个月再次出现双下肢无力及周身关节疼痛，就诊于当地医院，嘱其继续服用羟氯喹及白芍总苷胶囊，症状时轻时重。近1个月上述疼痛僵硬症状加重，遂来就诊。

现症：患者双手关节、双踝关节疼痛，无明显肿胀，伴有晨僵，活动5分钟后可缓解，自觉双下肢无力，无麻木，下肢怕冷明显，有口干、眼干，出汗不多，睡眠欠佳，饮食可，小便如常，大便3次/天，成形。

既往史：2013年行甲状腺部分摘除术。

过敏史：否认药物过敏史。

家族史：否认。

体格检查：脊柱无畸形，无压痛，无叩击痛。双手指间关节、双踝关节屈曲僵硬，伸展受限，关节压痛明显，双下肢无水肿，双膝腱反射存在。

辅助检查：血常规正常，生化正常。CRP：2.2mg/ml，RF（−），ESR：43mm/L。

抗核抗体ANA 1∶1000 抗着丝点抗体（＋），余未见异常。

甲状腺彩超：甲状腺术后，甲状腺回声不均匀伴左叶多发结节。

心脏彩超：左、右室主动松弛功能稍减低，三尖瓣反流。

颈动脉彩超：双侧颈动脉内−中膜增厚。

诊断：中医：痛痹

　　　　西医：未分化结缔组织病

辨证：寒湿证

治法：温经散寒，祛风除湿，和营通络

处方：

当归15g	桂枝12g	赤芍12g	通草6g
丹参25g	红花10g	川芎10g	生地6g
熟地10g	鸡血藤30g	防风15g	片姜黄12g
桑枝25g	制元胡25g	豨莶草15g	青风藤25g
炙山甲10g	醋龟甲30g	海桐皮15g	千年健15g

14剂，日一剂，水煎服，早晚两次温服

方解：方以当归四逆汤打底，治以温经通脉、养血散寒；加用丹参、红花、川芎、生地增强活血化瘀之力，同时内含四物汤以养血祛风；桑枝、元胡、防风、片姜黄通络行气、活血止痛；青风藤、鸡血藤、海桐皮祛风湿，通经络；千年健以止痛祛风，同时顾护脾胃；龟甲、穿山甲为使，取其气血有情之品填髓益精并通经活络，搜剔沉疴。

二诊： 2016年8月15日

服用中药2个月，双踝疼痛有所缓解，自觉双下肢较前有力，双手指间关节疼痛缓解，仍有屈伸不利，晨僵5分钟左右，怕冷较前有所缓解，前方有效，药以中病，守上方稍事出入：桂枝入血分，久用易耗血伤血，故减之；患者畏寒肢冷症状有所缓解，考虑部分经络得以温通，故减少活血药的使用；仍有下肢及双踝怕冷症状，患者年岁已高，肾气已衰，双下肢未得到肾气温养，故加用仙灵脾10g；去掉千年健，加用徐长卿15g、伸筋草25g、松节12g以增强舒筋活络、行气止痛；用威灵仙15g以通行十二经，使诸药各司其职中病祛邪。

诊治同前，守方加减。

处方：

当归12g	赤芍12g	通草6g	熟地10g
防风15g	片姜黄12g	桑枝25g	制元胡25g
青风藤25g	鸡血藤30g	豨莶草15g	伸筋草25g
徐长卿15g	威灵仙15g	仙灵脾10g	松节12g
炙山甲10g	醋龟甲30g	海桐皮15g	

14剂，日一剂，水煎服，早晚两次温服

三诊～六诊： 2016年10月17日至2017年11月6日

患者期间经过4次诊治，历时长达1年之久，坚持以中药汤剂为主治疗，服药后周身关节疼痛情况基本可以控制，双手指尖关节屈伸稍有受限，已无明显晨僵，偶有走路乏困，无明显口干、眼干，冬天仍觉怕冷，夏天无明显畏寒，出汗不多，偶有头晕不适，纳可，睡眠一般，大便1~2次/日，小便正常。患者在此期间症状变化不大，上方稍适加减，仅调整活血止痛、祛风除湿药的剂量，本次就诊，天气变凉将入冬，患者自觉仍有怕冷情况，故加用桂枝10g辛温走表以驱寒邪，配合仙灵脾温阳助阳，鸡血藤活血通络，可使体内寒邪温而化之；去松节，加用泽兰25g、泽泻25g；患者久行可出现下肢浮肿及髋关节不适，故加用利水活血药以佐之；方中仍用大队祛风湿通经络、行气活血止痛药为基础，气血有情之品山甲、龟甲顾护患者年老体弱，用以填髓益精并通经活络，搜剔沉疴。

处方：

桂枝10g	赤芍12g	熟地10g	鸡血藤30g
防风15g	片姜黄12g	桑枝30g	制元胡25g
青风藤25g	豨莶草15g	伸筋草30g	徐长卿15g
泽兰25g	泽泻25g	威灵仙15g	仙灵脾10g
炙山甲10g	醋龟甲30g	海桐皮15g	老鹳草12g

14剂，日一剂，水煎服，早晚两次温服

七诊： 2018年1月8日

患者坚持随诊2个月后，病情好转，无明显关节疼痛，劳累及受凉后偶有双下肢无力怕冷情况，无明显晨僵，屈伸较前明显好转，无明显口干、眼干，纳可，眠一般，二便调。因患者服药日久，苦于中药煎药及药味难忍，思虑寻求间断服用之药方，患者就诊1年多时间，坚持服药，服药后症状缓解，方已切中病机，故改为稳妥方治疗。仍以补肾驱寒为主，增加山萸肉20g以补肝肾、敛心肾之气；加用茯苓30g以健脾利水更加稳当；木瓜15g以荣筋止痛，配合伸筋草可有效缓解下肢抽筋情况；加白芷15g以祛风止痛与茯苓合用，保护脾胃；加用鳖甲30g以增强填髓益精之效果。

处方：

桂枝10g	赤芍15g	熟地15g	山萸肉20g
防风15g	片姜黄12g	桑枝30g	制元胡25g
鸡血藤30g	豨莶草15g	青风藤25g	伸筋草30g
泽泻25g	泽兰30g	仙灵脾10g	骨碎补20g

炙山甲 10g　　　龟甲 30g　　　　鳖甲 30g　　　　　茯苓 30g

木瓜 15g　　　　白芷 15g

14剂，日一剂，水煎服，早晚两次温服

【按】患者为老年女性，患病 30 余年，症状初见胸骨柄及脊柱痛，继而出现周身关节疼痛不适，伴有屈伸不利，加重后出现口干、眼干及关节僵硬感，西医诊断未分化结缔组织病，中医诊断此病属于痹证范畴。阎师认为"风寒湿三气合而成为痹"为此病的总病机概括，其发病除风寒湿三气杂至的外因，最根本的是由于机体的肝肾亏虚、气血虚弱的内在因素。此外，痰浊与瘀血在病程发展中亦起着重要的作用，痰瘀既是疾病过程的病理产物，同时又是疾病发生发展的病因之一，"痰瘀互结""闭阻经络""深入骨骱"则致关节肿胀、疼痛、僵硬、畸形，并使病情逐渐加重，缠绵难愈。在治疗上，阎师早期以温经散寒、祛风通络为主，而至疾病后期则更加注重补肾驱寒、舒筋活络、行气止痛以切中病机，达到缓解症状治疗疾病的目的。结合此病例，患者以关节疼痛，屈伸不利，肢寒怕冷为主，加之年老体弱，天癸已竭，肝肾亏衰，阎师治疗上注重扶正祛邪的轻重缓急，调节脏腑阴阳气血的平衡，同时，紧紧抓住"久病多瘀""久病入络""久病多虚"及"久必伤肾"等疾病特点，辨清寒热、虚实、痰阻、血瘀等该病特征，按照"急则治其标，缓则治其本""标本兼治"的原则加味施治，每获良效。

（侯吉刚，陈铁民）

SAPHO综合征医案

患者： 李某　女　49岁

初诊： 2014年3月26日

主诉： 肩背腰痛20余年。

现病史： 患者自1988年无明显诱因出现双肩及背部疼痛，于当地医院查双肩X线片示：双肩关节骨皮质增厚；1999年出现足底脓疱，高出皮肤，色白，直径2~3mm，有脓头，愈后结痂；2000年出现右侧髋部及耻骨联合处疼痛；2001年逐渐出现背部僵硬，就诊于赤峰某中医医院，查骨盆X线片诊断为硬化性骨炎，未系统诊治；2004年逐渐出现腰痛，2007年就诊于第二炮兵医院，骶髂关节CT示双侧骶髂关节骨质增生符合强直性脊柱炎改变，考虑为强直性脊柱炎，未系统诊治；同年就诊于积水潭医院查HLA-B27阴性，未予诊治；2013年9月出现手掌大鱼际处脓疱，形同足底部脓疱，就诊于北京中医药大学东方医院查骶髂关节CT平扫强直性脊柱炎可能性大，诊断为：强直性脊柱炎？SAPHO？给予中西医结合治疗症状好转；2013年12月就诊于北京协和医院行放射性核素检查示：双肩关节、右侧锁骨、胸骨体两侧边缘、脊柱多个椎体和耻骨联合处多发放射性增高区，性质待定，未系统治疗；患者为求进一步诊治，2014年3月就诊于阎师门诊。

现症： 双肩、背部、腰骶部疼痛、僵硬，手大鱼际处、足底部脓疱，高出皮肤，色白，直径2~3mm，有脓头，愈后结痂，无四肢小关节疼痛及僵硬，无肘膝关节疼痛僵硬，无明显畏寒怕冷，精神饮食尚可，大小便调。舌淡红略暗白苔，脉沉略弦细。

既往史：既往体健，否认高血压、冠心病、糖尿病病史；否认乙肝、结核等传染病史；否认外伤史。

过敏史：否认药物过敏史。

家族史：无家族遗传病史。

体格检查：四肢关节未见肿胀畸形，脊柱前屈及侧弯活动受限。手大鱼际处、足底部脓疱，高出皮肤，色白，直径2~3mm，有脓头。

诊断：中医：痹证

西医：SAPHO综合征

辨证：肝肾亏虚，热毒内蕴

治法：平补肝肾，活络利节，解毒除湿，双调脾肺

处方：

烫狗脊25g	桑寄生25g	川断25g	防风15g
片姜黄12g	桑枝30g	独活10g	羌活10g
青风藤25g	水牛角面6g	赤芍12g	丹参30g
元参10g	生地黄20g	连翘30g	桃仁10g
红花10g	茯苓30g	炒白术10g	土茯苓25g
桑叶30g	白芷30g	白鲜皮12g	

30剂，水煎服，日一剂，早晚分服

方解：烫狗脊、桑寄生、川断补肾壮骨；防风、片姜黄、羌活、独活、桑枝、青风藤祛风除湿通络；水牛角、赤芍、元参、生地、丹参、桃仁、红花清热凉血活血；茯苓、炒白术健脾利湿；连翘、土茯苓、白鲜皮清热解毒；白芷消肿排脓；桑叶清肺润燥，与白芷配伍宣发肺气。

二诊：2014年4月28日

服中药1个月后，患者自诉颈背部僵痛好转，翻身时骶髂关节疼痛，平卧活动后疼痛加重，晨起僵硬减轻；右手大鱼际脓疱疮较前好转，双足掌脓疱疮未见明显改善，脊柱活动度有所改善，饮食佳，睡

眠可，腹部怕冷，大便黏稀溏故减桃仁加生薏苡仁加强健脾利湿的作用，同时可以舒筋除痹、清热排脓，既可以除湿利关节，同时与连翘相配可以除湿、清热、解毒以消脓疱，一举两得；更加紫花地丁清热解毒、凉血消疮，《本草纲目》："治一切痈疽发背，疔疮瘰疬，无名肿毒，恶疮"；患者右手鱼际疱疹好转，白芷善于走肺经，兼可消肿排脓，然其性温，易生化热之嫌，故鱼际脓疱疮好转，而减白芷。

诊治同前，守方加减。

处方：

烫狗脊25g	桑寄生25g	川断25g	防风15g
片姜黄12g	桑枝30g	独活10g	羌活10g
青风藤25g	水牛角面6g	赤芍12g	丹参30g
元参10g	生地黄20g	连翘30g	红花10g
茯苓30g	土茯苓25g	桑叶30g	白鲜皮12g
紫花地丁20g	生薏苡仁30g		

30剂，水煎服，日一剂，早晚分服

三诊： 2014年6月16日

服中药1个月余，患者近期觉后背正中酸痛，腰部僵硬感较明显，后背正中怕冷，得热后疼痛、僵硬感缓解，久坐后腰部僵硬，坐位弯腰略受限；饮食佳，睡眠好，大便黏，不成形，小便正常。患者后背正中发凉，喜热，说明湿热之毒渐解，而素体肝肾亏虚，督脉之阳失于温煦，虚寒之象渐显，故加强烫狗脊、桑寄生、川断温补肾阳而强壮督阳；同时配伍补骨脂补肾壮阳，加强肾阳温煦之功；右手及双足脓疱疮减轻，天气炎热时瘙痒加重，说明体内湿热之气仍较重，湿重于热，故以祛湿为主，兼以清热，在配伍清热除湿药物基础上加白芷祛风止痛、燥湿消肿排脓，使湿热之邪从外透解；正如《药性论》所云：白芷，除风邪……能蚀脓；秦艽能祛风湿，舒经络，清虚热，加强祛湿清热之效；地肤子能清热利湿、祛风止痒，又如《别录》云：

"去皮肤中热气，散恶疮，疝痕，强阴，使人润泽"，能够清皮肤中湿热之气，使皮肤润泽。

诊治同前，守方加减。

处方：

烫狗脊30g	桑寄生30g	川断30g	补骨脂15g
防风15g	片姜黄12g	桑枝30g	独活10g
羌活10g	青风藤25g	水牛角面10g	赤芍12g
丹参30g	元参10g	生地黄20g	连翘25g
茯苓30g	土茯苓25g	桑叶30g	白鲜皮12g
生薏苡仁30g	白芷30g	秦艽25g	地肤子12g

30剂，水煎服，日一剂，早晚分服

四诊： 2014年7月21日

患者服中药1个月愈后，患者诉右手掌脓疱疹基本好转，双足底脓疱疮明显减轻，晨僵时间明显缩短，持续约5~6分钟，活动后缓解，左侧骶髂关节偶有疼痛，症状较前明显改善，为求进一步治疗，继续在老师门诊诊治以巩固疗效。

【按】SAPHO综合征是一种少见的累及皮肤和关节的慢性、无菌性炎症，是以滑膜炎（Synovitis）、痤疮（Acne）、脓疱病（Pusfulosis）、骨肥厚（Hyperositosis）和骨炎（Osteitis）命名的一组症候群。阎师认为SAPHO综合征的病因病机为肝肾亏虚为本，风寒湿等邪气入侵，痹阻肌肉、筋骨、关节、经络，气血运行不畅所致，则表现为肌肉、关节疼痛；寒湿内蕴于里从阳化热，热毒内生，化腐生脓则表现为掌趾脓疱疮和重度痤疮。

本患者为女性，年龄在40~60岁之间，肝肾亏虚，正气不足，风寒湿之邪容易侵袭，痹阻经络，气血运行不畅，故关节疼痛、僵硬，痛处不定。妇女以血为本，肝肾亏虚，阴虚内热，寒湿之邪郁而化热，热入血分，肉腐生脓则表现为手足脓疱疮。在治疗上以平补肝肾、活络利节、解毒除湿为治疗大法；方中狗脊养肝肾，强腰膝，坚脊骨，利关节，还可驱痹着，其性温中而不燥，走而不泄，尤为有利无弊，颇有温和中正气象；川断其性微温，归肝、肾经，补肝肾、强筋骨，为理腰肾之要药也；桑寄生，其性苦、甘、平，苦能燥，甘能补，祛风湿又长于补肝肾、强筋骨，对于痹证日久、伤及肝肾、腰膝酸软尤为适宜，三药为君共奏平补肝肾之功；羌活、独活、防风、片姜黄、桑枝、青风藤祛风除湿、通络利关节为臣药；其中羌活常用于风寒湿痹痛在上半身者，独活多用于风寒湿痹在下半身者，二者相须为伍，驱周身风寒湿痹；片姜黄外散风寒湿邪，内行气活血、通经止痛，与防风配伍，一气一血，气通则血活，血活则风散，祛风散寒止痛之效佳；桑枝、青风藤祛风除湿而善达四肢经络，通利关节；水牛角、生地黄、元参入血分共奏清热凉血之功，桃仁、红花活血化瘀止痛，丹参既可清热凉血，又可活血化瘀；《本草原始》：白鲜皮，能去风，能去湿，风湿既除，则血气自活而热亦去。善治一切疥癫、恶风、疥癣、杨梅、诸疮热毒；土茯苓，解毒除湿，通利关节，《本草正义》记载：土茯苓，利湿去热，能入络，搜剔湿热之蕴毒，专治杨梅毒疮，深入百络，关节疼痛，甚至腐烂……一切恶症。连翘清热解毒、散结消肿，《神农本草经》记载："连翘，主瘰疬、痈肿、恶疮、瘿瘤等"，白鲜皮、土茯苓、连翘三药配伍加强清热解毒、消肿散结之功；茯苓、白术健脾祛湿；白芷消肿排脓，入肺经与大肠经，其性辛散温痛，可收散结消肿止痛之功；《本经》言"桑叶……煎饮利五脏，通关节，下气……桑树根可灭痣，去恶肉"，《本草经疏》云："桑叶……合痈口，毡穿掌"桑叶不仅可以清肺润燥，还可治疗手掌肿痛，通利关节；与白芷配伍辛温、苦寒一升一降，调节肺气宣降；后方在此基础上加减化裁。在二诊时患者诉关节疼痛症状缓解，右手掌大鱼际脓疱疮缓解，但双足掌的皮肤表现未见明显改善，且大便黏，可见患者体内湿毒之邪仍较重，加紫花地丁、炒薏苡仁加强清热解毒祛湿之功，紫花地丁是用于治疗皮肤病的常用药物，善治皮肤肿毒恶疮。白术改成生薏苡仁加强健脾利湿之功。三诊时，患者诉后背部正中酸痛、怕冷，腰背部僵硬明显，得热则减，说明患者肾督阳气不足，不能温阳督脉，故脊背怕冷、僵硬，因此要加强补肾强督之品，烫狗脊、桑寄生、川断剂量加为30g，同时加补骨脂15g，共奏加强补益肝肾壮骨之功；加一味秦艽，既可以祛风除湿，又能舒经络，加强缓解脊背僵硬之效；患者皮肤病变较前减轻，但天气炎热时瘙痒加重，说明热毒之邪已减，湿热之象仍存于体内，湿重于热，因此地肤子易紫花地丁加强利湿之功，同时配伍白芷既可燥湿消肿排脓，可使湿邪从体表而出；白芷、地肤子皆可祛风除湿，二者配伍内外兼顾共奏祛湿消肿止痒之功。经3个月治疗后，患者症状明显缓解，后在此基础上随症加减继续门诊治疗。

在整个治疗过程中，第一在辨治风湿病中，阎师强调补肾为先，但补肾前提要详寒热，尤其要辨析是"从化之热"，还是"外邪之热"，在临证中治疗原则则大相径庭。第二，阎师强调脏腑辨证，在肾主骨、肝主筋、脾主肌肉、肺主皮毛的理论指导下进行平补肝肾、健脾利湿、宣降肺气、调畅气机；第三，在不同的治疗阶段，治疗原则有所侧重，在首诊时阎师在平补肝肾基础上重在健脾祛湿及活血化瘀，二诊时重在清热解毒，三诊时重在清热祛湿；第四，阎师善于应用"一药数效"的药物，在整个治疗过程中可以一举两得及多得，如：白芷、桑叶、土茯苓、紫花地丁、生薏苡仁等。

（白雯，乔树斌）

第十五篇　其他疾病

过敏性皮炎医案

患者： 吴某　女　41岁

初诊： 2019年12月4日

主诉： 周身散在皮疹1个月。

现病史： 1个月前患者无明显诱因出现双眼睑、颈部、双肘关节、双膝关节、右耳垂部皮疹，片状红肿，约3天后皮疹局部皮肤增厚，苔藓样变，伴脱屑，轻度瘙痒，乏力，口干。为求进一步诊治就诊阎师门诊。

现症： 双眼睑、颈部局部皮肤红肿，增厚，伴瘙痒，双肘关节、双膝关节皮肤苔藓样变，乏力明显，伴口干，无明显眼干，稍觉畏热，纳眠一般，二便调。舌淡边尖略红，苔白，脉沉弦细。

既往史： 既往体健，否认高血压、冠心病、糖尿病病史。

家族史： 否认家族遗传性疾病史。

实验室检查： 过敏原测定：总IgE(+++)，尘螨（+），矮豚草/蒿（+）。

诊断： 中医：湿疮

　　　　　西医：过敏性皮炎

辨证： 血虚风燥，湿热内蕴证

治法： 养血祛风，除湿止痒

处方：

生地15g	当归12g	川芎10g	桂枝10g
赤芍12g	桑叶30g	连翘30g	金银花20g
地肤子15g	土茯苓30g	荆芥10g	防风15g

白芷15g　　　　地丁20g　　　　薄荷10g　　　　生甘草10g

茯苓20g

14剂，日一剂，水煎服，早晚两次温服

方解： 方中生地、当归、川芎、赤芍补血调血，共为君药；桂、芍相配，调和营卫，金银花、连翘、桑叶、薄荷、地丁清热解毒、疏风散热，共为臣药；土茯苓解毒除湿，茯苓、地肤子健脾渗湿，荆芥祛风解表，防风疏风止痒，共为佐药；甘草和中解毒，为使药。诸药合用，共奏养血祛风、除湿止痒之功。

二诊： 2019年12月18日

双眼睑皮疹、红肿较前好转，晨起症状较重，诉近2周无新发皮疹，无明显瘙痒，倦怠乏力、口干较前缓解，纳可，眠安，小便频，量少，淋漓不尽感，大便调。舌淡红苔白，脉沉弦细。患者现仍有双眼睑皮疹、红肿，加量地丁25g、白芷20g、茯苓25g以增强清热解毒、祛风燥湿之功，患者现小便频，淋漓不尽，上方加白薇12g以清热凉血，益智仁12g以益脾胃补元气，并加砂仁10g化湿调中、温脾行气。

处方：

生地15g　　　当归12g　　　川芎6g　　　桂枝10g

赤芍12g　　　桑叶30g　　　连翘30g　　　金银花20g

地肤子15g　　土茯苓30g　　荆芥10g　　　防风15g

白芷20g　　　地丁25g　　　薄荷10g　　　生甘草10g

茯苓20g　　　白薇12g　　　砂仁10g　　　益智仁12g

14剂，日一剂，水煎服，早晚两次温服

三诊： 2020年1月8日

双眼睑皮疹、红肿较前明显好转，右肘关节皮疹较前变化不明显，色暗，偶有轻度瘙痒，伴脱屑，诉近2周无新发皮疹，仍有口干，不欲进食干物，纳眠可，二便调。舌红苔白，脉沉弦细。患者皮疹色暗，为瘀阻之象，加量当归15g以增强补血活血之功，现患者仍觉口干，舌质红少津，加量金银花25g、地丁30g、白蔹15g以加大清热解毒、祛风燥湿之功；患者现小便如常，上方去益智仁。现双眼睑皮色仍稍发红，加丹皮12g、野菊花10g以清热解毒、凉血消肿，加香附15g，"血中之气药"，引血药至气分。

处方：

生地15g	当归15g	川芎6g	桂枝10g
赤芍12g	桑叶30g	连翘30g	金银花25g
地肤子15g	土茯苓30g	荆芥10g	防风15g
白芷15g	地丁30g	薄荷10g	生甘草10g
茯苓30g	白蔹15g	砂仁10g	丹皮12g
陈皮15g	野菊花10g	香附15g	

14剂，日一剂，水煎服，早晚两次温服

患者坚持服药2周后，双眼睑皮疹较前明显好转，无明显瘙痒肿胀，皮疹局部皮肤增厚处较前好转，无口干、眼干，纳眠可，二便调。嘱继服上方以维持巩固疗效。

【按】患者为中年女性，以周身散在皮疹1个月就诊于阎师门诊。初诊时双眼睑、颈部局部皮肤红肿、增厚，伴瘙痒，双肘关节、双膝关节皮肤苔藓样变，乏力明显，伴口干，无明显眼干，稍觉畏热，纳眠一般，二便调，舌淡边尖略红，苔白，脉沉弦细，过敏原测定：总IgE（+++），西医诊断为过敏性皮炎，中医诊断为湿疮。

《疡科心得集》曰："湿毒疮……此因脾胃亏虚，湿热下注，以致肌肉不仁而成；又或因暴风疾雨，寒湿暑热侵入肌肤所致。"中医学认为，湿疮主因多由于禀赋不耐，风、湿、热阻于肌肤，致皮表气血津液运行失常，浸淫肌肤，发而为病。该患者皮疹局部皮肤增厚，苔藓样变，且乏力明显，考虑为气血失调、血液运行不畅，日久滞留皮肤，伤阴耗血所致，故治以养血祛风、除湿止痒之法。方中以"四物汤"（当归、川芎、生地、赤芍）补血养血，共为君药；桂枝温经通阳，利血脉，化瘀滞，芍药养血柔筋脉，养阴而清郁热，桂、芍相配，调和营卫，保持营卫通畅而使邪有出路；金银花、连翘、桑叶、薄荷、地丁清热解毒、疏风散热，共为臣药；土茯苓解毒除湿，茯苓健脾渗湿，陈皮理气健脾、调中燥湿，荆芥祛风解表，防风疏风止痒，后期患者皮疹色暗，为瘀阻之象，方中加入当归活血化瘀。且方中大量使用桑叶、白芷，二者均解表入肺，桑叶性偏凉，入肺可润皮毛，白芷性偏温，可温散在表之邪，二者合用，寒热并调，共为佐药；甘草和中解毒，为使药。诸药合用，共奏养血祛风、除湿止痒之功，收获良效。

（王琬茹，任志雄）

交感性眼炎医案

患者： 王某　男　15岁

初诊： 2016年6月11日

主诉： 右眼视物模糊9年加重2年。

现病史： 9年前行左眼球摘除术，术后右眼交感性眼炎多次反复发作，于当地医院对症治疗。后患者病情反复加重，6年前就诊于北京同仁医院，予曲安奈德注射后，右眼视力逐渐恢复。2年前患者出现右眼视力下降，予阿托品25mg qd、醋酸泼尼松35mg qd等治疗后患者视力逐渐稳定，但右眼视力不佳，遂来就诊。

现症： 右眼视力下降，眼部分泌物较多，伴见食欲减退，时有胃部胀满不适，纳欠佳，眠可，二便可，舌红白薄苔，脉略弦滑。

既往史： 既往体健，否认高血压、冠心病、糖尿病病史；否认乙肝、结核等传染病史；否认外伤史。

过敏史： 否认食物及药物过敏史。

家族史： 否认家族遗传性疾病史。

体格检查： 双眼睑无浮肿，结膜无充血水肿，巩膜无黄染，角膜透明，双侧瞳孔等大等圆，直径约3.0mm，对光反射灵敏。

诊断： 中医：雀目

　　　　西医：交感性眼炎

辨证： 肝肺经热，脾虚失运

治法： 清肝明目，泻肺清热，健脾化食

处方：

柴胡 8g	炒黄芩 8g	蜜桑皮 8g	地骨皮 6g
连翘 12g	金银花 12g	薄荷 8g	地丁 10g
青葙子 6g	草决明 8g	密蒙花 6g	枸杞 10g
白菊花 8g	夏枯草 6g	焦白术 8g	生山药 12g
陈皮 8g	焦山楂 6g	焦麦芽 8g	

14 剂，日一剂，水煎服，早晚两次温服

方解： 方中以柴胡、黄芩清肝经温热，桑皮、地骨皮取"泻白散"，清泻肺热，为君药；臣以银花、连翘、薄荷、地丁、青葙子、草决明、白菊花、夏枯草、密蒙花清热解毒、明目退翳，焦白术、生山药以益脾阴、滋脾阴，健运中州，陈皮、焦山楂、焦麦芽以健脾和胃；佐以枸杞以滋肾养肝明目，纵观全方，诸药相合，共奏清肝泻肺、健脾和胃之功。

二诊： 2016 年 7 月 25 日

服用上方 14 剂后，患者视力稍有好转，眼睛伴有分泌物，饮食较前有所好转，时有脘腹胀痛之感，治疗上减去地丁，一方面因患者症状稍有好转，毒热症状改善，可减少清热解毒之品，另一方面地丁性寒，久用会有损脾碍胃之嫌，患者年幼，脾胃之气不充，故减去地丁，并加用茺蔚子 6g、知母 8g 等相对柔和清热之品。

诊治同前，守方加减。

处方：

蜜桑皮 8g	地骨皮 6g	柴胡 8g	炒黄芩 8g
连翘 12g	金银花 12g	薄荷 8g	知母 8g
青葙子 6g	草决明 8g	密蒙花 6g	枸杞 10g
白菊花 8g	夏枯草 6g	焦白术 8g	生山药 12g
陈皮 8g	焦山楂 6g	焦麦芽 8g	茺蔚子 6g

20 剂，日一剂，水煎服，早晚两次温服

三诊： 2016年8月15日

服用上方20剂后，患者视力进一步好转，眼部分泌物较前减少明显，已无胀满之感，仍伴有纳不香之感，患者年幼，久用清热等寒凉之品，脾胃运化功能受损，脾虚失运，日久恐有生痰之嫌，处方上加用茯苓12g以健脾化湿，同时加用元参8g以滋阴降火、解毒软坚，并继予清热解毒之野菊花8g，同时加用健脾消食之品香稻芽8g，减焦山楂、青葙子、菊花；改薄荷为6g、柴胡6g、知母6g、茺蔚子8g，继服。

处方：

蜜桑皮8g	地骨皮6g	柴胡6g	炒黄芩8g
连翘12g	金银花12g	薄荷6g	知母6g
元参8g	草决明8g	密蒙花6g	枸杞10g
茯苓12g	夏枯草6g	焦白术8g	生山药12g
陈皮8g	野菊花8g	焦麦芽8g	茺蔚子8g
香稻芽8g			

14剂，日一剂，水煎服，早晚两次温服

此后患者规律复诊，并于上方加减化裁，症状稳定。

【按】 交感性眼炎是指一眼穿通伤或内眼手术后的双侧肉芽肿性葡萄膜炎。受伤眼称为诱发眼，未受伤眼称为交感眼，交感性眼炎为其总称。起初有轻微眼痛、畏光、流泪、视力模糊，刺激症状逐渐明显，轻度睫状充血，房水浑浊，随着病情发展出现虹膜纹理不清，瞳孔缩小而虹膜后粘连、瞳孔缘结节、瞳孔闭锁，玻璃体浑浊，视神经乳头充血、水肿。周边部脉络膜可见细小黄白色类似玻璃膜疣样病灶，逐渐融合扩大，并散布到整个脉络膜，恢复期后眼底遗留色素沉着、色素脱色和色素紊乱，眼底可能出现晚霞样"夕阳红"改变。此患者交感性眼炎诊断明确，其对应的中医病名为"雀目"，阎师在诊治雀目之疾时，抓住肝肺湿热的辨证要点，治疗上取"泻白散"之意，桑皮、地骨皮相伍为用，其中桑皮，性味甘寒，归肺经，《药性论》云其"治肺气喘满，水气浮肿，主伤绝，利水道，消水气，虚劳客热，头痛，内补不足"；地骨皮，味甘性寒，归肺、肝、肾经，王好古言其"泻肾火，降肺中伏火，去胞中火，退热，补正气"。二药相合，桑白皮入肺中气分，泻肺中邪热，以泻肺平喘、利水消肿；地骨皮入走血分，清肺中伏火，清热凉血、补阴退蒸。桑白皮以清气分之邪为主，地骨皮以清血分之邪为要。二药伍用，一气一血，气血双清，可清肺热、泻肺火、散瘀血。同时配合应用柴胡、黄芩等轻泻肝火之品，共奏清泄肝肺之火的功用。此外在治疗上阎师用清肝明目之品外，针对患者出现的脘腹胀满及受纳欠佳之证时，阎师以焦白术温补脾阳，生山药补益脾阴，滋脾阳、益脾阴相伍以健脾和胃，并配以健脾化食之焦山楂、焦麦芽，山楂善消肉积，而麦芽可解谷积，二药相合，可消食导滞，配以行气醒脾之陈皮，共奏消食导滞之效；另外，阎师认为，小儿年幼，脾胃不充，加之后天服用药物易损伤脾胃，中药清肝泻肺之品多为苦寒，因此阎师在治疗上更加注意脾胃功能，在治疗上即便患者脾胃失和的症状有所缓解，老师仍在遣药处方中加入健脾和胃之品，以保证脾胃功能的正常运行。

（赵超群，靖卫霞）

视网膜炎医案

患者：周某　男　45岁

初诊：2000年8月31日

主诉：双目视物不清、胀感10余日。

现病史：患者10余天前出现双目视物不清、胀感，白睛色红，晨起无眼眵，无头痛，时有头晕，口干欲饮，心烦易怒，纳食尚可，大便偏干，小便偏黄，就诊外院眼科，经查眼底等，诊断为视网膜炎。为求进一步诊治就诊阎师门诊。

现症：患者双目视力下降，眼胀明显，白睛红丝缕缕，无眼部分泌物，时有头晕，口干，心烦易怒，纳眠尚可，大便偏干，小便色黄。舌淡红尖略红，薄白苔，脉弦细。

既往史：10余年前患视网膜炎，已治愈。否认高血压、冠心病、糖尿病病史；否认乙肝、结核等传染病史；否认外伤史。

过敏史：否认药物过敏史。

家族史：无家族遗传病史。

诊断：中医：视瞻昏渺

　　　　西医：视网膜炎

辨证：肝肺热盛证

治法：清肝明目，泻肺清热

处方：

龙胆草5g	焦山栀5g	炒黄芩10g	柴胡10g
生地12g	车前子_{包煎}10g	泽泻10g	当归10g

炒川楝子9g	白菊花10g	蜜桑皮12g	地骨皮10g
焦白术10g	生山药15g	芦根30g	

14剂，日一剂，水煎服，早晚分服

方解：龙胆草、黄芩清肝胆之实火，并能清热燥湿为君；焦山栀清三焦之热，蜜桑皮、地骨皮清泻肺热，川楝子苦寒入肝，疏肝行气，均为臣药；车前子、泽泻清利湿热，白菊花清肝养肝明目，生地、当归养血益阴，山药、白术滋脾阴，助脾阳，防寒凉之品损脾碍胃；以柴胡、芦根引药入肝、肺经为使。诸药合用，共奏清肝明目、泻肺清热之功。

二诊：2000年9月14日

患者诉服药半月后，视力稍觉好转，仍觉胀感，白睛红，时有头晕，口干口苦，心烦易怒，纳食尚可，脘腹胀满，大便仍干燥，2~3日一行，小便黄，舌尖红白苔，脉沉滑弦。上方基础上加量山栀子、黄芩以加强清肝泻热之功，加焦榔片、枳实、枳壳以下气导滞，配伍肉苁蓉、全瓜蒌以助开肺气、通大肠之功。

诊治同前，守方加减。

处方：

龙胆草5g	焦山栀9g	炒黄芩12g	柴胡6g
生地15g	泽泻10g	当归12g	炒川楝子10g
白菊花10g	蜜桑皮12g	地骨皮10g	赤芍10g
白芍10g	全瓜蒌30g	肉苁蓉10g	焦榔片9g
炒枳实9g	炒枳壳9g		

7剂，日一剂，水煎服，早晚分服

三诊：2000年9月21日

患者仍觉双目视物不清，眼胀稍减，白睛色红，时有头晕、头痛，平素易急躁，腹胀较前明显缓解，大便1~2日一行，较前成形。患者头胀头晕，上方中加入生石决明、夏枯草以增强平肝潜阳、清肝明目之效；现腹胀较前明显缓解，便干好转，上方去白菊花、肉苁蓉、焦榔片、炒枳实、炒枳壳。

处方：

龙胆草5g	焦山栀6g	炒黄芩12g	柴胡6g
生地15g	泽泻12g	当归12g	炒川楝子10g
蜜桑皮12g	地骨皮10g	赤芍10g	白芍10g
焦白术10g	生山药15g	生石决明30g	夏枯草10g
全瓜蒌20g			

7剂，日一剂，水煎服，早晚分服

四诊~九诊：2000年9月28日~2001年1月4日

患者前后经过6次诊治，历时3个月余，坚持以中药汤剂为主治疗，现视力较前明显提升，眼胀减轻，眼红、口舌涩减轻，大便1~2日一行，便不干，成形，3天前生气后出现胁肋部胀痛不舒，舌边尖红，苔薄白，脉沉弦滑。现患者肝火较前减轻，去龙胆草、焦山栀；胁肋部胀痛不舒，加香附以疏肝解郁、理气止痛。

处方：

柴胡6g	炒黄芩10g	生地15g	泽泻15g
当归15g	炒川楝子10g	蜜桑皮12g	地骨皮10g
赤芍10g	白芍10g	焦白术10g	生山药15g
淡竹叶6g	香附9g	生石决明30g	全瓜蒌30g
肉苁蓉30g	夏枯草9g	焦榔片10g	

14剂，日一剂，水煎服，早晚分服

十诊：2001年3月29日

患者服药后视力明显上升，眼胀明显缓解，白睛轻微血丝，无明显口干口苦，大便1~2日一行，遂自行停药2个月，现偶有视物变形，考虑患者长期情志不舒，气滞血郁，壅遏目窍，方中加入丹参以活血祛瘀、养血安神。

处方：

柴胡6g	炒黄芩10g	生地15g	泽泻15g
当归15g	炒川楝子10g	蜜桑皮12g	地骨皮10g
赤芍10g	白芍10g	焦白术10g	生山药15g
淡竹叶6g	香附9g	生石决明30g	全瓜蒌30g
肉苁蓉30g	夏枯草9g	焦榔片10g	丹参12g
白菊花10g			

14剂，日一剂，水煎服，早晚分服

十一诊：2001年9月27日

半年后复诊，自述视力明显上升，无眼胀、视物变形，眼角无眵，于外院眼科行眼底检查后诉病情明显好转。无明显口干口涩，大便1~2日一行，便不干，纳眠可。患者平素爱急躁，五志化火，肝火旺盛，灼伤肾阴，故方中加入知母、黄柏以清相火，滋肾阴。

处方：

知母12g	炒黄柏6g	柴胡6g	炒黄芩10g
生地15g	泽泻10g	当归15g	炒川楝子6g
蜜桑皮12g	地骨皮10g	赤芍12g	白芍12g
焦白术10g	生山药15g	白菊花10g	淡竹叶6g
生石决明30g	全瓜蒌30g	肉苁蓉30g	

14剂，日一剂，水煎服，早晚分服

此后定期随访该患者，诸症缓解，未再发作。

【按】患者于眼科查眼底后诊为"视网膜炎"，常见症状为视物模糊不清，时有视物变形、视物发暗等。阎师辨证属肝肺热盛之"视瞻昏渺"。《素问·金匮真言论》中云："东方色青，入通于肝，开窍于目,藏精于肝"。故肝开窍于目,目为肝之外候,肝和则能辨色视物。故肝气的调和与否直接影响眼的视觉功能。肝气调畅,气机升降出入有序,有利于气血津液上输于目,目得所养;且肝气能条达情志,使七情平和,气血均衡,眼才能视物不衰。该患者平素急躁易怒,七情内伤,肝经实火旺盛,上冲头目而发为此病,故择方龙胆泻肝汤加减治疗。龙胆泻肝汤是清泻肝胆实火经典方,《医方集解》曰:"龙胆泻厥阴热,柴胡平少阳之热,黄芩、栀子清肺与三焦之热以佐之;泽泻泻肾经之湿,木通、车前泻小肠、膀胱之湿以佐之;然皆苦寒下泻之药,故用归、地以养血而补肝,用甘草以缓中而不伤脾胃,为臣使也。"方中以龙胆草、黄芩清肝胆之实火、清热燥湿为君;焦山栀清三焦之热、泻火除烦、清热利湿,川楝子苦寒入肝、疏肝行气,且患者白睛红丝缕缕,脘腹胀满,排便不畅,中医认为,白睛内应于肺,为五轮中之气轮,《证治准绳·杂病》:"白轮变赤,火乘肺也⋯⋯"且肺与大肠相表里,故方中加入泻白散之桑白皮甘寒性降,专入肺经,清泻肺热、止咳平喘,地骨皮甘寒,清降肺中伏火,共为臣药;并加入焦槟片、枳实、枳壳以下气导滞,配伍肉苁蓉、全瓜蒌以助开肺气、通大肠之功。此外,值得关注的是,阎师在方中配以焦白术、生山药以滋脾阴,助脾阳,健脾和胃,并防方中寒凉之品久服损脾碍胃。而当疾病迁延较长,久病使肝火旺盛,灼伤肾阴,甚则出现肝肾两虚、精血不足时,则应注意加入补益肝肾之品,并注意撤减苦寒之品,防寒凉之品过服伤正,使邪去正存,正气得以恢复。

(王琬茹,任志雄)

慢性荨麻疹医案

患者： 孙某某　女　50岁

初诊： 2019年7月18日

主诉： 周身皮疹1个月。

现病史： 患者1个月前自觉无明显诱因四肢出现皮疹，时隐时现，遇风加重，自服抗过敏药（具体不详）未见明显好转，周身皮肤色红、水肿，皮疹仍时隐时现，一日可发作数次，伴瘙痒，于当地医院就诊，查血常规：嗜酸性淋巴细胞百分比10.3%，淋巴细胞百分比14.7%，未于明确诊断，予口服甲泼尼龙24mg qd后皮疹较前减退，皮肤仍色红、水肿，时瘙痒。现为求进一步诊治来诊。

现症： 周身散在皮疹，胸腹部、四肢水肿，皮色红，皮温稍高，无明显瘙痒，双腕、双膝关节疼痛，五心烦热，纳可，寐安，二便调。舌红色暗，脉弦细略沉。

既往史： 既往体健。否认高血压、冠心病、糖尿病病史；否认乙肝、结核等传染病史；否认外伤史。

过敏史： 青霉素过敏史。

家族史： 否认家族遗传性疾病史。

体格检查： 皮肤划痕试验阳性。

诊断： 中医：瘾疹

　　　　西医：荨麻疹

辨证： 血虚风燥，气血瘀滞证

治法： 养阴活血，疏风清热

处方：

生地 12g	当归 10g	川芎 10g	赤芍 10g
连翘 30g	荆芥 10g	防风 15g	秦艽 20g
青蒿 15g	茯苓 30g	木瓜 10g	伸筋草 25g
桑枝 20g	元胡 20g	土茯苓 30g	片姜黄 15g
桂枝 10g	地肤子 10g	金银花 20g	生薏苡仁 15g

7剂，日一剂，水煎服，早晚两次温服

方解： 方中以荆防四物汤养阴活血、疏风清热，为君药，其中荆芥、防风疏风清热，熟地滋阴养血、填精益髓，当归补血养血活血，赤芍养血活血，川芎行气活血、祛风止痛；金银花、连翘清热解毒，青蒿、地肤子清热凉血，祛除皮肤湿热之邪，共为臣药；元胡、片姜黄活血通络止痛，桑枝、伸筋草、秦艽、木瓜、土茯苓祛风除湿、通利关节，茯苓、生薏苡仁健脾和胃，桂枝、赤芍调和营卫，共为佐药。

二诊： 2019年7月25日

服用上药7剂后，患者周身水肿较前好转，皮色红，皮温不高，部分皮肤脱屑后瘙痒，双腕、双膝关节疼痛，五心烦热，纳可，寐安，二便调。舌红色暗，脉弦细略沉。患者水肿好转，加泽兰25g，改元胡25g、川芎6g，以增强活血化瘀通络之力。患者皮温不高，上方去金银花，改生地15g，患者双腕、双膝关节疼痛，改秦艽25g、伸筋草30g、桑枝25g以增加祛风胜湿、通经活络止痛之功，加生山药20g，改生薏苡仁至35g以增强健脾和胃之功，加山萸肉20g，以补益肝肾，且存除痹止痛之效。

诊治同前，守方加减。

处方：

生地 15g	当归 10g	川芎 6g	赤芍 10g
连翘 30g	荆芥 10g	防风 15g	秦艽 25g

青蒿 15g	茯苓 30g	木瓜 10g	伸筋草 30g
桑枝 25g	元胡 25g	土茯苓 30g	片姜黄 15g
桂枝 10g	地肤子 10g	生薏苡仁 35g	山萸肉 20g
山药 20g	泽兰 25g		

14剂，日一剂，水煎服，早晚两次温服

　　患者坚持服药2周后复诊，皮肤无明显皮疹、水肿、瘙痒，未再发作，中病即止。

　　【按】瘾疹，以皮肤突然瘙痒，出现片块状的风团为主要症状的疾病，常时隐时现，每遇风寒而发作。相当于西医的荨麻疹。古代医家对瘾疹早有描述，《黄帝内经》有云："少阴有余，病皮痹隐疹。"《诸病源候论》："人皮肤虚，为风邪所折，则起隐疹，寒多色赤，风多色白。甚者痒痛，搔之则成疮。"将荨麻疹作"隐疹"之称。

　　其病因病机主要责之于风、热、瘀、虚四个方面。一、风邪侵袭。《诸病源候论》言："风入腠理，与血气相搏，结聚起相连，成隐疹。"《素问》云："风邪客于肌中则肌虚，真气发散，又挟寒搏皮肤，外发腠理，开毫毛，淫气妄行，则为痒也。所以有风疹瘙痒，皆由于此。"风邪侵入人体，蕴于肌腠，气血运行失畅，凝聚肌表致发病。二、热邪壅盛。《诸病源候论》云："白疹者，由风气折于肌中热，热与风相搏所为"，"夫人阳气外虚则多汗，汗出当风，风气搏于肌肉，与热气并则生风疹块"，热邪与风邪搏结，发为本病。亦可因饮食不节，嗜食辛辣肥甘厚味导致肠胃湿热内蕴而郁于肌肤致发病。三、瘀血阻滞。风为阳邪，日久化热，血热久留，血受热则煎熬成块；热邪灼伤津液而为瘀；疾病缠绵久病入络亦可致瘀，故瘀血阻络贯穿本病始终。四、阴阳气血亏虚，营卫失和。本案患者年五十，肾气渐衰、天癸将竭，气血阴阳渐亏。营为阴，卫为阳，阴阳渐亏，营卫失和，在里则脏腑功能失常，营血化生敷布不利，肌肤失养；在表则卫阳不畅，卫外不固，腠理不密，风邪燥邪入于皮肤，不得疏散，故内外搏结而发为皮疹、皮肤水肿。

其治疗则遵循养阴活血，疏风清热，调和营卫。方中以荆防四物汤为君药，其中荆芥、防风，疏风清热；熟地滋阴养血、填精益髓，为养血补虚的要药；当归长于补血，是补血圣药，补血养血同时亦能活血；赤芍活血养血；川芎行气活血、祛风止痛，为血中气药，《妇人大全良方》："医风先医血，血行则风自灭"，归、地、芎、芍组成的四物汤养血活血，合荆、防二味，共奏养阴活血、疏风清热之功，发中有补，散中有收，祛邪不伤正，补益而不恋邪。患者久病，恐传少阳，故以青蒿清热祛风以防传经。疾病日久可化热伤阴，故以金银花、连翘二味清热解毒，以防疾病化热之嫌。《药性赋》有云："地肤子利膀胱，可洗皮肤之风"，方中以地肤子清热祛风止痒。治疗时，阎师时时顾护脾胃之气，防清热苦寒之品伤胃碍脾，以茯苓、生薏苡仁、生山药健脾和胃。《神农本草经》载山萸肉"寒热、温中、逐寒湿痹"，故阎师以山萸肉合桑枝、伸筋草、秦艽、木瓜、土茯苓祛风除湿、通利关节。以元胡、片姜黄活血通络止痛，以桂枝、赤芍调和营卫。诸药合用，外可散风止痒，内可清热活血，使风邪散，热邪去。

（付滨，梁丙楠）

发热医案

患者：应某　女　84岁

初诊：2019年12月23日

主诉：间断咳嗽、咳痰10天，发热6天。

现病史：患者1周前无明显诱因出现咳嗽、咯吐少量黄色黏痰，就诊于我院呼吸科，查甲、乙流（－）、肺炎支原体＋分枝杆菌抗体（－），胸部CT提示肺部感染，予抗炎、止咳、化痰治疗后症状缓解不明显。6天前，患者体温升高，多于上午出现，最高体温38.7℃，口服退热药可缓解，于2019年12月23日住呼吸科诊治，诊断为肺部感染，经抗感染治疗3天仍发热不退，故请阎师会诊。

现症：体温38.2℃，间断咳嗽，咯吐黄色黏痰，口干明显，右腰部可见一直径1mm左右的破溃口，有炎性分泌物渗出，周围组织无明显红肿、压痛。纳差，食欲下降，睡眠一般，二便频。舌红裂纹无苔，脉沉细。

既往史：慢性阻塞性肺疾病、冠心病病史。

过敏史：无特殊。

家族史：否认家族遗传病史。

诊断：中医：发热

　　　　　西医：肺部感染

辨证：气阴两虚证

治法：益气养阴

处方：

青蒿12g　　　　醋鳖甲20g　　　秦艽12g　　　　知母12g

生地 15g	麸炒白术 25g	丹皮 12g	茯苓 15g
山萸肉 15g	泽兰 12g	黄芪 30g	太子参 20g
当归 12g	白芷 12g	金银花 12g	连翘 12g
桂枝 12g	赤芍 12g	柴胡 12g	百合 18g

5 剂，日一剂，水煎服，早晚两次温服

方解：方中鳖甲咸寒，直入阴分，滋阴以退虚热，能入络搜邪；青蒿苦辛寒而芳香，清热透络，引邪外出，两药配伍，共为君药。正如《温病条辨》所云："有先入后出之妙。青蒿不能直入阴分，有鳖甲领之入也，鳖甲不能独出阳分，有青蒿领之出也。"生地黄味甘纯阴，主入肾经，既滋阴补肾，又凉血活血甘凉；知母苦寒而润，滋阴降火，同助鳖甲养阴退虚热，为臣药。丹皮辛苦而凉，能泻阴中伏火，秦艽苦辛微寒，能退虚热除骨蒸，二药同用助青蒿清透阴分伏热，使火退阴自生；柴胡燮理少阳枢机，治疗寒热往来定时发热；桂枝辛甘而温，可解肌表、通阳气，芍药性寒味酸，可敛阴液、养营血而入里，两药相合，使营卫得调，邪气有出路，共为佐药。加之太子参、黄芪、当归益气活血补血，银花、连翘清热解毒、消痈散结，白芷疏风透邪。诸药合用，清热透邪、益气养阴并施，标本兼顾，共奏养阴透热之功。

二诊：2019 年 12 月 29 日

服汤药 1 剂后患者体温逐渐下降，服用第 3 剂后体温恢复正常，偶有咳嗽、少量咳白痰，右腰部破溃口直径较前缩小但仍未收口，有炎性分泌物渗出，周围组织无明显红肿、压痛。口干较前稍有缓解，纳差，睡眠可，二便频。舌淡红裂纹无苔，脉沉细。患者服中药后体温降至正常。患者近 3 日未再发热，咳嗽、咳痰缓解，故减少清虚热药物青蒿、醋鳖甲、秦艽、知母。患者右腰部破溃口仍未收口，故增加补气药物用量，并加提升中气之升麻。患者纳差、大便次数较多、不成形为脾胃湿蕴之象，故增加麸炒白术、茯苓药量温中化湿。患者小便频数，加益智仁、乌药补肾缩尿。具体加减：麸炒白术加至 30g，茯苓加至20g，黄芪加至40g，太子参加至25g，去青蒿、醋鳖甲、秦艽、知母，加升麻6g、川芎12g、益智仁15g、乌药15g。

处方：

生地15g	麸炒白术30g	丹皮12g	茯苓20g
山萸肉15g	泽兰12g	黄芪40g	太子参25g
当归12g	白芷12g	金银花12g	连翘12g
桂枝12g	赤芍12g	柴胡12g	百合18g
升麻6g	川芎12g	益智仁15g	乌药15g

7剂，日一剂，水煎服，早晚两次温服

服药后，患者体温未再升高，右腰部破溃收口，饮食较前增加，睡眠一般，大便不成形，小便较前次数稍减少，继续门诊随诊，坚持中药治疗。

【按】患者为老年女性，以间断咳嗽、咳痰1周，发热3天为主诉，结合其症状、体征及辅助检查结果，肺部感染诊断明确。患者高龄肾气不足，感受外邪发而为病。首诊时患者咳嗽、咯吐少量黄黏痰，口干明显，右腰部可见久不收口的破溃口，有炎性分泌物渗出，结合舌脉，辨证属于气阴两虚证，治疗以益气养阴为原则，以青蒿鳖甲汤为基本方，佐以燮理枢机、调和营卫、益气活血补血之品。二诊时，患者虚热已祛，清标热只可中病而止，在标热渐清，本虚渐显之时，要转以扶正固本为主，故减少清热药物用量，加强益气养血、托毒透脓之功，其中黄芪甘而微温，归脾、肺经，生用尤长于大补元气而托毒排脓，故前人称之为"疮家之圣药"。当归养血活血，川芎活血行气、化瘀通络，两药与黄芪相伍，既补益气血，扶正以托毒，又通畅血脉，使气血充足，血脉通畅，则可鼓营卫外发，生肌长肉，透脓外泄。同时，患者饮食欠佳，大便溏薄，为脾胃气虚的表现，增加太子参、麸炒白术用量并加用升麻，取"补中益气"之意，使中气得升，外邪乃除。

（陈璐，任志雄）

咳嗽医案

患者： 栾某　女　70岁

初诊： 2016年7月18日

主诉： 反复咳嗽6年，伴喘息加重1年。

现病史： 患者6年前感冒后出现咳嗽、流清涕，体温39.3℃，在医院门诊口服药物后发热好转（具体药物不详），但仍有咳嗽、干咳，给予抗炎药物后效果欠佳，克拉玛依市第二人民医院（2011年5月12日）胸部CT示：双下肺感染，以右侧为著；双侧间隔旁肺气肿；肝右叶低密度灶。行纤维支气管镜提示：支气管黏膜炎，病理提示：左右支气管涂片未见异性细胞，可见炎细胞及柱状上皮细胞。查结核杆菌抗体、肺炎支原体抗体均为阴性；肿瘤标志物正常。经止咳化痰治疗后欠佳转至自治区人民医院（2011年6月6日），完善肺功能：1.轻度限制性肺通气功能障碍；2.小气道功能障碍（肺弹性降低）；3.气道阻力正常；4.残气降低，残/总百分比正常，肺总量降低；5.肺一氧化碳弥散功能降低；6.乙酰胆碱继发试验阳性、提示Dmin2.179Unit、哮喘可能性大。自治区人民医院（2011年6月6日）肺CT：双肺间质改变；肺动脉高压；肝左叶内侧囊状低密度影，考虑囊肿，脂肪肝。PET–CT扫描未见明显肿瘤征象。纵隔内见淋巴结影，未见高代谢，考虑炎性增生，慢性支气管炎伴感染，间质性改变；支气管镜：气管、支气管黏膜大致正常；痰涂片未见抗酸杆菌。诊断为特发性肺间质纤维化。治疗给予泼尼松片早20mg、晚10mg口服，口服激素2个月余逐减至停药。患者仍有咳嗽、胸闷气憋等症状，易感冒。2011年11月在自治区人民医院复诊，完善肺部CT示：两肺下叶间质改变合并炎症，右侧明显肺功能：轻度限制性肺通气功能障碍；给予红霉素肠溶胶囊、泼尼松及硫唑嘌呤片口服抑制炎症，乙酰半胱氨酸抗纤维化治疗。为进一步求中医药诊治，遂请阎师会诊。

现症：咳嗽，白天咳嗽较夜间重，时有喘息，咳痰，痰量少，色白，鼻涕多。易感冒，长期口服感冒药物自觉无效，全身乏力，怕风怕冷，遇冷后咳嗽喘息加重，饮食、睡眠可，大便一日2~3次，时成形时不成形。舌淡苔白，脉弦细。

既往史：2型糖尿病3年病史，长期口服格列美脲片2粒 qd。

过敏史：否认药物及食物过敏。

家族史：否认家族遗传病史。

体格检查：双肺可闻及捻发音。

诊断：中医：咳嗽

　　　　　西医：肺间质纤维化

辨证：痰浊壅肺证

治法：燥湿健脾，清热化痰

处方：

陈皮15g	茯苓25g	法半夏6g	生甘草6g
远志12g	地骨皮10g	鱼腥草12g	金银花20g
连翘20g	桔梗12g	杏仁10g	苏梗12g
白术15g	山药20g	枇杷叶15g	桑白皮12g

30剂，日一剂，水煎服，早晚分服

方解：方中半夏辛温性燥、善能燥湿化痰，为君药，陈皮理气行滞、健脾除湿化痰为臣药，佐以茯苓、山药、白术健脾化湿；杏仁、苏梗降气宽胸；鱼腥草、金银花、连翘、地骨皮、桑白皮清肺热、止咳喘；使以桔梗专入肺经，味辛开苦泄，既能开肺祛痰，又引诸药直达病所。

二诊： 2016年10月24日

患者诉服药后咳嗽有所减少，受风、受凉后仍有阵发性咳嗽，以白天居多，口干痰少，清涕较多，咳时伴有出汗、气喘，有乏力，饮食、睡眠可，大便2~3次/天，小便如常。患者痰较前稍减少，减陈皮、苏梗、鱼腥草、白术，加苏子6g、炒莱菔子12g、白芥子5g、炒葶苈子6g降气豁痰，加丹参20g养血活血通络，加紫菀15g润肺下气、消痰止咳。改法半夏10g、生甘草10g、远志15g、地骨皮12、连翘25g、桔梗10g、杏仁12g、桑白皮15g增强清肺止咳化痰之效。

诊治同前，守方加减。

处方：

茯苓25g	法半夏10g	生甘草10g	远志15g
地骨皮12g	金银花20g	蜜紫菀15g	连翘25g
桔梗10g	杏仁12g	山药20g	枇杷叶15g
桑白皮15g	炒苏子6g	炒莱菔子12g	炒白芥子5g
炒葶苈子6g	丹参20g		

30剂，日一剂，水煎服，早晚分服

三诊： 2017年3月13日

患者诉咳嗽、流清涕，受风受凉后仍有阵发性咳嗽，以白天居多，恶风，口干痰少，咳时伴有出汗、气喘，气短，有乏力，易感冒，饮食、睡眠可，大便1~2次/天，小便如常。目前患者流涕，减地骨皮、桑白皮，加化橘红15g、百部10g增强化痰之功，改茯苓30g、金银花25g、杏仁10g、炒苏子8g、炒葶苈子8g。

处方：

茯苓30g	法半夏10g	生甘草10g	远志15g
金银花25g	蜜紫菀15g	连翘25g	化橘红15g
桔梗10g	杏仁10g	山药20g	枇杷叶15g

百部 10g　　　　炒苏子 8g　　　　炒莱菔子 12g　　　炒白芥子 8g

炒葶苈子 8g　　　丹参 20g

30 剂，日一剂，水煎服，早晚分服

　　患者坚持服药后，咳嗽较前明显好转，随改服中成药，电话随访，控制良好。嘱患者适寒暑，适当锻炼。

　　【按】咳嗽是临床常见的症状，历代医家皆认为"肺为娇脏，怕寒而恶热，故邪气易伤而难治"。清·陈修园说："外感之咳，其来在肺，故必由肺及他脏，此肺为本而他脏为标也。内伤之咳，先伤他脏，故必由他脏以及肺，故他脏为本而肺为标也。"故咳嗽一症，包罗万象，此病例中老师采用杏仁、莱菔子、苏子、白芥子降气化痰，金银花、连翘、地骨皮清肺中虚热，山药、茯苓、白术等药健脾除湿以祛"痰之源"、枇杷叶、桑白皮等药润肺止咳，体现老师降、清、补、润合用而治咳之顽疾。因患者乃七十有余之老者，故于方中加用阎师自拟"四子养亲汤"即以顺气降逆、化痰消食的"三子养亲汤"加上少量的苦寒泻肺、下气除痰之"葶苈子"共奏气降咳消、脾健食消、痰生乏源之效。

（韩小雨，陈铁民）

支气管扩张医案

患者：刘某某　男　64岁

初诊：2011年3月18日

主诉：反复发作性咳嗽、憋气30余年。

现病史：患者30余年前因劳累受凉后出现咳嗽、发热，轻度憋气，未系统诊治，后每年冬天出现咳嗽、憋气等症状，未予重视；随后咳嗽、憋气进行性加重，夜间咳嗽明显，不能入睡，就诊于多家医院均以慢性支气管炎治疗。2009年于北京中医医院行胸部CT检查，提示双肺局限性支气管扩张，口服中药及中成药治疗，症状有所好转；但咳嗽、憋气仍反复发作，冬季更甚，为求进一步治疗就诊于阎师。

现症：间断憋气、咳嗽，痰白黏稠，不易咯出，遇凉后加重，无胸闷、胸痛及放射痛，纳可，眠差，二便调。舌淡有瘀斑，苔白少苔，脉弦细。

既往史：否认高血压、冠心病、糖尿病病史；否认乙肝、结核等传染病史；否认外伤史。

过敏史：否认药物过敏史。

家族史：奶奶有高血压病史。

查体：双肺呼吸音粗，未闻及明显干湿啰音，心腹查体未见明显异常。

诊断：中医：咳嗽

　　　　西医：支气管扩张

辨证：肺肾两虚，痰湿内盛

治法：化痰止咳，润肺补肾

处方：

苏梗 10g	杏仁 10g	化橘红 12g	陈皮 12g
清半夏 6g	炒苏子 6g	炒莱菔子 10g	茯苓 15g
甘草 6g	蜜杷叶 15g	前胡 12g	蜜紫菀 12g
芦根 20g	川贝 12g	金狗脊 20g	桑寄生 25g

14 剂，日一剂，水煎服，早晚分服

方解：苏梗、杏仁调节肺气宣降，止咳平喘；橘红、陈皮、半夏健脾燥湿化痰；茯苓健脾渗湿以助化痰之力；苏子、莱菔子、前胡降气化痰；蜜紫菀、蜜枇杷叶润肺化痰止咳；川贝清热化痰润肺止咳；金狗脊、桑寄生补肾助阳，运化痰湿；芦根清热生津，制约诸药辛燥之性，同时可加强祛痰之力；甘草调和诸药。

二诊：2011 年 9 月 5 日

患者服药后，仍有咳嗽、憋气，少量白痰，质稠，不易咯出，遇冷明显加重，饮食可，睡眠较前好转，易汗出，无口干眼干、口苦，二便调。舌淡红略暗，苔薄白，脉弦略滑。上方去陈皮，改半夏 10g、炒莱菔子 12g、蜜紫菀 15g 加强化痰止咳之功。改金狗脊 25g 加强补肾助阳，强一身之阳气。加全瓜蒌 25g 清热化痰，宽胸散结，散胸中寒凝之气。加远志 12g 既可安神定志，又可行气化痰。加百合 20g 润肺化痰止咳，兼可养心安神。

治法同前，守方加减。

处方：

苏梗 10g	杏仁 10g	化橘红 12g	远志 12g
清半夏 10g	炒苏子 6g	炒莱菔子 12g	茯苓 15g
甘草 6g	蜜杷叶 15g	前胡 12g	蜜紫菀 15g
芦根 20g	川贝 12g	金狗脊 25g	桑寄生 25g

全瓜蒌25g   百合20g

14剂，日一剂，水煎服，早晚分服

三诊：2011年9月19日

患者诉咳嗽、憋气均有减轻，以夜间咳嗽为主，白痰，不易咯出，无畏寒、发热，口干，纳眠可，大便偏干燥。舌淡红略暗，苔白略水滑，脉弦略滑。患者症状较前减轻，故上方改化橘红15g、炒苏子10g、全瓜蒌30g加强化痰之力；金狗脊30g加强温补肾阳之功，助阳气温化水饮；百合25g加强润肺化痰之功；芦根25g入肺经，善清肺热，肺与大肠相表里，清热生津，润肠通便。

处方：

苏梗10g	杏仁10g	化橘红15g	远志12g
清半夏10g	炒苏子10g	炒莱菔子12g	茯苓15g
甘草6g	蜜杷叶15g	前胡12g	蜜紫菀15g
芦根25g	川贝12g	金狗脊30g	桑寄生25g
全瓜蒌30g	百合25g		

14剂，日一剂，水煎服，早晚分服

四诊：2011年10月10日

患者诉咳嗽、憋气好转，咳痰量少，不易咯出，无畏寒怕冷，无口干，纳可，睡眠时好时差，大便偏干，1次/日。舌淡红略暗，苔白较前薄，脉沉弦。上方改杏仁12g、化橘红12g、百合30g、茯苓12g、炒莱菔子15g、甘草5g、桑寄生30g，加生地12g养阴生津、润肠通便。

处方：

苏梗10g	杏仁12g	化橘红12g	生地12g
清半夏10g	炒苏子10g	炒莱菔子15g	茯苓12g
甘草5g	蜜杷叶15g	前胡12g	蜜紫菀15g
芦根25g	川贝12g	金狗脊30g	桑寄生30g

全瓜蒌30g　　　百合30g

14剂，日一剂，水煎服，早晚分服

五诊：2011年10月24日

患者诉喘憋好转，咳嗽，晨起有痰，量少，不易咯出，白色黏稠，无咯血、胸痛，纳眠可，二便尚可。舌淡红略暗，苔薄白略黄，脉沉略弦滑。上方去狗脊、生地，改茯苓15g、甘草8g、芦根30g，加白芥子6g加强温肺化痰之效；葶苈子6g泻肺平喘，专泻肺中水饮及痰火而平喘咳。

处方：

苏梗10g	杏仁12g	化橘红12g	白芥子6g
清半夏10g	炒苏子10g	炒莱菔子15g	茯苓15g
甘草8g	蜜杷叶15g	前胡12g	蜜紫菀15g
芦根30g	川贝12g	葶苈子6g	桑寄生30g
全瓜蒌30g	百合30g		

14剂，日一剂，水煎服，早晚分服

患者每1~2周复诊，长期随诊近3年，症状较为平稳，偶有咳嗽，痰少，色白，不易咯出，劳累或进食生冷油腻后自觉喘憋，平素无特殊不适，纳眠可，二便调。仍继续调整中药方以止咳化痰润肺，兼顾护脾胃。2014年7月21日复诊时诉咳嗽咳痰症状明显好转，受凉后偶有憋气，较前明显减轻，于北京中医医院复查胸部CT示双肺支气管扩张好转。

【按】阎师认为咳嗽由于肺失宣降，肺气上逆作声，咳吐痰液而言，是肺系疾病的证候之一，临床中常见的肺部感染、支气管扩张、慢性支气管炎、慢性阻塞性肺疾病等呼吸系统疾病的首发症状常常以咳嗽为主。中医学认为咳嗽的病位在肺，在诊治咳嗽时，我们既要借助西医学的诊断手段明确咳嗽原因，但又不能脱离中医学辨证论治和整体观念的治疗体系，要实现辨证与辨病的相结合。

　　咳嗽最早见于《黄帝内经》,《素问·宣明五气篇》说"五气所病……肺为咳",《素问·脏气法时论》说"肺病者,喘咳气逆",指出咳嗽的病位在肺,肺主咳嗽;《素问·咳论》又明确指出"五脏六腑皆令人咳,非独肺也",说明不但肺本身受邪时可以发生咳嗽,而且五脏六腑有病,波及肺时,也可以发生咳嗽。清代程钟龄说:"肺譬若钟然,钟非叩不鸣。风寒暑湿燥火六淫之邪,自外击之则鸣。劳欲情志、饮食炙煿之火,自内扣之则亦鸣。医者不去其鸣钟之具,而日磨锉其钟……钟其能保乎。"对咳嗽之由和治咳之法,做了扼要的阐述,指出外感及内伤皆可导致咳嗽,同时提出治病必求于本,解除外感及内伤因素则咳嗽自愈。清代陈修园对咳嗽提出了标本先后论,"外感之咳,其来在肺,故必由肺及他脏,此肺为本而他脏为标也。内伤之咳,先伤他脏,故必由他脏以及肺,故他脏而为本肺为标也"。可见咳嗽一症,证候复杂,所以治疗咳嗽必须运用辨证论治的方法,分辨外感、内伤及虚、实、寒、热,才能收到满意的疗效。张景岳提出了外感、内伤咳嗽的治疗原则,丰富了治咳理论,《景岳全书·咳嗽》指出"外感之邪多有余,若实中有虚,则宜兼补以散之;内伤之病多不足,若虚中夹实,亦当清以润之",提出治外感咳嗽宜"辛温发散"为主,内伤咳嗽宜"甘平养阴"为主。

　　阎小萍教授在总结多年咳嗽经验,认为治疗咳嗽当以调节肺的宣发肃降为主,气机宣降正常则咳嗽自愈;自拟经验方"苏杏二三汤"治疗内伤咳嗽。结合本病例特点,阎师认为本病例病机特点为肺肾两虚,痰湿内盛;治疗当以化痰止咳,补肺益肾为主。方中苏梗辛温发散,兼可行气化痰,以调节肺的宣发为主。《本草崇原》认为苏梗"主宽中行气,消饮食,化痰涎";杏仁,苦微温,味苦降泻,肃降兼宣发肺气而能止咳平喘,为治咳喘之要药。杏仁与苏梗配伍共为君药,一升一降调节肺的宣发肃降,兼能化痰止咳。方中配伍"二陈汤合三子养亲汤"为臣药,其中半夏辛温性燥,善能燥湿化痰,且又和胃降逆;橘红既可理气行滞,又能燥湿化痰,二者相辅相成,增强燥湿化痰之力，而且体现治痰先理气、气顺则痰消之意；白芥子温肺利气，快膈消痰，以除痰为主；紫苏子降气行痰，使气降而痰不逆，以行气为主；莱菔子消食导滞，使气行则痰行，主食痞兼痰；三子配伍达到温肺化痰、降气消食之功；因患者咳痰较少，故去紫苏子。脾为生痰之源，肺为贮痰之器，莱菔子剂量较大能够制约生痰之源，使脾气健运则痰饮自消；陈皮、茯苓配伍能够健脾和胃，促进脾胃健运，减少生痰，同时陈皮可以降逆化痰，茯苓渗湿利水达到消逐痰饮之功；蜜枇杷叶、蜜紫菀润肺化痰止咳；前胡"其功先在散结，结散则气下，而痰亦降，所以为痰气要药"（《药义明辨》），前胡配伍功在降气化痰，兼可宽胸散结；川贝母清热化痰、润肺止咳，辛甘微寒之性，尤宜于内伤久咳、燥咳之证；芦根入肺经，擅清肺热，兼可制约诸药辛温燥热之性；久病及肾，肺肾两虚，遇寒更甚，辨证以肾阳虚为主，方中配狗脊、桑寄生温补肝肾之阳，使阳气充足能够温化痰饮之邪，共为佐药；甘草调和诸药为使；全方共奏化痰止咳、补肺益肾之功。

阎师认为"病有千端，法有万变，圆机活法，存乎其人"，咳嗽的病因病机可概括为外感咳嗽及内伤咳嗽，外感咳嗽当遵仲景六经辨证，当以祛邪利肺为主；内伤咳嗽当辨本虚标实。咳嗽的治疗方法概括为宣、降、清、温、补、润、收七大法则，当以调节肺的宣发肃降为主要矛盾，气机升降自如则咳嗽自愈。

（白雯，乔树斌）

偏头痛医案

患者： 马某　女　47岁

初诊日期： 2018年4月29日

主诉： 阵发性头痛30年。

现病史： 患者自述30年前无明显诱因出现阵发性双侧头痛，或左或右头痛剧烈，痛时伴恶心、呕吐、呕吐物为胃内容物，常兼见颈部僵硬酸痛，超声检查示双侧颈动脉、椎动脉血流通畅、脑动脉超声未见异常。辗转多家医院，采用了多种中西医药物治疗疼痛均未见明显缓解，今请阎师诊治。

现症： 左侧头胀痛、颈部僵硬酸痛，伴见夜寐欠佳、入睡困难、醒后头目昏沉，口苦、心烦、两胁痛，无明显双上肢麻木疼痛，二便调。舌红、苔黄白相兼，脉沉弦细。

既往史： 颈椎病。

过敏史： 否认药物过敏史。

家族史： 否认家族遗传病史。

传染病： 否认传染病史。

诊断： 中医：头痛

　　　　西医：头痛原因待查、颈椎病

辨证： 肝阳上亢

治法： 平肝潜阳，理气化痰，活瘀通络，宁心安神

处方：

| 姜半夏10g | 明天麻12g | 钩藤20g | 佩兰12g |

川芎6g	荆芥穗10g	防风12g	白芷15g
薄荷10g	甘草6g	羌活12g	夏枯草12g
蔓荆子12g	制元胡20g	砂仁10g	陈皮10g
炒酸枣仁30g	细辛3g		

14剂，日一剂，水煎服，早晚两次温服

并嘱患者行颈椎MRI检查、监测血压。

方解： 方中以明天麻、钩藤平肝息风为君。配川芎、蔓荆子、白芷、细辛、羌活、元胡辛温散寒、理气疏风，止头之胀痛及颈部僵硬酸痛，姜半夏、陈皮理气化痰和胃，炒枣仁养心安神，共为臣药。佐以佩兰、夏枯草、砂仁。甘草调和诸药为使。诸药合用，共奏平肝潜阳、理气化痰、活瘀通络、宁心安神之效。

二诊： 2018年6月3日

患者自述头痛及颈部僵硬较服药前明显减轻，颈椎MRI报为颈椎病，自测血压均于（100~120）/（70~80）mmHg范围内，纳可，睡眠较前改善，二便调。舌红，苔黄白相兼，脉沉弦细。患者偏头痛症状缓解，故加片姜黄12g、炒枳壳12g梳理气机，正如《医方考》所言"用枳壳破其气、姜黄利其郁"；头痛剧烈时所伴恶心、呕吐程度较前减轻，故加竹茹清热化痰；仍有黄苔故去辛燥之细辛、砂仁，并减少姜半夏用量以防助热；增加制元胡、佩兰、川芎的用量以疏理气机，恢复肝之用。

处方：

姜半夏8g	明天麻12g	钩藤20g	佩兰15g
川芎9g	荆芥穗10g	防风12g	白芷15g
薄荷10g	甘草6g	羌活12g	夏枯草12g
蔓荆子12g	制元胡25g	陈皮10g	炒酸枣仁30g
知母12g	片姜黄12g	炒枳壳12g	竹茹10g

14剂，日一剂，水煎服，早晚两次温服

三诊：2018年7月1日

患者自述口服中药后，头胀痛、头目昏沉均较前缓解、疼痛时伴随恶心、呕吐症状亦较前明显减轻，故去清热化痰之竹茹，减少性温味辛之姜半夏的用量；患者畏风寒、少汗、心烦、口干、急躁易怒、入睡困难等程度均较前改善，故增加知母用量以滋肾阴清相火；纳差、大便黏腻，故增加炒枳壳的用量以疏理气机。

方药：

姜半夏6g	明天麻12g	钩藤20g	佩兰15g
川芎9g	荆芥穗10g	防风12g	白芷12g
薄荷10g	甘草6g	羌活12g	夏枯草12g
蔓荆子12g	制元胡25g	陈皮10g	炒酸枣仁30g
知母15g	片姜黄12g	炒枳壳15g	

14剂，日一剂，水煎服，早晚两次温服

四诊：2018年7月29日

此次复诊时患者自述偏头疼痛次数已由之前每月3~4次减为2次，其中左右两侧各1次，每次持续时间亦由5~7日减至1日即可缓解，疼痛程度亦较前减轻，现仅为之前疼痛的60%，伴恶风，已能有少量汗出（既往鲜有汗出），睡眠较前改善，多梦较前减轻，睡醒后自觉精力充沛，食后无胃脘胀满，无恶心，无反酸，仍有心烦易怒，大便日行一次，质可，小便调。舌淡边尖红，白苔，脉沉细。患者仍有咽干、头昏沉、心烦易怒，为防止肝气郁结、肝胆之经络气机不畅而化热之嫌，故在上方中加柴胡6g、炒黄芩6g、川黄连5g，减少辛温之白芷。为增强平肝潜阳之功加生石决明30g，合天麻、钩藤以加强潜阳息风之力；患者疾病持续达30年之久，久病入络，故加炙山甲颗粒6g以疏通经络并引药直达病所。已无呕吐，故去掉炒枳壳15g、姜半夏6g；仍有口干故增加知母用量以滋阴。

处方:

明天麻 12g	钩藤 20g	佩兰 15g	柴胡 6g
川芎 9g	荆芥穗 10g	防风 12g	白芷 10g
薄荷 10g	甘草 6g	羌活 12g	夏枯草 12g
蔓荆子 12g	制元胡 25g	陈皮 10g	炒酸枣仁 30g
知母 18g	片姜黄 12g	川黄连 5g	生石决明 30g
炒黄芩 6g	炙山甲颗粒 6g		

14剂,日一剂,水煎服,早晚两次温服

结语: 自患者口服中药起至今已有4月余,自首诊服药后头痛即缓,二三诊时逐渐减轻,现头痛次数亦由之前每月3~4次减为2次,其中左右两侧各一次,每次持续一日一夜即可缓解,疼痛程度也较前减轻,现仅为之前疼痛的60%,仍坚持复诊以巩固疗效中。

【按】患者为青年女性,形体偏瘦,偏头胀痛,病程缓慢反复发作30余年,超声检查示双侧颈动脉、椎动脉血流通畅、脑动脉超声未见异常,辗转多家医院,采用了多种中西医药物治疗均无明显疗效。阎师诊治中详追其病史,患者为家中长女,家境清贫,父母双亲均有疾,自幼操持家务,忧思重重,日久郁化火伤阴为病之机。病位在少阳肝胆经,肝阴虚肝阳上亢,上扰清窍,故阵发性双侧头痛,或左或右头痛剧烈。肝阴伤故可见形体消瘦。肝郁日久,头疼频繁发作,加重了肝火,肝火进一步灼伤肝阴。肝脏体阴而用阳,肝阴虚失其阴阳平衡,故阎师诊其为头痛,证属肝阳上亢之头痛。治以平肝潜阳、理气化痰、活瘀通络、宁心安神之法。

在此患者的诊治过程中,阎师自首诊透过其肝阴虚、肝阳亢的所表现出来的标症,抓住其病机属肝气郁结之本质后,始终秉承平肝潜阳、理气化痰、活瘀通络、宁心安神的治疗原则。始终不离阴虚、火旺、络瘀、痰结、气郁之机从肝、痰、郁论治随症加减。患者首诊服药后头痛即缓，二三诊时逐渐减轻，逐渐减少其辛温之标药的同时，增加清蕴热、滋阴的药以解决其根本问题。

（刘寰宇，董秋梅）

月经不调医案

患者： 张某　女　27岁

初诊： 2013年9月28日

主诉： 月经错后伴有颜面痤疮1年。

现病史： 患者1年前无明显诱因出现月经错后10~20天，伴有颜面皮肤起痤疮。

现症： 月经错后，颜面痤疮于月经前后明显加重，经期乳房胀痛，心烦易怒，月经量少、有血块、色暗，易倦怠乏力，纳可，小便调，大便黏滞不爽。舌淡红苔白，边齿痕，脉沉略弦滑。

既往史： 体健，否认高血压、糖尿病等慢性病史。

过敏史： 否认食物药物过敏史。

诊断： 中医：月经后期

　　　　西医：月经紊乱

　　　　　　　痤疮

辨证： 肝郁脾虚，内生瘀热

治法： 调肝健脾，清热凉血

处方：

当归10g	桂枝6g	赤芍12g	柴胡10g
茯苓20g	焦白术15g	炙甘草6g	薄荷6g
香附12g	坤草12g	丹皮10g	焦栀子6g
川断25g	桑寄生25g	连翘20g	白豆蔻10g

砂仁10g　　　　杏仁10g　　　　生薏苡仁20g　　制元胡12g

14剂，日一剂，分早晚温服

口服： 丹参酮　4片　3次/日

方解： 方中柴胡疏肝解郁；当归、赤芍养血柔肝；白术、甘草、茯苓健脾养心；薄荷助柴胡以散肝郁；香附、坤草、元胡行气活血调经；栀子、连翘、丹皮清热凉血散结；桂枝温通经脉，助气血运行，制约寒凉药物之性；砂仁、杏仁、薏苡仁、白豆蔻宣畅三焦气机；川断、桑寄生补肝肾之功。诸药合用，可收肝脾并治、气血兼顾的效果。

二诊： 2013年10月18日

服药月经如期，然月经量少，有血块，第三天量减少，第六天干净，颜面见痤疮，夜寐安，早醒，思虑过度尤甚，易脱发，阳光晒后无皮疹，无畏光，经期腹痛，经期尿频、尿痛、尿急改变，于淋雨后无明显腰疼，唯久坐后甚，纳可，二便调。舌淡红苔白，边齿痕，脉沉略弦滑。患者服中药不方便，给予中成药加味逍遥丸，1丸、2次/日，丹参酮4片、3次/日，知柏地黄丸30丸，2次/日，口服替代中药汤剂治疗2个月。

三诊： 2013年12月15日

服药后较前减轻，32天左右一行，伴头晕乏力阵作，月经期行经5天，有少量血块，四末欠温，腰疼，行经期甚，行经第一天轻度小腹疼痛，纳可，二便调。舌淡红暗，边尖略红，苔白，脉沉略弦滑。患者思虑过度，肝郁不舒，累及脾土，气郁日久，化热化火，故患者急躁易怒，面生痤疮。故去除温脾燥湿之白豆蔻、杏仁。加强补肾活血，加山萸肉20g、熟地10g，调制元胡15g、坤草15g；增强清热解毒作用，加淡竹叶10g，调连翘25g、生薏苡仁30g。

诊治同前，守方加减。

处方：

当归10g　　　　桂枝10g　　　　赤芍12g　　　　柴胡10g

茯苓20g	焦白术15g	炙甘草6g	薄荷6g
香附12g	坤草15g	丹皮10g	焦栀子8g
川断25g	桑寄生25g	连翘25g	砂仁10g
生薏苡仁30g	制元胡15g	山萸肉20g	淡竹叶10g
熟地10g			

28剂，日一剂，分早晚温服

四诊： 2014年1月13日

经期正常，经量可，头晕减轻，经期或经前期乳房胀痛减轻，偶有急躁，纳可，二便调，舌淡略红苔白，脉沉弦略细。因诸症减轻，予加健脾补肾、益气行气之生山药20g、黄芪15g、陈皮12g，善其后。

处方：

当归10g	桂枝12g	赤芍12g	柴胡10g
茯苓20g	焦白术15g	炙甘草6g	薄荷6g
香附12g	坤草15g	丹皮10g	焦栀子6g
川断25g	桑寄生25g	连翘25g	白豆蔻10g
砂仁10g	杏仁10g	生薏苡仁30g	制元胡15g
山萸肉20g	淡竹叶10g	熟地10g	生山药20
黄芪15g	陈皮12g		

28剂，日一剂，分早晚温服

患者服药后月经正常，颜面部痤疮消失，至今未再复发。

【按】 月经后期是指月经周期延后7天以上，甚四五十天一至，或至三五个月，连续两个周期以上。本病首见于《金匮要略》，谓"至期不来"。《丹溪心法》始将月经后期作为一个病症来研究，称为"经水过期"，并从不同的期、量、色、质提出了辨证要点和治疗方法。本例患者月经初时月经（37~50天），符合月经后期病。阎师以调肝理脾、补益肝肾为法。

《妇科玉尺》云："惟忧愁思虑，心气受伤，则脾气失养，郁结不通，腐化不行，饮食减少，斯有血枯血闭，及血少色淡，过期或数月一行也。"患者忧思多虑，肝气不舒，累及脾土，脾失健运，生化乏源则倦怠乏力、月经量少；肝气不舒，内郁日久化热则急躁易怒，面生痤疮。因此治疗当以疏肝健脾，凉血清热，方宜加味逍遥散加减用之。女子以血为本，肝藏血，肾藏精，肝肾同源，因此不忘培本固源，补益肝肾。

阎师在临证辨治中，以脏腑辨证为本，寒热辨证为纲。在临证中，巧用砂仁、杏仁、薏苡仁、白豆蔻宣通三焦气机，使气机通畅，血流不滞；调三焦气机贵在运化中焦，中焦得运，三焦得通，因此砂仁与白豆蔻相须为用，加强醒脾化湿之功。

（刘权）

后侧索联合变性医案

患者：杨某　男　42岁

初诊：2018年5月21日

主诉：行走不稳18年，双膝关节僵痛13年。

现病史：患者长期进食不规律，于2000年出现站立、行走不稳，双下肢无力伴发僵，就诊于山西省人民医院，查脊髓MRI示后侧索联合变性，给予营养神经、活血化瘀对症治疗后，症状有所减轻。2006年4月出现行走不稳、双下肢发僵加重，偶有行走"发飘"感，伴左下肢及第一跖趾关节刺痛，就诊于中国人民解放军总医院（301医院）。胸椎MRI示"胸椎广泛变细，髓内未见明显异常信号"，考虑后侧索联合硬化，予维生素B_{12}、叶酸、神经细胞生长素、酪氨酸等治疗后，症状减轻，但仍行走不稳。2011年10月于301医院住院治疗，给予维生素B_{12}、叶酸、巴氯芬缓解痉挛。2013年5月20日曾于请阎老师诊治，服药半年后病情好转，双膝关节疼痛改善，遂自行未复诊。近日再次出现双膝关节疼痛、双下肢痿软无力，活动受限明显。

现症：行走不稳，双下肢痿软无力，行走受限，下肢麻木、无力，无痉挛、抽搐，双膝关节疼痛、屈伸活动受限，无明显晨僵，无明显畏寒怕冷，恶风、无汗出，乏力明显。纳寐可，二便调。舌淡红略白苔，脉沉略弦滑。

既往史：2011年10月于301出院诊断：糜烂性胃炎、HP感染；反流性食管炎；十二指肠球炎；胆囊息肉。

过敏史：否认药物过敏史。

家族史： 否认家族遗传病史。

体格检查： 双膝关节可闻及骨擦音，凉髌征存在。

诊断： 中医：痿证

西医：1.后侧索联合变性

2.骨关节炎

辨证： 肾虚寒湿证

治法： 补肾壮骨，散寒除湿，健脾益气，化瘀通络

处方：

陈皮15g	骨碎补20g	补骨脂15g	仙灵脾10g
锁阳10g	生黄芪20g	生杜仲30g	川断30g
狗脊35g	桑寄生30g	伸筋草30g	桂枝10g
赤芍15g	怀牛膝15g	威灵仙15g	肉苁蓉25g
益智仁15g	熟地12g	徐长卿15g	知母15g
豨莶草15g	生薏苡仁30g		

7剂，日一剂，水煎服，早晚两次温服

方解： 方中狗脊、骨碎、补骨脂补肾壮骨，肉苁蓉、熟地、锁阳温肾益精，杜仲、川断、桑寄生、牛膝同用可补肝肾、强筋骨、活血而起痿弱。生黄芪补气健脾；陈皮理气调中，燥湿化痰。桂枝配赤芍，调和营卫，祛邪外出。威灵仙、豨莶草、伸筋草可祛风湿，利关节。诸药合用则有补脾肾、祛寒湿、化瘀通络之功。

二诊： 2018年5月28日

患者诉服药后乏力改善，双下肢无力感明显好转，右膝关节冷痛改善，屈伸不利、活动受限亦有明显改善，纳可，寐可，小便正常，大便1次/日，舌淡红略白黄少津，脉沉略弦滑。中药继上方中增量补骨脂为18g、锁阳为12g、生黄芪为30g、肉苁蓉为30g、熟地为15g、减量狗脊为30g、赤芍为12g，加强补肾填精之功；去仙灵脾、怀牛膝、徐长卿，加党参12g配黄芪增加补气健脾之功。

诊治同前，守方加减。

处方：

陈皮 15g	骨碎补 20g	补骨脂 18g	锁阳 12g
生黄芪 30g	生杜仲 30g	川断 30g	狗脊 30g
桑寄生 30g	伸筋草 30g	桂枝 10g	赤芍 12g
威灵仙 15g	肉苁蓉 30g	益智仁 15g	熟地 15g
知母 15g	豨莶草 15g	生薏苡仁 30g	党参 12g

28剂，日一剂，水煎服，早晚两次温服

三诊： 2018年6月25日

患者诉服药后双膝关节疼痛、双下肢无力较前继续好转，喜暖恶寒，受凉后关节痛易加重，自诉双下肢沉重感明显，全身乏力症状较前改善，纳可，寐可，小便正常，大便1~3次/日。中药汤继上方增量生黄芪为35g、党参为15g，增加温阳健脾益气之功，增量桂枝为12g、熟地为18g、减量知母为12g，防清利过强。

处方：

陈皮 15g	骨碎补 20g	补骨脂 18g	锁阳 12g
生黄芪 35g	生杜仲 30g	川断 30g	狗脊 30g
桑寄生 30g	伸筋草 30g	桂枝 12g	赤芍 12g
威灵仙 15g	肉苁蓉 30g	益智仁 15g	熟地 18g
知母 12g	豨莶草 15g	生薏苡仁 30g	党参 15g

28剂，日一剂，水煎服，早晚两次温服

四诊： 2018年7月23日

患者诉服药后晨起活动受限感明显缓解，双膝关节疼痛较前缓解，双下肢沉重感缓解，仍易疲乏，现可缓步前行已2~3天，双膝关节阵发热感，自觉舒解，然仅持续约1分钟左右，初诊时需他人全力扶持方能缓步前行，至2018年6月25日复诊后已能轻扶他人便可拄杖缓行，本次就诊已不用乘出租车而自行出站，步行至公交车至我院就诊。自觉周身乏力、倦怠较前减轻。舌淡红，边小瘀点、齿痕，苔薄白微黄，脉沉略弦滑。继上方增量赤芍为15g、知母为15g、熟地为20g、党参为18g、生黄芪为40g，加焦白术20g、生山药25g。

处方：

陈皮15g	骨碎补20g	补骨脂18g	锁阳12g
生黄芪40g	生杜仲30g	川断30g	狗脊30g
桑寄生30g	伸筋草30g	桂枝12g	赤芍15g
威灵仙15g	肉苁蓉30g	益智仁15g	熟地20g
知母15g	豨莶草15g	生薏苡仁30g	党参18g
生山药25g	焦白术20g		

28剂，日一剂，水煎服，早晚两次温服

患者坚持服药4个月后，病情明显好转，双膝关节无明显疼痛，双下肢痿软无力亦有明显改善，余关节无特殊不适，纳眠可，二便调。嘱继服上方以巩固疗效。

【按】该例患者诊断为后侧索联合变性、骨关节炎，是属于中医痿证的肾虚寒湿夹瘀证。痿证首见于《内经》，强调本病主要病理为肺热叶焦，并提出皮痿、骨痿、筋痿、肉痿、脉痿，以示病情的浅深轻重以及与五脏的关系；在治疗上提出了"治痿独取阳明"的治疗大法。叶天士在《临证指南医案·痿》提出："夫痿证之旨，不外乎肝肾肺胃四经之病，盖肝主筋，肝伤则四肢不为人用，而筋骨拘挛；肾藏精，精血相生，精虚则不能灌溉诸末，血虚则不能营养筋骨；肺主气，为高清之脏，肺虚则高源化绝，化绝则水涸，水涸则不能濡润筋骨；阳明为宗筋之长，阳明虚，则宗筋纵，宗筋纵则不能束筋骨以流利机关。此不能步履，痿弱筋缩之症作矣。"阎师在辨治痿证时，同样遵从脏腑辨证，强调补肾健脾养肝为要，认为痿证的发病不可从单一脏腑论治，在脏腑辨治的基础上佐以利湿、化痰、祛瘀之法。

　　肾为先天之本，脾为后天之本，脾阳根于肾阳，而肾阳又需脾阳不断温煦，故肾脾两虚时则气血阴精亏少，筋脉肌肉失养而为痿证。阎师在治疗上强调填补肾精为先，使用大量填补肾精之品外，还需补脾祛湿、调理脾胃，其意有三：一是脾主四肢肌肉，通过补益脾胃，使气血生化源源不断，肢体得到水谷精微充养，同时可通过补后天以养先天；二是脾胃虚弱导致中焦湿聚，湿性黏滞，往往使疾病缠绵难愈，因此调理脾胃有助于湿邪的祛除；三是痿证的治疗不能速效，需徐徐服药图之，必须顾护后天脾胃。

（关金花，杨永生）